Lebensqualität in der Medizin

László Kovács · Roland Kipke · Ralf Lutz (Hrsg.)

Lebensqualität in der Medizin

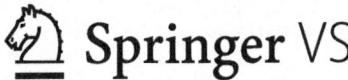

Herausgeber
László Kovács
Roland Kipke
Ralf Lutz

Universität Tübingen
Deutschland

ISBN 978-3-658-10678-2   ISBN 978-3-658-10679-9 (eBook)
DOI 10.1007/978-3-658-10679-9

Die Deutsche Nationalbibliothek verzeichnet diese Publikation in der Deutschen Nationalbibliografie; detaillierte bibliografische Daten sind im Internet über http://dnb.d-nb.de abrufbar.

Springer VS
© Springer Fachmedien Wiesbaden 2016
Das Werk einschließlich aller seiner Teile ist urheberrechtlich geschützt. Jede Verwertung, die nicht ausdrücklich vom Urheberrechtsgesetz zugelassen ist, bedarf der vorherigen Zustimmung des Verlags. Das gilt insbesondere für Vervielfältigungen, Bearbeitungen, Übersetzungen, Mikroverfilmungen und die Einspeicherung und Verarbeitung in elektronischen Systemen.
Die Wiedergabe von Gebrauchsnamen, Handelsnamen, Warenbezeichnungen usw. in diesem Werk berechtigt auch ohne besondere Kennzeichnung nicht zu der Annahme, dass solche Namen im Sinne der Warenzeichen- und Markenschutz-Gesetzgebung als frei zu betrachten wären und daher von jedermann benutzt werden dürften.
Der Verlag, die Autoren und die Herausgeber gehen davon aus, dass die Angaben und Informationen in diesem Werk zum Zeitpunkt der Veröffentlichung vollständig und korrekt sind. Weder der Verlag noch die Autoren oder die Herausgeber übernehmen, ausdrücklich oder implizit, Gewähr für den Inhalt des Werkes, etwaige Fehler oder Äußerungen.

Lektorat: Frank Schindler, Stefanie Loyal

Gedruckt auf säurefreiem und chlorfrei gebleichtem Papier

Springer Fachmedien Wiesbaden ist Teil der Fachverlagsgruppe Springer Science+Business Media
(www.springer.com)

Inhalt

Einleitung 1
László Kovács, Roland Kipke und Ralf Lutz

A Historische, konzeptionelle und metaethische Grundlagen

Die „Entstehung" der Lebensqualität. Zur Vorgeschichte und Karriere eines
neuen Evaluationskriteriums in der Medizin 11
László Kovács

Über einige (meta)ethische Fehlkonstruktionen in der Lebensqualitätsforschung 27
Markus Rüther

Philosophische Überlegungen zur gesundheitsbezogenen Lebensqualität 47
Lennart Nordenfelt

Was ist Lebensqualität in der Medizin? Zur Klärung ihres Verhältnisses zu
Gesundheit und gutem Leben 63
Roland Kipke

Lebensqualität in der Medizin und ihre Zeitstruktur. Zur Zeitlichkeit des guten
Lebens aus moralphilosophischer Perspektive 75
Ralf Lutz

Lebensqualität als Selbstverwirklichung 91
Tatjana Višak

Lebensqualität in der Medizin: Ethische Herausforderungen ihrer Bestimmung
und Verwendung 107
Jan-Ole Reichardt

"Lebensqualität" als patientenrelevante Zielgröße – in welchem Zusammenhang steht sie (noch) mit Konzepten des gelingenden Lebens? 121
Daniel R. Friedrich

Was ist Lebensqualität eigentlich? Philosophische Überlegungen zum Begriff von allgemeiner Lebensqualität 141
Alexa Nossek

Der Capability-Ansatz als Grundlage für die Beurteilung von Lebensqualität in der Medizin 157
Rebecca Gutwald

B Methodische Fragen der Messung

Zur Messbarkeit von Lebensqualität 175
Monika Bullinger

Die Messung der gesundheitsbezogenen Lebensqualität als Grundlage für Entscheidungen in der Gesundheitsversorgung 189
Thomas Kohlmann

Wahl der Messinstrumente zur Ermittlung der gesundheitsbezogenen Lebensqualität 201
Peter G. Robinson

Lebensqualität als radikal subjektives Wohlbefinden: methodische und praktische Implikationen 223
Christine Blome

Disability Weight – ein umstrittenes Maß zur Bewertung von Gesundheitsbeeinträchtigungen 237
Myriam Tobollik, Claudia Terschüren, Nadine Steckling, Timothy McCall und Claudia Hornberg

C Klinische Anwendungen und ihre ethischen Implikationen

Lebensqualität bewerten und Krankheit erfahren. Zur Problematik der prospektiven Einschätzung von Lebensqualität 261
Lukas Kaelin

Alzheimer-Demenz und Lebensqualität – ein Widerspruch? Ein narrativer Zugang zur Lebensqualität von Menschen mit Demenz 273
Martina Schmidhuber

Die Lebensqualität von Menschen mit Demenz. Eine Metasynthese basierend
auf den Selbstäußerungen von Menschen mit Demenz 287
*Martin N. Dichter, Rebecca Palm, Margareta Halek, Sabine Bartholomeyczik
und Gabriele Meyer*

Erfassung der gesundheitsbezogenen Lebensqualität im Rahmen der Behandlung
und Unterstützung onkologischer Patienten. Möglichkeiten und Herausforderungen ... 303
Heike Schmidt

Lebensqualität als integraler Bestandteil der Therapieentscheidung. Darstellung
am Beispiel alter Patienten 319
Regine Bölter, Antje Miksch und Katja Krug

Lebensqualität als Medikamentennutzen. Ein Vergleich von Werturteilen
im AMNOG-Verfahren mit den Bewertungen onkologisch tätiger Ärzte 333
Sebastian Wäscher, Jochen Vollmann und Jan Schildmann

Ist Lebensqualität ein angemessener Wert im Rahmen einer ethischen
Entscheidungsfindung im Palliative Care Setting? Exemplarische Reflexion 347
Annette Riedel

Autorinnen und Autoren 363

Einleitung

László Kovács, Roland Kipke und Ralf Lutz

Die moderne Medizin hat auf naturwissenschaftlich-technischem Gebiet bewundernswerte Fortschritte erzielt und zahllose Erkenntnisse über den menschlichen Körper und seine Erkrankungen hervorgebracht. Doch diese Entwicklung hat zugleich deutlich gemacht, dass medizinische Eingriffe nicht nur Leben erhalten und Gesundheit wiederherstellen können, sondern dass sie damit auch in einen komplexen Lebenszusammenhang eingreifen, in dem psychische, soziale, geistige und existenzielle Faktoren eine Rolle spielen. Diese Einsicht führte dazu, dass man nicht mehr allein danach fragte, was Krankheiten mit dem menschlichen Körper machen, sondern was sie mit dem Menschen machen. Doch während das Verständnis der körperlichen Vorgänge bei vielen Krankheiten immer präziser wurde, wurde den anderen Aspekten in der Vergangenheit lange Zeit wenig Aufmerksamkeit geschenkt.

Ein früher Niederschlag dieser Erkenntnis findet sich zwar schon in der Gesundheits-Definition der WHO von 1946. Darin heißt es, dass Gesundheit „ein Zustand des vollständigen körperlichen, geistigen und sozialen Wohlergehens und nicht nur das Fehlen von Krankheit oder Gebrechen" sei (WHO Verfassung 1946)[1]. Verstünde man diese maximalistische Definition jedoch als Ziel medizinischer Eingriffe, würde dies zu einer Überforderung der Medizin führen.

Bereits in der zweiten Hälfte des letzten Jahrhunderts wurde deshalb der Terminus *Lebensqualität* als neuer Begriff in die Medizin eingeführt. Am Begriff der (gesundheitsbezogenen) Lebensqualität machen sich die Antworten auf diejenigen Fragen fest, welche insbesondere die moderne Medizin aufwirft: Fragen danach, was eine Erkrankung mit dem Menschen macht, das heißt, wie sie seine Selbstwahrnehmung verändert, seine Beziehungen zu anderen Menschen prägt, seine Leistungsfähigkeit mindert oder verschiebt, und wie er mit krankheitsbedingten Einschränkungen umgeht. Und gerade da, wo die moderne Medizin die Erhaltung und Verlängerung des Lebens mit einer schweren Krankheit ermöglicht, schiebt sich die Frage in den Vordergrund, wie es um die Qualität des verlängerten Lebens steht.

Die Verwendung des Begriffs Lebensqualität und die mit ihm einhergehende Perspektivverschiebung war und ist nicht nur informeller Natur. Seit Mitte der 1970er Jahre hat

---

[1] www.who.int/about/definition/en/print.html

sich ein eigenständiger Forschungszweig herausgebildet, in dessen Rahmen zahlreiche Beobachtungsinstrumente entwickelt wurden, um damit die Lebensqualität von Patienten systematisch zu erfassen. Das Konzept der Lebensqualität hat sich in diesem Sinne zu einem Erfolgskriterium entwickelt. Medizinische Eingriffe, pharmazeutische Produkte, gesundheitspolitische Maßnahmen und strukturelle Entscheidungen im Klinikmanagement werden heute nicht mehr allein nach ihrer Effizienz bei der Wiederherstellung körperlicher und psychischer Funktionen beurteilt. Sie müssen sich in der Praxis auch mehr und mehr im Hinblick auf die Lebensqualität bewähren.

Dennoch werfen der Begriff Lebensqualität und die Lebensqualitätsforschung viele Fragen auf. Zu welchen Zwecken sollen die gewonnenen Daten verwendet werden? Welche Schlüsse lassen sich aus den persönlichen Aussagen einzelner Patienten über ihre Lebensqualität ableiten? Sollen Krankenhäuser ihren Erfolg anhand von Lebensqualitätsdaten ausweisen? Soll die Gesundheitspolitik die Verteilung der Ressourcen nach dem Erfolg bei der Verbesserung der Lebensqualität priorisieren? Ist eine Therapie oder ein Medikament nach dem subjektiven Wohlbefinden der betroffenen Patienten zu bewerten, und welches Gewicht kommt diesem Kriterium neben anderen Kriterien zu? In welchem Verhältnis steht Lebensqualität zur Lebensverlängerung in einer palliativen Behandlung?

Hinter diesen praxisbezogenen Fragen liegen nicht selten begriffliche, konzeptionelle und ethische Fragen: Was genau bedeutet Lebensqualität eigentlich? Wie verhält sich der Begriff zu verwandten Konzepten wie denen der Gesundheit, des guten Lebens, des Wohlbefindens? Welche Geltungskraft und welches ethische Gewicht kommen Aussagen über Lebensqualität zu, sowohl in individueller als auch in kollektiver Hinsicht? Wie sehr ist die Lebensqualitätsforschung mit ihren standardisierenden Instrumenten in der Lage, die sehr persönliche Perspektive des Einzelnen angemessen zu verstehen?

Zwar wird die Zahl der Publikationen zum Thema Lebensqualität in der Medizin jedes Jahr größer, doch die meisten beschäftigen sich mit der Anwendung bereits vorausgesetzter theoretischer Annahmen über die Lebensqualität. Sie präsentieren neue oder vergleichen bereits bekannte Forschungsergebnisse und setzen dabei voraus, dass das zugrunde gelegte Verständnis von Lebensqualität richtig sei. Betrachtet man jedoch die Unterschiedlichkeit des Verständnisses von Lebensqualität in diesen Texten, so muss die zurückhaltende Auseinandersetzung mit Grundsatzfragen verwundern. Dasselbe gilt für die Voraussetzung vermeintlich selbstverständlich geltender normativer Annahmen im Umgang mit Lebensqualitätsurteilen. Es gibt nur wenige wissenschaftliche Untersuchungen zu den Fragen, was der Begriff der Lebensqualität bedeuten soll, in welcher Funktion die Medizin ihn braucht und welches normative Gewicht ihm aus welchen Gründen zukommen soll.

Angesichts dieser unbefriedigenden Forschungslage haben das *Internationale Zentrum für Ethik in den Wissenschaften (IZEW)* und der *Lehrstuhl für Ethik in den Biowissenschaften* der Universität Tübingen im Juli 2014 die Klausurwoche *Lebensqualität in der Medizin – Messung, Konzepte, Konsequenzen* veranstaltet. Auf der in Tübingen abgehaltenen Veranstaltung diskutierten Wissenschaftlerinnen und Wissenschaftler aus unterschiedlichen Disziplinen eine Woche lang ihre Forschungsansätze. Der vorliegende Band ist einer interdisziplinären Verständigung über Lebensqualität verpflichtet und versammelt die

Ergebnisse der Klausurwoche. Er gibt (vorläufige) Antworten auf die oben genannten Fragen nach Bedeutung, Geltungskraft und richtiger Anwendung des Konzepts Lebensqualität im Kontext der Medizin.

Die Beiträge dieses Bandes gliedern sich in drei thematische Gruppen: Die Mehrzahl der Texte stellt eine Auseinandersetzung mit den Grundlagen des Konzepts der Lebensqualität dar. Dabei werden ganz unterschiedliche Facetten betont, zum Beispiel historische oder metaethische Dimensionen oder auch divergierende Interpretationen des guten Lebens (A). Eine zweite Gruppe von Beiträgen hat insbesondere methodische Fragen der Messung von Lebensqualität und entsprechender Messverfahren im Blick (B), während eine dritte Gruppe vorwiegend auf klinische Anwendungskontexte des Lebensqualitätskonzepts und die daraus erwachsenden ethischen Fragen abzielt (C).

A   Historische, konzeptionelle und metaethische Grundlagen

László Kovács gibt eine historische Einführung zum Thema. Im Unterschied zu den bisherigen Versuchen in der Geschichtsschreibung des Lebensqualitätsbegriffs weist er nach, dass der Terminus bereits in der Eugenik und Medizin des frühen 20. Jahrhunderts kursierte. In dieser Zeit stand er zunächst für diejenigen Eigenschaften, die aus eugenischer Perspektive als erwünscht galten. Erst nach dem Zweiten Weltkrieg erfuhr der Begriff eine inhaltliche Wandlung und wurde zu einem subjektiv einzuschätzenden Kriterium. Er hat nun die Aufgabe, neben den objektiven wissenschaftlich-technischen Kriterien das Erleben des Patienten diskursfähig und für Entscheidungen operationalisierbar zu machen.

Markus Rüther unternimmt den Versuch, aus metaethischer Perspektive verschiedene Reflexionsebenen von Lebensqualitätssausagen zu unterscheiden, um damit Fehlschlüsse aufzudecken. Zum einen unterscheidet er verschiedene Möglichkeiten, den Inhalt von Lebensqualität zu bestimmen. Zum anderen differenziert er im Rahmen einer Erkenntnisheuristik verschiedene Möglichkeiten, überhaupt Erkenntnisse über sie zu gewinnen. Schließlich fächert er unterschiedliche ontologische Quellen für Lebensqualitätseigenschaften auf und unterscheidet verschiedene Möglichkeiten, den Geltungsradius entsprechender Urteile zu bestimmen. Er möchte damit eine Unabhängigkeitsthese belegen, wonach metaethische Thesen und normative Thesen nicht wechselseitig als Begründungen füreinander dienen können.

Eine subjektivistische Interpretation des Begriffs Lebensqualität schlägt *Lennart Nordenfelt* vor. Er kontrastiert unterschiedliche Evaluationskriterien der Medizin und zeigt, dass die Disziplin ein subjektives Konzept braucht, um neben anderen Kriterien die Vorstellung eines guten Lebens zu integrieren. Mit Blick auf ein solches Konzept können klinische Entscheidungen angemessener getroffen werden. Dieses subjektive Konzept heißt bei Nordenfelt Lebensqualität, die für ihn mit der Zufriedenheit mit dem Leben äquivalent ist.

Auch *Roland Kipke* verfolgt in seinem Beitrag einen subjektivistischen Ansatz zur Klärung des Konzepts der Lebensqualität. Er stellt es dabei ins Verhältnis zu den beiden verwandten Begriffen „gutes Leben" und „Gesundheit" und plädiert aus ethischen und pragmatischen Gründen dafür, Lebensqualität in der Medizin als einen wichtigen Brückenbegriff zwischen den beiden anderen Konzepten zu verstehen.

Ralf Lutz versucht in seinem Beitrag, das Konzept der Lebensqualität strukturell zu differenzieren, indem er die Einführung einer Zeitstruktur fordert. Ziel ist es, genauere Aussagen zur zeitlichen Erstreckung von Lebensqualitätsbewertungen machen zu können und diejenigen zeitlichen Aspekte aus erinnerter Vergangenheit, erlebter Gegenwart und antizipierter Zukunft genauer bestimmen zu können, die die subjektiven Bewertungen der Lebensqualität (mit-)bestimmen. Er betont, dass Menschen immer schon in Zeit und in Auseinandersetzung mit Zeit gehandelt und ihr (Er-)Leben bewertet haben, sodass auch Lebensqualitätsmaße im engeren Sinne unter anderem von ihrer zeitlichen Dimension her verstanden werden müssen.

Tatjana Višak stellt das Konzept der Lebensqualität noch stärker in den Zusammenhang der werttheoretischen Frage nach dem guten Leben. Im Anschluss an die Theorie von Daniel Haybron versteht sie ein gutes menschliches Leben dezidiert als Selbstverwirklichung, verteidigt diesen Ansatz gegen konkurrierende Ansätze und entwickelt vor diesem Hintergrund konkrete Vorschläge, wie man eine so verstandene Lebensqualität im medizinischen Kontext messen kann.

Auch *Jan-Ole Reichardt* kritisiert die Bestimmung des Konzepts der Lebensqualität in der Medizin allein über das subjektive Erleben, da auf diesem Wege keine positiven, gesundheitsbezogenen Hilfspflichten begründbar seien. Um aber Probleme allgemeiner (Lebens-)Qualitätsurteile zur Nutzenbewertung medizinischer Maßnahmen zu vermeiden, etwa die Gefährdung des autonomen Deutungsvorrangs der Betroffenen in Fragen des Glücks oder auch Adaptationsprozesse, argumentiert der Autor dafür, Nutzenbewertungen medizinischer Maßnahmen auf Morbidität und Mortalität zu beschränken und den konkreten Beitrag von Lebensverlängerung und Gesundheitssteigerung zum guten Leben des Patienten als medizinexternes Projekt zu verstehen.

Daniel Friedrich geht in seinem Beitrag von einem engen Zusammenhang zwischen Lebensqualität und der Fähigkeit von Patienten zur Realisierung ihrer Lebensziele und -pläne aus. Vor diesem Hintergrund unterzieht er gängige Verständnisweisen von Lebensqualität und vor allem Verfahren zu ihrer Messung einer kritischen Prüfung. Als problematisch wertet er dabei den Versuch, komplexen Gesundheitszuständen durch entsprechend komplexe Messinstrumente gerecht zu werden.

Alexa Nossek möchte in ihrem Beitrag einen Begriff von allgemeiner Lebensqualität entwerfen. In Anlehnung an den britischen Philosophen Philip Kitcher schlägt sie zwei konstitutive Komponenten vor, eine Lebensthema-Komponente und die sogenannte *pain/pleasure-balance*-Komponente. Demnach soll es eine notwendige und hinreichende Bedingung eines Kernbegriffs von guter Lebensqualität sein, für einzelne Lebensabschnitte im Sinne einer Theorie der narrativen Identität quasi immer eine Überschrift formulieren zu können und eine Balance von Freude und Leid zu haben.

Rebecca Gutwald versucht in ihrem Beitrag, entlang des so genannten „Capability-Ansatzes" von Amartya Sen eine evaluative Basis zur Beurteilung gesundheitsbezogener Lebensqualität zu entwickeln. Dabei soll der Raum individueller Handlungsmöglich-

Einleitung

keiten von Menschen als Bewertungsgrundlage herangezogen werden, und v. a. Freiheit und Wohlergehen sollen als Aspekte gesundheitsbezogener Lebensqualität erschlossen werden, weil sie der Autorin zufolge bislang zu wenig Berücksichtigung innerhalb von Lebensqualitätskonzepten gefunden haben.

B Methodische Fragen der Messung

Monika Bullinger argumentiert zunächst für die Universalität gewisser Komponenten der Lebensqualität, die als Fundament für deren empirische Erfassung dienen können. Lebensqualität in diesem Sinne lässt sich kulturübergreifend messen und muss psychometrischen Gütekriterien entsprechen. Die Stärken der Lebensqualitätsforschung sieht sie weniger im konzeptionellen, sondern eher im methodischen und zunehmend auch im anwendungsbezogenen Bereich. Gute Lebensqualitätsdaten können in vielen Entscheidungskontexten in der Medizin berücksichtigt werden.

Thomas Kohlmann zeigt, dass Lebensqualitätsdaten in klinischen Entscheidungen sowohl für Individuen als auch für Patientengruppen in unterschiedlichsten medizinischen Kontexten berücksichtigt werden. Zum Teil gelten sie als Empfehlungen, zum Teil aber auch als starke Verpflichtungen.

Nicht zuletzt aufgrund dieser klinischen Relevanz ist die angemessene Gestaltung des Messverfahrens eine wichtige Aufgabe. *Peter G. Robinson* fasst die wichtigsten Überlegungen bei der Wahl eines Messinstrumentes zusammen. Er betont, dass es kein bestes Instrument für die Messung der Lebensqualität geben kann, denn jede Forschungsfrage verlangt nach spezifischen Instrumenten, die auf die Zielgruppe und auf das Erkenntnisinteresse abgestimmt sein müssen.

Eine neue Ebene der Reflexion betritt *Christine Blome*, die nicht nur aus den vorhandenen Messinstrumenten auswählen will, sondern Kriterien zur Gestaltung der Messinstrumente vorschlägt. Auf der Grundlage eines rein subjektiven Verständnisses von Lebensqualität argumentiert sie auf empirischer Basis dafür, die Instrumente zur Lebensqualitätsmessung entsprechend zu gestalten. Insbesondere wendet sie sich gegen die Einbeziehung vermeintlich objektivierbarer Beeinträchtigungsindikatoren, da dieselben Gegebenheiten von verschiedenen Menschen höchst unterschiedlich erlebt werden.

Der Beitrag von *Myriam Tobollik* et al. stellt aus gesundheitswissenschaftlicher Perspektive ein Verfahren zur Quantifizierung der Lebensqualität vor: das DALY-Konzept (disability-adjusted life years), mittels dessen der Gesundheitszustand und die Krankheitslast einer ganzen Bevölkerung abgebildet werden soll. Über die Erfassung des Schweregrads von Erkrankungen entlang eines Gewichtungsfaktors (*disability weights*) kann die Krankheitslast als Summe verlorener gesunder Lebensjahre ausgedrückt werden und ein Summenmaß von Mortalität und Morbidität gebildet werden.

C Klinische Anwendungen und ihre ethischen Implikationen

Die Einschätzung von Lebensqualität durch andere Personen stellt *Lukas Kaelin* grundsätzlich in Frage, vor allem, wenn es um die Einschätzung zukünftiger Lebensqualität geht. Er verdeutlicht die erheblichen Unterschiede zwischen Innen- und Außenperspektive sowie zwischen der Perspektive von Gesunden und derjenigen von Kranken und betont vor diesem Hintergrund die Bedeutung einer intensiven Kommunikation zwischen Patient und Arzt.

Im Unterschied zur kritischen Sicht von Kaelin argumentiert *Martina Schmidhuber* für die aufmerksame Beobachtung von Demenzpatienten als Quelle von Lebensqualitätsdaten. Erzählungen von Patienten oder auch von Angehörigen und anderen Dritten enthalten wertvolle Informationen über die Lebensqualität. Pflegende und Angehörige können sich auf diesem Weg einen Zugang zur erlebten Wirklichkeit von Demenzpatienten verschaffen und entscheidungsrelevante Daten über ihre Lebensqualität gewinnen.

Martin Dichter und seine Mitautoren werten in einer Metasynthese mehrere Studien zur Lebensqualität von Demenzpatienten aus, die auf Selbstäußerungen der Patienten beruhen. Dabei gewinnen sie 14 Dimensionen der Lebensqualität, die die Bedeutung psychosozialer Aspekte der Lebensqualität unterstreichen und Ansatzpunkte für die Entwicklung von Maßnahmen zur Versorgung von Menschen mit Demenz bieten.

Im Kontext von Krebserkrankungen untersucht *Heike Schmidt* die Möglichkeiten, Lebensqualität zu erfassen und Lebensqualitätsdaten anzuwenden. In einer eigenen Studie erfasst sie die Meinungen von Krebspatienten über die relevanten Aspekte der Lebensqualität und vergleicht diese mit etablierten Instrumenten. Trotz der eindeutigen Datenlage beklagt sie ein Misstrauen gegen diese Informationen und die Nichtberücksichtigung der Daten bei klinischen Entscheidungen.

Eine ähnlich ernüchternde Diagnose präsentieren *Regine Bölter* und ihre Mitautorinnen zur Situation im Umgang mit alten Patienten. Lebensqualität sollte auch nach der *evidence based medicine* ein integraler Bestandteil klinischer Entscheidungen sein. Die Autorinnen diskutieren die Barrieren, die der Berücksichtigung von Lebenszielen, Präferenzen und subjektiver Lebensqualität entgegenstehen, bieten aber auch konstruktive Vorschläge zur verbesserten Integration der Lebensqualität in die klinische Entscheidungsfindung.

Sebastian Wäscher und seine Mitautoren beziehen in ihrem Beitrag das Konzept der Lebensqualität auf die Bewertung des Nutzens, den Patienten von Medikamenten haben. Im Rahmen einer qualitativen Interviewstudie mit onkologisch tätigen Ärzten präsentieren und diskutieren sie Ergebnisse, die auf eine so genannte medikamentenbezogene Lebensqualität abzielen und zeigen, dass erwünschte und unerwünschte Medikamentenwirkungen einen zentralen Bestandteil der Bewertung von Lebensqualität darstellen. Sie zeigen weiter, dass Ärzte die Lebensqualität zwar als ein sehr vages Kriterium verstehen, ihre Vorstellungen von Lebensqualität aber dennoch oft als entscheidungsrelevant betrachten, wenn sie Medikamente verschreiben.

Schließlich stellt *Annette Riedel* die Frage, ob und unter welchen Voraussetzungen das Konzept Lebensqualität im *palliative care setting* eine Entscheidungshilfe sein kann. Sie weist darauf hin, dass herkömmliche operationalisierte Methoden zur Erfassung der Le-

Einleitung

bensqualität angesichts der begrenzten Lebenszeit meist versagen und die Situation eine hochgradig subjektive Deutung der Lebensqualität erfordert. Riedel argumentiert dafür, dass diese subjektive Lebensqualität für Entscheidungen nicht allein ausschlaggebend sein sollte, sondern gemeinsam mit anderen Kriterien in einem interdisziplinären Diskurs bewertet wird.

Wir danken dem Bundesministerium für Bildung und Forschung für die großzügige Unterstützung der Tübinger Klausurwoche sowie dem Verlag Springer VS für die bereitwillige Aufnahme des Bandes in sein Programm. Für die Übersetzung des Beitrags von Lennart Nordenfelt aus dem Englischen danken wir Matthias Böhm. Sabine Umlauf-Beck sei an dieser Stelle für die Übersetzung des Beitrags von Peter Robinson gedankt, und nicht zuletzt gilt unser Dank auch Gunda Hinrichs, die alle Beiträge sehr gründlich lektoriert hat.

A
Historische, konzeptionelle und metaethische Grundlagen

Die „Entstehung" der Lebensqualität
Zur Vorgeschichte und Karriere eines neuen Evaluationskriteriums in der Medizin

László Kovács

Zusammenfassung

Lebensqualität gehört heute zum Standardvokabular der Medizin. Über Entstehung und Entwicklungsweg des Begriffs herrschen in der Wissenschaft jedoch unzureichende und falsche Vorstellungen. Im folgenden Beitrag gehe ich der Geschichte des Begriffs nach. Ich zeige, dass er in der Eugenik und der Medizin des beginnenden 20. Jahrhunderts geprägt wurde und welche Funktion er in diesem Kontext hatte. In der zweiten Hälfte des 20. Jahrhunderts wurde dieser Begriff von einem neuen Lebensqualitätsbegriff der Sozialwissenschaften und der Politik abgelöst. Lebensqualität galt hier als Reformbegriff, der die engen ökonomischen Evaluationskriterien der politischen Maßnahmen zu überwinden versprach. Dieser Reformbegriff eroberte bald auch die moderne Medizin. Hier musste er gegen die Dominanz der wissenschaftlich-technischen Entwicklungen die Perspektive des Patienten wieder diskursfähig machen. Solange jedoch in der Politik Lebensqualität als Oberbegriff alte und neue Evaluationskriterien in einem Begriff integriert, wird sie in der Medizin gegen bewährte objektive Evaluationskriterien wie Mortalität und Morbidität abgewogen.

Einleitung

Der Begriff „Lebensqualität" gehört seit Jahrzehnten zum Standardvokabular im Deutschen und wird sowohl in verschiedenen wissenschaftlichen Kontexten wie auch in alltäglichen Situationen verwendet. Beispielsweise stellt das EORTC QLQ-C30, das Standardinstrument zur Messung der Lebensqualität in der Onkologie in Europa, an die Patienten als letzte die schlichte Frage: „Wie würden Sie insgesamt Ihre *Lebensqualität* während der letzten Woche einschätzen?" (Aaronson et al. 1993, S. 374, Hervorhebung LK) – und lässt die Antwort auf einer Likert-Skala von 1 bis 7 (sehr schlecht bis ausgezeichnet) bewerten. Der Interviewer setzt also implizit voraus, dass jeder Befragte eine Vorstellung davon hat, wie seine „Lebensqualität" beschaffen ist und was Lebensqualität für ihn bedeutet.

„Lebensqualität" ist jedoch ein recht neuer Begriff. Es ist erst vierzig Jahre her, dass die meisten Deutschen mit dem Begriff noch nicht viel anfangen konnten. Die DPA berichtete am 3. August 1973:

> „Die Bundesbürger denken bei ‚Lebensqualität' – sofern sie mit dem Begriff überhaupt genauere Vorstellungen verbinden – vor allem an Materielles. Während bei einer Umfrage der Tübinger Wichert-Institute etwa jeder zweite der 1850 Befragten im Alter von mehr als 18 Jahren bekannte, sich unter ‚Lebensqualität' nichts vorstellen zu können, nannten von dem verbleibenden Rest 20 Prozent hohen Lebensstandard, 17 Prozent ein gesichertes Leben, 6 Prozent die Geldstabilität und fünf Prozent ‚gut essen und trinken'. Einige der Befragten dachten an allgemeine Lebenszufriedenheit, Erfolg in der Liebe und viel Freizeit. Nur 5 Prozent der Antwortwilligen nannten ‚Verhinderung der Umweltverschmutzung', was dem Sinn des Schlagwortes ‚Lebensqualität' am nächsten kommt" (Nachtwey 1974).

Die Hälfte der Befragten hatte also keine Vorstellung von dem, was mit dem Begriff gemeint sein könnte. Ein weiterer großer Anteil – der Berichterstatter eingeschlossen – hat Angaben gemacht, die heutzutage nicht mehr als besonders zutreffend empfunden werden. Der Begriff hat sich jedoch innerhalb von 20 Jahren im alltäglichen Vokabular und speziell in der Medizin so weit etabliert, dass das EORTC QLQ-C30 bereits im Jahr 1993 ohne weitere Erklärung danach fragen kann.

Wie kam es aber zur Etablierung dieses Begriffs in der Medizin? Kann eindeutig definiert werden, was mit Lebensqualität gemeint ist? Gibt es nur einen oder kontextabhängig verschiedene Begriffe von Lebensqualität? Wird mit Lebensqualität etwas Neues bezeichnet, oder ist der Begriff nur ein Modewort für alte Inhalte? In diesem Beitrag will ich zunächst weit verbreitete Irrtümer über die Entstehung des Begriffs Lebensqualität als Erfolgskriterium in der Medizin korrigieren und dadurch das Wesen dieses Konzeptes genauer klären. Dazu werden zunächst die Herkunft des Begriffs bzw. seine Etablierung in den Sozialwissenschaften und der Politik untersucht. Anschließend gehe ich auf die Gründe ein, warum die Medizin diesen Begriff brauchte, was von ihm erwartet wurde und inwiefern er die Medizin verändert hat.

1   Die Geschichte des Begriffs Lebensqualität

Untersucht man die Publikationen in den Sozialwissenschaften, in der Psychologie oder in der Medizin, erkennt man eine enorme Verbreitung des Begriffs insbesondere seit Anfang der 1970er Jahre. Ein wichtiger Auslöser dieses wachsenden Sprachgebrauchs scheint die Wahlrede von US-Präsident Lyndon B. Johnson 1964[1] gewesen zu sein. Er verlieh dem Ziel der Politik durch den Begriff Lebensqualität neue Konturen und prägte damit das

---

1   Dieser Rückblick auf die Entstehungsgeschichte könnte deshalb als Festschrift zum 50. Geburtstag des Begriffs Lebensqualität verstanden werden.

politische Vokabular. Johnson beschrieb Lebensqualität als oberstes Ziel seiner Politik mit den Worten:

> "These goals cannot be measured by the size of our bank balance. They can only be measured in the quality of the lives that our people lead." (Johnson 1964a)[2]

In der aktuellen Literatur wird des Weiteren darüber berichtet, dass der Begriff Lebensqualität (quality of life) nicht von US-Präsident Johnson erfunden wurde, sondern bereits früher in der Sprache der Ökonomie entstanden ist. Die erste Verwendung des Begriffs wird dem englischen Ökonomen Artur Cecil Pigou zugeschrieben, der 1920 in seinem Werk The Economics of Welfare (zweite unveränderte Auflage 1924, S. 14) den Begriff „quality of life" prägte. Diese Quelle gilt – und darin sind sich so gut wie alle renommierten Lebensqualitätsforscher und Autoren in der Medizin, den Sozialwissenschaften und in der Philosophie einig – als die Geburtsstunde des Begriffs Lebensqualität (vgl. z. B. Glatzer 2012, S. 124; Noll 2000, S. 3, 1982, S. 9, Birnbacher 1998, S. 126, Küchler et al. 2014). Die Sekundärliteratur in Psychologie und Sozialwissenschaften folgt dieser These (vgl. Matuz 2009, S. 20, Huschka und Wagner 2010, S. 2). Mit dem neuen Begriff wollte Pigou – so die Autoren – dem übereifrigen finanziellen Reduktionismus in der Ökonomie entgegenwirken. Der Terminus Lebensqualität, den Pigou im Sinne von „non-economic welfare" verstand, sei in den 1960ern aufgegriffen worden, weil vielen Ökonomen erst in dieser Zeit klar wurde, wie unzulänglich die herkömmlichen ökonomischen Wohlstandsmaße als Maße des Wohls einer Gesellschaft waren (Birnbacher 1994, S. 126). Diese Darstellung klingt plausibel, ist aber bei genauerer Betrachtung von Pigous Werk nur ein Beweis dafür, dass in der aktuellen Debatte wohl niemand Pigou gründlich gelesen oder nach dem Entstehungskontext des Begriffs geforscht hat.[3]

Der vergessene Ursprung der Lebensqualität

Der Begriff „quality of life" hat bereits zu Beginn des 20. Jahrhunderts in der Eugenik-Debatte eine wichtige Rolle gespielt. Der englische Arzt und Sexualforscher Havelock Ellis veröffentlichte 1911 ein Buch mit dem Titel „*The Problem of Race-Regeneration*" (Ellis 1911), in dem er sich u. a. mit der „quality of life" auseinandersetzt. Er begrüßt die Entwicklung der Technik und der gesellschaftlichen Institutionen, die ein bequemeres und angenehmeres Leben ermöglichen und durch Bildung und Versorgung das Wohl des Menschen fördern. Zugleich beklagt er eine als Gefahr erscheinende Nebenwirkung dieser Entwicklung, denn

---

2 Johnson ließ die Bedeutung seines Begriffs zunächst offen. In seiner Präsidentschaft sorgte er aber für eine wissenschaftliche und politische Reflexion über „Lebensqualität", s. u.

3 An dieser Stelle verzichte ich auf eine Diskussion von Pigous Werk. In den späteren Teilen seines umfangreichen Werkes wird aber eindeutig, dass er den Sprachgebrauch der Eugeniker seiner Zeit kennt und sich in anderen Zusammenhängen darauf bezieht.

diese Techniken und gesellschaftliche Institutionen stünden im Gegensatz zur „Qualität des Lebens". Die soziale Reform des 19. Jahrhunderts, erklärt Ellis,

> "has been concerned mainly with the improvement of the conditions of life, and has been in no sense a direct effort to improve the *quality of life* itself." (Ellis 1911, S. 44, Hervorhebung LK).

Ellis betont, dass die Lebensqualität nicht darin bestehe, wie die Umstände des Lebens an das geführte Leben der Individuen angepasst würden und wie sich der Mensch unter diesen Umständen fühlt, die äußeren Lebensbedingungen könnten vielmehr zum lediglich *subjektiv empfundenen* Wohl des Menschen beitragen. Genau das aber stehe im Gegensatz zum Begriff Lebensqualität, denn mit „quality of life" bezeichnet Ellis die Qualität des Menschen. In der Vergangenheit wurde die Frage nach dieser Qualität nicht gestellt. Die soziale Versorgungsstruktur habe jedes menschliche Leben akzeptiert.

> "It tacitly assumed that we have no control over human life and no responsibility for its production. It accepted human life – however enormous it might be in quantity, however defective in quality – as a God given fact which it would be impious to question" (Ellis 1911, S. 22).

Im Gegensatz zu diesem Trend stellt Ellis den Begriff Lebensqualität in den Kontext der Evolutionstheorie bzw. der Theorie der natürlichen Selektion und setzt die Kenntnis dieses Kontextes mehr oder weniger voraus: Die Mechanismen der Evolution haben in Jahrmillionen Lebewesen mit immer neuen Qualitäten hervorgebracht. Die besseren Qualitäten, die durch die Evolution gefördert und durch die Erhaltung der Individuen mit besseren Qualitäten zur Herausbildung von weiteren Qualitäten geführt haben, haben zur Herausbildung des Menschen geführt, den wir heute haben. In Kenntnis der Mechanismen der Evolution trage der Mensch nun Verantwortung für die Erhaltung und die Förderung seiner Qualitäten.

Welche Qualitäten sind gemeint? Es sind Qualitäten, die aus der Perspektive der Evolution vorteilhaft sind, z. B. körperliche Stärke, Krankheitsresistenz, hohe kognitive Leistungsfähigkeit, emotionale Sensibilität etc. Es sind zwar objektive Qualitäten, nach welchen die Evolution selektiert, jedoch nicht allein physiologisch-biologische Qualitäten. Die Lebensqualität, die Ellis zu beschreiben sucht, beinhaltet zugleich zahlreiche Fähigkeiten und Funktionen, die schwerer messbar seien: soziale Kompetenzen, Bereitschaft zum gesellschaftlichen Engagement (z. B. gesellschaftlich nützliche Arbeit) oder im Gegenteil Schwachsinnigkeit oder Kriminalität (vgl. Ellis 1911, S. 29-40). Auch haben Menschen, die z. B. gegen eine weit verbreitete und belastende Krankheit resistent sind, eine höhere Lebensqualität als andere, die diese Resistenz nicht haben. Menschen mit einer erblichen Frühform von Diabetes haben eine niedrigere Lebensqualität als Menschen ohne diese Erkrankung – nicht, weil sie das Leben nicht so schön finden, sondern weil diese Erkrankung unter natürlichen Bedingungen ein evolutionärer Nachteil wäre. Vergleichbare evolutionäre Vorteile sind Kooperationsfähigkeit, Vorsorgetätigkeit, Fleiß, etc. Diese Eigenschaften sind nach Ellis Komponenten der Qualität des menschlichen Lebens.

Nun sei der Mensch in Gefahr, durch Techniken der Sozialversorgung die weitere qualitative Verbesserung seiner Spezies (bei Ellis noch die Rasse) zu verhindern oder als unerwünschten Nebeneffekt sogar die Verschlechterung der „Qualität des Menschen" zu bewirken, denn diese wird durch die Anpassung der Umwelt und die Erleichterung der Lebensumstände nicht gefordert. Unter den neuen Bedingungen erhalten und vermehren sich nach Ellis schlechte Qualitäten, die sonst durch die natürliche Selektion ausgemerzt würden. Er beklagt deshalb den Zustand, dass in England und Wales beinahe 150.000 „defekte Personen" leben, und weist darauf hin, dass diese Zahlen schwere Gefahren für die Gesellschaft und für die gesamte Rasse bergen (ebd. S. 29f.). Nach Ellis wird es ohne Eugenik zu einer qualitativen Degeneration des Menschen kommen.

Die Bezeichnung „quality of life" für diese Idee verbreitete sich unter Eugenikern auch außerhalb Englands. In den USA wurde der Arzt Clement A. Penrose ein bekannter Verfechter der „Lebensqualität". Er hielt ab 1914 Vorträge zum Thema „quality of life" in diesem eugenischen Sinne und publizierte seine Ideen in mehreren anerkannten medizinischen und öffentlichen Organen (Penrose 1914). Er argumentiert, ähnlich wie Ellis, dass die Bemühungen zur Verbesserung der sozialen Versorgung sich letztlich als nutzlos erweisen werden, wenn wir verpassen, die Qualität des menschlichen Lebens zu verbessern. Wünschenswert findet Penrose die Vermeidung der Entstehung von „defekten" Individuen. In einer wichtigen Hinsicht unterscheidet er sich allerdings von Ellis. Penrose misst die relevanten Qualitäten nicht mehr direkt am Maßstab der Mechanismen der Evolution, sondern meint, jede Gesellschaft dürfe auswählen und bestimmen, welche Qualitäten sie für erwünscht hält. Diese Auswahl rechtfertige deren Förderung wie auch Maßnahmen zur Dezimierung von Eigenschaften, die den erwünschten widersprechen.[4] Penrose denkt also nicht global, sondern national. Er kritisiert explizit den mangelhaften Gesundheitscheck der Immigranten in den USA, bei denen er einen hohen Anteil an Schwachsinnigen vermutet. Die Einwanderung qualitativ schlechter Menschen weist er als Ursache für die erhöhte Kriminalitätsrate in den USA aus. Seine Schlussfolgerung heißt: „Better People Needed", und er meint damit bessere Männer (mit männlichen Eigenschaften wie Arbeitsamkeit und heldenhaftem Einsatz für das Vaterland) und bessere Frauen (mit ausgeprägt weiblichen Eigenschaften wie dem warmherzigen Pflegen eines Heimes und der Leidenschaft für eine gute Kindererziehung). Selbstverständlich sind diese Kriterien keine rein biologischen oder biomedizinischen Eigenschaften. Der Arzt Penrose glaubt aber an den evolutionären Vorteil einer Gesellschaft, in der diese Eigenschaften besonders ausgeprägt sind. Deshalb hätten die USA das Recht, Maßnahmen gegen die Verbreitung unerwünschter Eigenschaften zu ergreifen.

Lebensqualität hat sowohl bei Ellis als auch bei Penrose die Bedeutung eines Evaluationskriteriums, das vom subjektiven Erleben des Betroffenen unabhängig ist. Beide behaupten, dass das Kriterium aus den Erkenntnissen der Evolutionsbiologie abzuleiten sei. Dabei verwenden jedoch beide Eugeniker kulturabhängige und naturwissenschaftlich

---

4   Penrose konnte für die Verbreitung seiner Lehre nicht mehr viel tun, denn er nahm als Lagerarzt am ersten Weltkrieg teil und starb 1919, kurz vor dem Ende des Krieges im Einsatz in Frankreich. Seine Theorie stieß jedoch augenscheinlich auf offene Ohren, denn er wird wegen seiner Bedeutung als Medizintheoretiker in einem Nachruf vom 5. Juli 1919 in The New York Times als einer der bedeutendsten Ärzte von Maryland gewürdigt.

nicht belegbare Kriterien. Sie versuchen, diejenigen menschlichen Qualitäten für naturwissenschaftlich objektiv wertvoll zu erklären, die in ihrer Gesellschaft üblicherweise als W e r t e angesehen werden.

Bedeutungswandel des Begriffs

In diesem anglo-amerikanischen Eugenik-Diskurs überstand der Begriff *quality of life* die Höhen und Tiefen der eugenischen Bewegung der ersten Hälfte des 20. Jahrhunderts und wurde bis kurz vor der Wahlrede von Präsident Johnson verwendet. Der Eugenik-Diskurs dagegen verlor nach dem zweiten Weltkrieg auch in den USA und England an gesellschaftlicher Präsenz und Bedeutsamkeit. Zusätzlich haben die Eugeniker selbst dem Begriff eine neue Bedeutung verliehen. Kein Geringerer als der Präsident der British Eugenics Society, Julian Huxley, hat im Februar 1959 seinen Vortrag auf der Sixth International Conference on Planned Parenthood dem Thema Lebensqualität gewidmet und seine Rede anschließend in der Zeitschrift *The Eugenics Review* publiziert (Huxley 1959). Huxley befürchtet nicht die evolutionsbiologisch-qualitative Degeneration des Menschen, sondern vielmehr die weltweite Überbevölkerung, die zur Verminderung der Lebensqualität führen werde. Wird die Erde von zu vielen Menschen bewohnt, bedeute das für die Individuen eine starke Einschränkung ihrer Freiheiten. Sie müssten mit begrenzten Ressourcen auskommen, weil sie miteinander um diese Ressourcen konkurrieren. Diese Einschränkung bedeute eine Einschränkung der Lebensqualität. Der Eugeniker Huxley meint also mit dem Begriff Lebensqualität genau das, was ein halbes Jahrhundert zuvor Ellis und Penrose ausgeschlossen haben: Möglichkeiten der Umweltnutzung eines jeden Individuums, genauer gesagt, die Art und Weise, wie es dem Individuum in seiner Umwelt ergeht. Hat der Mensch diesbezüglich mehr Möglichkeiten, folgt daraus ein qualitativ besseres, d. h. aktiveres, angenehmeres Leben.

> "Population-increase is now infringing on the quality of life in many ways, and curtailing the realization of many or all of its desirable possibilities" (Huxley 1959, S. 150).

Lebensqualität bleibt in Huxleys Interpretation nach wie vor ein Begriff mit engem Bezug zum Zustand einer künftigen Gesellschaft und der kommenden Generationen.[5] Insofern ist der Begriff immer noch im eugenischen Diskurs beheimatet. Aber im Gegensatz zur Vorstellung von Ellis und Penrose versteht Huxley die statistisch wirksame Verbesserung der Qualitäten der menschlichen Spezies nicht als Ziel und auch nicht als Mittel der Verbesserung der Lebensqualität. Lebensqualität bedeutet für ihn das Wohlergehen der Individuen. Ein weiterer Unterschied: Lebensqualität bei Huxley ist definitiv kein Erfolgs-

---

5   "...the aim of mankind must be to act agent for its own improvement and for the further evolution of our planet, by providing for grater fulfilment or more human beings and fuller realization of their individual possibilities and social achievements..." (Huxley 1959, S. 150)

kriterium im medizinischen Kontext mehr. Mit der neuen Verwendung des Begriffs haben Ärzte am wenigsten zu tun.

Der Ursprung des Begriffs Lebensqualität ist also, wie aufgezeigt werden konnte, nicht in der Ökonomie, sondern vielmehr in der Medizin, genauer in der Eugenik-Bewegung zu suchen. Zu Beginn des 20. Jahrhunderts haben vor allem Mediziner diesen Begriff verwendet. Der Eugenik-Diskurs verliert jedoch mit der Zeit an Präsenz.[6] Der Begriff Lebensqualität ging von diesem speziellen Diskurs nie in die öffentliche Sprache über. Deshalb konnte Johnson in den 1960ern einen neuen Begriff von Lebensqualität prägen, der nur formal mit dem Begriff der Eugeniker identisch ist. Der neue Begriff hat nicht nur eine andere Bedeutung, sondern auch eine andere Funktion. Diesen Johnson'schen Begriff der Lebensqualität musste die Medizin im Laufe der folgenden Jahrzehnte in der Politik und den Sozialwissenschaften neu entdecken.

Die Geschichte eines neuen Begriffs der Lebensqualität

Der Bedeutung des Begriffs in seiner gegenwärtigen Verwendung kommt man näher, wenn man die Publikationen der 1960er und 1970er Jahre in den Sozialwissenschaften, in der Psychologie und in der Medizin untersucht. Es zeigt sich, dass dieser neue Begriff der Lebensqualität in der Politik und den Sozialwissenschaften entstanden ist. Präsident Johnson verwendete diesen Begriff in einer neuen Funktion mit neuer Bedeutung. In seiner berühmten „Great Society Speech" (Johnson 1964b) am 22. Mai 1964 fasst er die Ziele seiner Politik in diesem Begriff zusammen. Johnson verlangt nach einem Perspektivenwechsel, weg von dem „Wie viel man hat" hin zum „Wie gut man lebt" (Gross 1966, S. XII). Er weist darauf hin, dass der Finanzbericht eines Landes wenig darüber aussagt, wie gut die Menschen in diesem Land leben.[7] Lebensqualität wird also als das oberste Ziel und als das Erfolgskriterium der Politik eingeführt. Alle Teilziele der politischen Tätigkeiten sollen letztlich der Lebensqualität dienen.

Der Begriff Lebensqualität ist ein Reformbegriff. Er reformiert den politischen Kontext nicht im Hinblick auf einzelne Details, Strukturen oder Methoden, sondern leitet eine grundlegende Veränderung ein. Er reformiert die Ziele. Lebensqualität als Reformbegriff

---

6   Die Publikation der Zeitschrift „The Eugenic Review" wurde 1968 eingestellt. Die Eugenischen Gesellschaften änderten ihren Schwerpunkt und ihre Namen. In Großbritannien heißt die Eugenische Gesellschaft heute „Galton Institute", in den USA „The Society for Biodemography and Social Biology".

7   Im deutschsprachigen Raum war es Bundeskanzler Willy Brandt, der erstmals 1971 den Begriff „Qualität des Lebens" in einer Rede an der Evangelischen Akademie in Tutzing verwendete (Glatzer 2012, S. 124). Im Jahr darauf ist Lebensqualität (vergleichbar mit Johnson's Rede) zum Titel seines erfolgreichen Wahlprogramms zur Bundestagswahl 1972 geworden. Mit dem Begriff verknüpfte Brandt eine Vision der Bereicherung des Lebens, die über die materiellen Güter hinausgeht und die Sicherheit und Selbstverwirklichung, Mitbestimmung und Nutzung der eigenen Kräfte in Arbeit, Spiel und Zusammenleben, Gesundheit sowie die Teilhabe an der Natur und der Kultur mit berücksichtigt (Wahlprogramm der SPD 1972).

erfordert ein fundamentales Umdenken. Bis in die 1960er Jahre galt in den USA Politik dann als erfolgreich, wenn sie einen hohen materiellen Wohlstand garantieren, d. h. für die Bürger viel Geld zur Verfügung stellen konnte. Im Sinne der Lebensqualität taugte nun das bisher gut messbare und verlässliche Ziel „Geld" nicht mehr als Evaluationskriterium der Politik. Der finanzielle Wohlstand blieb eine Zielkomponente, kann von da an aber höchstens als Mittel zu einem höheren Ziel, der Lebensqualität, verstanden werden.

In der Folge wurden in den USA, aber auch in anderen Ländern, erhebliche Summen in die Etablierung und Erforschung dessen, was als Lebensqualität bezeichnet wurde, investiert. Anfang der 1970er Jahre sind zahlreiche Institutionen, Fachzeitschriften, ein regelmäßiges Monitoring und eine disziplinübergreifende und internationale Bewegung zur Erforschung der Lebensqualität entstanden (Land et al. 2012, S.4f.).

Bei aller Neubestimmung der Ziele hat man auf exakte Messung nicht verzichtet. Die objektiven und subjektiven Indikatoren der Lebensqualität wurden festgelegt und gemessen: „Einkommen, Wohnverhältnisse, Arbeitsbedingungen, Familienbeziehungen und soziale Kontakte, Gesundheit, soziale und politische Beteiligung." Bedingungen der Lebensqualität im Sinne des subjektiven Wohlbefindens waren „die von den Betroffenen selbst angegebenen Einschätzungen über spezifische Lebensbedingungen und über das Leben im allgemeinen. Dazu gehören insbesondere Zufriedenheitsangaben, aber auch kognitive und emotive Gehalte wie Hoffnungen und Ängste, Glück und Einsamkeit, Erwartungen und Ansprüche, Kompetenzen und Unsicherheiten, wahrgenommene Konflikte und Prioritäten" (Zapf 1984, S. 23). Die ausgewählten Kriterien konnten mit den etablierten empirischen Methoden der Sozialwissenschaft operationalisiert und ausreichend exakt gemessen werden. Über die alles entscheidende Frage jedoch, welche Kriterien für die Messung der Lebensqualität ausgewählt und wie sie gewichtet werden sollen, herrscht bis heute keine Einigkeit. Diese stets aktuelle Frage bleibt eine normativ-ethische, die von philosophischen Vorstellungen des guten Lebens gespeist wird.

2 Lebensqualität in der Medizin

Kurz nach seiner politischen Etablierung betrat der Begriff Lebensqualität erneut die Arena des medizinischen Diskurses. Medizinische Publikationen, die den Begriff Lebensqualität bereits außerhalb des eugenischen Deutungsrahmens verwenden, findet man in medizinischen Zeitschriften vereinzelt bereits in der zweiten Hälfte der 1960er Jahre[8]. In den 1970ern breitet sich der Begriff im Vokabular der Medizin mit einer enormen Geschwindigkeit aus. Zweifellos war der wissenschaftspolitisch bedingte finanzielle Anreiz, der die empirische Sozialforschung Anfang der 1970er Jahre für diesen Begriff besonders empfänglich machte, auch in der Medizin eine wichtige Motivation für die Erforschung und Etablierung des Begriffs. Aber der finanzielle Aspekt hätte allein nicht ausgereicht, den

---

8   Vgl. z. B. Elkinton 1966.

Begriff in die Fachsprache der Medizin einzuführen. Was führte zur Übernahme dieses Reformbegriffs? Diese Frage will ich in drei Schritten untersuchen.

1. Warum brauchte die Medizin eine Reform?
2. Warum brauchte die Medizin den Terminus „Lebensqualität" als Reformbegriff?
3. Was gewann die Medizin durch die Verwendung des Begriffs „Lebensqualität"?

Warum brauchte die Medizin eine Reform?

Die Medizin hatte in den 1970er Jahren eine rasante Entwicklung hinter sich. Jahrtausende alte Träume wurden wahr und nie geträumte Möglichkeiten haben sich eröffnet. Das kranke Herz konnte durch eine Transplantation ausgetauscht werden. Maschinen haben die Funktion gestörter und leistungsschwacher Organe übernommen (eiserne Lunge, künstliche Niere, etc.), durch die Reproduktionsmedizin konnte unfruchtbaren Frauen zur Schwangerschaft verholfen werden, durch die genetische Diagnostik konnten Krankheitsprognosen Jahrzehnte im Voraus gemacht werden. Infektionen, die Jahrhunderte lang die Menschheit bedrohten, wurden so gut wie ausgerottet und galten nicht mehr als bedrohlich. Die relevanten naturwissenschaftlichen Erkenntnisse und die darauf aufbauende medizinische Technologie wuchsen augenscheinlich. Wenn der Erfolg der Medizin angesichts der „noch nicht heilbaren" Krankheiten als unvollkommen wahrgenommen wurde, dann deshalb, weil die entscheidenden Entdeckungen erst noch gemacht und technische Errungenschaften erst noch erreicht werden sollten.

Durch die Erfolge von Naturwissenschaft und Technik wurden die Ziele der Medizin und die Evaluationskriterien medizinischer Interventionen immer mehr in wissenschaftlich-technischen Begriffen formuliert. In den 1960er Jahren galt die umfassende biochemische Diagnose des Patienten, die Herstellung eines biochemischen Profils – mancherorts unabhängig vom klinischen Zustand des Patienten – als die gründlichste Untersuchung auf dem höchsten Stand der Medizin. Das Queen Elisabeth Hospital in Birmingham rühmte sich nach 1967 mit einer biochemischen Blutuntersuchung auf zahlreiche Marker für alle stationären und ambulanten Patienten im Krankenhaus und bei deren Hausärzten (Carmalt und Whitehead 1971). Die biochemische Untersuchung erfordert keine Anamnese, keine subjektive Einstellung des Patienten zur Krankheit oder zur Therapie. Sie produziert die objektive Wahrheit, welche der klinischen Entscheidung zugrunde liegt. Der Erfolg einer Intervention lässt sich an den biomedizinischen Parametern messen.

Eine solche moderne Medizin, die sich allein auf die Wiederherstellung von biomedizinischen Parametern spezialisiert, verliert jedoch den Patienten aus dem Blick. Der Patient wird auf seine Organfunktionen, auf die Ergebnisse physiologischer und psychometrischer Messungen reduziert. Dem Patienten wird sozusagen unterstellt, dass es ihm besser gehen müsse, wenn seine gemessenen Körperwerte sich verbessert haben. Dabei wurden viele Aspekte ausgeblendet, die für den Erfolg der Medizin immer schon relevant waren: so z. B. die Frage danach, wie der Betroffene seine Krankheit erlebt, was die Symptome für ihn, für seine Lebensgeschichte, für sein Selbstbild etc. bedeuten, inwiefern die Krankheit die

Verwirklichung seiner Ziele, das Erleben eines guten Lebens verhindert, welche Art von Belastung der Betroffene tragen kann und unter welchem Grad der Belastung er zerbricht. Je stärker die naturwissenschaftlich-technischen Erfolgskriterien in den Vordergrund rückten, desto offensichtlicher wurde der Bedarf an der Berücksichtigung individueller Lebenskonzepte und der subjektiven Last der Krankheit.[9]

Der Begriff Lebensqualität rückt nun die alten seit Hippokrates immer wieder beschriebenen Ziele des subjektiven Wohlbefindens von Patienten wieder in den Blick der Evaluation medizinischer Interventionen. Die Reform war dringend nötig, zumal nicht nur die Rolle der Wissenschaft und der Technik in der Medizin eine andere geworden war, sondern sich dadurch auch das Profil der Krankheiten in der Bevölkerung verändert hatte. Durch die wissenschaftlich-technische Entwicklung wurde im Fall zahlreicher Krankheiten zwar keine Heilung, aber zumindest eine Lebensverlängerung erreicht. Es entstand eine Vielzahl neuer chronischer Erkrankungen (vom Diabetes bis zum Wachkoma), für welche langfristige und gelegentlich auch sehr belastende Therapieformen angeboten werden konnten. Man musste abwägen, ob die gewonnene Lebensverlängerung die Behandlung rechtfertige. Einerseits wurde diese Abwägung auf biomedizinische Evidenz gestützt, andererseits ist sie darüber hinausgegangen, denn gleichzeitig hat sich die Erwartung der Patienten geändert. Waren Patienten bis in die 1960er Jahre noch nicht gewohnt, gegen die „wissenschaftlich richtige" medizinische Perspektive ihre eigenen Wertvorstellungen in die Entscheidung einzubringen, so wurden sie in den darauffolgenden Jahren immer mündiger und wollten an Entscheidungen beteiligt sein. Sie haben ihre Perspektive in Form einer subjektiven Bewertung gewisser Lebenszustände ausgedrückt. Für die Integration dieser Perspektive brauchte man einen geeigneten Begriff.

Warum brauchte die Medizin den Terminus „Lebensqualität" als Reformbegriff?

Aus dem Bedarf an Reformen folgt noch nicht notwendig der Schluss, dass der Begriff Lebensqualität die passende Wahl war. Sicherlich haben die öffentliche Wirksamkeit des Begriffs und die explizite Förderung der Lebensqualitätsforschung Anfang der 1970er Jahre den Begriff für die Medizin interessant gemacht. Wichtiger war aber die Ähnlichkeit der Voraussetzungen zur Verwendung des Begriffs in der Medizin und in der Politik: grundsätzliche Kritik an der starken Dominanz von objektiven Maßstäben für die Bewertung des Erfolgs – in der Politik der finanzielle Wohlstand bzw. das Einkommen, in der Medizin biomedizinische Parameter – und der Bedarf an einer Neustrukturierung der Ziele. Der

---

9 Die Reformstimmung im Sinne des Lebensqualitätsbegriffs zeigt sich unter anderem in der Gründung des ersten Hospizes durch Cicely Saunders 1967 in London und der schnellen Verbreitung der Hospizbewegung in den frühen 1970er Jahren.

Begriff Lebensqualität sollte also auch in der Medizin als Reformbegriff dienen und wirkte wie in der Politik auf die Ziele ein.[10]

Trotz der gemeinsamen Wurzeln besteht in der Deutung des Erfolgskriteriums ein erheblicher Unterschied zwischen Medizin und Politik. Lebensqualität löste in der Politik und in den Sozialwissenschaften ein altes Ziel komplett ab. Der Begriff vereinte viele frühere Ziele und betrachtete sie als Mittel zum eigentlichen Ziel der Politik. Er war und ist dort ein integrierender Begriff. In der Medizin erscheint er jedoch nicht als integrierender Begriff, der alle Teil-Ziele der Medizin in sich vereinigt und als ein einziges großes Ziel erscheinen lässt. Lebensqualität steht in der Medizin neben anderen Kriterien, wie Lebensverlängerung, Verbesserung des Gesundheitszustandes, Verkürzung der Krankheitsdauer. Von einer Behandlung erwartet man nicht nur die höhere Zufriedenheit des Patienten, sondern in erster Linie die Heilung, die Wiederherstellung der alltäglichen Lebensfunktionen, die Reduktion der Schmerzen etc.

Lebensqualität wurde in dieser Funktion als Teil-Ziel festgelegt und ging inzwischen in die Gesetzestexte ein. So interpretiert der Gesetzgeber im Sozialgesetzbuch 2014 (§ 35b Abs. 1 SGB V) den Patientennutzen nicht als Lebensqualität, die mehrere Komponenten hat, sondern als Ensemble von Faktoren, die den Nutzen für den Patienten beschreiben sollen, wobei Lebensqualität nur eine von fünf Komponenten ist:

- die Verbesserung des Gesundheitszustandes,
- eine Verkürzung der Krankheitsdauer,
- eine Verlängerung der Lebensdauer,
- eine Verringerung der Nebenwirkungen sowie
- eine Verbesserung der Lebensqualität.

Unter § 35 Abs. 1b SGB V werden (analog zur Position des Instituts für Qualität und Wirtschaftlichkeit im Gesundheitswesen, IQWiG 2008) patientenrelevante Endpunkte ausgewiesen. Das Ziel der medizinischen Interventionen, d. h. der patientenrelevante Nutzen, wird insbesondere in den folgenden drei Begriffen beschrieben:

- Mortalität,
- Morbidität und
- Lebensqualität.

Aus der Annahme mehrerer Erfolgskriterien entsteht die Frage nach deren Verhältnisbestimmung. Diese Frage musste in der Politik nicht gestellt werden. Die Prioritäten wurden

---

10 Dem Begriff Lebensqualität wurde aufgrund seiner Undefinierbarkeit im Vergleich zu klinischen biomedizinischen Parametern anfangs eher mit Ablehnung begegnet. Noch 1983 stellt die US-amerikanische President's Commission for the Study of Ethical Problems in Medicine and Biomedical and Behavioral Research fest, dass im Kontext der Therapiebegrenzung mit vielen „leeren rhetorischen Mitteln" gearbeitet werde, zu denen auch der Begriff Lebensqualität gehört (President's Commission 1983, S. 24).

dort innerhalb des Lebensqualitätskriteriums diskutiert. Ob in der Medizin unter den genannten Kriterien Prioritäten formuliert werden sollen oder nicht, wird in den genannten Beispielen nicht beantwortet. Zwei Feststellungen lassen sich jedoch mit Sicherheit formulieren: 1) die Lebensqualität ist für den Erfolg der Medizin maßgeblich und 2) sie ist mit den anderen genannten Erfolgskriterien nicht gleichzusetzen. Es ergibt keinen Sinn, Lebensqualität als ein Kriterium zu verstehen, in dem die Lebensverlängerung oder der objektive Gesundheitszustand (z. B. Funktionalität) berücksichtigt werden. Wenn das so wäre, könnte man auf den Begriff Lebensqualität verzichten und stattdessen die anderen Kriterien (z. B. Reduktion der Morbidität) verwenden oder auf die anderen Kriterien verzichten und die Lebensqualität zum alleinigen Erfolgskriterium machen. Die Senkung der Morbidität, die Verbesserung des Gesundheitszustandes sowie die Verlängerung des Lebens und die Verringerung der Nebenwirkungen sind im oben dargestellten Sinn keine Bestandteile des Lebensqualitätskriteriums. Es sind grundsätzlich andersgeartete Kriterien. Damit wird eine Korrelation zwischen den Aspekten nicht ausgeschlossen. Die objektiven körperlichen Einschränkungen und Krankheitssymptome haben zweifellos eine meist negative Auswirkung auf die Lebensqualität. Es ist aber nicht zulässig, Symptome oder krankheitsbedingte Funktionseinschränkungen, d. h. Morbidität, zu messen und daraus auf die Lebensqualität zu schließen. In diesem Fall würde man den Fehler begehen, die falsch verstandenen Aspekte in der Gesamtwertung des Erfolgs doppelt zu zählen.

Der Begriff Lebensqualität ergibt dann einen Sinn, wenn durch ihn die subjektive Komponente artikuliert wird. Patienten haben objektive Krankheitszustände, können objektiv eine gewisse Leistung erbringen, sind objektiv in die Gesellschaft integriert oder nicht. Die Frage nach der Lebensqualität aber bezieht sich immer auf das subjektive Erleben dieser objektiven Faktoren (z. B. „Empfinde ich es als belastend, wenn ich keine 1000 Meter laufen kann?" „Empfinde ich es als belastend, wenn ich stets husten muss?"). Patienten können sich gesund oder krank fühlen, sie können trotz einer objektiv akzeptablen Integration ihre Umgebung als ablehnend erleben und innerlich isoliert leben, sie können mit ihrem Leben zufrieden oder unzufrieden sein. Diese subjektiven Faktoren gehören heute zu den Zielen der Medizin und zu den Evaluationskriterien medizinischer Maßnahmen. Sie heißen Lebensqualität.[11] Ohne die explizite Berücksichtigung der Lebensqualität wäre es möglich, dass die Medizin Patienten nicht als Personen, sondern als biochemische Maschinen behandelt.[12]

---

11 Manche sprechen in der Medizin von gesundheitsbezogener Lebensqualität. Wenn dieser Begriff von einer allgemeinen Lebensqualität unterschieden werden soll, dann würde er statt auf die Frage „Wie geht es Ihnen?" auf die Frage „Wie geht es Ihnen mit Ihrem Gesundheitszustand?" abzielen.

12 Dieser Begriff von Lebensqualität schließt einige Inhalte aus, die möglicherweise ebenso als Lebensqualität verstanden werden. Dazu gehört auch die Verwendung von bestimmten Messinstrumenten, die als Lebensqualitätsmessinstrumente bekannt sind, jedoch die Funktionsfähigkeit oder die Symptome einer Krankheit erfassen. Diese Aspekte sind für die Medizin wichtig und ihre Messung (z. B. HUI, DALY etc.) ist notwendig, aber sie ist nicht zu verwechseln mit der Messung der Lebensqualität.

Was gewann die Medizin durch die Verwendung des Begriffs „Lebensqualität"?

Vereinfacht ausgedrückt, könnte man an dieser Stelle kritisch einwenden, dass die Berücksichtigung des subjektiven Erlebens eigentlich keine Reform in der Medizin ist, denn dieses wurde immer schon als Erfolgskriterium verstanden. Ist Lebensqualität bloß ein neuer Modebegriff ohne neuen Inhalt und ohne neue Funktion? Ein solcher Einwand ist zum Teil berechtigt, denn die praktische Medizin hatte immer schon die Aufgabe, das subjektive Wohlbefinden der Patienten zu fördern und nicht nur das Leben zu verlängern oder Körperfunktionen nach wissenschaftlich etablierten Kriterien herzustellen. Dennoch ist diese Kritik aus mehreren Gründen unangemessen.

Zum einen besteht die oben beschriebene Reform der Medizin in der zweiten Hälfte des vergangenen Jahrhunderts darin, der vom Patienten erlebten Dimension der Wirklichkeit gegen die wachsende Dominanz der technischen und naturwissenschaftlichen Dimensionen der Medizin mehr Gewicht zu verleihen. Um den bereits etablierten Dimensionen ein Gegengewicht zu bieten, bedarf es eines Begriffs, der die entsprechenden Inhalte zusammenfasst. Der Begriff Lebensqualität bringt weniger sichtbare Ziele der Medizin auf den Punkt und gleicht damit den verschobenen Schwerpunkt der Medizin aus. Die subjektive Erfahrung des Patienten kann sich in Form eines terminus technicus gegen die harten Fakten der naturwissenschaftlichen Medizin leichter behaupten. Der Begriff macht sie konkret, transparent und gegen andere Ziele abwägbar. Nichtsdestotrotz bleibt die Integration der Lebensqualität in die Evaluationskriterien der Medizin eine schwierige und noch nicht abgeschlossene Aufgabe, denn – wie in der Politik die objektiven GDP-Werte – lassen sich biomedizinische Werte klarer und weniger widersprüchlich erfassen. Sie laden dazu ein, bei der Entscheidungsfindung stärker berücksichtigt zu werden.

Zum anderen besteht die Reform in der Schaffung eines neuen empirischen Objektes. Was bedeutet das? Menschen sind auch vor der sozialwissenschaftlichen Analyse geboren worden, sie wurden krank und sind verstorben, aber Geburtsrate, Epidemie und Mortalität sind Objekte, die durch die sozialwissenschaftliche Analyse konstruiert wurden und eine neue Wirklichkeit in die Überlegungen bei Entscheidungsprozessen einführen. Dies geschieht ebenfalls durch den Begriff der Lebensqualität. Der Ort wichtiger medizinischer Entscheidungen hat sich vom Krankenbett in einen institutionellen Hintergrund verlagert und findet sich in der Gesundheitspolitik und Gesundheitsökonomie. Die Berücksichtigung des subjektiven Erlebens der Krankheit könnte auf dieser Ebene der Entscheidungsfindung ohne das Konstrukt Lebensqualität keinen Einfluss haben. Lebensqualität wird zu einem empirischen Objekt der Forschung, mit dem auf dieser Entscheidungsebene andere Objekte verglichen werden können. Als empirisches Objekt entwickelt sie einen spezifischen Charakter, der für klinische Entscheidungen unerlässlich geworden ist. Sie wird in Zahlenform ausgedrückt. Die „rhetorischen Leistungen" dieser spezifischen Repräsentationsform bleiben dem Lebensqualitätsforscher häufig verborgen. Als empirische Abbildung der Realität konstruiert die Zahl einen diskursiven Raum, in dem nur mathematisch erfassbare Denkfiguren zugelassen sind und viele Dimensionen der Subjektivität kaum zugänglich sind.

Bemühungen zu einer Quantifizierung des Krankheitserlebens sind dringend notwendig, denn – wie der Gesundheitsökonom sagt – „[W]enn etwas nicht zu quantifizieren ist, kann es auch nicht entscheidungsrelevant sein." (Schöffski 2012, S. 327). Zur Messbar-Machung der Lebensqualität sind deshalb zahlreiche Instrumente entwickelt worden.

Ein Nachteil bei der Herstellung dieses empirischen Objektes besteht darin, dass die unterschiedlichen Dimensionen der Lebensqualität durch die einheitliche Repräsentationsform leichter übersehen werden. Verschiedene Objekte, die durch Zahlen repräsentiert werden, sind möglicherweise inkommensurabel. Die Zahl als Ergebnis lädt dennoch zur mathematischen Verarbeitung ein. In vielen Messungen will man sogar bewusst unterschiedliche Lebensinhalte miteinander „verrechnen". Das Ergebnis ist eine Skala, eine Rangliste, eine Einordnung in die gesamte Zahlenwelt. Da die Zahl die Inkommensurabilität der Inhalte versteckt, ist es besonders wichtig, Transparenz über die inhaltlichen Voraussetzungen des gemessenen Objektes zu schaffen und stets um die richtige Messung und die richtige Interpretation zu ringen. Die Daten über Lebensqualität müssen den Qualitätskriterien der empirischen Forschung (Validität, Reliabilität, Objektivität) entsprechen. Bei aller Bemühung ist es nicht zu erwarten, dass Lebensqualität jemals ein so hartes wissenschaftliches Kriterium werden kann wie biomedizinische Parameter. Endgültige oder absolut richtige Messungen kann es schon deshalb nicht geben, weil Lebensqualität keine naturwissenschaftliche Größe ist, sondern ein normatives Konstrukt, das je nach den Vorstellungen vom guten Leben unterschiedlich definiert wird. Nicht zuletzt muss betont werden: Die Härte eines Erfolgskriteriums sagt nichts über seine Wichtigkeit aus. Der Gewinn für die Medizin besteht gerade darin, dass Lebensqualität ein wichtiges Entscheidungskriterium mit anderen Kriterien vergleichbar macht.

3 Fazit

Die Geschichte der Lebensqualität als Erfolgskriterium in der Medizin ist komplexer, als bisherige Darstellungen vermuten ließen. Der Begriff wurde bereits in der Eugenik-Debatte zu Beginn des 20. Jahrhunderts verwendet. Dort behauptete man, mit ihm evolutionsbiologisch determinierte Inhalte zu erfassen. In Wirklichkeit beinhaltete der Begriff auch kulturell und gesellschaftlich bestimmte Vorstellungen vom guten Leben. Dabei erfolgte die Bewertung der Lebensqualität ohne Rücksicht auf das subjektive Erleben des Betroffenen allein aus einer angenommenen Perspektive der künftigen Gesellschaft. Dieser historische Begriff von Lebensqualität kann inhaltlich nicht als Vorläufer des heutigen betrachtet werden. Der heutige Begriff Lebensqualität ist ein Reformbegriff. Er wurde explizit dafür eingeführt, die Dimension des subjektiven Erlebens zu erfassen.

In der Politik gilt Lebensqualität als Oberbegriff für viele Ziele. Frühere objektive Zielkategorien werden mittlerweile als Mittel zu diesem Ziel verstanden. In der Medizin stellt Lebensqualität jedoch nur ein Ziel neben anderen, objektiv ausweisbaren Zielen dar (z. B. Lebensverlängerung und Heilung). Das Konstrukt Lebensqualität in der Medizin dient zum einen als Gegengewicht im Verhältnis zu biomedizinischen Parametern, neben denen das subjektive Erleben des Gesundheitszustandes von Patienten sonst zu wenig Beachtung findet. Im Hinblick auf den entstandenen Kontext der Ziele ist es darüber hinaus eine moralische Pflicht, die Lebensqualität in die Evaluation der medizinischen Maßnahmen aufzunehmen. Das Gewicht der Lebensqualität im Vergleich mit anderen Zielen ist damit noch nicht bestimmt. Eine allgemein anerkannte Regel der Priorisierung gibt es im Moment nicht.

Der aktuelle Begriff der Lebensqualität leistet zugleich mehr als die bloße „Wiederentdeckung" des subjektiven Erlebens einer Krankheit. Sie bildet ein neues empirisches Objekt, das sogar im gesundheitspolitischen und gesundheitsökonomischen Kontext ein Gewicht bekommen soll. Als solches „Objekt" muss sie den Qualitätskriterien der empirischen Forschung entsprechen. Sie wird quantitativ erfasst und verarbeitet. Trotz des empirischen Charakters bleibt sie jedoch ein normatives Konstrukt. Folglich muss man die Qualität der Lebensqualitätsmessung einerseits nach den Kriterien der empirischen Erfassung bewerten, andererseits muss jedes Instrument Rechenschaft über die normativen Vorannahmen ablegen. Auf welche Weise welche Kriterien für die Messung ausgewählt werden, hängt von den impliziten Vorstellungen des guten Lebens (allgemein oder für eine spezifische Patientengruppe) ab. Die Gestaltung und Überprüfung dieser Vorstellungen ist eine philosophische Aufgabe, deshalb muss die philosophische Reflexion die Messung der Lebensqualität stets begleiten.

Literatur

Aaronson NK, Ahmedzai S, Bergman B, Bullinger M, Cull A, Duez NJ, Filiberti A, Flechtner H, Fleishman SB, Haes de JCJM, Kaasa S, Klee M, Osoba D, Razavi D, Rofe BP, Schraub S, Sneeuw K, Sullivan M, Takeda F, for the European Organisation for Research and Treatment of Cancer Study Group on Quality of Life (1993) The European Organisation for Research and Treatment of Cancer QLQ-C30: A Quality of Life Instrument for Use in International Clinical Trials in Oncology. Journal of the National Cancer Institute, 85(5): 365-376. Auf Deutsch: https://www.clinicalresearch.nl/portec3/Quality_of_life_questionnaire_PORTEC3_Deutsch.pdf. Zugegriffen: 31. August 2014

Birnbacher D (1998) Der Streit um die Lebensqualität. In: Schummer J (Hrsg) Glück und Ethik. Königshausen & Neumann, Würzburg, S 125–145

Carmalt MHB, Whitehead TP (1971) Patient Investigation by Biochemical Profile. Proceedings of the Royal Society of Medicine 64(12):1257–1259

Duden: http://www.duden.de/rechtschreibung/Lebensqualitaet. Zugegriffen: 25. September 2013

Ellis H (1911) The Problem of Race-Regeneration. New York, Moffat, Yard & Company.

Elkinton, JR (1966): Medicine and the Quality of Life, Annals of Internal Medicine, 63(3):711–714

Glatzer W (2012) Lebensqualität, Eine über Wachstum und Wohlstand hinausgehende Leitidee. Blätter der Wohlfahrtspflege 4:123–129

Gross BM (1966) Preface. In: Bauer RA (Hrsg) Social Indicators. The MIT Press, Cambridge, S IX-XVIII

Huschka D, Wagner GG (2010) Sind Indikatoren zur Lebensqualität und zur Lebenszufriedenheit als politische Zielgrößen sinnvoll? Rat für Sozial und Wirtschaftsdaten, Research Note 43

Huxley, J (1959) Population Planning and Quality of Life. The Eugenics Review 51:149-154.

Institut für Qualität und Wirtschaftlichkeit im Gesundheitswesen (2008) Allgemeine Methoden, Version 3.0 vom 27.05.2008, http://www.iqwig.de/download/iqwig_methoden_version_3_0.pdf. Zugegriffen: 28. Juli 2014

Johnson, LB (1964a) http://www.nytimes.com/books/98/04/12/specials/johnson-garden.html. Zugegriffen: 20. Juli 2014

Johnson, LB (1964b) http://www.c-span.org/video/?153610-1/great-society-speech. Zugegriffen: 28. Juli 2014

Küchler T, Flechtner H, Herschbach P (2014) Zum Stand der Lebensqualitätsmessung in der Onkologie. http://www.uni-kiel.de/qol-center/Homepage%20RZLQ/Grundl_LQmess.php. Zugegriffen 10. April 2014

Land KC, Michalos AC, Sirgy JM (2012) Prologue: The Development and Evolution of Research on Social Indicators and Quality of Life (QOL). In: Land KC, Michalos AC, Sirgy JM (Hrsg) Handbook of Social Indicator and Quality of Life Research. Springer, Dordrecht, S 137–157

Matuz T (2009) Betreuungsstrategien für schwerstgelähmte Patienten: empirische Ethik und neurowissenschaftliche Ansätze. Eberhard Karls Universität, Tübingen

Nachtwey HJ (1974) Lebensqualität. Von der Hoffnung, Mensch zu sein. Verlag Wissenschaft und Politik, Köln

Noll HH (1982) Beschäftigungschancen und Arbeitsbedingungen. Ein Sozialbericht für die Bundesrepublik 1950-1980. Campus, Frankfurt am Main

Noll HH (2000) Konzepte der Wohlfahrtsentwicklung und „neue" Wohlfahrtskonzepte. Wissenschaftliches Zentrum Berlin für Sozialforschung (WZB) P00–505, http://skylla.wz-berlin.de/pdf/2000/p00-505.pdf. Zugegriffen: 16. Dezember 2013

Penrose CA (1914) Efficiency and the Quality of Life. Boston Medical and Surgical Journal, October 8, 171 und Maryland Medical Journal, 57(11):263 http://www.archive.org/stream/n04marylandmedic57baltuoft/n04marylandmedic57baltuoft_djvu.txt. Zugegriffen: 11. Dezember 2013

Pigou AC (1924) The Economics of Welfare. Macmillan and Co., London

President's Commission for the Study of Ethical Problems in Medicine and Biomedical and Behavioral Research (1983) Deciding to Forego Life Sustaining Treatment. Ethical, Medical, and Legal Issues in Treatment Decisions. US Government Printing Office, Washington

Schöffski O (2012) Lebensqualität als Ergebnisparameter in gesundheitsökonomischen Studien. In: Schöffski O, Schulenburg, M Graf v.d. (Hrsg) Gesundheitsökonomische Evaluationen, Springer, Berlin, S 327–340

SPD (1972) Wahlprogramm der SPD, mit Willy Brandt für Frieden, Sicherheit und eine bessere Qualität des Lebens. Beschlossen vom Außerordentlichen Parteitag, Dortmund, 13. Oktober 1972

Zapf W (1984) Individuelle Wohlfahrt: Lebensbedingungen und wahrgenommene Lebensqualität. In: Glatzer W, Zapf W (Hrsg) Lebensqualität in der Bundesrepublik. Objektive Lebensbedingungen und subjektives Wohlbefinden. Campus, Frankfurt am Main, S 13–26

Über einige (meta)ethische Fehlkonstruktionen in der Lebensqualitätsforschung

Markus Rüther

Zusammenfassung

Der Beitrag thematisiert die (meta)ethischen Voraussetzungen und Vorannahmen der empirischen Lebensqualitätsforschung und die Zusammenhänge zwischen ihnen. Geprüft wird die Hypothese, dass sich in die Ermittlung und Messung von Lebensqualität häufig unbemerkte „Fehlkonstruktionen" einschleichen, etwa wenn es um die Differenzierung von Diskussionsebenen, aber auch um die Konstruktion ihres Verhältnisses zueinander geht. Ziel des Beitrags ist eine diesbezügliche philosophische Klärung, die sich insbesondere auf die Potenziale der analytischen Ethik und Metaethik stützt und sich in drei Schritten vollzieht: In einem ersten Schritt werden vier Themenfelder der ethischen Forschung und der metaethischen Reflexion im Bereich „Lebensqualität" unterschieden, worauf in einem zweiten Schritt einige forschungskritische Bemerkungen zu den Zusammenhängen zwischen den verschiedenen Theorieebenen formuliert werden. Eine Antwort auf die Frage, worin der Wert solcher Erkenntnis liegt, geben drittens die abschließenden Überlegungen, die darüber hinaus einen Ausblick auf weiterführende wissenschaftliche Vorhaben eröffnen.

> „Ein anderes freilich ist's,
> Unterschiedenes ist gut."
> Hölderlin

1 Vorbemerkungen

Wenn wir einem weiten Begriffsverständnis von „Lebensqualität" folgen, dann bezeichnet der Begriff dasjenige, was das Leben eines Lebewesens zu einem für dieses Lebewesen 'guten' Leben macht. Was das jedoch inhaltlich sein soll, wird in verschiedenen Diskursen, in denen das Konzept eine Rolle spielt, ganz unterschiedlich bestimmt. Als weitgehend anerkannt kann jedoch gelten, dass es sich beim Begriff der Lebensqualität um ein mehrdimensionales Konzept handelt, das sich (zumindest) auf die physische, psychische und soziale Dimension des Lebens eines Lebewesens bezieht. In dieser Hinsicht unterscheidet sich der Begriff auch von verwandten Begriffen, wie dem des Lebensstandards oder des Wohlstandes, die weitaus weniger heterogen sind, wenn es um die Pluralität der inhaltlichen Elemente geht.[1]

Im Bereich der Medizin, auf den sich die folgenden Überlegungen beschränken werden, hat sich das Konzept der Lebensqualität seit Mitte der 1970er Jahre etabliert. Hier lassen sich mit Monika Bullinger vier Entwicklungsphasen unterscheiden:[2] Etwa um 1975 setzten erste Diskussionen um die Grundlagen und Definitionen der Lebensqualität ein. Man denke hier etwa an die verschiedenen Bedürfnis-, Wohlbefindens- und Rollenfunktionsmodelle, die entwickelt wurden, um Lebensqualität inhaltlich zu präzisieren. Es folgte dann um 1985 eine zweite Phase, in der versucht wurde, Lebensqualität operationalisierbar zu machen. Sie war vor allem dadurch geprägt, dass verschiedenste Messinstrumente entwickelt wurden, die man schließlich in einer dritten Phase ab etwa 1995 in die Forschung implementierte. Die Ausweitung auf weitere Praxiskontexte, die jenseits der Forschung lagen, erfolgte in einer vierten Phase, die etwa ab 2005 einsetzte. Besonders hervorzuheben ist zum Beispiel die Frage nach dem Nutzen der Lebensqualitätsforschung für die Gesundheitsversorgung, die auch gegenwärtig breit diskutiert wird.

Aus diesem kurzen Abriss lässt sich bereits entnehmen, dass das Forschungsfeld ‚Lebensqualität in der Medizin' mittlerweile keine *terra incognita* mehr ist. Es kann auf eine gut vierzigjährige Geschichte zurückblicken, in der sowohl über Fragen zur konzeptionellen Modellbildung und zur Messung als auch zur Interpretation der Ergebnisse und ihrer Konsequenzen für verschiedene Anwendungskontexte nachgedacht wurde. Die Lebensqualitätsforschung, so lässt sich insgesamt festhalten, ist mittlerweile eine etablierte und elaborierte Forschungspraxis.

Vor diesem Hintergrund kann es daher schon überraschen, dass innerhalb dieser Praxis zwar über die oben genannten Konzept- und Anwendungsthemen, aber nur relativ wenig über philosophische Grundlagenfragen nachgedacht wurde. Angesprochen sind damit speziell solche, die in der analytischen Philosophie thematisch unter den Stichworten „Quality of Life" oder „Theorie des guten Lebens" abgehandelt werden und sich auf der Ebene der allgemeinen Ethik und Metaethik befinden. Diese grundlagentheoretischen Debatten werden dort spätestens seit Mitte der 1990er Jahre geführt und haben im Zuge der philosophischen Auseinandersetzung, etwa mit den Schriften von Martha Nussbaum und Amartya Sen, ein beachtliches Differenzierungsniveau hinsichtlich ihrer Methoden- und Themenauswahl erreicht.[3] Im Fokus stehen hier zum Beispiel die normativ-ethischen Fragen danach, wie wir diejenigen Faktoren bestimmen sollten, die ein gutes Leben ausmachen, und zu welcher „Liste" wir am Ende des Verfahrens gelangen. Ähnlich traditionsreich sind aber auch metaethische Fragen, die den Status der Lebensqualitätsfaktoren betreffen,

---

1 Vgl. für eine solche Begriffsbestimmung von Lebensqualität etwa Ach (2015).
2 Bullinger 2013.
3 Vgl. die klassische Aufsatzsammlung Nussbaum/Sen (1993). Für die neueren grundlagentheoretischen Fragen in der Debatte um das gute Leben siehe Hoesch et al. (2013).

etwa wer oder was deren normative Relevanz überhaupt festlegt, oder die Frage danach, auf welchen Personenkreis sich die Geltung dieser Faktoren beziehen lässt.

Damit soll nicht behauptet werden, dass sich die Lebensqualitätsforschung nicht mit diesen Fragen beschäftigt. Es gibt in der Tat einige Beiträge, die sich mit ihnen, insbesondere mit den normativ-ethischen Fragen, auseinandersetzen und sie in diesen Kontext übertragen.[4] Gleichwohl lässt sich auch beobachten, dass es sich hierbei entweder um Ausnahmen handelt oder die genannten Grundlagenfragen und ihr Verhältnis zueinander nur eine marginale Rolle spielen.[5] Diese Vernachlässigung mag historisch erklärbar und nachvollziehbar sein. Aus systematischer Sicht handelt es sich aber um ein Desiderat, das es aufzuarbeiten gilt. Hier setzen die Überlegungen dieses Beitrages an: Es soll dafür geworben werden, dass bestimmte ethische und metaethische „Errungenschaften" der analytischen Philosophie ernster genommen werden, als es bisher getan wird. Denn nicht selten lassen sich in der Lebensqualitätsdiskussion einige Verwirrungen ausmachen, wenn es um die Differenzierung bestimmter Ebenen, aber besonders auch um die Konstruktion von Zusammenhängen geht.[6] Das kann zu unliebsamen Konsequenzen führen, die von einfachen Kommunikations- und Verständnisschwierigkeiten bis hin zu gravierenden Problemen bei der Begründung und Kritik zentraler Thesen und Theorien reichen. So verstanden können die folgenden Überlegungen daher auch als ein (meta)ethisches Propädeutikum angesehen werden: Sie stellen einen Versuch dar, durch die Bezugnahme auf einen bereits elaborierten philosophischen Diskussionsbereich möglichen Missverständnissen und fehlerhaften Argumentationsmustern vorzubeugen.

Diese Klärungsarbeit soll in drei Schritten erfolgen: In einem ersten Schritt werden vier Themenfelder der ethischen und metaethischen Forschung im Bereich „Lebensqualität" unterschieden, wobei insbesondere die zentralen Positionen und ihre Thesen idealtypisch in den Blick genommen werden. In einem zweiten Schritt folgen dann einige Bemerkungen zu den Zusammenhängen zwischen den verschiedenen Themenfeldern. An dieser Stelle wird es vor allem darauf ankommen, diejenigen systematischen Gelenkstellen aufzuzeigen, an denen in der Lebensqualitätsforschung problematische Begründungs- und Kritikverhältnisse konstruiert werden, wobei sich die Frage stellt, worin der Wert dieser Erkenntnis bestehe. In einem dritten Schritt werden schließlich einige abschließende Überlegungen vorgetragen, die eine Antwort auf diese Frage geben und darüber hinaus einen Ausblick auf weiterführende Forschungen wagen.

---

4   Vgl. bereits die älteren Beiträge in Bellebaum/Barheiser (1994) oder die Klärungsversuche in Raspe (1990), Rupprecht (1993) und Birnbacher (1998).
5   Mit Monika Bullinger lässt sich denn auch feststellen, dass „die Auseinandersetzung mit konzeptionellen Modellen der Lebensqualität [, obwohl sie] theoretisch und wissenschaftlich interessant ist, […] in der Forschung bisher relativ wenig Niederschlag gefunden [hat]" (Bullinger 2013, S. 99).
6   Welche „Verwirrungen" das konkret sind, wird Gegenstand des dritten Abschnitts sein.

2 Vier (meta)ethische Themenfelder in der Lebensqualitätsforschung

2.1 Methodische Einleitung

Im Folgenden werden vier philosophische Diskussions- und Themenfelder vorgestellt, von denen jeweils zwei den Bereichen der normativen Ethik und der Metaethik zuzuordnen sind. Dabei kann es natürlich nicht darum gehen, eine umfassende Kartografie anzubieten, die den Anspruch hat, alle Themen abzudecken. Das Ziel des folgenden Überblicksabschnitts besteht nicht darin, eine Übersicht für Spezialisten zu schaffen, sondern darin, eine Hintergrundfolie für die folgende Kritik zu erarbeiten. Dementsprechend werden die jeweiligen Themenfelder und die referierten Positionen auch nur so weit entwickelt und differenziert, wie es für diesen Zweck nötig ist. Eine tiefergehende Auseinandersetzung kann freilich nicht erfolgen, auch wenn ich versuchen werde, diese zumindest anzubahnen.[7]

Bei dieser Übersichtsdarstellung werde ich mich zum Teil auf Quellen aus der Lebensqualitätsforschung in der Medizin beziehen, zum Teil aber auch auf solche, die aus der analytischen Ethik und Metaethik stammen, also nicht spezifisch für die Anliegen der Lebensqualitätsforschung erarbeitet wurden. Bei der Darstellung der ethischen Themenfelder werde ich mich im Besonderen auf die Debatte zur Frage des guten Lebens konzentrieren, etwa auf Vorschläge aus der Werttheorie und moralischen Erkenntnistheorie. Bei den metaethischen Themenfeldern werde ich vorwiegend aus Spezialdiskursen schöpfen, insbesondere aus der Realismus- und Universalismusdebatte.

2.2 Die verschiedenen Themenfelder und ihre Unterscheidung

Es wurde bereits angedeutet, dass wir uns dem Phänomen „Lebensqualität" auf verschiedene Weise nähern können. Im Folgenden wird es vor allem um eine ethische Perspektive gehen, die sorgsam von einem bloß beschreibenden und an Korrelationen interessierten ‚Blick' auf Lebensqualität zu unterscheiden ist. Weiterhin schlage ich vor, dass wir im Rahmen der ethischen Perspektive zwei heuristische Teilprojekte unterscheiden sollten, ein normativ-ethisches und ein metaethisches. Was aber unterscheidet eigentlich eine normativ-ethische von einer metaethischen Herangehensweise?

Aus meiner Sicht lässt sich folgender Unterschied markieren[8]: In einer normativ-ethischen Betrachtungsweise wird der Begriff „Lebensqualität" als ein handlungsanleitendes Konzept verstanden, also als eines, das uns eine normative Empfehlung für unser Handeln geben kann. Dafür brauchen wir eine Vorstellung davon, was gut und schlecht, richtig und falsch ist. Mit anderen Worten: Wir müssen erkennen, dass bestimmte Güter signifikante Merkmale aufweisen, die unsere Lebensqualität steigern oder verringern. Das Ziel einer

---

7 Zum Beispiel durch die Angabe von weiterführender Literatur oder durch erläuternde Hinweise und Kommentare.
8 Vgl. für die folgende Abgrenzung Rüther (2013a), Kap. 2.

normativ-ethischen Betrachtungsweise besteht nun darin, genau solche Merkmale zu ermitteln und Empfehlungen dahingehend anzugeben, was wir als Verbesserung oder Verschlechterung unserer Lebensqualität ansehen sollten. Die Behauptung etwa, dass ein Individuum für eine hohe Lebensqualität stets alle aktuellen Wünsche realisieren sollte, ist eine solche, wenn auch umstrittene, normativ-ethische Aussage.

Demgegenüber ist eine metaethische Betrachtungsweise der Lebensqualität dadurch gekennzeichnet, dass in ihr Aussagen über die Natur der Lebensqualität aufgestellt werden. Der Metaethiker möchte keine Aussagen darüber machen, was die Lebensqualität steigert, und entsprechende Handlungen empfehlen. Ihm geht es vielmehr darum, den Status der normativ-ethischen Aussagen zu klären, indem er deren philosophische Voraussetzungen aufdeckt und die entsprechenden Verhältnisse hinterfragt, die wir mit ihnen eingehen. Und er tut dies, indem er ihren sprachphilosophischen, handlungstheoretischen, epistemologischen und ontologischen Status analysiert, also prüft, was wir unter Urteilen, Überzeugungen, Erkenntnissen und Tatsachen über Lebensqualität verstehen. Die radikal emotivistische These etwa, dass normative Urteile nicht-wahrheitsfähige affektive Einstellungen ausdrücken und es daher keine Erkenntnisse und Tatsachen über Lebensqualität geben könne, ist eine typisch metaethische These.

Mit dieser Unterscheidung im Hinterkopf wenden wir uns den konkreten Themenfeldern zu, wie sie sich im Kontext einer normativ-ethischen und metaethischen Herangehensweise präsentieren:

2.2.1 Die normativ-ethische Untersuchungsperspektive: Inhalte und Verfahren

Ein erstes wichtiges Themenfeld besteht darin, die *Inhalte der Lebensqualität* zu bestimmen: Welche Faktoren sind es eigentlich, die Lebensqualität ausmachen? Diese Frage kann man auch als Frage nach dem intrinsischen, also nicht bloß abgeleiteten Guten verstehen. Was der Fragende in diesem Fall wissen will, ist nicht, welche Faktoren bloß mittels anderer die Lebensqualität erhöhen, sondern welche aus sich heraus einen positiven Beitrag leisten.

Die Vielfalt der Ansätze, die hierzu einen Vorschlag unterbreiten, kann auf unterschiedliche Weise systematisiert und in Gruppen zusammengefasst werden.[9] Für die Zwecke dieses Beitrags reicht es aber aus, zwischen drei Optionen zu unterscheiden[10]:

a. Die erste Theorie, der Hedonismus, behauptet im Kern, dass etwas dann positiv zur Lebensqualität beiträgt, wenn es etwas mit der gefühlten Qualität einer Erfahrung zu tun hat.[11] Worin hingegen diese phänomenale Qualität zu suchen ist, darin unterscheiden sich die verschiedenen Ansätze, die unter dem Begriff des Hedonismus zusammengefasst werden. Am weitesten verbreitet sind aber solche Theorien, die diese

---

9 Vgl. etwa für einen Überblick Gosepath/Jaeggi/Vesper (2011).
10 Der locus classicus für die folgende Unterscheidung ist Parfit (1984).
11 Als klassische Vertreter werden zumeist Bentham und Mill genannt. Vgl. dazu Bentham (1970), Kap. I, Abschnitt I und Mill (1987), S. 307. In der neueren Debatte finden sich Ansätze einer hedonistischen Werttheorie auch in Tännsjö (2007) und Feldman (2000).

Qualität mit dem Erleben von Glück gleichsetzen. Jedoch ist Glück ein notorisch vager Begriff.[12] Man kann von Glück im Sinne eines glücklichen Zufalls reden, ebenso vom Glück des momentanen Augenblicks oder vom übergreifenden Glück des ganzen Lebens. Klassischerweise aber versteht eine hedonistische Theorie Glück als subjektives Wohlergehen.[13] Demgemäß führen wir ein Leben mit einer hohen Lebensqualität, wenn wir glücklich sind, und dies bedeutet, dass wir uns gut fühlen. Der Ausdruck „Lebensqualität" bezieht sich dann zum Beispiel auf positive Gefühle, die wir haben, wenn wir ein wichtiges Lebensziel erreichen oder eine bestimmte Tätigkeit ausüben, mit der ein Glücksgefühl einhergeht. In diesem Sinne kann man sagen, dass hedonistische Theorien hohe oder niedrige Lebensqualität mit einem inneren, psychischen Zustand, eben Glücks*empfinden*, gleichsetzen.

b. Die Grundidee des zweiten Ansatzes, der Präferenztheorie, besteht darin, dass die Qualität eines Lebens nicht mit den Gefühlen der Person, sondern mit ihren Präferenzen zusammenhängt.[14] Demnach bemisst sich die Lebensqualität nicht nach dem subjektiven Wohlbefinden einer Person, sondern nach der Erfüllung ihrer Präferenzen sowie nach deren Platz im Gesamtgefüge der persönlichen Präferenzordnung. Welche ethische Qualität ein Leben hat, zeigt sich beispielsweise daran, ob diejenige Präferenz, die im Rahmen der persönlichen Präferenzordnung die höchste Stellung einnimmt, realisiert werden konnte oder nicht. Die Präferenztheorie erlaubt es somit, der Verschiedenartigkeit der menschlichen Ziele Rechnung zu tragen, da es ganz unterschiedliche Präferenzen gibt. Hierunter können nicht nur subjektives Wohlbefinden, sondern auch Dinge wie moralische Integrität, Ausübung der eigenen Autonomie oder sozialer Erfolg fallen.

c. Die Vertreter der nunmehr dritten Option, der Objektive-Listen-Theorie, gehen davon aus, dass wir mit unserer Redeweise über Lebensqualität nicht ausschließlich über unser subjektives Wohlbefinden oder unsere wohlinformierten Präferenzen sprechen, sondern auch über davon unabhängige Faktoren.[15] Damit ist nicht impliziert, dass subjektive Elemente irrelevant sind: Zum einen kann durchaus zugestanden werden, dass es sich bei ihnen *auch* um wichtige Faktoren handelt. Demnach sind hedonische Zustände und wohlinformierte Präferenzen nicht die einzigen Quellen von Lebensqualität, sondern lediglich zwei Faktoren unter anderen. Zum anderen kann die These vertreten werden, dass subjektive Faktoren einen heuristischen Wert haben, aus dem sich für eine

---

12 Vgl. für die terminologischen Schwierigkeiten mit dem Glücksbegriff Bien (1995) und Seel (1995), S. 54ff.

13 Birnbacher 1990, S. 73

14 Besonders prominent ist dieser Theorientypus etwa in der Ökonomie. Vgl. dazu Luce/Raiffa (1957). In der neueren Moralphilosophie lässt sie sich etwa in Gauthier (1986), Seel (1995) und Stemmer (1998) wiederfinden. Vgl. auch die Beiträge in Olsaretti (2006).

15 Als klassischer Vertreter wird zumeist Aristoteles genannt. Vgl. Aristoteles (1985). Im neueren Diskurs ist insbesondere Martha Nussbaum zu nennen, die eine an Aristoteles anknüpfende Listentheorie des Guten vertritt. Vgl. exemplarisch für die Grundidee und Fortentwicklung ihrer neoaristotelischen Theorie Nussbaum (1992), Nussbaum (1999), Nussbaum (2006) und Nussbaum (2011). Vgl. für einen allgemeinen Überblick über diese Theoriengruppe Fenner (2007), Kap. 5.

Person erschließt, was es heißt, ihre Lebensqualität zu erhöhen.[16] Der Rekurs auf diese Faktoren macht mitunter lediglich epistemisch *zugänglich*, was tatsächlich unabhängig von ihnen gut *ist*. So verstanden enthält die Objektive-Listen-Theorie dann eine pluralistische Werttheorie, die aufgrund ihrer Grundstruktur sowohl Hedonismus als auch Präferenztheorie zumindest als Teilaspekte integrieren kann.

Ein zweites Themenfeld, das mit dem Thema der Inhalte unmittelbar zusammenhängt, betrifft die Wahl der *Erkenntnisheuristik*: Wie sollen wir vorgehen, um intrinsisch wertvolle Güter zu ermitteln? Diese Frage kann man als Frage nach der Methode verstehen, die wir anwenden müssen, um Lebensqualität inhaltlich bestimmen zu können. Der Fragende will wissen, was er eigentlich tun muss, um zu erfahren, was die Qualität eines Lebens ausmacht. Auch hier lassen sich wieder verschiedene Optionen unterscheiden, die ganz unterschiedlich systematisiert werden können. Einen ersten Überblick, und der ist hier wieder ausreichend, erhalten wir aber, wenn wir vier Verfahren unterscheiden[17]:

a. Ein erstes Verfahren besteht darin, auf die *Selbsteinschätzung* der von der Wertung Betroffenen zurückzugreifen.[18] Dafür kann man in der Lebensqualitätsforschung verschiedene Instrumente in Anschlag bringen, die sich nicht nur hinsichtlich ihrer Reichweite (z. B. generische vs. krankheitsspezifische Lebensqualität) und der abgefragten Dimensionen (z. B. physische, psychische und/oder soziale) unterscheiden, sondern auch in ihrer methodischen Ausrichtung (z. B. Fragebogen, Interviews usf.). Bekannte Beispiele für generische Verfahren sind u. a. der WHOQOL-Fragebogen oder der SF-36 Health Survey. Für gesundheitsspezifische Verfahren zur Lebensqualitätsmessung ist besonders der EQ-5D zu nennen, der aus fünf Bereichen einen Index des subjektiv wahrgenommenen Gesundheitszustandes erzeugt.
b. Eine zweite Möglichkeit besteht darin, Verfahren anzuwenden, die auf die Ermittlung von geteilten *kulturellen Erfahrungen* ausgerichtet sind.[19] Wählt man diese Heuristik als Ausgangspunkt, wendet man sich der Perspektive einer gemeinsamen kulturellen Praxis zu, von der ausgehend man werthafte Erfahrungen zu ermitteln versucht, die als Grundlage für Lebensqualitätsbewertungen herangezogen werden können. Typisch für diese Zugangsweise ist der Fokus auf historisch-literarische Erfahrungsquellen, wie Mythen oder Sagen, wenngleich auch persönliche Narrationen (z. B. Krankenge-

---

16 Hierbei handelt es sich um eine These, die in der normativen Epistemologie angesiedelt werden kann. Diese setzt sich unter anderem mit der Frage nach der ‚richtigen' Heuristik und Methodologie auseinander und wird im folgenden Teilabschnitt noch genauer behandelt.
17 Vgl. für einen ausführlichen Überblick etwa Heinrichs (i. E.).
18 Vgl. für eine Darstellung dieser Heuristik die ausführlichen Überlegungen in Kohlmann (2014).
19 Besonders prominent sind etwa die Arbeiten von Martha Nussbaum, deren aristotelischer Capability Approach – trotz aller Modifikationen über die Zeit hinweg – immer noch von dieser moralepistemologischen Grundidee seinen Ausgangspunkt nimmt. Siehe exemplarisch Nussbaum (1995) und neuerdings die Zusammenfassung in Nussbaum (2011).

schichten) oder andere kulturelle Erzeugnisse (z. B. aus Kunst, Philosophie oder Recht) Beachtung finden können.

c. Eine dritte Variante besteht darin, empirische *Verfahren der Natur- und Sozialwissenschaften* in Anschlag zu bringen. Im Fokus stehen hier traditionell etwa Grundbedürfnistheorien, deren Grundannahme darin besteht, biologische und/oder allgemein empirisch-anthropologische Erkenntnisse könnten Auskunft darüber geben, was Menschen zum Überleben und zur Fortpflanzung brauchen. Aus diesen Erkenntnissen können dann normative Rückschlüsse für die Lebensqualitätsbewertung gezogen werden, etwa darüber, welche Dimensionen und Faktoren relevant sind.[20]

d. Eine nunmehr vierte Möglichkeit, die Frage nach dem ‚richtigen' Verfahren zu beantworten, besteht darin, auf eine *transzendentale Methodik* zu verweisen. Die Grundidee eines solchen Verfahrens besteht darin, dass bestimmte Güter die Bedingung der Möglichkeit derjenigen Faktoren sind, welche die Lebensqualität steigern. Wann immer wir also sinnvollerweise von positiver Lebensqualität sprechen wollen, müssen wir diese Güter oder Fähigkeiten schon voraussetzen. Typisch für diese Theoriengruppe sind etwa Arbeiten, die auf die menschliche Handlungsfähigkeit oder Autonomie abstellen und mithilfe transzendentaler Verfahren nachweisen wollen, dass ihnen mit Blick auf die Einschätzung der Lebensqualität eine exponierte Rolle zukommt.[21]

2.2.2 Die metaethische Untersuchungsperspektive: Herkunft und Radius

Ein erstes, klassisches Themenfeld, das sich im Bereich der Metaethik verorten lässt, betrifft die Frage nach dem ontologischen *Herkunftsort*: Wer und was garantiert eigentlich, dass es sich bei den Urteilen über Lebensqualität um ‚richtige' Urteile handelt? Es ist wichtig zu bemerken, dass es sich hierbei nicht um eine normative Frage nach den Inhalten von Lebensqualität handelt. Denn versteht man sie als metaethische Frage, wird nicht danach gefragt, welche Eigenschaften konkret Lebensqualität bestimmen. Vielmehr ist sie als Frage zu verstehen, die auf die ontologische Quelle oder den Ursprung derjenigen Eigenschaften zielt, die Lebensqualität ausmachen. Der Fragende möchte also wissen, von wem oder wovon es eigentlich abhängt, dass etwas einen positiven oder negativen Einfluss auf die

---

20 Ein solches Verfahren entwickelt etwa Peter Corning, der versucht, über eine anthropologisch-empirische Heuristik adaptive Fitness und damit auch langfristiges Überleben als normative Kriterien für seinen Grundbedürfnisansatz zu begründen. Vgl. Corning (2000).

21 So stellen etwa Len Doyal und Ian Gough in ihrer Theorie der Grundbedürfnisse explizit darauf ab, dass sich diese mit einem transzendentalen Argument ableiten ließe. Grundbedürfnisse seien nämlich jene Bedürfnisse, deren Erfüllung die Bedingung der Möglichkeit individuellen Handelns sei. Damit Menschen also überhaupt irgendwelche Ziele verfolgen könnten, müssten bestimmte Grundbedürfnisse erfüllt sein. Doyal und Gough identifizieren auf diese Weise zwei Gruppen, nämlich individuelle Grundbedürfnisse wie Überleben, Gesundheit, Autonomie und Lernfähigkeit sowie gesellschaftliche Grundbedürfnisse wie Produktion, Reproduktion, Kommunikation und Autorität. Vgl. Doyal/Gough (1991) und neuerdings Gough (2014), der diese Theorie mit dem Capability-Approach von Martha Nussbaum in Zusammenhang bringt.

Lebensqualität hat. Welches sind die relevanten Optionen? Idealtypischerweise können wir zwischen zwei Theoriefamilien unterscheiden[22]:

a. Auf der einen Seite können wir metaethische Subjektivisten verorten. Subjektivisten stellen keine Behauptung über den Inhalt, sondern über den Status der Lebensqualität auf. Dieser Status kann in verschiedenen Feldern der Metaethik erläutert werden. Um sich die subjektivistische Grundidee zu verdeutlichen, ist es am einfachsten, wenn man von der ontologischen Ebene ausgeht. Demnach behauptet der Subjektivist, dass ein Urteil über Lebensqualität durch die subjektiven Leistungen (z. B. Einstellungen, Überzeugungen, Wünsche usw.) des Urteilenden zu einem wahren Urteil wird.[23] Es ist also das Subjekt selbst, das in einem ontologisch-konstitutiven Sinne festlegt, was tatsächlich die Lebensqualität ausmacht und was nicht.
b. Auf der anderen Seite stehen die metaethischen Realisten. Deren Grundidee lässt sich wiederum am besten im Bereich der Ontologie explizieren. Realisten behaupten, dass die ‚richtige' Lebensqualität nicht durch subjektive Zustände, sondern durch subjektexterne Eigenschaften oder Tatsachen festgelegt wird.[24] Um wiederum Missverständnisse zu vermeiden: Der Realist stellt nicht die These auf, dass subjektive Zustände, wie positive Gefühlsempfindungen, nicht unsere Lebensqualität beeinflussen, also keine positive oder negative Dimension von Lebensqualität ausmachen können. Vielmehr stellt er eine Behauptung über die ontologische Natur dieser Dimensionen auf, namentlich, dass sie nicht durch das Subjekt, sondern durch von diesem unabhängige Eigenschaften und Tatsachen festgelegt werden.

Ein zweiter Themenschwerpunkt der metaethischen Forschung besteht in Untersuchungen zum *Geltungsradius* moralischer Urteile: Auf welchen Personenkreis beziehen sich Urteile über Lebensqualität eigentlich? Diese Frage kann man als Frage nach der Reichweite verstehen. Der Fragende möchte in diesem Fall wissen, wie groß derjenige Personenkreis ist, auf den sich eine normative Einschätzung der Lebensqualität anwenden lässt. Auch

---

22 Für eine einführende „Landkarte" der verschiedenen Positionen siehe Halbig (2003). Für eine ausführlichere Darstellung siehe Sayre-McCord (2011).
23 Vgl. für einen exemplarischen Vertreter eines solchen idealtypischen Subjektivismus Rachels (1993). Manchmal wird diese Theoriengruppe auch unter dem Namen „metaethischer Konstruktivismus" verhandelt. Der Grund besteht darin, dass Subjektivisten in der Regel nicht jeden subjektiven Zustand für einen Wahrheitsmacher halten, sondern ihrerseits inhaltliche Individuierungen bezüglich der Frage vornehmen, welches die ‚richtigen' Zustände sind. Um das leisten zu können, wird dann ein Konstruktionsverfahren angegeben, das aus den vormals unqualifizierten Zuständen normativ respektable Zustände macht. Vgl. für die verschiedenen Varianten des metaethischen Konstruktivismus Street (2010).
24 Statistisch gesehen handelt es sich beim metaethischen Realismus momentan um die Mehrheitsposition in der Metaethik. Vgl. Bourget/Chalmers (2013). Der Variantenreichtum ist denn auch mittlerweile recht groß. Vgl. für einen ersten Überblick über die verschiedenen Realismen Tarkian (2004) und Rüther (i. E.).

das ist eine vieldiskutierte Frage in der Metaethik.[25] Etwas vereinfacht können wir in der Debatte zwischen zwei konträren Ansätzen unterscheiden:

a. Zum einen lassen sich Vertreter ausmachen, die davon ausgehen, dass Urteile über Lebensqualität personenrelativ sind, das heißt nur für eine bestimmte Person oder einen bestimmten eingeschränkten Kreis gelten. Diese Theoretiker werden typischerweise als Partikularisten bezeichnet.[26] Auch hier ist wichtig zu beachten: Vertreter des Partikularismus behaupten nicht, dass Lebensqualität nur jeweils von Person zu Person beurteilt werden *sollte*. Vielmehr stellen sie eine metaethische These darüber auf, worauf sich solche und ähnliche Soll-Urteile sinnvollerweise beziehen können, nämlich gemeinhin nur auf eine Person oder einen eingeschränkten Personenkreis. Zur Verteidigung dieser These stützen sich Partikularisten häufig auf die Intuition, dass die für die Lebensqualität relevanten Eigenschaften und Güter nicht für alle Individuen *in der gleichen Weise* gut sind. Wenn etwas für Person A eine hohe Lebensqualität ausmacht, muss das nicht zwangsläufig für Person B auch so sein. Aus diesem Grund sind Partikularisten daher in der Regel auch eher skeptisch, wenn es um die Möglichkeit eines interindividuellen Vergleichs von Lebensqualität geht.
b. Zum anderen lassen sich aber auch Vertreter identifizieren, die meinen, dass Urteile über Lebensqualität nicht personenrelativ sind, sondern für einen größeren Kreis von Individuen oder sogar für alle Individuen gelten. Diese Theoretiker werden als Universalisten bezeichnet.[27] Universalisten stützen sich auf die Überzeugung, dass die Valenz derjenigen Eigenschaften, die Lebensqualität definieren, nicht von Subjekt zu Subjekt variiert, sondern eine gewisse Konstanz aufweist. Natürlich gibt es auch starke und schwache Versionen. Man muss beispielsweise nicht für alle Bereiche der Lebensqualität ausnahmslos Universalist sein, sondern kann auch partikularistische Spielräume zulassen. Wichtig ist aber, dass in denjenigen Dimensionen, in denen die universalistische Grundidee vertreten wird, seine Vertreter darauf festgelegt sind, die Wertigkeit bestimmter Eigenschaften und Güter für personeninvariant zu halten. Aus diesem Grund nimmt der Universalist daher an, dass die prinzipielle Möglichkeit besteht, die Lebensqualität, wenn auch nur mit Blick auf bestimmte Merkmale, interindividuell zu vergleichen.

---

25 Siehe für einen ersten Einstieg Shafer-Landau (2013), Kap. 15 und 16.
26 Die wohl am gründlichsten ausgearbeitete Version des Partikularismus, die auch gegenwärtig noch breite Rezeption findet, wird in Dancy (2004) vertreten.
27 Vgl. für einen neueren Beitrag zum Universalismus, der sich konzeptionell als expliziter Gegenentwurf zum viel beachteten Partikularismus von Jonathan Dancy versteht, McKeever/Ridge (2006).

3 Der heuristische Wert der Kartografie: der Zusammenhang der verschiedenen Themenfelder

Wenn wir uns die verschiedenen Themenfelder und ihre jeweils zentralen Fragestellungen ansehen, bemerken wir, dass es ganz heterogene Positionen und Theorien gibt, die wir unterscheiden sollten. Ein daraus resultierender Aufruf zu mehr Transparenz, Klarheit und Selbstreflexion ist aber nahezu trivial. Wichtiger ist noch ein weiterer Punkt, der mit dem Zusammenhang der verschiedenen Themenfelder zu tun hat und aus philosophischer Sicht gehaltvoller, aber auch voraussetzungsreicher ist. Meine Vermutung ist nämlich, dass in der Lebensqualitätsdebatte nicht selten ein bestimmter Zusammenhang hergestellt wird, der so gar nicht besteht. Man versucht etwa eine These zu verteidigen und zu kritisieren, die mit den vorgeschlagenen Mitteln gar nicht verteidigt oder kritisiert werden kann. Zwei dieser oft konstatierten Zusammenhänge möchte ich im Folgenden kurz beleuchten.

3.1 Der Zusammenhang zwischen normativer Ethik und Metaethik

Wenn wir genauer auf die Begründung und Kritik von Thesen in der Lebensqualitätsforschung blicken, fällt auf, dass häufig Begründungsverhältnisse zwischen ethischen und metaethischen Thesen hergestellt werden. So etwa in den folgenden Beispielen:

„Es [das Desiderat für die Lebensqualitätsforschung, M. R.] lautet, daß für den Begriff der Lebensqualität ausschließlich subjektive Größen direkt relevant sein sollten. Objektive Größen sollten immer nur soweit als Maßgrößen in Frage kommen, als sie mit den subjektiven korrelieren. [...] Was meine Lebensqualität erhöht, ist, mich in einem Zustand zu befinden, der dem günstig ist, was mir wichtig ist. [...] Nicht Gefühlsqualitäten entscheiden über die Lebensqualität, sondern subjektive Bewertungen von Gefühlsqualitäten." (Birnbacher 1998, S. 134-136)

"The first element of a conceptual framework for the measurement of subjective well-being is to define exactly what is meant by subjective well-being. [...] For the purposes of these guidelines, a relatively broad definition of subjective well-being is used. In particular, subjective well-being is taken to be: Good mental states, including all of the various evaluations, positive and negative, that people make of their lives, and the affective reactions of people to their experiences. [...] Thus, in the terms of Diener, "subjective well-being is an umbrella term for the different valuations people make regarding their lives, the events happening to them, their bodies and minds, and the circumstances in which they live". [...] Such valuations are subjective, in that they are experienced internally (i.e. they are not assessments of some external phenomenon); they constitute aspects of well-being in that they relate to the pleasantness and desirability or otherwise of particular states and aspects of people's lives." (OECD Guidelines S. 28f)

Gemeinsam ist beiden Textstellen, dass in ihnen auf paradigmatische Weise normativ-ethische und metaethische Thesen im Rahmen eines Begründungsverhältnisses miteinander verbunden werden. So scheint Birnbacher seine normative Erkenntnisheuristik („daß ausschließlich subjektive Größen direkt relevant sein sollten") mithin deshalb für angemessen zu halten, weil seiner Ansicht nach subjektive Zustände, genauer: Präferenzen, diejenigen Entitäten sind, welche die Richtigkeit einer solchen Maßeinheit ausmachen. So jedenfalls lässt sich der letzte Satz der Textstelle deuten, in dem subjektive Bewertungen von Gefühlszuständen als ontologische Quelle der Lebensqualität ausgemacht werden, das heißt in Birnbachers Worten, dass sie darüber „entscheiden", ob ein bestimmter Faktor zur Lebensqualität beiträgt oder nicht.

Die OECD-Richtlinien wählen einen ähnlichen Weg, nur mit dem Umweg über eine inhaltliche Bestimmung von „subjective well-being". Dieses wird nämlich als Erläuterung dafür angeführt, was eine subjektive Heuristik eigentlich misst, nämlich „good mental states", die sich dadurch auszeichnen, dass sie subjektintern erfahrbar sind („experienced internally"). Warum aber sollte man diese interne Erfahrbarkeit als Merkmal von Lebensqualität ansehen? Der Grund scheint zu sein, dass dieses Kriterium durch andere wünschenswerte Eigenschaften („pleasentness", „desirability") oder anderen subjektinterne Zustände („particular states") zu einem normativen Kriterium für Lebensqualität wird. Dass dies aber der Fall ist, ist eine metaethische These über den Herkunftsort – auch wenn in dieser Textstelle nicht eindeutig Stellung bezogen wird, ob es eine subjektivistische oder realistische These ist. Auch hier werden somit normative durch metaethischen Thesen begründet.

Darüber hinaus finden wir in der Lebensqualitätsdebatte aber nicht nur Beispiele, in denen ohne weitere Argumentation ein Begründungsverhältnis zwischen normativer Ethik und Metaethik unterstellt wird. Es lassen sich auch Fälle ausmachen, in denen normative Theorien indirekt durch ihre Beziehung zu metaethischen Theorien kritisiert werden. So etwa in einem Beitrag von Peter Sandoe, in dem eine gängige Kritik gegenüber der Präferenztheorie referiert wird:

> "[This] [...] argument, which may be called the argument from lack of substance, says that the preference theory lacks content in the sense that the theory does not really tell a person how to have a good life. If someone asks how he should live it is no answer to say that he should aim to satisfy his preferences, since what the person is in essence asking is which preferences to have and cultivate for the future." (Sandoe 1999, S. 18)

Sandoe bezieht sich in dieser Textstelle auf die bekannte Kritik, dass Präferenzen in metaethischer Hinsicht nicht die richtige Art von Entitäten sind, um die Inhalte von Lebensqualität zu bestimmen. Vielmehr scheint es, dass sie uns eine ungeeignete Antwort geben, wenn wir uns fragen, was eigentlich garantiert, dass eine bestimmte Vorliebe oder Disposition angemessen ist. Die Nennung von Präferenzen sagt uns lediglich, was wir faktisch für richtig halten, nicht aber, was wir für richtig halten sollten. Strategisch wird also eine bestimmte Theorie über die Inhalte von Lebensqualität, hier die Präferenztheorie, darin kritisiert, dass sie unhaltbare metaethische Konsequenzen hat, namentlich, dass sie im Bereich der Geltungsherkunft Wahrheitsmacher annimmt, die kategorial ungeeignet sind, um normative Aussagen zu formulieren.

Es ist klar, dass in allen drei zitierten Texten die unterschiedlichen Zielperspektiven nicht außer Acht gelassen werden dürfen. Auch ist darauf hinzuweisen, dass in den jeweigen

Texten noch weitere Begründungslinien gezogen werden, die ohne Wechsel des Themenfeldes auskommen.[28] Gleichwohl können sie als paradigmatische Beispiele angeführt werden, um folgenden Gedanken zu illustrieren: Die Grundlage der Begründung oder Kritik von Theorien in der Lebensqualitätsforschung bildet nicht selten die Unterstellung, dass normativ-ethische und metaethische Thesen einen notwendigen Zusammenhang bilden und daher Schlussfolgerungen von einem Bereich auf den anderen gezogen werden können.

Genau diese Annahme möchte ich jedoch im Folgenden in Frage stellen. Worin liegt das Problem? Das zentrale Problem liegt darin, dass die bereits referierten beiden Ebenen der Metaethik und die beiden Ebenen der normativen Ethik argumentationslogisch unabhängig voneinander sind. Damit ist nicht gemeint, dass *bestimmte* metaethische Thesen nicht mit *bestimmten* normativ-ethischen Thesen kombinierbar wären. Das konstatierte Problem liegt nicht lediglich im richtigen oder falschen Passungsverhältnis. Es geht vielmehr darum, dass beide quer zueinander stehen und daher überhaupt kein inhaltliches Passungsverhältnis formuliert werden kann. Es kann daher schlicht *überhaupt keine* metaethische These als Begründung für *irgendeine* normativ-ethische These oder als Kritik an einer solchen angeführt werden. Und umgekehrt kann keine normativ-ethische These als Begründung oder Kritik an irgendeiner metaethischen These angeführt werden. Diese Behauptung, dass beide Bereiche keine inhaltlichen Folgerungsverhältnisse zulassen, möchte ich im Weiteren als *Unabhängigkeitsthese* (UT) zwischen normativer Ethik und Metaethik bezeichnen.

Wie lässt sich UT erhärten? Ich kann an dieser Stelle keine ausführliche Begründung geben, sondern den wesentlichen Punkt nur an einem Beispiel illustrieren: Nehmen wir etwa an, dass jemand bei der Erkenntnisheuristik auf die Selbsteinschätzung der Subjekte rekurriert und eine hedonistische Theorie über den Inhalt der Lebensqualität vertritt. Kann dieser Jemand trotzdem einen universalistischen Realismus vertreten? Natürlich. Dieser Jemand könnte beispielsweise behaupten, dass …

a. diejenigen Güter, die die Lebensqualität steigern, durch die Selbsteinschätzung der bewerteten Personen ermittelt werden sollen. (= Selbsteinschätzungsverfahren)
b. es sich bei den so ermittelten Gütern um positive Gefühlsempfindungen handelt. (= ethischer Hedonismus)
c. diese Gefühlsempfindungen nicht dadurch ‚wertvoll' werden, dass jemand sie empfindet, sondern dadurch, dass sie einer werthaften Eigenschaft oder Tatsache korrespondieren (= metaethischer Realismus)
d. diese Werthaftigkeit nicht nur für einen Einzelfall, sondern für alle Personen gleichermaßen gilt. (= metaethischer Universalismus)

Diese Kombination ist durchaus konsistent. Und genauso kann jemand, der eine Objektive-Listen-Theorie mit einer naturwissenschaftlichen Heuristik kombiniert, einen Subjek-

---

28 So führt Birnbacher etwa noch eine Reihe von weiteren Begründungen für eine subjektive Heuristik an, die nicht auf metaethischen Prämissen beruhen, sondern auf der Ebene der normativ-inhaltlichen Betrachtung verbleiben.

tivismus im Hinblick auf den Geltungsursprung und eine partikularistische Theorie auf der Ebene des Geltungsradius vertreten. Er könnte dann zum Beispiel behaupten, dass ...

1. diejenigen Güter, die die Lebensqualität steigern, durch naturwissenschaftliche und/ oder sozialwissenschaftliche Verfahren ermittelt werden sollen. (= naturwissenschaftliche Heuristik)
2. es sich bei den so ermittelten Gütern um eine Liste von verschiedenen physischen und psychischen Eigenschaften und Fähigkeiten handelt. (= Objektive-Listen-Theorie)
3. diese Eigenschaften und Fähigkeiten nicht dadurch ‚wertvoll' werden, dass ihnen eine bestimmte werthafte Eigenschaft oder Tatsache korrespondiert, sondern dadurch, dass sie von jemandem für wertvoll gehalten werden. (= metaethischer Subjektivismus)
4. diese Werthaftigkeit nicht für alle Personen gleichermaßen gilt, sondern nur für das urteilende Subjekt, welches das Lebensqualitätsurteil aufstellt. (= metaethischer Partikularismus)

Auch diese Kombination ist konsistent vertretbar. Wir können also in verallgemeinernden Worten festhalten: Man kann nicht nur beliebige Theorien in der normativen Ethik mit beliebigen Thesen aus der Metaethik vertreten, sondern auch umgekehrt beliebige Theorien in der Metaethik mit beliebigen Thesen aus der normativen Ethik untermauern. Das heißt aber auch, dass eine bestimmte normative Theorie zu vertreten nicht bedeutet, dass man auf eine bestimmte metaethische Theorie festgelegt ist; und andersherum legt die Wahl einer bestimmten metaethischen Theorie niemanden auf eine bestimmte normative Ethik fest.

Was bedeutet das für die obigen Argumentationsstrategien? Es bedeutet, dass sie faktisch nicht das leisten können, was sie leisten wollen. Sie unterstellen bei ihrer Begründung und Kritik ein Verhältnis von Metaethik und normativer Ethik, das nicht gerechtfertigt ist. Beide Bereiche sind strukturell unabhängig voneinander und stehen in keiner inhaltlichen Beziehung.

3.2 Der Zusammenhang zwischen Herkunftsort und Geltungsradius

Ein zweiter Zusammenhang, der häufig konstatiert wird, lässt sich auf den Bereich der Metaethik beschränken. Dieser Zusammenhang besteht darin, dass metaethische Thesen über Lebensqualität in notwendigen Beziehungen zwischen ihrem theoretischen Herkunftsort und dem Geltungsradius von Aussagen über Lebensqualität stehen. Dazu wiederum ein Beispielzitat:

> „Objektivistische Theorien beziehen Lebensqualität demgegenüber auf die Gegebenheit objektiver Bedingungen, wobei es im sog. Capability Approach um die Schaffung gleicher Chancen geht, während essentialistische Ansätze davon ausgehen, dass definierte Elemente wie Fähigkeiten oder Ressourcen, deren Zahl und Art von Theorie zu Theorie variieren, vorhanden sein müssen. Sowohl die Quellen als auch die Dimensionen und der Bewertungsmaßstab sind dementsprechend objektiv und zeitstabil. [...] Für Normierungen bieten objektivistische Theorien den Vorteil, dass universalisierbare Aussagen möglich sind, bei denen das potenzielle

Außerachtlassen der tatsächlich empfundenen Lebenssituation mancher Menschen letztlich unerheblich ist." (Woopen 2013, S. 142)

Woopen zieht in diesem Zitat gleich mehrere Ebenen zusammen, um objektive Theorien der Lebensqualität zu charakterisieren. Man kann darüber streiten, ob das der Vielfalt und inhaltlichen Variabilität dieser Theorien gerecht wird.[29] Lassen wir aber diese Bedenken beiseite und wenden uns ausschließlich der metaethischen Thematik zu. Diesbezüglich spricht sie davon, dass eine objektive Theorie sich dadurch auszeichnet, dass unter anderem die Quelle von Lebensqualität objektiv und zeitstabil sei, wobei objektiv im Sinne von „Gegebenheit objektiver Bedingungen" zu interpretieren wäre. Woopen scheint damit eine realistische These über den Herkunftsort zu vertreten. Gleichzeitig behauptet sie auch, dass im Rahmen einer solchen Theorie „universalisierbare Aussagen möglich sind", die für alle Personen gleichermaßen gelten, weshalb, so ließe sich der letzte Halbsatz interpretieren, die tatsächlich empfundene Lebensqualität als Maßeinheit unerheblich ist. Woopen scheint damit einen direkten Zusammenhang zwischen metaethischem Herkunftsort und Geltungsradius zu unterstellen, also zwischen Realismus und Universalismus einerseits und zwischen Subjektivismus und Partikularismus andererseits.[30]

Warum aber sollte nicht auch ein metaethischer Realist ein Partikularist sein können? Oder was spricht gegen einen Subjektivismus, der mit einem universalistischen Anspruch vorgetragen wird? Deren Vertreter würden dann entweder behaupten, dass a) ein Gut deshalb zur Lebensqualität beiträgt, weil ihm eine bestimmte subjektunabhängige Eigenschaft zukommt, jedoch b) diese Eigenschaft nur für eine Person oder einen eingeschränkten Personenkreis tatsächlich invariant werthaft ist (= partikularistischer Realismus); oder sie würden behaupten, dass a) ein Gut deshalb zur Lebensqualität beiträgt, weil eine Person meint, dass das der Fall ist, wobei b) dieses Lebensqualitätsurteil jedoch für alle Personen gleichermaßen gilt (= universalistischer Subjektivismus).

Die Einsicht, dass es sich hierbei um gangbare Kombinationsmöglichkeiten handelt, hat sich sowohl in der jüngeren Theorienbildung der Metaethik als auch in der Theorie des guten Lebens durchgesetzt. Auch hier finden wir diese Kombinationen vermehrt wieder. So beispielhaft bei Jonathan Dancy oder Peter Schaber, die für einen partikularistischen Realismus eintreten und diesen in mehreren Büchern und Aufsätzen verteidigt haben.[31] Gleiches gilt für einen universalistischen Subjektivismus, der sowohl in eher humeanischen als auch in eher kantisch geprägten Varianten in Erscheinung tritt. Prominente Vertreter,

---

29 Vgl. für eine ausführliche Diskussion darüber, was objektive Theorien leisten können und was nicht, Rüther (2013b).
30 Darüber hinaus deutet sie im letzten Halbsatz auch an, dass sich aus den von ihr konstatierten metaethischen Thesen eine normative These hinsichtlich des Verfahrens zur Ermittlung intrinsischer Güter ergibt. Dass es sich auch hierbei um ein unzulässiges Ableitungsverhältnis handelt, habe ich im vorigen Abschnitt bereits herausgestellt.
31 Vgl. etwa Dancy (2000), Dancy (2004) und Schaber (1998) sowie Schaber (2013).

die sich – trotz aller Unterschiede – dieser Kombination verpflichtet fühlen, sind Jürgen Habermas und Peter Stemmer.[32]

Damit möchte ich kein Urteil darüber fällen, inwieweit es sich hierbei um überzeugende Ansätze handelt. Entscheidend ist vielmehr, dass diese Aufzählung aufzeigen kann, dass eine Kombination von verschiedenen Thesen bezüglich des Herkunftsortes mit verschiedenen Thesen über den Geltungsradius konsistent ist und sich diese Einsicht in der allgemeinen Theorienbildung ebenfalls bereits durchgesetzt hat. So werden die genannten Ansätze – trotz aller Kritik – für zumindest so respektabel gehalten, dass sie einer philosophischen Auseinandersetzung bedürfen und nicht bereits *ex ante* aufgrund ihrer ungewöhnlichen Thesenkombination aus dem Fundus der diskussionswürdigen Ansätze ausscheiden.

Dieser Einsicht muss auch in der Lebensqualitätsforschung Rechnung getragen werden. Die metaethische Frage nach dem Herkunftsort und die Frage nach dem Geltungsradius sind unabhängig voneinander. Weder impliziert eine bestimmte Theorie im ersten Bereich eine bestimmte Theorie im zweiten Bereich – noch umgekehrt. Und das ist der tieferliegende Grund, warum Textstellen wie die obige aus philosophischer Sicht problematisch sind. Sie unterstellen ein Implikationsverhältnis, das auf einem verfehlten Bild vom Verhältnis des Zusammenhangs der beiden metaethischen Themenfelder beruht.

4   Fazit und Ausblick

Fassen wir die vorangegangenen Überlegungen thesenartig zusammen und wagen einen Ausblick.

In der philosophischen Theoriebildung der Lebensqualitätsforschung tut man gut daran, verschiedene Themenfelder zu unterscheiden, die sich jeweils durch verschiedene Fragestellungen und Erkenntnisinteressen auszeichnen. Dies hatte die idealtypische Kartografie von vier wichtigen Themenfeldern gezeigt. Wer etwas über die Inhalte der Lebensqualität wissen will, argumentiert auf einer anderen Ebene und hat andere Theorieoptionen als jemand, der etwas über das ‚richtige' Verfahren, die Geltungsherkunft oder den -radius erfahren möchte. Dieser Hinweis klingt kaum der Rede wert. Gerade vor dem Hintergrund des Kritikabschnitts dieses Beitrages ist aber zu vermuten, dass die zentralen Fragestellungen und die Verschiedenheiten der Ebenen vielen Diskutanten gar nicht bewusst sind. So gesehen erscheint die Forderung nach transparenter und reflektierter Selbstverortung daher auch als eine durchaus legitime Forderung, zu der die referierte Übersichtsdarstellung einen Beitrag leisten kann.

Darüber hinaus wurde auch deutlich, dass es nicht nur wichtig ist, zwischen verschiedenen Themenfeldern und Erkenntnisinteressen zu unterscheiden. Ebenso sehr ist von Bedeutung, zu wissen, wie deren Verhältnis zueinander zu bestimmen ist. In der Lebensqualitätsforschung, so hatte sich gezeigt, werden einige Zusammenhänge konstruiert, die

---

32   Vgl. zum Beispiel Habermas (1999), Habermas (2001) und Stemmer (2008).

durchaus problematisch sind. Zentrale Fehlkonstruktionen beinhalten beispielsweise die Unterstellung, dass ethische und metaethische Thesen inhaltlich miteinander verbunden sind oder eine metaethische These über den Herkunftsort etwas über die Reichweite ihrer Geltung aussagt. Wer also normativ-ethische Aussagen begründen oder kritisieren will, der sollte das durch andere ethische Aussagen tun, und wer metaethische Aussagen begründen will, der sollte das nur mit Blick auf seinen eingegrenzten metaethischen Bereich tun. Das muss nicht heißen, dass metaethische und normativ-ethischen Betrachtungsweise unverbunden nebeneinander stehen. In diesem Beitrag wurde lediglich die Behauptung vertreten, dass es keine inhaltlichen Folgerungsverhältnisse gibt. Dass es vielleicht andere geben könnte, die nicht inhaltlicher Natur sind, wurde nicht ausgeschlossen.[33]

Der Schwerpunkt des vorliegenden Beitrages lag auf der Analyse von zwei zentralen Fehlkonstruktionen in der Lebensqualitätsforschung. Aber lassen sich nicht noch weitere ausmachen? Man kann auf der Grundlage des bisher Gesagten die Vermutung hegen, dass dies tatsächlich der Fall ist. Weitere Untersuchungen könnten etwa das schwierige Verhältnis zwischen den normativen Inhalten und der Erkenntnisheuristik in den Blick nehmen oder versuchen, diejenigen Konfusionen aufzuklären, die von bestimmten Positionierungen in der Partikularismus/Universalismus-Debatte ausgehen. Ebenso könnte eine thematische Erweiterung der Kartografie vorgenommen werden, zum Beispiel, indem weitere Themenfelder und Erkenntnisziele identifiziert werden und deren Verhältnis zueinander analysiert wird.

Das alles liegt freilich jenseits der Grenzen dieser Überlegungen und muss Gegenstand eines anderen Projekts sein. Es sollte aber deutlich geworden sein, dass es lohnenswert wäre, diesem weiter nachzugehen. „Ich kenne mich nicht aus"[34], ist nach Wittgenstein die Grundform eines philosophischen Problems. Dagegen hilft nur ein gesundes Maß an Übersicht, insbesondere über die verschiedenen Ebenen, Bereiche und Positionen, und Kenntnis davon, wie diese miteinander verbunden sind. Zu diesem Ordnungsversuch beizutragen, war das zentrale Ziel dieses Essays.

---

33 Wenn die Unabhängigkeitsthese zutrifft, folgt natürlich, dass sich aus einer bestimmten metaethischen Position keine bestimmte normativ-inhaltliche Position ergibt. Gleichwohl könnte eine metaethische These dennoch Implikationen haben, die weniger mit den Inhalten als mit den Bedingungen der Möglichkeiten zu tun haben. Genauer gesagt könnte sich aus einer bestimmten Theorienkonstellation in der Metaethik ergeben, dass sie normativ-inhaltliche Forschung unmöglich macht. Und in der Tat ist das ein Weg, den einige Metaethiker einschlagen. Bekannt ist etwa der metaethische Großentwurf von Derek Parfit, in dem aufgezeigt werden soll, dass bestimmte metaethische Theorien die Präsuppositionen beseitigen, die wir benötigen, um überhaupt normativ-inhaltliche Urteile formulieren zu können. Nach Parfit führen etwa die prominenten Theorien des Non-Kognitivismus, Subjektivismus und Naturalismus in einen normativen Nihilismus, der jede normative Qualitätsprüfung unmöglich macht. Folgerichtig formuliert er stellvertretend am Beispiel des Naturalismus: „If naturalism were true, Sidgwick, Ross, and I would have wasted much of our lives" (Parfit 2012, Bd. 2, S. 12), wobei diese Einsicht laut Parfit nicht einmal zu bedauern wäre, denn „it wouldn't matter that we had wasted much of our lives since we would have learnt that nothing matters". (ebd., S. 367)

34 Wittgenstein (1984), § 123.

Literatur

Ach J (2015) Lebensqualität. In: Heinrichs B, Sturma D (Hrsg) Handbuch Bioethik. Metzler, Stuttgart
Bentham J (1970) An Introduction to the Principles of Morals and Legislation. Athlone Press, London
Bien G (1995) Über das Glück. Information Philosophie 1: 5–16
Birnbacher D (1990) Der Utilitarismus und die Ökonomie. In: Ders. Sozialphilosophische Grundlagen des ökonomischen Handelns. Suhrkamp, Frankfurt a. M.
Birnbacher D (1998) Der Streit um die Lebensqualität. In: Schummer J (Hrsg) Glück und Ethik. Königshausen & Neumann, Würzburg, S 125–145
Bellebaum A, Barheiser K (Hrsg) (1994) Lebensqualität. Westdeutscher Verlag, Opladen
Bourget D, Chalmers D (2013) What Do Philosophers Think? In: Philosophical Studies 3: 1–36
Bullinger M (2013) Das Konzept der Lebensqualität in der Medizin – Entwicklung und heutiger Stellenwert. Zeitschrift für Evidenz, Fortbildung und Qualität im Gesundheitswesen 108: 97–103
Corning P (2000) Biological Adaptation in Human Societies: a 'Basic Needs' Approach. Journal of Bioeconomics 1: 41–86
Dancy J (2000) Practical Reality. Clarendon Press, Oxford
Dancy J (2004) Ethics without Principles. Clarendon Press, Oxford
Doyal L, Gough I (1991) A Theory of Human Need. Palgrave Macmillan, London
Gough I (2014) Lists and Thresholds: Comparing the Doyal-Gough Theory of Human Need with Nussbaum's Capabilities Approach. In: Comim F, Nussbaum M (Hrsg.) Capabilities, Gender, Equality. Towards Fundamental Entitlements. Cambridge University Press, Cambridge
Engelhardt H T (1986) The Foundations of Bioethics. Oxford University Press, Oxford
Feldman F (2000) Pleasure and the Good Life. Oxford University Press, Oxford
Fenner D (2007) Das gute Leben. de Gruyter, Berlin
Gauthier D (1986) Morals by Agreement. Oxford University Press, Oxford
Gosepath S, Jaeggi R, Vesper A (2011) Lebensqualität. In: Stöcker R, Neuhäuser Ch, Raters ML (Hrsg) Handbuch Angewandte Ethik. Metzler, Stuttgart, S 260–264
Griffin J (1986) Well-Being. Its Meaning, Measurement, and Moral Importance. Oxford University Press, Oxford
Habermas J (1999) Wahrheit und Rechtfertigung. Suhrkamp, Frankfurt a. M.
Habermas, J (2001) Kommunikatives Handeln und detranszendentalisierte Vernunft. Reclam, Stuttgart
Halbig C (2003) Was ist moralischer Realismus? In: Halbig Ch, Suhm Ch (Hrsg) Was ist wirklich? Realismusdebatten in der neueren Philosophie. Ontos, Frankfurt, S 277–298
Heinrichs J-H (i. E.) Grundgüter- und -fähigkeiten. In: Mieth C, Goppel A, Neuhäuser Ch (Hrsg) Handbuch Gerechtigkeit. Metzler, Stuttgart
Hoesch M, Muders, S, Rüther M (2013) (Hrsg) Glück-Werte-Sinn. Metaethische, ethische und theologische Zugänge zur Frage nach dem guten Leben. De Gruyter, Berlin
Kohlmann Th (2013) Messung von Lebensqualität – So einfach wie möglich, so differenziert wie nötig. Zeitschrift für Evidenz, Fortbildung und Qualität im Gesundheitswesen 108: 104–110
Luce R D, Raiffa H (1957) Games and Decisions. Dover, New York
McKeever S, Ridge M (2006) Principled Ethics: Generalism as a Regulative Ideal. Clarendon Press, Oxford
Mill J S (1987) Utilitarism. In: Ders., Utilitarism and Other Essays. Penguin Books, London
Nagel Th (1986) The View from Nowhere. Oxford University Press, Oxford
Nussbaum M (1992) Human Functioning and Social Justice. In Defense of Aristotelian Essentialism. Political Theory 2: 202–246
Nussbaum M, Sen A (Hrsg) (1993) The Quality of Life. Clarendon Press, Oxford
Nussbaum M (1995) Aristotle on Human Nature and the Foundations of Ethics. In: Altham J, Harrison R (Hrsg) World, Mind, and Ethics. Essays on the Ethical Philosophy of Bernard Williams. Cambridge University Press, Cambridge, S 86–131

Nussbaum M (1999) Virtue Ethics: A Misleading Category? Journal of Ethics 3: 163–201
Nussbaum M (2006) Frontiers of Justice. Cambridge University Press, Cambridge
Nussbaum M (2011) Creating Capabilities: The Human Development Approach. Cambridge University Press, Cambridge
OECD (2013) OECD Guidelines on Measuring Subjective Well-being. OECD Verlag
Olsaretti S (2006) (Hrsg) Preferences and Well-Being. Cambridge University Press, Cambridge
Parfit D (1984) Reasons and Persons. Oxford University Press, Oxford
Parfit, D (2012) On What Matters. 2 Bde. Oxford University Press, Oxford
Rachels J (1993) Subjectivism. In: Singer P (Hrsg) A Companion to Ethics. Oxford University Press, Oxford, S 432–442
Raspe H H (1990) Zur Theorie und Messung der Lebensqualität in der Medizin. In: Schölmerich P, Thews G (Hrsg) Lebensqualität als Bewertungskriterium in der Medizin. Stuttgart, Fischer
Rupprecht R (1993) Lebensqualität. Theoretische Konzepte und Ansätze zur Operationalisierung. Diss., Univ. Erlangen/Nürnberg
Rüther M (2013a) Ein ideengeschichtlich-systematischer Beitrag zur neueren Realismusdebatte in der Metaethik. Mentis, Münster
Rüther M (2013b) Ein bedenkenswertes Projekt? Die objektive Theorie des guten Lebens in der Metaethik. In: Hoesch M, Muders S, Rüther M (Hrsg) Metaethische, ethische und religionsphilosophische Zugänge zur Frage nach dem guten Leben. De Gruyter, Berlin
Rüther M (i. E.) Antirealismus vs. Realismus. In: Kühler M, Rüther M (Hrsg) Handbuch Handlungstheorie. Stuttgart, Metzler
Sandoe P (1999) Quality of Life – Three competing views. Ethical Theory and Moral Practice 2: 11–23
Schaber P (1998) Gründe für eine objektive Theorie menschlichen Wohls. In: Steinfath H (Hrsg) Was ist ein gutes Leben? Philosophische Reflexionen. Suhrkamp, Frankfurt, S 149–166
Schaber P (2013) Eine objektive Theorie des guten Lebens. In: Hoesch M, Muders S, Rüther M. (Hrsg) Glück-Werte-Sinn. Metaethische, ethische und theologische Zugänge zur Frage nach dem guten Leben. De Gruyter, Berlin, S 73–88
Seel M (1995) Versuch über die Formen des Glücks. Suhrkamp, Frankfurt a. M.
Stemmer P (1998) Was es heißt, ein gutes Leben zu leben. In: Steinfath H (Hrsg) Was ist ein gutes Leben? Philosophische Reflexionen. Suhrkamp, Frankfurt a. M., S 47–73
Stemmer P (2008) Normativität. Eine ontologische Untersuchung. De Gruyter, Berlin
Street S (2010) What is Constructivism in Ethics and Metaethics? Philosophy Compass 5: 363–384
Sayre-McCord, Geoff, "Moral Realism", The Stanford Encyclopedia of Philosophy (Summer 2011 Edition), Edward N. Zalta (ed.), URL = <http://plato.stanford.edu/archives/sum2011/entries/moral-realism/>.
Shafer-Landau R (2013) Fundamentals of Ethics. Oxford University Press, Oxford
Tarkian T (2004) Moralischer Realismus: Varianten und Probleme. In: Halbig Ch, Suhm, Ch (Hrsg) Was ist wirklich? Neuere Beiträge zu Realismusdebatten in der Philosophie. Ontos, Frankfurt a. M., S 299–336
Tännsjo T (2007) Narrow Hedonism. Journal of Happiness Studies 1: 79–98
Wittgenstein L (1984) Philosophische Untersuchungen. Suhrkamp, Frankfurt a. M.
Woopen Ch (2013) Die Bedeutung von Lebensqualität – aus ethischer Perspektive. Zeitschrift für Evidenz, Fortbildung und Qualität im Gesundheitswesen 108: 140–145

Philosophische Überlegungen zur gesundheitsbezogenen Lebensqualität[1]

Lennart Nordenfelt

Zusammenfassung

In diesem Beitrag möchte ich eine Einführung in die Theorie der gesundheitsbezogenen Lebensqualität skizzieren. Ich betone, dass das Konzept Lebensqualität ein sehr allgemeines Konstrukt ist, das für Entscheidungen im Gesundheitswesen weiterer Spezifizierung bedarf. Ich stelle einige Interpretationen des Konstrukts vor, werde mich aber auf die subjektivistische Interpretation konzentrieren, in der Lebensqualität die Zufriedenheit mit dem Leben bedeutet. Dazu stelle ich Interpretationen des Gesundheitsbegriffs vor und argumentiere für einen holistischen Begriff der Gesundheit. Ich vergleiche die vorgestellten Konzepte und weise die Unterschiede zwischen ihnen aus. Abschließend betone ich die Wichtigkeit dieses Konzeptes der Lebensqualität in klinischen Entscheidungen, denn würde man Lebensqualität sehr eng und krankheitsbezogen auslegen, könnte man die Person als Ganze und ihre Probleme im Leben aus dem Blick verlieren.

1 Lebensqualität à la mode

Der Begriff „Lebensqualität" ist bereits seit langem ein Ausdruck *á la mode*. Er wird häufig in öffentlichen Debatten verwendet und ist in kommerziellen Bereichen präsent. Es wird behauptet, dass diese oder jene Maßnahme oder dieses oder jenes Produkt die Lebensqualität verbessere. „Lebensqualität" ist außerdem zu einem *terminus technicus* der Sozialwissenschaften und der Medizin geworden. Es stellt sich die Frage, was hinter dieser Entwicklung steht und wie es dazu kam, dass *Lebensqualität* zu einem wissenschaftlichen Fachausdruck geworden ist. Zum Teil wurde die Verwendung des Begriffs politisch gefordert. Politiker der westlichen Welt wollten wissen, was sie zum sozialen Wohlstand und zur Verbesserung der Gesundheitsversorgung beigetragen haben. Was wurde aus all jenen, auf die sich die vielfältigen gesellschaftlichen Experimente und Investitionen gerichtet

---

1 Aus dem Englischen übersetzt von Matthias Böhm.

hatten und wie erging es ihnen abgesehen vom Bau von Schulen, Krankenhäusern und Tagesstätten? Wurde die Lebensqualität dieser Menschen verbessert?

Politikern aus allen Bereichen wurde damals klar, dass man die Ziele des allgemeinen Wohls umfangreicher und differenzierter formulieren müsse als bisher. Niemand Geringerer als US-Präsident Lyndon B. Johnson hat davon bereits 1964 gesprochen. In seiner Kampagne zur Präsidentschaftswahl 1964 sagte er über seine politischen Ziele:

> "These goals cannot be measured by the size of our bank balance. They can only be measured in the quality of the lives that our people lead" (zit. n. Rescher 1972, S. 60).

Sozialwissenschaftler auf der ganzen Welt sahen sich gewaltigen Aufgaben gegenübergestellt, unter anderem Konzepte wie Wohlstand und Lebensqualität zu definieren und Instrumente zu entwickeln, mit denen sich diese Phänomene messen lassen. Bekanntermaßen waren aber nicht nur die Sozialwissenschaften mit dem Ausdruck à la mode „Lebensqualität", konfrontiert. Er betraf auch Gesundheitssystem und Medizin in hohem Maße. Ziel der Krankenversorgung war infolgedessen nicht mehr allein die Heilung von Krankheiten und die Herstellung von Gesundheit; sie sollte auch die Lebensqualität der Patienten verbessern. Diese veränderte Haltung hat sich überall in der westlichen Welt bemerkbar gemacht. In meinem eigenen Land, in Schweden, erhielt diese veränderte Haltung mit der Überarbeitung des schwedischen Gesetzes zum Gesundheitswesen und medizinischen Dienst im Jahr 1997 offiziellen Status. Dort heißt es seither explizit, dass Lebensqualität gemeinsam mit Gesundheit das primäre Ziel der staatlichen Gesundheitsfürsorge darstellt.

Verschiedene Faktoren haben zu diesem Wertewandel beigetragen. Einer dieser Faktoren ist natürlich die technologische Entwicklung der Medizin. In nur wenigen Jahrzehnten hat die Medizin eindrucksvolle technische Mittel hervorgebracht, um das Leben von Patienten zu retten und zu verlängern, die bis dahin nicht erfolgreich behandelt werden konnten, zum Beispiel nach einem schweren Unfall. In einigen Fällen kann die Verwendung solcher Technologien erstaunliche Erfolge erzielen – sogar die vollständige Wiederherstellung der Gesundheit. In anderen Fällen kann die Behandlung zwar Leben retten, das gerettete Leben kann dann aber leidvoll sein – ein Leben unter großen Schmerzen und mit Behinderungen. In solchen Fällen kann sich die Frage aufdrängen, ob dieses Leben noch lebenswert ist, ob es also eine noch annehmbare Qualität hat.

Ein anderer wesentlicher Faktor, der im Hintergrund der Diskussion über Lebensqualität in der Medizin steht, ist das Menschenbild, das oftmals mit der modernen Medizin einhergeht. Damit meine ich die Perspektive auf den Patienten, der zufolge Menschen Maschinen seien, deren Defekte prinzipiell durch mechanische Manipulation des Körpers repariert werden können – eine Perspektive, die implizit auch durch viele medizinische Lehrbücher gestärkt wird. Viele Kritiker, darunter auch viele Ärzte, haben dagegen protestiert, indem sie behaupteten, dass es fatal für die Medizin sei zu vergessen, dass Menschen selbstreflektierende Wesen sind, die in komplexen sozialen Beziehungen zueinander stehen. Medizin und Gesundheitsfürsorge müssen diesen Faktor aber beachten. Wenn die Medizin den Zweck hat, einer Person, und nicht nur einem mechanischen Körper, zu helfen und sie zu heilen, dann muss die Lebensqualität dieser Person eine Rolle spielen. Das bedeutet, dass nicht nur Details berücksichtigt werden müssen, die sich auf den Körper der Person beziehen, sondern vielmehr auch solche, die die Person als ganze betreffen.²

2 Dimensionen des guten Lebens

Lebensqualität muss etwas mit der Güte des Lebens zu tun haben. Das Thema des guten Lebens ist schon seit der Antike Gegenstand philosophischer Auseinandersetzungen. Dennoch ist es erstaunlich, dass es in der Philosophie so wenig Übereinstimmung über die Beschaffenheit des guten menschlichen Lebens gibt. Gleichermaßen interessant wie beunruhigend ist die Tatsache, dass diese fehlende Übereinstimmung auch für das moderne wissenschaftliche Verständnis von Lebensqualität gilt. Die Situation ist insofern besonders problematisch, als der Begriff von Lebensqualität sowohl in den Gesundheits- als auch in den Sozialwissenschaften allgemein etabliert ist. Eine ganze Industrie ist entstanden, die „Instrumente" für die Evaluation von Lebensqualität produziert, die für eine Vielzahl von Zwecken verwendet werden.³ Aber die Instrumente unterscheiden sich stark voneinander. Das Problem ist allerdings nicht, dass sie sich im Detail und in ihrer Ausrichtung unterscheiden, was ja zu erwarten ist, wenn sie zu so verschiedenen Zwecken verwendet werden. Das Problem ist vielmehr, dass sie verschiedene Verständnisweisen von Lebensqualität beinhalten.

Dieser Umstand ist Philosophen und Theoretikern, die sich in diesem Forschungsgebiet bewegen, seit Jahren bekannt. Und obwohl bereits viel dazu geschrieben worden ist, um dem Thema mehr Klarheit zu verleihen, hat sich nur wenig im Bereich der Anwendung getan. Instrumente zur Messung von Lebensqualität werden weiterhin produziert, als ob es diese Diskussion nie gegeben hätte. Es gibt also gute Gründe dafür, die philosophische Analyse des Themas weiter zu verfolgen und auch uns selbst an die ethischen Konsequenzen einer Beurteilung der Qualität menschlichen Lebens zu erinnern. Dies gilt nicht zuletzt als solche Beurteilungen auf unterschiedliche Art und Weise, in verschiedenen Teilen der Welt und unter verschiedenen Umständen vorgenommen werden. In der gegenwärtigen Situation gibt es kaum eine Grundlage für den Vergleich von Befunden über das Leben von Menschen. Falls so ein Vergleich dennoch vorgenommen würde, könnte das Ergebnis verheerend sein.

Eine erste Erkenntnis in unserer Analyse ist natürlich, dass wir uns auf eine Dimension konzentrieren müssen, die sich auf Menschen bezieht. Die Leute, die die Erfassung der Lebensqualität fordern wie beispielsweise Politiker, medizinische oder sozialwissenschaftliche Forscher ebenso wie Kliniker, fragen nach der Qualität des Lebens eines *Menschen*. Überdies sollte sich die Qualität auf den Menschen als Ganzen betreffen. doch wenn wir Medizin und Sozialwissenschaften betrachten, bezieht sich Lebensqualität nicht auf alle Aspekte

---

2 [Anmerkung der Redaktion: Gemeint sind damit emotionale, soziale, biografische, intellektuelle, ästhetische, sittliche und spirituelle Aspekte.]
3 Für eine klassische Übersicht der Instrumente siehe Bowling 1991.

einer Person. Die Fragen, um die es hier geht, beziehen sich beispielsweise nicht auf den moralischen Wert einer Person. Ebenso wenig fragt jemand nach dem ästhetischen oder intellektuellen Wert des Lebens dieser Person. Ich denke, es fällt auf, dass der Schwerpunkt eher auf dem liegt, was man als *Wohl* [*welfare*] einer Person bezeichnen kann. Zentral in der Diskussion um Lebensqualität sind Fragen danach, was das Leben (in Form externer und interner Ereignisse) mit der Person macht. Weniger zentral sind dagegen Fragen danach, wie eine Person ihr Leben führt, wie sie beispielsweise ihr Leben plant und Entscheidungen im Leben trifft. Die letztgenannte Art von Fragen wäre natürlich besonders relevant, wenn der Diskurs die sittlichen oder intellektuellen Aspekte des Lebens beträfe.

Wenn wir jedoch den Rahmen der Betrachtung auf diese Weise verengen, schließen wir, so scheint es, die klassische aristotelische Analyse des guten Lebens aus. Aristoteles nämlich hatte eine allumfassende Vorstellung vom guten Leben, und diese hatte ein ausgeprägtes moralisches Fundament. Ihre zentrale Idee war, dass die *eudaimonia*, das vollkommene Leben, hauptsächlich im tugendhaften Handeln der Person besteht (Aristoteles 1934).

Aber selbst wenn wir den Schwerpunkt auf das *Wohl* im modernen Sinne legen, bleibt ein umfassendes Konzept übrig. Und wir können immer noch darüber streiten, was das ultimative Wohl ist. Wir können uns fragen, ob es (a) vor allem mit dem Besitz bestimmter objektiver Dinge wie Geld zu tun hat, mit einer Arbeitsstelle, mit der Freiheit von politischer Unterdrückung oder eben mit der Freiheit von Krankheit; wir können (b) fragen, ob das Wohl hauptsächlich mit der Beurteilung der eigenen Situation durch das Individuum selbst zu tun hat, und zuletzt (c) können wir uns fragen, ob es um das Vorhandensein angenehmer mentaler Zustände des Subjekts geht, die teilweise durch bestimmte externe Faktoren ausgelöst werden.

Die Antworten auf die konzeptionellen Fragen orientieren sich also daran, ob das Wohl in bestimmten objektiven Dingen gesehen wird, in Dingen, die vom Subjekt bevorzugt werden, oder in bestimmten angenehmen mentalen Zuständen des Subjekts. Um eindeutig Stellung zu diesem Problem zu beziehen, ist es nicht nötig, die zahlreichen empirischen Verbindungen zwischen diesen drei ontologischen Kategorien zu übersehen. Zwei dieser offensichtlichen Verbindungen bestehen darin, dass bestimmte äußere Sachverhalte, wie Geld und eine gute Arbeitsstelle, normalerweise vom Subjekt präferiert werden, und dass sie normalerweise kausal zum Glück bzw. zur Zufriedenheit[4] des Subjekts beitragen. In solchen Fällen gibt es eine praktische Übereinstimmung zwischen den drei Konzepten. Die Beurteilung der Lebensqualität eines Subjekts wäre in solchen Fällen ähnlich, egal von welcher Position aus wir sie beurteilen. Aber natürlich ist es ebenfalls leicht zu sehen, wann diese drei Positionen getrennte Wege gehen.

Viele der gegenwärtigen Diskussionen über Lebensqualität in der Medizin und im Sozialwesen richten sich auf eine Wahl zwischen den drei theoretischen Positionen. Es scheint jedoch einen begründeten Konsens darüber zu geben, insbesondere in der Krankenversorgung, dass man nicht nach einem rein objektiven Maßstab vorgehen sollte. Dies ist leicht

---

4 [Anm. des Übersetzers: Nordenfelt verwendet an dieser Stelle den Begriff „happiness", der im Deutschen sowohl mit Glück und als auch mit Zufriedenheit übersetzt werden kann. Allerdings kann „happiness with life" nur als „Zufriedenheit mit dem Leben" übersetzt werden.]

zu verstehen, wenn wir die Gründe für die Einführung des Konzepts der Lebensqualität betrachten. Wie erwähnt wurde das Konzept als Ergänzung zur normalen, medizinisch „objektiven" Beurteilung der Gesundheit der Menschen in die Medizin eingeführt. Ärzte und Forscher wollten wissen, ob die vermeintliche Verbesserung eines Herzens oder einer Lunge auch wirklich das Leben des Individuums verbessert. Die objektiven anatomischen und funktionalen Messmethoden waren schon zuvor da. Nun entstand der Wunsch nach Informationen, die über dieses grundlegende biologische Wissen hinausgehen. Dieses neue Wissen mag weiterhin verschiedene objektive Eigenschaften einer Person umfassen, dann aber nicht auf molekularer, sondern übergeordneter Ebene. Es kann entsprechende Fähigkeiten umfassen, wie die Fähigkeit zu laufen oder eine Hand zu benutzen. Aber das neue Wissen sollte außerdem bestimmte mentale Eigenschaften der Person einbeziehen, wie Vorlieben, Einstellungen und Gefühle. Dies zeigt, dass die Verlagerung innerhalb der Medizin hin zu Gesprächen über die Lebensqualität einer Person (annäherungsweise verstanden als Perspektive des Wohls) einen Schritt weg von einer exklusiv biologischen, objektivistischen Position bedeutete.

Es gibt ein interessantes *ethisches* Argument für die Verwendung von Lebensqualität in einem subjektivistischen Sinne. Es ist deutlich, dass in dem subjektivistischen Konzept ein antipaternalistisches Potential liegt. Zu fragen, wie der Patient die Durchführung einer bestimmten Behandlung empfindet oder wie er generell seinen Gesundheitszustand beurteilt, steht weit mehr im Einklang mit der Autonomie des Patienten. Tatsächlich aber ist es schwierig, den Patienten so in Entscheidungen über die Behandlung zu involvieren, wie es das Autonomieprinzip fordert, es sei denn der Patient hat eine fertige und feste Einschätzung seiner Gesundheit und seiner Lebensqualität.

Ich selbst habe lange Zeit ein subjektivistisches Verständnis von Lebensqualität unterstützt, demzufolge das Leben im Wesentlichen den lebensbezogenen Wünschen oder Präferenzen des Subjekts entspricht. Dies kann auch als ein glückliches Leben verstanden werden. Ich werde versuchen, dies anhand eines kurzen Exkurses in meine vorgeschlagene Analyse des Glücks zu erklären.[5]

3 Das grundlegende Konzept des Glücks

Normalerweise verstehen wir Glück als eine Art Gefühl oder bisweilen auch als die Disposition, ein Gefühl zu haben. Es ist ein sehr positives Gefühl. Viele würden sagen, es ist das beste Gefühl, das man haben kann. Aber es ist nicht so leicht, die spezifischen Charakteristika dieses Gefühls zu beschreiben. Wir verwenden häufig Metaphern, um das Wesen des Glücks als Gefühl zu beschreiben. Man kann sagen, dass es erhebend, befreiend oder überwältigend ist oder Ähnliches. Man könnte schlussfolgern, dass die Eigenschaften des Glücks von Individuum zu Individuum variieren können. Eine sinnvolle Charakterisierung

---

5 Siehe meine Publikationen 1993, 1994, 2000 und 2006.

des Glücks sollte deshalb einen anderen Weg einschlagen. Dieser Weg orientiert sich an der wesentlichen Tatsache, dass Glück ein Gefühl *über* etwas ist. Man kann über bestimmte Entwicklungen glücklich sein, man kann über die Situation der Familie glücklich sein usw.

Die entscheidende Frage ist dann: Worüber können wir im Allgemeinen glücklich sein? Eine klassische Antwort auf diese Frage geht in folgende Richtung: Glück ist konzeptionell verbunden mit den Wünschen und Zielen eines Menschen. Man ist glücklich über die Tatsache, dass die Wünsche und Ziele realisiert wurden oder gerade realisiert werden. Man ist darüber glücklich, tun zu können, was man beabsichtigt. Man kann über eine akademische Leistung glücklich sein oder über einen sportlichen Erfolg. Oder man kann über äußere Ereignisse glücklich sein, die zur Realisierung eigener Ziele beitragen. Man könnte ein Vermögen erben, das eine Reise nach Australien ermöglicht.

Wenn jemandes Leben als Ganzes durch die Tatsache beschrieben werden kann, dass die meisten der wichtigen Ziele dieser Person erfüllt wurden oder gerade erfüllt werden, dann ist dieses Leben – mit großer Wahrscheinlichkeit – ein sehr glückliches Leben. Es ist wichtig zu betonen, dass die Ziele, über die wir hier sprechen, weder dem Individuum bewusst sein noch selbst hervorgebracht sein oder auch nur auf eine Veränderung abzielen müssen. Eines unserer wichtigsten Ziele könnte es sein, den *status quo* beizubehalten, unsere Nächsten und Liebsten bei uns zu haben, unsere Arbeitsstelle zu behalten und allgemein unsere fundamentalen Lebensbedingungen aufrechtzuerhalten.

Mit diesen Überlegungen im Hintergrund stelle ich hier eine vorläufige Charakterisierung des Konzepts des Glücks vor (siehe auch Nordenfelt 1993 und 1994):

P ist glücklich mit seinem Leben als Ganzes, dann und nur dann, wenn P sich seine Lebensumstände so wünscht, wie sie gerade sind.

Ein formaler und abstrakter Weg, diesen Gedanken darzustellen, ist der folgende:

P ist vollständig glücklich mit seinem Leben als Ganzes, wenn und nur dann, wenn
i. P zum Zeitpunkt t wünscht, dass ($x_1...x_n$) der Fall ist,
ii. ($x_1...x_n$) die Ganzheit der Wünsche P's zum Zeitpunkt t darstellt,
iii. P zum Zeitpunkt t findet, dass ($x_1...x_n$) der Fall ist.

Allgemeiner kann man diese Intuition auch so formulieren, dass es ein Gleichgewicht zwischen P's Wünschen und der Realität gibt, wie sie P wahrnimmt. Das Konzept des Glücks, welches ich hier charakterisiert habe, könnte daher *Glück als Gleichgewicht [happiness as equilibrium]* genannt werden.

Aus dieser Beschreibung folgt, dass Glück ein quantifizierbares Konzept sein muss. P kann mehr oder weniger glücklich mit seinem Leben sein, entsprechend dem Grad der Übereinstimmung zwischen dem Zustand der Welt, wie ihn P sieht, und P's Wünschen. Zudem kann P nur dann vollständig glücklich mit seinem Leben sein, wenn die Lebensumstände exakt seinen Wünschen entsprechen. Gleichermaßen ist P nur dann vollständig unglücklich mit seinem Leben, wenn nichts in P's Leben so ist, wie P es wünscht.

Dementsprechend gibt es ein Kontinuum vom vollständigen Glück zum vollständigen Unglück. Dieses Kontinuum des Glücks muss von jedem spezifischen Zustand des Glücks[6] unterschieden werden.

4   Eine Frage

Ist dieses Verständnis von Lebensqualität nun allgemein gültig in der Diskussion über Lebensqualität in der Krankenversorgung? Wir können das nur schwerlich behaupten. Obwohl es eine Tendenz hin zur subjektivistischen Position gibt, ist in den meisten Fällen höchst unklar, wie dieser Subjektivismus interpretiert werden soll. Ein Grund für diese Unklarheit ist der Mangel an einer gründlichen theoretischen Diskussion über Glück und Lebensqualität in der Krankenversorgung. Damit kein Missverständnis entsteht: Es mangelt nicht an theoretischen Analysen dieser Konzepte innerhalb der Philosophie oder Soziologie. Aber innerhalb der Gesundheitswissenschaften fällt dieser Mangel auf. Die meisten Entwickler von Instrumenten zur Messung von Lebensqualität in der Krankenversorgung nehmen sich nicht die Zeit oder geben sich nicht die Mühe, das grundlegende Konzept zu analysieren. Sie bevorzugen es, sich hauptsächlich auf Fragebögen und Interviews mit einer Auswahl von Befragten zu verlassen. Unsicherheit entsteht außerdem dadurch, dass einige Entwickler von Messinstrumenten das Wort und vielleicht auch das Konzept „Gesundheit" gegenüber dem Konzept der Lebensqualität bevorzugen. Es ist zudem unklar, ob diese Autoren Gesundheit oder Lebensqualität messen. Ich werde weiter unten ausführlicher auf dieses Problem und diese Diskussion eingehen.

Folglich ist die Verwendung vieler Instrumente, insbesondere für Messungen im Gesundheitswesen, nicht so klar, wie durch deren konzeptionelle Grundlagen erhofft. Es ist auffallend, dass viele dieser Messinstrumente Bestandteile beider Seiten, der subjektiven und objektiven, zu bündeln scheinen. Normalerweise beinhalten sie einen wesentlichen Anteil subjektiver Einschätzung. Aber zusätzlich kann man häufig auch Elemente objektiver Art innerhalb der Messinstrumente finden, beispielsweise in Begriffen objektiver Symptome oder Beeinträchtigungen.[7] Es trifft zwar zu, dass es normalerweise das Subjekt ist, das nach „objektiven" Einschätzungen seine Symptome oder Fähigkeiten gefragt wird. Andererseits wird das Subjekt jedoch selten gebeten, die Auswirkungen seiner Symptome oder Beeinträchtigungen zu bewerten. Die Person wird im Allgemeinen nicht gefragt, ob sich die Symptome oder Beeinträchtigungen störend auf ihre Lebensführung auswirken. Es stellt sich die Frage, was der Entwickler eines solchen Instruments denkt, was er eigentlich tut. Glaubt er, dass es nicht notwendig ist, sich über das Grundkonzept im Klaren zu

---

6   Für neuere Studien zum Konzept des Glücks siehe Brülde 2007 und Feldman 2004; 2008. Eine besonders umfassende Analyse, welche zum Teil kritisch mit meiner Betrachtung umgeht, findet sich bei Haybron 2008.

7   Siehe beispielsweise Hunt und McEwen 1980 und das heute oft verwendete Instrument EuroQuol, Williams 1995.

sein? Oder denkt er, es sei ein Vorteil, in einem Instrument mehrere Konzepte zu „vermischen"? Oder gibt es eine durchdachtere Antwort, wie zum Beispiel die Folgende? Es gibt ein (subjektives) Grundkonzept von Lebensqualität, das in einem Instrument realisiert wird. Die Fragestellungen des Instruments müssen jedoch manchmal in semi-objektiven Ausdrücken formuliert werden, um die relevanten Urteile des Subjekts zu erfassen. Ich lasse diese Fragen hier unbeantwortet.

5   Gesundheit, Lebensqualität und gesundheitsbezogene Lebensqualität

Lassen Sie uns jetzt das Konzept der Gesundheit etwas genauer prüfen, das im Hintergrund der Diskussion um Lebensqualität zu lauern scheint. Welche Verbindung besteht zwischen Gesundheit und Lebensqualität? Gibt es sogar eine partielle Identität? Oder sind die Konzepte deutlich unterschieden? An dieser Stelle herrscht viel Verwirrung, die sich in den Instrumenten widerspiegelt, die angeblich Gesundheit und/oder Lebensqualität messen. Ich will dies kurz anhand eines konkreten Beispiels darstellen. Der berühmte Gesundheitsökonom Alan Williams (1995), ein Pionier in der Theorie der Messung in der Krankenversorgung, schreibt in seinen Publikationen explizit über das Messen von *Gesundheit*, aber die Einheit, die beim Messen verwendet wird, heißt *QALY* und wird üblicherweise verwendet, um Lebensqualität im Gesundheitswesen zu messen. (Anzumerken ist, dass Williams und seine Kollegen [(Kind et al. 1982)] manchmal auch den Ausdruck „gesundheitsbezogene Lebensqualität" [*health-related quality of life*] verwenden.)

Die Antwort auf unsere Zehn-Millionen-Dollar-Frage über die Beziehung zwischen Gesundheit und Lebensqualität ist natürlich davon abhängig, wie man das Grundkonzept von Gesundheit definiert. Und unglücklicherweise gibt es in der Fachliteratur unterschiedliche Definitionen, die unterschiedliche Antworten liefern. Lassen Sie mich dieses Problem hier ansatzweise aufgreifen. Was also ist Gesundheit?

Im medizintheoretischen Diskurs haben sich zwei Hauptströmungen von Theorien über Gesundheit und Krankheit etabliert. Die eine Hauptströmung wird manchmal auch als biomedizinische bezeichnet. In der heutigen Diskussion wurde sie durch den amerikanischen Philosophen Christopher Boorse spezifiziert und präzisiert. In dieser Version wurde sie als biostatistische Theorie der Gesundheit bekannt. Anhänger dieser Theorie wollen Begriffe wie Gesundheit und Krankheit gemeinsam mit verwandten Begriffen – es gibt ein ganzes Netz medizinischer Konzepte einschließlich Erkrankung, Verletzung, Störung, Gebrechen, Beeinträchtigung und Behinderung – als biologische oder in bestimmten Fällen als psychologische Konzepte verstehen. „Gesundheit" und „Krankheit" sind biologische Konzepte im selben Sinne wie „Herz", „Lunge" und „Blutdruck". Insbesondere beinhaltet das Konzept der Gesundheit und Krankheit dieser Position zufolge keine evaluativen oder subjektiven Aspekte.

Die andere Hauptströmung in der Philosophie der Gesundheit nimmt eine komplett gegenteilige Position hinsichtlich der Grundfrage ein. Diesen Philosophen zufolge, die häufig auch als Normativisten oder Holisten bezeichnet werden, sind Gesundheit und Krankheit intrinsisch werthaltige [*value-laden*] Konzepte. Sie können nicht vollständig durch biologische oder psychologische Begriffe definiert werden, insofern diese Ausdrücke wertneutral sein sollen. Die Holisten beanspruchen, dass schon die Aussage, jemand sei gesund, zumindest teilweise *bedeutet*, dass diese Person in einem guten körperlichen oder geistigen Zustand ist. Und zu sagen, dass jemand sich eine Krankheit zugezogen hat, ist gleichbedeutend mit der Aussage, dass die Person sich etwas zugezogen hat, das schlecht für sie ist.

Bisher habe ich nur eine oberflächliche und grobe Abgrenzung zweier Ansätze vorgenommen. Es ist sehr schwierig, die verschiedenen Versionen dieser Ansätze klar darzulegen und zu entwirren. Zumindest der holistische Gedankengang bietet eine Vielzahl von Varianten. Ich werde die Angelegenheit jetzt vereinfachen, indem ich mich auf jeweils eine spezifische Version jedes Ansatzes konzentriere und diese detaillierter untersuche.

5.1   Boorses biostatistische Theorie von Gesundheit und Krankheit

Auf biologischer Seite fällt die Wahl einer Theorie sehr leicht. Die Aufsätze von Boorse (z. B. 1977 und 1997) waren in diesem Bereich absolut dominant. Sie sind außerdem Gegenstand der meisten normativen Gegenentwürfe. Bei der Darstellung von Boorses Theorie werde ich hauptsächlich die Formulierungen verwenden, die Boorse selbst in seiner ausführlichen Verteidigungsschrift verwendet hat, die 1997 unter dem Titel *A Rebuttal on Health*, erschienen ist. Diese Vorstellungen, die er hier zum Ausdruck bringt, hat er auch in seinen späteren Werken nie verworfen.

Das Ziel von Boorses biostatistischer Theorie der Krankheit (BST) ist es, die Trennung zwischen normal und pathologisch zu untersuchen. Um das moderne westliche Konzept der Krankheit zu erfassen, bietet Boorse eine Erläuterung der antiken Vorstellung, dass das Normale dasselbe ist wie das Natürliche, indem er behauptet, dass Gesundheit die Übereinstimmung mit dem Speziesdesign darstellt. Zeitgemäß formuliert sagt Boorse:

> "species design is the internal functional organization typical of species members, viz.: the interlocking hierarchy of functional processes, at every level from organelle to cell to tissue to organ to gross behavior, by which organisms of a given species maintain and renew their life" (Boorse 1997, S. 7).

Boorse zufolge sind alle Zustände, die in der Medizin üblicherweise als pathologisch bezeichnet werden, gestörte Teilfunktionen auf einer Ebene dieser Hierarchie.

Mit dieser allgemeinen Beschreibung als Grundlage formuliert Boorse die folgende Definition:

> „1. Die *Referenzklasse* ist die natürliche Klasse von Organismen gleichen funktionellen Designs; spezifischer, eine Altersgruppe gleichen Geschlechts einer Spezies wie dem Menschen.

2. Die *normale Funktion* eines Organs oder Prozesses von Mitgliedern der Referenzklasse ist ein statistisch typischer Beitrag zum individuellen Überleben und der Reproduktion.
3. Eine *Krankheit* ist eine Art interner Zustand, der entweder eine Beeinträchtigung der normalen funktionalen Fähigkeit darstellt, z. B. die Reduktion einer oder mehrerer funktionaler Fähigkeiten unter ihren typischen Wirkungsgrad, oder eine Einschränkung der funktionalen Fähigkeit durch Umwelteinflüsse.
4. *Gesundheit* ist die Abwesenheit von Krankheit" (Boorse 1997, S. 7-8).

5.2 Eine handlungstheoretische Theorie von Gesundheit und Krankheit

Manche Theorien auf der holistischen Seite konzentrieren sich ebenfalls auf Ziele, aber auf eine andere Art und Weise. Sie beziehen sich nicht auf biologische Ziele, sondern auf Ziele im gewöhnlichen menschlichen Sinn, nämlich auf Ziele intentionaler Handlungen. Wenn wir beabsichtigen, etwas zu tun oder zu erreichen, beabsichtigen wir unweigerlich, ein Ziel zu erreichen. Solch ein Ziel ist nicht bloß das Ziel eines bestimmten Organs. Es ist ein Ziel des ganzen Menschen. Dementsprechend werden solche Theorien häufig holistische Theorien genannt.

Bezeichnenderweise betrachten die meisten holistischen Theorien das Konzept der Gesundheit als primäres und das der Krankheit als sekundäres Konzept. Gesundheit hat seine Grundlage in der ganzen Person. Gesund ist die Person, nicht das einzelne Organ. Lassen Sie mich diese allgemeine Vorstellung von Gesundheit so formulieren, wie es der berühmte römische Arzt und Philosoph Galen 200 Jahre n. Chr. ausgedrückt hat: *Gesundheit ist ein Zustand, in dem wir weder an einem Übel leiden noch an den täglichen Aufgaben gehindert sind.*[8] Meine eigene Präzisierung dieser allgemeinen Vorstellung lautet folgendermaßen:

> „Eine Person *A* ist genau dann und nur dann vollkommen gesund, wenn *A* unter Standardbedingungen in einem geistigen und körperlichen Zustand ist, in dem *A* die Fähigkeit zweiter Ordnung hat, alle seine oder ihre wesentlichen Ziele im Leben zu erreichen, z. B. Zustände, die auf lange Sicht für *A*'s Grundzufriedenheit notwendig und zugleich hinreichend sind" (Nordenfelt 2000, S. 93 [Übersetzung M.B.]).

(Zu beachten ist jedoch, dass nach dem Konzept der wesentlichen Ziele im Leben in meiner Terminologie kein vom Subjekt bewusst angestrebtes Ziel notwendig ist.)[9]

Nach meiner Version einer holistischen Theorie gilt eine Person gewissermaßen als erkrankt, wenn sie nicht im vollen Besitz dieser Fähigkeit ist. Ein Zustand der Erkrankung kann verschiedene Ursachen in Körper und Geist der Person haben. Diese Ursachen von Kranksein [ill health] sind es, die normalerweise als Krankheiten [deseases] bezeichnet

---

8 Galen: *De sanitate tuenda*, I, 5, wieder aufgelegt in Temkin 1963, S. 673.
9 Eine andere Theorie der handlungstheoretischen Tradition wurde von K.W.M Fulford 1989 entwickelt.

werden. Krankheiten sind also meiner Theorie zufolge solche körperlichen und geistigen Zustände, die zum Kranksein ihres Trägers führen.

Zwei Arten von Phänomenen spielen in traditionellen holistischen Ansätzen von Gesundheit und Krankheit eine zentrale Rolle. Das erste ist eine bestimmte Art von Gefühl: Behaglichkeit und Wohlbefinden im Fall von Gesundheit, Schmerz oder Leid im Fall einer Erkrankung. Das zweite ist das Phänomen der Befähigung oder Beeinträchtigung, ersteres als Indikator für Gesundheit, letzteres für Krankheit. Diese zwei Arten von Phänomenen sind auf vielfache Weise miteinander verbunden. Zunächst gibt es eine empirische, kausale Verbindung: Ein Gefühl der Behaglichkeit oder des Wohlbefindens trägt kausal zur Befähigung seines Trägers bei. Ein Gefühl des Schmerzes oder des Leids kann in gewissem Maß direkt eine Beeinträchtigung bewirken. Umgekehrt beeinflusst die Wahrnehmung seiner Befähigung oder Beeinträchtigung in hohem Maß den emotionalen Zustand eines Subjekts.

In meiner eigenen Analyse gehe ich von einer starken Beziehung zwischen Leid und Beeinträchtigung aus, wobei Leid ein sehr allgemeines Konzept darstellt, das sowohl physischen Schmerz als auch psychische Not umfasst. Eine Person kann nicht großes Leid erfahren, ohne dass sie ein gewisses Maß an Beeinträchtigung aufweist. Die wechselseitige Verbindung besteht aber nicht immer: Eine Person kann eine Beeinträchtigung haben und sogar in mehrerlei Hinsicht eingeschränkt sein, ohne zu leiden. Es gibt Beispielfälle von Erkrankungen, in denen kein Leiden vorliegt. Ein klarer Fall ist der des Komas, bei dem eine Person überhaupt nichts fühlt.

Diese Beobachtungen weisen darauf hin, dass das Konzept der Beeinträchtigung eine wesentlichere Rolle bei der *Bestimmung* von Krankheit einnehmen muss als das dazugehörige Konzept des Leids. Wenn eine dieser Begriffe für das Konzept der Krankheit wesentlich ist, muss es der der Beeinträchtigung sein. Diese Schlussfolgerung bestreitet nicht die enorme Bedeutung von Schmerz und Leid – als Erfahrungen und nicht als Ursachen für Beeinträchtigungen – in den meisten Fällen von Krankheit. Dennoch ist Leid kein Teil der Definition von Krankheit.

5.3 Über subjektive Gesundheit

Es gibt ein weiteres Konzept, das in der Krankenversorgung wesentlich ist. Gemeint ist das Konzept (oder besser die Konzepte) *subjektiver* Gesundheit. Bisher habe ich einige Varianten objektiver Gesundheit eingeführt. Was ist aber die Bedeutung von subjektiver Gesundheit? Ich habe schon früher die zwei wichtigsten Bedeutungen von subjektiver Gesundheit und Krankheit unterschieden (Nordenfelt 1993).

Es gibt zunächst eine rein epistemische Bedeutung. Eine Person ist im subjektiven Sinne dann und nur dann gesund, wenn die Person sich ihrer Gesundheit *bewusst* ist oder davon *überzeugt* ist, dass sie gesund ist. Und die Person ist im subjektiven Sinne dann und nur dann erkrankt, wenn sie sich ihres Krankseins bewusst ist oder überzeugt ist, erkrankt zu sein. Dieser epistemische Sinn von subjektiver Gesundheit und Krankheit kann natürlich sowohl auf die biostatistische Theorie von Gesundheit und Krankheit als auch auf die holistische Variante bezogen werden.

Eine andere Verwendung der Rede von subjektiver Gesundheit oder Krankheit bezieht sich auf die typische Reihe mentaler Zustände, die mit Gesundheit oder Krankheit verbunden sind. Einige davon wurden bereits oben erwähnt, als ich das Konzept der holistischen Gesundheit einführte. Wenn sich eine Person krank fühlt, ist sie sich nicht nur ihrer Erkrankung bewusst. Die Person hat auch eine Reihe von Erfahrungen, beispielsweise fühlt sie Schmerzen, Müdigkeit oder Kummer. Diese Beispiele von Empfindungen, Wahrnehmungen und Stimmungen verbinden wir typischerweise mit Kranksein.

Dementsprechend ist eine Person in diesem zweiten subjektiven Sinne gesund oder erkrankt, wenn sie sich in einem dieser mentalen Zustände befindet. Daraus folgt natürlich im Fall einer holistischen Theorie, dass objektive Krankheit und subjektive Krankheit normalerweise übereinstimmen. Eine Person, die erkrankt ist im Sinne einer Unfähigkeit, ihre wesentlichen Ziele zu erreichen, leidet normalerweise in gewissem Maße.

6   Das Verhältnis von Gesundheit und Lebensqualität

Wie also ist das Verhältnis zwischen den Konzepten der Lebensqualität und der Gesundheit, wenn sie auf diese Weise verstanden werden? Lassen Sie mich die unterschiedlichen Interpretationen der Konzepte miteinander vergleichen. Als Erstes nenne ich Lebensqualität als Wohl, also die objektive Lebenssituation der Person. Als Zweites haben wir die Bewertung der Lebenssituation seitens der jeweiligen Person (Wohlbefinden). Drittens gibt es die Zufriedenheit [*happiness*] der Person mit ihrem Leben. Auf Seiten der Gesundheit haben wir erstens die biostatistische Gesundheit der Person, zweitens die holistischen Gesundheit der Person und drittens die subjektive biostatistische oder holistische Gesundheit. Diese Auffassungen sind offensichtlich sehr unterschiedlich. Sie haben unterschiedliche Definitionen. Einige dieser Ansätze liegen sehr weit auseinander. Das Wohlsein einer Person im Sinne ihrer objektiven Lebenssituation bezeichnet beispielsweise etwas gänzlich anderes als die subjektive Gesundheit der Person. Einige der Konzepte stehen sich jedoch deutlich näher und können manchmal nur schwer voneinander unterschieden werden. Wir könnten insbesondere etwa die Beziehung zwischen Lebensqualität als Zufriedenheit und dem Konzept subjektiver Gesundheit im Verständnis geistiger Zustände untersuchen. Nach diesem Verständnis beinhaltet subjektive Gesundheit das Wohlbefinden des Subjekts in einer bestimmten Weise, und subjektive Krankheit beinhaltet eine Art von Kranksein. Wenn eine Person wegen einer Krankheit Schmerzen hat, fühlt sich diese Person schlecht und ist normalerweise in diesem Moment unglücklich mit ihrem Leben. Hier besteht eine enge Verbindung. Können diese Ansichten dann überhaupt voneinander getrennt werden?

Das können sie durchaus. Subjektive Gesundheit kann, bei allem Respekt für die berühmte WHO-Definition von Gesundheit (1948), nicht alle Arten menschlichen Wohls abdecken. Sie betrifft nur soziales und teilweise emotionales Wohlbefinden. Im Allgemeinen wird nur dasjenige Wohlbefinden beschrieben, welches direkt vom Zustand des Körpers oder der Psyche abhängig ist. Andere Arten von Wohl oder Kranksein, beispielsweise eine durch den Verlust einer geliebten Person hervorgerufene Depression, gehören nicht direkt zur Krankheit dieser Person. (Allerdings können sie als kausale Faktoren hinter der Krankheit verstanden werden.)

Nehmen wir für einen Moment an, dass wir es geschafft haben, die genannten Konzepte der Lebensqualität und Gesundheit einigermaßen klar voneinander zu unterscheiden. Wie wesentlich ist diese Aufgabe für den Bereich der Krankenversorgung? Ist sie von wesentlicher Bedeutung für die Frage, wie Pflege organisiert werden soll? Sollte beispielsweise eine Konsequenz dieser Überlegungen sein, dass sich die Krankenversorgung nur mit Fragen der Gesundheit im engeren Sinne befassen soll und sollten sich die Überlegungen bezüglich der Lebensqualität (in einer der oben gegebenen Bedeutungen) auf anderes Personal richten, wie Psychologen und Seelsorger?

Auf den ersten Blick scheint das eine vernünftige Abgrenzung zu sein. In der Krankenversorgung sollten wir nicht versuchen, die vollständige Lebensqualität der Menschen zu messen oder zu beeinflussen, zumindest nicht außerhalb des medizinischen Kompetenzbereichs. Wir müssen uns, diesem Gedankengang zufolge, stattdessen streng auf die gesundheitsbezogene Lebensqualität konzentrieren, die hauptsächlich mit Schmerz, Mobilität, Schlafstörungen etc. zu tun hat, mit Phänomenen also, die in direkter Beziehung zur fraglichen Krankheit stehen.

7   Über Pflege und Rehabilitation

Doch eine solch radikale Lösung führt zu Problemen. Ich werde lediglich eines dieser Probleme hier nennen. Es hat mit den Anforderungen wirklich menschenwürdiger Pflege und Rehabilitation zu tun. Pflege und Rehabilitation beziehen die Gesamtsituation des Patienten mit ein – *müssen sie miteinbeziehen* –, auch solche Dinge, die eigentlich außerhalb des strikt medizinischen Bereichs liegen. Dafür gibt es zwei wichtige Gründe. Erstens gibt es einen kausalen Zusammenhang zwischen Lebensqualität und Gesundheit. Wenn sich eine Person im Gleichgewicht befindet, mit ihrem Leben zufrieden ist und auch ein hohes Maß an Befriedigung in ihrem Leben im weiten Sinne erfährt, wird sie besser mit Erkrankungen umgehen können, und zugleich – dafür gibt es eine Vielzahl von Belegen – wird der Heilungsprozess auf rein medizinischer Ebene begünstigt. Der zweite Grund betrifft unsere Menschlichkeit. Gesundheitswesen und Krankenversorgung sind moralische Institutionen. Sie sind dazu da, um hilfsbedürftigen Menschen zu helfen. Es wäre absurd, wenn innerhalb dieser Institutionen, vor allem in einer Notfallsituation, zunächst zwischen verschiedenen Ursachen für die Bedürfnisse der Menschen differenziert werden müsste. Angenommen eine Krankenschwester hat eine Person in einer schweren persönlichen Krise vor sich – also eine Person mit einer sehr geringen allgemeinen Lebensqualität. Wird sie es so lange unterlassen, dieser Person zu helfen, bis sie herausgefunden hat, inwiefern diese Krise medizinisch begründet ist? Nein, natürlich nicht: Sie wird bei dieser Begegnung die *ganze* Person vor sich berücksichtigen und sich nicht darum kümmern, ob die Krise eine rein medizinische Ursache hat oder nicht.

Dieses Argument, das ich als das *Pflegeargument* bezeichnen möchte, ist von großer Bedeutung im Kontext der Priorisierung in Kliniken und damit wichtig für unsere Sicht auf den Gebrauch von Messinstrumenten für gesundheitsbezogene Lebensqualität.

7.1 Das Pflegeargument in der Praxis

Wir können uns eine sehr gewöhnliche Situation in der Pflege vorstellen, besonders in der Pflege von Schwerst- und Todkranken. Sie haben eine Person vor sich – nennen wir sie Jill –, die eine schwere, unheilbare Krankheit hat und dies auch weiß. Sie haben ihre Gesundheit und Lebensqualität gründlich gemessen. Wir nehmen an, dass letztere Messung mit einem krankheitsspezifischen Instrument vorgenommen worden ist, einem Instrument, das an sich nur das Vorhandensein oder Fehlen der Symptome der Krankheit berücksichtigt, beispielsweise Schmerz und Mobilität.

Die Krankheit ist unheilbar. Wir nehmen ferner an, dass Jill auch keine Hauptsymptome zeigt. Sie hat keinen Schmerz und voll beweglich. Außerdem hat sie, gemäß einer spezifischen Skala für Lebensqualität, keinen größeren Pflegebedarf, obwohl sie eine unheilbare Krankheit hat.

Wir nehmen an, dass Jill angesichts ihrer Lebenssituation von Angst erfüllt ist. Sie weiß, dass sie bald sterben wird, und kann dies schwer ertragen. Nach unserem allgemeinen Verständnis ist sie eine Person in einer schrecklichen Notlage. Es wäre falsch, die Furcht als Symptom ihrer Krankheit zu bezeichnen: Sie ist keine automatische Folge eines bestimmten Krankheitsverlaufs, sondern vielmehr das Resultat ihrer *Gedanken* über ihre Lage. In diesem Sinn hat ihre Furcht den gleichen Status wie die Furcht, die eine Frau empfinden kann, wenn ihr Mann oder ihr Kind verschwunden ist und nicht gefunden wird. Die Angst kann schlimm oder fast unerträglich sein, aber sie ist kein Symptom einer physischen Erkrankung.

In diesem Fall gehört die Angst in den Bereich der allgemeinen Lebensqualität der Person. Aber sollte solche Angst für Gesundheitswesen und Krankenversorgung unerheblich sein? Sollte es nicht vielmehr ein Kennzeichen guter Pflege sein, einer Person zu helfen, die von Angst erfüllt ist? Und sind es nicht Pflegende und Rettungsassistenten, die hier eine Vorreiterrolle einnehmen sollten?

Zumeist findet sich im klinischen Alltag genug gesunder Menschenverstand, nicht zuletzt beim Pflegepersonal, um auch diese allgemeine Art der Fürsorge zu leisten. Worum es mir hier geht, ist, daran zu erinnern, dass wohl kaum jemand imstande ist, alle Prioritäten nur auf Basis technischer Messungen von Gesundheit und gesundheitsbezogener Lebensqualität zu setzen, am wenigsten in der Pflege.

Im Gesundheitswesen und in der Krankenversorgung gibt es nicht nur die moralische Regel, dass sich das Personal bemühen sollte, die allgemeinen Ziele der Pflege, Gesundheit und gesundheitsbezogene Lebensqualität, zu erreichen. Es gibt darüber hinaus auch allgemeingültige ethische Überlegungen. Wie das zuvor genannte Beispiel veranschaulicht, sollte das Personal natürlich Mitgefühl zeigen und versuchen, das Leid einer Person zu verringern, selbst wenn es nichts direkt mit Medizin oder im engsten Sinne mit Pflege zu tun hat. Eine solche moralische Haltung kann Ressourcen erforderlich machen, wie das Beispiel zeigt. Folglich entstehen Konsequenzen hinsichtlich der Priorisierung im Gesundheitswesen und in der Krankenversorgung.

Dies kann an eine zentrale Stelle des Hippokratischen Eids erinnern. Dort geht es darum, in welcher Hinsicht der Arzt Gutes tun soll. Der Arzt soll, wenn möglich, heilen oder lindern, aber immer *trösten*. Das Konzept des Trosts oder der Beruhigung wird heutzutage nur selten herangezogen, weder im Allgemeinen noch in den Diskussionen über medizinische Ethik. Vielleicht wird es jedoch in der Diskussion über die Priorisierung in der Krankenversorgung eine neue Rolle spielen müssen.

Literatur

Aristotle (1934) The Nicomachean Ethics. The Loeb Classical Library. Cambridge, Massachusetts, Harvard University Press.
Boorse C (1977) Health as a Theoretical Concept, Philosophy of Science, 44, 542–573
Boorse C (1997) Rebuttal on Health. In: Humber J, Almeder R (eds) What is Disease? Totowa, New Jersey: Humana Press, pp. 1–134
Bowling A (1991) Measuring Health: A Review of Quality of Life Measurement Scales. Milton Keynes: Open University Press
Brülde B (2007) Happiness and the Good Life. Introduction and Conceptual Framework, Journal of Happiness Studies, 8, 1–14
Feldman F (2004) Pleasure and the Good Life – Concerning the Nature, Varieties, and Plausibility of Hedonism. Oxford: Calderon Press
Feldman F (2008) "Whole Life Satisfaction Concepts of Happiness", Theoria, 74, 219–238.
Fulford KWM (1989) Moral Theory and Medical Practice. Cambridge: Cambridge University Press
Haybron DM (2008) The Pursuit of Unhappiness: The Elusive Psychology of Well-Being. Oxford: Oxford University Press
Hunt SM, McEwen J (1980) The Development of a Subjective Health Indicator, Sociology of Health and Illness, 2, 231–246
Kind P, Rosser R, Williams A (1982) Valuation of Quality of Life: Some Psychometric Evidence. In: Jones-Lee MW (ed.) The Value of Life and Safety. Amsterdam: North Holland
Nordenfelt L (1993) Quality of Life, Health and Happiness. Aldershot: Avebury
Nordenfelt L (ed.) (1994) Concepts and Measurement of Quality of Life in Health Care. Dordrecht: D. Reidel Publishing Company
Nordenfelt L (1995) On the Nature of Health: An Action-Theoretic Approach. Second edition. Dordrecht: D. Reidel Publishing Company
Nordenfelt L (2000) Action, Ability, and Health: Essays in the Philosophy of Action and Welfare. Dordrecht: Kluwer Academic Publishers
Nordenfelt L (2006) Animal and Human Health and Welfare: A Comparative and Philosophical Analysis. Wallingford: CABI Publishers
Nordenfelt, L (2007) The concepts of health and illness revisited, Medicine, Health Care and Philosophy, 10, 5–10
Rescher N (1972) Welfare: The Social Issues in Philosophical Perspective. Pittsburgh: University of Pittsburgh Press

Swedish Health and Medical Services Act (1982) revised 1997, 1982:763. Stockholm: Ministry of Health and Social Affairs

Temkin O (1963) The Scientific Approach to Disease: Specific Entity and Individual Sickness. In: Crombie AC (ed) Scientific Change: Historical Studies in the Intellectual, Social and Technical Conditions for Scientific Discovery and Technical Invention from Antiquity to the Present, Basic Books, Inc. New York, pp. 629–647

WHO (1948) Official Records of the World Health Organization, 2, 100. Genève

Williams A (1995) The Measurement and Valuation of Health: A Chronicle. York: Centre for Health Economics

Was ist Lebensqualität in der Medizin?
Zur Klärung ihres Verhältnisses zu Gesundheit und gutem Leben

Roland Kipke

Zusammenfassung

Obwohl seit Jahrzehnten im Gebrauch, weist der Begriff der Lebensqualität in der Medizin bis heute konzeptionelle Unklarheiten auf. Der Aufsatz unternimmt eine Klärung des Begriffs, indem er ihn ins Verhältnis zu den verwandten Begriffen der Gesundheit und des guten Lebens stellt. Es stellt sich heraus, dass Lebensqualität weder mit Gesundheit noch mit dem guten Leben identisch ist bzw. aus ethischen Gründen und Gründen konzeptioneller Klarheit nicht damit identifiziert werden sollte. Vielmehr stellt sich „Lebensqualität" als ein Brückenbegriff dar, der zwischen Gesundheit und gutem Leben vermittelt.

1   Einleitung

Das Konzept der Lebensqualität spielt in der heutigen Medizin eine zentrale Rolle. Ärzte und Pflegepersonal bewerten die Lebensqualität ihrer Patienten, die Verbesserung und Erhaltung von Lebensqualität ist Ziel medizinischer Maßnahmen, und seit mehreren Jahrzehnten ist die gesundheitsbezogene Lebensqualität Gegenstand systematischer Messungen mit einer wachsenden Zahl an Messinstrumenten. Dennoch besteht bis heute keine Klarheit darüber, was Lebensqualität im medizinischen Kontext bedeutet.

Heute behilft man sich oft mit der Rede, dass es sich bei gesundheitsbezogener „Lebensqualität" um ein „multidimensionales Konstrukt" handele, das sich „auf Wohlbefinden und Funktionsfähigkeit aus Sicht der Patienten und/oder Beobachtern bezieht" (Bullinger 2014, S. 99). Doch diese Definition spiegelt die semantische Vieldeutigkeit eher wider, als dass sie sie beseitigt. So wird nicht klar, was die verschiedenen Dimensionen dieser „Multidimensionalität" zusammenhält, so dass mit Recht von *einem* Konzept gesprochen werden kann. Insbesondere vermeidet diese Definition eine Antwort auf die entscheidende Frage, aus welcher Perspektive die Lebensqualität zu beurteilen ist: aus der subjektiven Perspektive des Betroffenen oder aus einer Beobachterperspektive. Je nachdem ist Lebensqualität etwas ganz anderes, und Aussagen über sie haben unterschiedliche Funktionen. Des Weiteren fragt sich, worin sich Lebensqualität von Gesundheit unterscheidet, wenn Lebensqualität die Funktionsfähigkeit aus Sicht von Beobachtern ist, denn zumindest in manchen prominenten Theorien stellt Funktionsfähigkeit das zentrale Moment von Gesundheit dar (Boorse 1977, Nordenfelt 1995). Nicht nur das Verhältnis zwischen „Lebensqualität" und „Gesundheit" ist fraglich, sondern ebenso das Verhältnis zu Begriffen wie „gutes Leben", „Wohlergehen" und „Wohlbefinden".

Hinzu kommt, dass der Begriff der Lebensqualität auch innerhalb des medizinischen Terrains in ganz unterschiedlichen Kontexten verwendet wird. Zum einen steht der Begriff im Mittelpunkt der vergleichenden Erforschung der Lebensqualität von Patienten, die die Auswirkungen verschiedener medizinischer Maßnahmen erfassen und so Kriterien für deren Auswahl gewinnen will. Zum anderen spielt der Begriff eine wichtige Rolle bei individuellen Entscheidungen über den Beginn, die Fortsetzung oder die Beendigung lebenserhaltender Maßnahmen. Im einen Fall werden Lebensqualitätsdaten erhoben und Lebensqualitätsurteile gefällt, um eine begründete Wahl zwischen alternativen Behandlungsoptionen zu ermöglichen – unter der selbstverständlichen Voraussetzung, das Leben erhalten zu wollen. Im anderen Fall dient die Einschätzung der Lebensqualität der Wahl zwischen einer Behandlung mit unsicherem und ambivalentem Resultat und einer Nicht-Behandlung (Musschenga 1997, S. 16). Diese Doppelrolle des Lebensqualitäts-Konzepts wird oft nicht beachtet.

Diese konzeptionelle Unklarheit ist unbefriedigend, aus theoretischen und aus ethischen Gründen. Erstens sollte ein Begriff, der für einen ganzen Forschungszweig von zentraler Bedeutung ist, um der Genauigkeit der wissenschaftlichen Aussagen willen möglichst scharf umrissen sein. Zweitens liegt der Begriff der Lebensqualität vielen handlungsbezogenen Urteilen und Entscheidungen zugrunde, die für Patienten zum Teil von erheblicher Reichweite sind und sich rechtfertigen lassen sollten. Für eine gelingende Rechtfertigung ist begriffliche Klarheit eine notwendige Bedingung.

In diesem Beitrag unternehme ich einen neuen Versuch, das Konzept der Lebensqualität zu klären. Eine Klärung lässt sich nicht zuletzt erwarten durch eine Bestimmung der Unterschiede zwischen „Lebensqualität" und Begriffen, die gleichermaßen bedeutend sind und dem der Lebensqualität nahe stehen wie „Gesundheit" und „gutes Leben". Daher steht die Bestimmung dieses Verhältnisses im Mittelpunkt dieses Beitrags.

2   Lebensqualität und Gesundheit

Während das Konzept der Lebensqualität Unklarheiten aufweist, besteht über die Gründe, warum es in die Medizin eingeführt wurde und sich durchgesetzt hat, weitgehende Einigkeit. Eine Medizin, die ausschließlich an physiologischen und funktionalen Erfolgsindikatoren orientiert ist, wurde und wird als einseitig und nicht patientengerecht beurteilt (Nordenfelt 1993, S. 12f.; Musschenga 1997; Birnbacher 1998, S. 129, S. 12; Schöne-Seifert 2007, S. 64f.; Bullinger 2014, S. 98). Einige Entwicklungen der modernen Medizin haben dieses Defizit noch verstärkt: Erstens haben die zunehmenden Möglichkeiten medizinischer Interventionen oft einschneidende Folgen für Leben und Wohlbefinden der Patienten, die sich nicht allein in biomedizinischen Parametern erfassen lassen. Zweitens stehen im Fokus der Medizin heute vermehrt chronische Erkrankungen, die langfristige Behandlungen mit langfristigen Auswirkungen auf die Patienten nötig machen. Und drittens spielen die Wünsche und die Perspektiven der Patienten heute eine viel größere Rolle für die medizinische Entscheidungsfindung als früher. Ohne Selbstbestimmung der Patienten in Form einer informierten Zustimmung gilt heute kaum eine medizinische Maßnahme als gerechtfertigt.

Insgesamt steht hinter dem Konzept der Lebensqualität also das Bemühen, das Wohl von Patienten in einem umfassenderen Sinne zu verstehen und in der medizinischen Praxis verstärkt zu berücksichtigen. Doch warum wird dafür nicht der Begriff der Gesundheit genutzt, der alltagssprachlich viel stärker verankert war und ist?[1] Offensichtlich ging man davon aus, dass der Gesundheitsbegriff nicht in der Lage ist, die subjektive Perspektive der Patienten angemessen aufzunehmen. Doch ist diese Einschätzung richtig?

Es gibt durchaus Versuche, den Gesundheitsbegriff für eine Pluralität subjektiver Perspektiven zu öffnen. Bereits Friedrich Nietzsche plädierte 1882 für ein pluralistisches und subjektives Verständnis von Gesundheit:

„Denn eine Gesundheit an sich giebt es nicht, und alle Versuche, ein Ding derart zu definiren, sind kläglich missrathen. Es kommt auf dein Ziel, deinen Horizont, deine Kräfte, deine Antriebe, deine Irrthümer und namentlich auf die Ideale und Phantasmen deiner Seele an, um zu bestimmen, was selbst für deinen Leib Gesundheit zu bedeuten habe. Somit gibt es unzählige Gesundheiten des Leibes (…) (Nietzsche 1980, S. 477, Hervorheb. gelöscht)."

Dieser subjektivistische Ansatz spielt auch in der heutigen medizintheoretischen Diskussion eine Rolle, am prominentesten bei Lennart Nordenfelt. Nordenfelt gibt folgende Definition für „Gesundheit":

"A is in health if, and only if, A has the ability, given standard circumstances, to realize his vital goals, i.e. the set of goals which are necessary and together sufficient for his minimal happiness." (Nordenfelt 1995, S. 90)

Demnach hängt die Antwort auf die Frage, ob jemand krank oder gesund sei, von seinen *Zielen* ab – zwar nicht von allen seinen Zielen, aber doch von seinen grundlegenden Zielen. Die Zuschreibung von Gesundheit ist also von Faktoren abhängig, die im Subjekt liegen

---

1 Ich verstehe „Gesundheit" hier in einem breiten Sinne, der auch den kontrastierenden Begriff der Krankheit mit umfasst. „Gesundheit" meint somit das Gesamtfeld gesundheitlicher Belange. In diesem Sinne sprechen wir z. B. von einem „Gesundheitssystem", in dem es selbstverständlich v. a. um die Behandlung von Krankheiten geht. Ebenso verstehe ich „Lebensqualität" in einem weiten Sinne, der das Spektrum hoher und niedriger Lebensqualität umfasst. (Der Begriff wird auch in einem engeren Sinne gebraucht, demzufolge „Lebensqualität" stets eine gute Lebensqualität meint. Das ist gemeint, wenn jemand etwas sagt wie: „Das ist doch keine Lebensqualität mehr!")

und von Subjekt zu Subjekt unterschiedlich sind.[2] Von zwei Menschen, bei denen sich dieselben physiologischen Zustände feststellen lassen, könnte demnach der eine als gesund und der andere als krank gelten. Oder dieselbe Person könnte zu einem Zeitpunkt krank sein und zu einem späteren Zeitpunkt gesund – allein dadurch, dass sie ihre „vital goals" ändert (vgl. Schramme 2007, S. 14). Das ist offensichtlich unplausibel. Diese Fälle machen deutlich, dass ein subjektivistisches Verständnis von Gesundheit nicht tragfähig ist. Es sprengt unsere begrifflichen Intuitionen, die wir mit Gesundheit als einem medizinischen Begriff verbinden.[3] Diese Intuitionen sind offensichtlich objektivistischer Art.

Ähnlich verhält es sich, wenn man statt subjektiver Ziele das subjektive *Leiden* zum ausschließlichen Angelpunkt des Verständnisses von Gesundheit und Krankheit macht. Einen solchen Vorschlag haben Charles M. Culver und Bernard Gert gemacht:

> "A person has a malady if and only if he has a condition, other than his rational beliefs and desires, such that he is suffering, or at increased risk of suffering, an evil (death, pain, disability, loss of freedom or opportunity, or loss of pleasure) in the absence of a distinct sustaining cause." (Culver/Gert 1982, S. 81)

Das heißt, ob eine Person gesund oder krank ist, hängt davon ab, ob ihr Zustand für sie ein Übel darstellt oder nicht. Das Erleben eines Zustandes als Übel hängt jedoch maßgeblich von den Wertvorstellungen der jeweiligen Person ab. Auch das führt zu höchst kontraintuitiven Konsequenzen: So müssten wir eine junge Frau mit Magersucht, die ihr lebensbedrohliches Untergewicht für ein Gut hält, unter Maßgabe des Malady-Konzeptes für gesund erklären. Auch hier zeigt sich, dass sich Gesundheit und Krankheit nicht plausibel auf subjektivistische Weise verstehen lassen. Wie auch immer wir Gesundheit näherhin definieren, in jedem Fall verstehen wir sie offensichtlich als etwas, das zuzuschreiben wir nicht anhand subjektiver Wertorientierungen und Beurteilungen berechtigt sind. Wir setzen vielmehr stets ein objektivistisches Verständnis von Gesundheit voraus.

Diese Voraussetzung zeigt sich bereits darin, dass wir „Gesundheit" nur im Singular kennen. Wenn wir der Subjektivierungsthese folgen würden, müssten wir konsequenterweise von Gesundheit im Plural sprechen, denn dann gäbe es so viele Gesundheiten wie subjektive Gesundheitserfahrungen und -vorstellungen. Das aber liefe unserem Sprachgebrauch

---

2   In diesem Sinne bezeichne ich diesen und vergleichbare Ansätze als subjektivistisch. Ein Ansatz, dessen Kriterien für Gesundheit und Krankheit nicht vom jeweiligen Subjekt abhängig sind, heißt objektivistisch. Diese Unterscheidung zwischen objektiven und subjektiven Ansätzen ist nicht identisch mit der Unterscheidung zwischen naturalistischen und normativistischen Ansätzen, wie sie in der Theorie der Gesundheit und Krankheit üblicher ist (vgl. Schramme 2012, S. 33–35). Die Unterscheidung zwischen objektivistisch und subjektivistisch ist grundlegender. Ein objektivistischer Ansatz kann, aber muss nicht naturalistisch sein. Die Verwendung von „subjektivistisch" entspricht auch nicht derjenigen von Christian Lenk, der unter subjektiven Ansätzen nur solche versteht, die sich auf subjektiv empfundenes Leiden und Wohlbefinden richten (Lenk 2002, S. 36, S. 38f., S. 137ff.).

3   Man könnte fragen: Wer sind „wir"? Wer ist mit „unsere" gemeint? Gemeint sind wir alle als Mitglieder der Sprachgemeinschaft, insofern wir den Begriff auf eine alltägliche, vortheoretische Weise verwenden.

zuwider. Wir wünschen nicht „Gesundheit – was immer du darunter verstehst!", sondern einfach „Gesundheit!" und gehen selbstverständlich davon aus, dass ein Schnupfen eine Erkrankung ist – unabhängig davon, ob und wie sehr die Personen darunter leiden oder ob sie dadurch in der Erreichung ihrer Ziele gehindert werden.

Wir setzen ein objektivistisches Verständnis nicht nur faktisch voraus, wir sind darauf auch *angewiesen*. Das wird u. a. dann deutlich, wenn es um Menschen geht, die zu vernünftigen Einschätzungen ihrer gesundheitlichen Situation nicht in der Lage sind, wie im Beispiel der Magersuchtpatientin. Denn über sie, die sich trotz lebensbedrohlicher Gewichtsabnahme für gesund hält, würden wir sagen, dass sie sich *irrt*. Noch deutlicher wird die Notwendigkeit eines objektivistischen Gesundheitsverständnisses bei Menschen, die überhaupt keine Einschätzung ihres Gesundheitszustandes haben: kleine Kinder, Menschen mit fortgeschrittener Demenz, Wachkomapatienten. Wenn wir hier einen subjektiven Gesundheitsbegriff zugrunde legen würden, könnten wir überhaupt nicht mehr sinnvoll von Gesundheit und Krankheit sprechen.

Auch bei der Zuschreibung von bestimmten *Anspruchsrechten* sind wir auf ein allgemein verbindliches Gesundheits- und Krankheitsverständnis angewiesen, wie zum Beispiel bei dem Recht, aus Krankheitsgründen der Arbeit fernzubleiben. Wenn wir die Subjektivierungsthese ernst nähmen, müssten wir jede Aussage über eine subjektiv erlebte Einschränkung der Gesundheit akzeptieren. Tatsächlich aber erwarten wir, dass jemand, der aus Krankheitsgründen nicht zur Arbeit erscheinen kann, *wirklich* krank ist, eine *echte* Gesundheitsbeeinträchtigung hat.

Nicht nur in sozialethischer Hinsicht sind wir auf einen objektivistischen Gesundheitsbegriff angewiesen, sondern auch auf der Ebene des *individuellen* Umgangs mit Gesundheit und Krankheit. Wenn Menschen sich fragen, ob sie krank oder gesund sind, fragen sie nicht nach ihren persönlichen Zielen und Bewertungen, sondern nach allgemein verbindlichen Kriterien. Der Versuch, die Selbstbeschreibung als krank oder gesund von solchen Kriterien zu lösen, würde zu Irritation führen. Wer einen Arzt aufsucht, um eine Diagnose zu erhalten, will nicht an sein eigenes Gesundheits- und Krankheitsverständnis verwiesen werden, sondern sucht eine Antwort anhand allgemein verbindlicher Kriterien.

Der Begriff der Gesundheit sperrt sich also gegen ein subjektivistisches Verständnis. Er hat, trotz unscharfer Grenzen, einen objektivistischen Kern. Andererseits gibt es zweifellos eine gewichtige subjektive Dimension in Bezug auf Gesundheit und Krankheit. Menschen *erleben* ihre Gesundheitseinschränkungen, sie *leiden* darunter, und sie tun das in *unterschiedlichem Maße*. Sie *interpretieren* und *bewerten* ihren Gesundheits- und Krankheitszustand. Sie integrieren Krankheiten in unterschiedlicher Weise und unterschiedlichem Maße in ihr *Selbstverständnis* und ihren *Lebensentwurf*. Und sie praktizieren einen unterschiedlichen *Umgang* mit ihren Gesundheitseinschränkungen.

Um diese subjektive Dimension begrifflich einzufangen, bietet sich das Konzept der Lebensqualität an. Genauer gesagt: der *gesundheitsbezogenen* Lebensqualität, denn Lebensqualität kann auch in Bezug auf andere Lebensbereiche zugesprochen werden. (Im Folgenden wird „Lebensqualität" stets im Sinne gesundheitsbezogener Lebensqualität verstanden.) Der Begriff der Lebensqualität bietet sich nicht nur dafür an, sondern er wird auch hauptsächlich auf derart subjektivistische Weise verwendet. Gerade die Einsicht, dass Patienten ihre Gesundheitseinschränkungen und deren medizinische Behandlung sehr unterschiedlich erleben und dass dieses subjektiv unterschiedliche Erleben bei der medizinischen Entscheidungsfindung Berücksichtigung finden muss, hat ja zur Einführung des Konzepts geführt. Der Begriff Lebensqualität steht für das Bemühen der Medizin, dem *Subjektcharakter* der Patienten gerecht zu werden und damit eine *patientenorientierte* Medizin zu sein. Die Einführung und Etablierung des Lebensqualitätsbegriffs ist insofern Teil der großen historischen Entwicklung von einer eher paternalistischen Medizin zu einer Medizin, die die Perspektive der Patienten in den Mittelpunkt rückt.

Wenn der Gesundheitsbegriff diese subjektive Dimension bereits enthielte, hätte es nicht der Einführung des neuen Begriffs der Lebensqualität bedurft. Und auch wenn heute manche Instrumente zur Lebensqualitäts-Messung Gesundheitszustände abfragen, erfasst doch der Großteil der Instrumente diese subjektiven Erfahrungen, Interpretationen, Bewertungen und Umgangsweisen. Aber auch dann, wenn Instrumente gesundheitliche Fakten abfragen, tun sie dies zumeist bereits aus der subjektiven Patientenperspektive. Das heißt, auch dabei wird nicht ein Urteil von außen gefällt, sondern die subjektive Wahrnehmung der gesundheitlichen Gegebenheiten erfragt.[4]

So wie die gesundheitliche Situation die Lebensqualität eines Patienten prägt, so hat auch seine Lebensqualität wiederum Auswirkungen auf seine gesundheitliche Situation. Die Wahrnehmung und Bewertung einer Krankheit, die Einstellung zu einem Heilungsprozess kann auch die gesundheitliche Situation verändern. Diese Einflüsse sind erst dann angemessen zu erfassen und zu benennen, wenn man die beiden Sphären unterscheidet. Andernfalls könnte man nur so etwas sagen wie: Gesundheit wirkt sich auf Gesundheit aus oder unterschiedliche Dimensionen der Gesundheit wirken aufeinander.[5]

Zugleich spricht gerade auch die Subjektivität der Lebensqualität für ein objektivistisches Konzept der Gesundheit und damit nochmals für die Unterscheidung zwischen Gesundheit und Lebensqualität. Denn die subjektive Bewertung der gesundheitsbezogenen Situation setzt immer schon ein einigermaßen zeitlich stabiles und objektives Konzept von Gesundheit (und Krankheit) voraus. Ohne diese Unterscheidung wären viele Phänomene

---

4   Dass Instrumente zur Lebensqualitätsmessung auch gesundheitsbezogene Gegebenheiten abfragen, kann nur dann als problematisch gelten, wenn die subjektiv verstandene Lebensqualität auf das subjektive Empfinden beschränkt wird (vgl. zu einem solchen Ansatz: Blome in diesem Band). Demgegenüber plädiere ich dafür, Lebensqualität in einem weiteren Sinne zu verstehen, so dass sie auch die subjektive Wahrnehmung, Interpretation und Bewertung gesundheitlicher Belange, d.h. die kognitive Dimension umfasst (jedenfalls bei solchen Patienten, die dazu in der Lage sind).

5   Eine Alternative besteht darin, zwischen objektiver und subjektiver Gesundheit zu unterscheiden (vgl. Nordenfelt 1993, S. 103f.). Damit ist zwar die Äquivokation aufgehoben, aber es handelt sich um eine sehr technische Ausdrucksweise, die sich weit vom lebensweltlichen Sprachgebrauch entfernt. Zudem wird damit fälschlicherweise nahegelegt, dass es sich in beiden Fällen stets um dasselbe handelt, nur aus unterschiedlichen Perspektiven. Aber die Acne vulgaris bei einem 14-jährigen Jungen und sein Leiden unter (vermuteter) sozialer Ausgrenzung aufgrund seines Hautzustandes sind nicht „dasselbe".

des Umgangs mit gesundheitlichen Belangen nicht verständlich und beschreibbar. Dazu gehört vor allem das so genannte *Zufriedenheitsparadox*. Damit ist das Phänomen gemeint, dass nicht wenige Patienten mit schlechtem Gesundheitszustand von einer hohen Lebensqualität berichten (Herrschbach 2002). So weisen beispielsweise querschnittsgelähmte Menschen oftmals eine recht hohe Lebenszufriedenheit auf, die denen von Gesunden nahekommt (Chwalisz et al. 1988). Wäre die subjektive Dimension der Lebensqualität bereits Teil des Gesundheitsbegriffs, ergäben Sätze wie „Sie ist zwar ziemlich krank, aber es geht ihr recht gut" keinen Sinn. Das heißt, gerade um die Dimension der subjektiven Krankheitsbewältigung überhaupt zu verstehen, bedarf es der Unterscheidung zwischen einer objektiv verstandenen Gesundheit und einer subjektiv verstandenen Lebensqualität.

Ein klärendes Wort noch zu der *Art des Subjektivismus*, der hier in Bezug auf Lebensqualität vertreten wird: Ihn als Ausdruck eines *metaethischen* Subjektivismus zu verstehen, wäre ein Missverständnis (vgl. dazu Rüther in diesem Band). Die Auffassung, dass das subjektive Erleben, Wahrnehmen und Bewerten von Patienten in Bezug auf ihre gesundheitlichen Belange für die Medizin *wichtig* sind, d.h. in medizinischen Entscheidungen *Berücksichtigung* finden sollten und dass diese subjektive Dimension am besten von dem Begriff Lebensqualität aufgefangen wird, ist in keiner Weise mit einem metaethischen Subjektivismus identisch oder verbunden. Das heißt, damit ist keine allgemeine Aussage über die ontologische Quelle normativer und evaluativer Aussagen verbunden. Es handelt sich hier vielmehr ausschließlich um eine bestimmte *normative* Position, nämlich die weithin geteilte Überzeugung, dass der subjektiven Patientenperspektive erhebliches Gewicht bei medizinischen Entscheidungen zukommen sollte.

3 Lebensqualität und gutes Leben

Wenn es bei der Lebensqualität um die Dimension des subjektiven Erlebens und Bewertens geht und damit um *Gelingen* und *Miss*lingen, auch um Glück, Freude, Leiden, scheint der Gebrauch eines anderen Begriffs nahezuliegen, nämlich der des *guten Lebens*. Zwar ist nun klar, dass Lebensqualität nicht mit Gesundheit identisch ist, aber fällt sie nicht weitgehend mit dem zusammen, was wir „gutes Leben" nennen? Ja, ist der Begriff des guten Lebens vielleicht sogar besser geeignet als „Lebensqualität", weil es der traditionsreichere und philosophisch stärker verankerte Begriff ist?

Für die These der identischen Bedeutung der beiden Begriffe scheint zu sprechen, dass wir eine Aussage wie „Extreme Armut verhindert eine hohe Lebensqualität" ohne Bedeutungsverlust durch einen Satz wie „Extreme Armut verhindert ein gutes Leben" ersetzen können. Es gibt also zumindest bestimmte Kontexte, in denen die Begriffe dieselbe Bedeutung haben. Allerdings sind die beiden Sätze hier nicht im subjektiven Sinne gemeint, wie wir ihn oben als Charakteristikum des Begriffs der gesundheitsbezogenen Lebensqualität festgestellt haben. Das aber spricht noch nicht zwingend gegen die Äquivalenzthese, sondern könnte auch gegen das bisher entwickelte subjektivistische Verständnis von Lebensqualität sprechen.

Zu beachten ist allerdings, dass das Beispiel der austauschbaren Sätze nicht dem medizinischen Bereich entstammt. Und hier soll es ja nur um die Lebensqualität in der Medizin gehen. Sind solche Sätze auch austauschbar, wenn sie sich auf medizinische Angelegenheiten beziehen? Ist ein Satz wie „Ein Leben mit Querschnittslähmung hat keine hohe Lebensqualität" durch „Ein Leben mit Querschnittslähmung ist kein gutes Leben" ersetzbar? Durchaus, aber damit wird zugleich auch die Problematik solcher Aussagen erkennbar. Denn hier wird ein fragwürdiges objektivistisches Urteil gefällt. Das Urteil nimmt nicht die Perspektive des betroffenen Menschen ein, sondern wird von außen gefällt. Es missachtet die subjektive Perspektive, aus der sich das konkrete eigene Leben mit einer Querschnittslähmung möglicherweise ganz anders darstellt, als es in dem Satz beurteilt wird.

Das heißt: Es ist zwar möglich, „Lebensqualität" durch „gutes Leben" zu ersetzen. Doch wir *sollten* den Begriff der Lebensqualität nicht so verwenden, weil er damit eine objektivistische Wendung vollzieht, die moralisch problematisch ist. Es sind also *normative* Gründe, die gegen eine solche Verwendung sprechen. Denn sie liefe dem Bemühen um eine moderne Medizin zuwider, die der Perspektive der Patienten gerecht wird. Von Lebensqualität in der Medizin in einem objektivistischen Sinn zu sprechen, ist problematisch, weil dies unweigerlich paternalistische Tendenzen mit sich bringt. Zwar bietet auch der Begriff der Lebensqualität durchaus die semantischen Möglichkeiten für solch ein objektivistisches Verständnis, die Tendenz zum Objektivismus ist beim Begriff des guten Lebens jedoch stärker. Nicht umsonst kreisen einflussreiche objektivistische Theorien um den Begriff des guten Lebens (Nussbaum 1999). Deshalb sollten wir die beiden Begriffe nicht verwechseln.[6]

Aber auch unter Maßgabe mancher nicht-objektivistischer Theorien wie präferenztheoretischer Ansätze müssten wir bestimmten Menschengruppen von vornherein eine niedrige Lebensqualität zuschreiben. Und das ist kontraintuitiv. So würden alle Theorien, die das gute Leben anhand der Realisierung von Lebensplänen oder identitätsbezogenen Projekten bestimmen (Seel 1999, Haybron 2008, vgl. dazu auch den Beitrag von Višak in diesem Band), dazu führen, dass Menschen, die solche Pläne oder Projekte noch nicht oder nicht mehr haben, eine schlechte Lebensqualität haben. Es mag gute Gründe dafür geben, Säuglingen oder dementen Menschen die Fähigkeit abzusprechen, ein im vollen Sinne gutes menschliches Leben zu führen. Aber zu behaupten, sie hätten deshalb grundsätzlich auch eine schlechte Lebensqualität, kann nicht überzeugen. Und selbst wenn man Lebensqualität so verstehen wollte, bliebe die Frage offen, wie es diesen Menschen in Bezug auf gesundheitliche Belange *geht*. Das heißt, wenn der Begriff der Lebensqualität vom Begriff des guten Lebens absorbiert würde, bliebe eine begriffliche Lücke.

Hinzu kommt, dass es allen Theorien des guten Lebens vorrangig um das Verständnis dessen geht, was ein *ganzes menschliches Leben* zu einem guten Leben macht. Oder zumindest zielen sie auf die Bewertung *längerer Abschnitte* eines Lebens. Und das stellt ein weiteres Problem bei dem Versuch der Parallelisierung von Lebensqualität und gu-

---

6 Dies ist ausdrücklich keine generelle Kritik an objektivistischen Theorien des guten Lebens. Es geht hier ausschließlich darum, den beiden Begriffen verschiedene Geltungssphären zuzuweisen.

tem Leben dar. Denn demgegenüber ist die Rede von „Lebensqualität" im medizinischen Kontext stets auf Zustände von relativ *kurzer Dauer* bezogen (vgl. dazu den Beitrag von Lutz in diesem Band). Wer nach der Lebensqualität einer Patientin fragt, fragt nach ihrer *aktuellen* Lebensqualität, z. B. nach ihrem Befinden in Bezug auf ihre derzeitige Erkrankungsphase oder nach ihrem Zustand zehn Tage nach einer Operation. Das Konzept des guten Lebens ist also gewissermaßen *zu groß*, unabhängig davon, welche Theorie des guten Lebens man zugrunde legt. Lebensqualität in der Medizin ist dagegen eher ein situativer Zustand, eine Momentaufnahme. Genauer gesagt: Die *Urteile* über die Lebensqualität sind situationsbezogen, auch wenn manche Lebensqualitätszustände längere Zeit andauern können. Urteile über das gute Leben sind hingegen übergreifende Urteile. Eine Aussage wie „In den ersten drei Tagen nach der Operation haben die Patienten zumeist kein gutes Leben" wäre seltsam und kommt in aller Regel auch nicht vor. Weil das so ist, kann die situationsbezogene Lebensqualität auch sehr viel leichter empirisch erfasst werden als das Gutsein eines Lebens.[7] – Für das Auseinanderhalten von Lebensqualität und gutem Leben gibt es also neben den oben genannten moralischen Gründen zusätzliche Gründe, die in den unterschiedlichen *Anwendungsbereichen* der beiden Begriffe liegen.

Lebensqualität und gutes Leben sind also deutlich voneinander zu unterscheiden. Deshalb ist es ist es auch wenig erstaunlich, dass die empirische Forschung zur gesundheitsbezogenen Lebensqualität die philosophischen Debatten um das gute Leben so wenig rezipiert hat (vgl. zu einer anderen Einschätzung Rüther in diesem Band).

Auch wenn gesundheitsbezogene Lebensqualität und gutes Leben deutlich unterschieden sind und unterschieden werden sollten, sind sie andererseits *aufeinander bezogen*. Zum einen lässt sich Lebensqualität mit guten Gründen als ein *Aspekt* des guten Lebens verstehen. Offensichtlich ist dies für hedonistische und präferenztheoretische Ansätze, denn die Lebensqualität beeinflusst stets das hedonische Erleben und oft die Möglichkeiten der Präferenzerfüllung. Aber auch objektivistische Konzepte des guten Lebens sind in der Lage, die subjektive Bewertung der eigenen gesundheitsbezogenen Lebensqualität als Teil des guten Lebens anzusehen – je länger der Zustand andauert, desto mehr.

Zum anderen prägen die subjektiven Annahmen darüber, was ein gutes Leben ist, die Beurteilung der eigenen Lebensqualität. Je nachdem, was ich unter einem guten Leben verstehe, fallen meine Bewertung und mein Erleben meines Gesundheits- und Krankheitszustandes anders aus. Wenn z. B. Lesen für eine Person besonders wichtig ist, wird der Verlust der Lesefähigkeit ihre Lebensqualität anders beeinträchtigen als bei jemandem, dem wenig am Lesen liegt.

Vermutlich prägen Konzepte des guten Lebens nicht nur die individuelle Beurteilung der eigenen Lebensqualität, sondern auch die Entwicklung der Messinstrumente zur Untersuchung der Lebensqualität. Denn auch dann, wenn Lebensqualität als subjektives Erleben und Beurteilen der eigenen Gesundheitssituation verstanden wird, werden ja bestimmte Kriterien in die Instrumente eingebaut, wonach Lebensqualität zu bemessen

---

7 Und nur dann, wenn man Lebensqualität mit dem guten Leben identifiziert, erscheint es fragwürdig, Lebensqualität zu messen. So bei Wulff 2002, S. 33.

ist, welche Aspekte überhaupt wichtig sind. Das könnte problematisch sein, insofern hier die Entwickler der Messinstrumente teilweise andere Konzepte des guten Lebens haben könnten als die untersuchten Personen. Das Problem könnte erst durch eine entsprechende Testentwicklung beseitigt werden, zum Beispiel dann, wenn nicht nur vorgegebene Fragen beantwortet, sondern die Fragen selbst aus subjektiver Patientensicht formuliert werden (Carr/Higginson 2001, Wilm et al. 2014).

4 Fazit: Lebensqualität als Brückenbegriff zwischen Gesundheit und gutem Leben

Gesundheitsbezogene Lebensqualität ist also sowohl von Gesundheit als auch vom guten Leben zu unterscheiden, und zugleich ist der Begriff mit beiden Nachbarkonzepten auf mehrfache Weise verbunden. Man könnte sagen, dass die Lebensqualität eine Mittlerstellung zwischen Gesundheit und gutem Leben einnimmt. Lebensqualität ist so etwas wie ein Brückenkonzept, ein Bindeglied zwischen dem Konzept der Gesundheit und dem Konzept des guten Lebens. Lebensqualität ist das Konzept, das der subjektiven Perspektive, der individuellen Bewertung und den persönlichen Identitätskonzepten und damit dem Pluralismus in Bezug auf Gesundheit Raum gibt, ohne den Gesundheitsbegriff damit zu überladen und tendenziell aufzulösen und zugleich ohne der biographischen Tiefendimension und philosophischen Komplexität der Frage nach dem guten Leben zu verfallen.

Natürlich ist es nicht zwingend, die Begriffe so zu gebrauchen, wie ich es vorschlage. Es wäre nicht im strengen Sinne falsch, die Begriffe anders zu verwenden. Das heißt, das vorgeschlagene Verständnis ist keine rein analytische Definition, die lediglich den üblichen Sprachgebrauch auf den Punkt bringt. So wie hier dargelegt werden die Begriffe tatsächlich vielfach verwendet, aber nicht immer. Die Definition ist aber auch keine rein normative Definition, die einem bestimmten Zweck dienlich ist. Es handelt sich um eine Mischung aus normativer und analytischer Definition. Die Definition schlägt einen Sprachgebrauch vor, der erstens naheliegt, zweitens handhabbar und hilfreich und drittens aus moralischen Gründen empfehlenswert ist (vgl. Wulff 2002, S. 27 f.).

Lebensweltlich kann man auch mit vagen und doppeldeutigen Begriffen hantieren, für den wissenschaftlichen Sprachgebrauch jedoch empfiehlt sich die deutliche Unterscheidung zwischen Gesundheit, Lebensqualität und gutem Leben. Die Unterscheidung ist nicht zwingend, aber sie ist ein wohlbegründeter Vorschlag für eine Ordnung in unserem wissenschaftlichen Begriffshaushalt.

Das hier entwickelte Verständnis von Lebensqualität als subjektiver Wahrnehmung und Bewertung gesundheitlicher Belange vor dem Hintergrund der eigenen Konzeption guten Lebens wirft auch ein erhellendes Licht auf eine oft vorgebrachte Einschätzung dessen, womit man es bei Lebensqualität zu tun hat. Oft wird nämlich behauptet, dass Lebensqualität ein äußerst komplexes und schwer zu fassendes Konzept sei. Nach dem hier entwickelten Begriffsverständnis erscheint diese Einschätzung fraglich. Das Konzept ist nicht komplexer als zahlreiche andere abstrakte Begriffe. Die vermeintliche Multidimensionalität entpuppt sich bei näherem Hinsehen vor allem als Zwischenstellung zwischen den Konzepten „Gesundheit/Krankheit" und „gutes Leben". Schwer zu fassen ist Lebensqualität nur dann, wenn man diese Zwischenstellung nicht erkennt, das heißt die Unterschiede zu diesen beiden Bezugsgrößen und zugleich die wechselseitige Abhängigkeit nicht sieht und so dauerhaft konzeptionelle Unklarheiten produziert.

Tatsächlich komplex, d. h. vielfältig sind die *Faktoren*, die die Lebensqualität beeinflussen, z. B. Krankheitssymptome, Nebenwirkungen, persönliche Werte und Präferenzen, Hoffnungen auf Therapieerfolge, die Arzt-Patienten-Beziehung, Reaktionen des sozialen Umfelds auf die Krankheitssituation usw. Aber das ist keine *konzeptionelle* Komplexität. Ebenfalls schwierig ist es, die tatsächliche Lebensqualität von einzelnen Patienten oder Patientengruppen *empirisch zu erfassen* und dabei zu validen Ergebnissen zu kommen (vgl. Kohlmann 2014). Aber auch diese Schwierigkeiten liegen nicht auf konzeptioneller Ebene, sondern sind *methodologischer und praktischer* Art.

Literatur

Birnbacher D (1998) Der Streit um die Lebensqualität. In: Schummer J (Hg.) Glück und Ethik. Königshausen & Neumann, Würzburg, S 125–145

Boorse C (1977) Health as a theoretical concept. Philos Sci 44:542–573

Bullinger M (2014) Das Konzept der Lebensqualität in der Medizin – Entwicklung und heutiger Stellenwert. Z Evid Fortbild Qual Gesundh.wesen 108:97–103

Carr AJ, Higginson IJ (2001) Are quality of life measures patient centered? BMJ 322:1357–1360

Chwalisz K, Diener E, Gallagher D (1988) Autonomic arousal feedback and emotional experience: Evidence from the spinal cord injured. J Pers Soc Psychol 54:820–828

Culver CM, Gert B (1982) Philosophy in Medicine. Conceptual and Ethical Issues in Medicine and Psychiatry. Oxford University Press, New York u. a.

Haybron DM (2008) The Pursuit of Unhappiness. The Elusive Psychology of Well-being. Oxford University Press, Oxford

Herrschbach P (2002) Das „Zufriedenheitsparadox" in der Lebensqualitätsforschung. Psychother Psych Med 52:141–150

Kohlmann T (2014) Messung von Lebensqualität: So einfach wie möglich, so differenziert wie nötig. Z Evid Fortbild Qual Gesundh.wesen 108:104–110

Lenk C (2002) Therapie und Enhancement. Ziele und Grenzen der modernen Medizin. LIT, Münster

Musschenga AW (1997) The Relation between Concepts of Quality-of-Life, Health and Happiness. J Med Philos 22:11–28

Nietzsche F (1980) Die fröhliche Wissenschaft. In: Sämtliche Werke. Kritische Studienausgabe in 15 Bänden, hg. v. Colli G und Montinari M, Bd. 3. Deutscher Taschenbuch Verlag / de Gruyter, München u. a., S 343–651

Nordenfelt L (1993) Quality of Life, Health, and Happiness. Avebury, Aldershot u. a.

Nordenfelt L (1995) On the Nature of Health. An Action-Theoretic Approach. Kluwer Academic Publishers, Dordrecht

Nussbaum M (1999) Der aristotelische Sozialdemokratismus. In: Gerechtigkeit oder Das gute Leben. Gender Studies, hg. v. Pauer-Studer H. Suhrkamp, Frankfurt a. M., S 24–85

Schöne-Seifert B (2007) Grundlagen der Medizinethik. Kröner, Stuttgart

Schramme T (2007) A qualified defence of a naturalist theory of health. Med Healthc Philos 10:11–17
Schramme T (2012) Einleitung: Die Begriffe „Gesundheit" und „Krankheit" in der philosophischen Diskussion. In: ders.: Krankheitstheorien. Suhrkamp, Frankfurt a. M., S 9–37
Seel M (1999) Versuch über die Form des Glücks. Suhrkamp, Frankfurt a. M.
Wilm S, Leve V, Santos S (2014) Ist Lebensqualität das, was Patienten wirklich wollen? Einschätzungen aus einer hausärztlichen Perspektive. Z Evid Fortbild Qual Gesundh.wesen 108:126–129
Wulff HR (2002) The Relationship between Health, Disease and Quality of Life. In: Gimmler A, Lenk C, Aumüller G (Hg.) Health and Quality of Life. LIT, Münster/Hamburg/London, S 27–35

Lebensqualität in der Medizin und ihre Zeitstruktur
Zur Zeitlichkeit des guten Lebens aus moralphilosophischer Perspektive

Ralf Lutz

Zusammenfassung

Der Beitrag vertritt die These, dass das Konzept der Lebensqualität in der Medizin aus mehreren Gründen strukturell um einen Zeitindex erweitert werden muss: (1.) um differenziertere Aussagen über diejenigen zeitlichen Aspekte zu ermöglichen, die die subjektiven Bewertungen der Lebensqualität (mit-)bestimmen, etwa über den spezifischen Einfluss der Vergangenheit oder der Zukunft, aber auch bezüglich der Ausdehnung des zeitlichen Bezugs von Lebensqualitätsaussagen, und (2.) um die zeitlichen Aspekte der Lebensqualität empirischer Forschung zugänglicher zu machen. Zur Begründung wird auf eine aristotelisch inspirierte Theorie der Handlungszeit verwiesen, die zeigt, dass Menschen immer in Zeit und aus Zeit heraus handeln und ihr (Er-)Leben bewerten, sodass auch Lebensqualitätsmaße im engeren Sinne über ihre Zeitstruktur eine Differenzierung erfahren können. Damit eröffnet sich neben einer vertieften empirischen Zugänglichkeit auch eine stärkere Anbindung des Konzepts der Lebensqualität sowohl an psychologische Theoriebildung, genauso wie an philosophische Theorien des guten Lebens.

> „Das Zukünftige ist eben so eine Bedingung des Gegenwärtigen
> wie das Vergangene. Was werden soll und werden muss,
> ist der Grund dessen, was ist."[1]

1 Lebensqualität in der Medizin

Die Stabilisierung, Wiederherstellung und Erhöhung der Lebensqualität von Patienten hat sich inzwischen als dritte grundlegende Zielgröße der Medizin – neben der Verringerung von Mortalität und Morbidität – und als Bewertungskriterium medizinischer Maßnahmen etabliert (Cassell 1991; Hanson und Callahan 2000; IQWIG 2009). Vor dem Hintergrund eines grundlegenden Strukturwandels in der Medizin, der sich v. a. an einem Wandel im

---

1 Nietzsche 1988, S. 215.

Krankheitspanorama, an Ressourcenknappheit und einer zunehmenden Pluralität von Wertvorstellungen festmachen lässt (Ach und Quante 1994), wird damit der Einsicht Rechnung getragen, dass nicht allein die Überwindung krankhafter Körperzustände, die über physiologische Parameter erfasst werden können, als Kriterium des Behandlungserfolgs und damit als Ausdruck der Behandlungsqualität medizinischer Maßnahmen anzusehen ist, sondern dass es vielmehr auf eine ganzheitliche Krankheitsbewältigung ankomme, die auch eine nachweisbare Wirkung auf die subjektiv erlebte Lebensqualität der betroffenen Patienten hat. In einem solchen Verständnis soll schließlich nicht allein der Körper, sondern der ganze Mensch, der zudem in spezifischen sozialen Zusammenhängen lebt, als leib-seelische Einheit behandelt werden.

Mit der Etablierung der Lebensqualität als einem weiteren „Endpunkt" medizinischer Praxis sollte also eine differenziertere – und ganzheitlichere – Erfassung der Beeinträchtigungen durch Krankheit ermöglicht werden, einhergehend mit passgenaueren Therapieangeboten und in der Folge einer adäquateren Erfassung des Therapieerfolgs. Mit anderen Worten: Wir haben es beim Konzept der Lebensqualität in der Medizin mit einer Erweiterung der Bemessungsgrundlage medizinischer Praxis in Richtung einer patientenzentrierten und nicht allein krankheitsbezogenen Medizin zu tun (Schöne-Seifert 2007, S. 64-68). In zunehmendem Maße hat sich demnach die Behandlungsqualität auch an der Lebensqualität zu bemessen, zwar nie allein, auch nicht im Sinne eines Substituts, aber ergänzend und erweiternd. Schließlich zeigen sich Krankheit und Gesundheit nicht an isolierten Körpern und Individuen, sondern immer an Subjekten innerhalb eines Lebenszusammenhangs, der eine bewusste Bewertung und Bewältigung entsprechender Zustände und Situationen mindestens mitbestimmt. Solchen evaluativen Perspektiven auf menschliches Erleben liegen nicht selten auch Kosten-Nutzen-Erwägungen zugrunde, wobei diese Perspektiven ihrerseits auf weitergehenden moralphilosophischen Hintergrundannahmen über die Konstitution des Menschen, sein Wesen und seine anthropologische Ausstattung beruhen, die es für eine bewusste Auseinandersetzung transparent zu machen gilt.

Lebensqualität soll hier im Sinne einer operationalen Definition, wie sie sich im medizinischen Kontext weitgehend durchgesetzt hat, verstanden werden als ein komplexes multidimensionales Konstrukt, das biologische, psychologische, handlungsmäßige und im weitesten Sinne soziale Komponenten umfasst und dessen begriffliche Verwendung eine evaluative Perspektive auf einzelne Lebensabschnitte beinhaltet, deren Bewertungsbasis sich vom subjektiven Erleben herleitet (Bullinger 2014; Birnbacher 1998; Raspe 1990).[2] Der aus pragmatischen Gründen enger gefasste Begriff der *gesundheitsbezogenen Lebensqualität* ist demnach für den medizinischen Kontext von besonderer Relevanz und stellt die *subjektive Bewertung des Gesundheitszustandes des Patienten* dar – vornehmlich durch ihn selbst, aber mitunter – etwa bei Kindern – auch auf der Basis einer (problematischen) Fremdbeurteilung. Was zunächst rein deskriptiv verstanden worden war im Sinne einer

---

2 Im Vorgriff auf nachfolgende Ausführungen soll bereits an dieser Stelle festgehalten werden, dass die Praxis der Bewertung von Lebensqualität als ein Handeln interpretiert werden kann, sodass neben der Komponente des subjektiven Erlebens auch eine Komponente des subjektiven Vollzugs, der Tätigkeit im Rahmen des Konzepts der Lebensqualität mitgedacht werden muss.

möglichst exakten Erfassung von Lebensqualitätsbewertungen, hat sich dennoch schnell als normativ herausgestellt; in der Bewertung gesundheitsbezogener Lebensqualität zeigen sich nämlich durchaus normative Gehalte – und zwar genau dann, wenn Handlungsempfehlungen abgeleitet werden und wenn nach den impliziten Wertsetzungen der zugrundeliegenden Anthropologie gefragt wird. Diese normativ-axiologischen Gehalte gilt es freizulegen. Dabei geht es wesentlich um die *Beurteilung von spezifischem Erleben*, nicht um eine *normative Bewertung von Leben* überhaupt. Es muss dabei also von einer doppelten Determinierung, d.h. einer Kombination aus deskriptiven Aspekten auf der einen Seite und normativen, axiologischen oder schlicht evaluativen Aspekten auf der anderen Seite ausgegangen werden, wobei sowohl subjektives Erleben als auch objektive Parameter, wie der körperliche Funktionsstatus, zu berücksichtigen sind; schließlich müssen subjektiv erlebte und ebenso subjektiv begründete Bewertungen mit objektiven (im weitesten Sinne gesundheitsbezogenen) Maßen vermittelt werden.[3] So gesehen gibt es also nicht *die* allgemeine Lebensqualität, sondern immer nur die Frage danach, für wen und in welcher Lebenssituation, d.h. von welchem Subjekt und von welchem Kontext abhängig Lebensqualität betrachtet werden soll.[4] Wird dabei insbesondere die je aktuelle Erlebnisseite betont, kann auch von *Wohlbefinden* gesprochen werden, damit werden affektive, kognitive und volitionale Anteile beschrieben; werden insbesondere die je aktuellen objektiven Lebensumstände betont, kann von *Wohlergehen* gesprochen werden. Wie angedeutet, verbindet das Konzept der *Lebensqualität* beide Momente und gestattet auch die Erweiterung der Perspektive um den Faktor Zeit, wie zu zeigen sein wird.

Das Konzept der Lebensqualität erfährt zwar aktuell weite Verbreitung im medizinischen Kontext, ist aber nicht darauf beschränkt. Wissenschaftliche Fragen nach Inhalt und Messung von Lebensqualität werden, wie ein Blick in entsprechende Forschungsbemühungen lehrt, in mehreren Disziplinen gestellt, vor allem in den Sozialwissenschaften, sie werden aber auch im Bereich der Gesundheitsökonomie, hier insbesondere unter dem Stichwort *public health*[5], verhandelt, und natürlich prominent in der Medizin[6] und den Pflegewissenschaften[7]. Inzwischen liegt eine kaum überschaubare Fülle von Publikationen zu Konzept und Messung der Lebensqualität vor, wobei eine wachsende Diskrepanz zu beobachten ist zwischen einer Differenzierung der Messmethoden bzw. einer Auswei-

---

3 Ausgesprochen abstrakte, weitgehend kontextenthobene Lebensqualitätsmaße, wie sie etwa im gesundheitsökonomischen Kontext Verwendung finden, können hier weitgehend unbesprochen bleiben, da sie praktisch kaum Rückschlüsse auf das subjektive Erleben des Einzelnen ermöglichen.

4 Ein begrifflich einheitliches und kohärentes Konzept ist nicht unbedingt zwingend notwendig für seine Anwendbarkeit, da auch mit einzelnen Facetten gearbeitet werden kann. Nicht selten fehlt es aber dennoch an Kohärenz. Für die Vergleichbarkeit empirischer Daten stellt ein solches Konzept eine zentrale Voraussetzung dar, um Bewertungen angemessen interpretieren zu können. Außerdem kann es großes Gewicht im Rahmen individueller Entscheidungen erhalten, etwa bei Fragen der Therapiezieländerung oder der Therapiebegrenzung.

5 Vgl. den Beitrag von Tobollik et al. in diesem Band.

6 Vgl. die Beiträge von Bölter et al. und Schmidt in diesem Band.

7 Vgl. Riedel und Dichter in diesem Band.

tung in der Praxis im Sinne klinischer und gesundheitsökonomischer Anwendung auf der einen Seite (Higginson, Carr 2003)[8] und der theoretischen Reflexion über Reichweite und Gehalt des Konzepts sowie seiner normativen Implikationen auf der anderen Seite. Dabei erscheint es aus historischer Perspektive als evident, dass die „Verbesserung der psychophysischen Verfassung des Patienten in seinem Lebenszusammenhang" (Bullinger 1996, S. 13) – verstanden als semantischer Kern des Lebensqualitätskonzepts – im direkten therapeutischen Kontakt zwar schon lange thematisiert worden ist und mindestens implizit auch praktiziert wurde, dass aber der Versuch, Lebensqualität messbar und damit einer wissenschaftlichen Auseinandersetzung seitens der Medizin zugänglich zu machen, tatsächlich erst seit einigen Jahrzehnten intensiv betrieben wird (Schölmerich 1992). Mit anderen Worten, nicht die Fragestellung selbst, auf die mit dem Konzept der Lebensqualität geantwortet werden soll, ist grundsätzlich neu, sondern der objektivierende (empirische) Zugang und die Breite der systematischen Anwendung in vielfältigsten Kontexten. Differenzierten Reflexionen zur Messung der Lebensqualität stehen daher deutlich unterkomplexe Auseinandersetzungen mit Inhalt, Reichweite und evaluativem bzw. normativem Gehalt des Konzepts gegenüber, insbesondere aus medizinethischer und moralphilosophischer Perspektive. Was den aktuellen Stand der Konzeptentwicklung betrifft, kann mit Monika Bullinger festgehalten werden:

> „Zu den konzeptionellen Ansätzen der Lebensqualität zählen subjektive Wohlbefindensmodelle, bei denen das subjektive Befinden im Vordergrund steht, und Zufriedenheitsmodelle, bei denen hohe Lebensqualität bei hoher Zufriedenheit in vielen Lebensbereichen postuliert wird. Hinzu kommen Bedürfnismodelle, nach denen eine hohe Lebensqualität von der Erfüllung von Bedürfnissen abhängt, Rollenfunktionsmodelle, mit der Annahme einer hohen Lebensqualität bei Erfüllung relevanter sozialer Rollen, sowie soziale Vergleichsmodelle, die eine hohe Lebensqualität dann postulieren, wenn im Verhältnis zur wahrgenommenen Lebensqualität anderer Personen die eigene positiv beurteilt wird."[9]

Die hier verhandelten Modelle gälte es gegen das bisherige, noch weitgehend operationale Verständnis von Lebensqualität abzuwägen, da diese konzeptuellen Ansätze von ganz unterschiedlichen Voraussetzungen ausgehen. Wohlbefindensmodelle dürften dem hier unterbreiteten Vorschlag zum Verständnis von Lebensqualität zwar am nächsten kommen, neben der Erlebnisseite dürfen jedoch die kognitiven, wertgebundenen und an das Sinn- und Glücksstreben gebundenen Hintergründe, die das Erleben unmittelbar und mittelbar bestimmen, nicht vergessen werden.[10] Zufriedenheitsmodelle dürften den kognitiven Aspekt und die Fähigkeit zur Bejahung und Annahme von auch schwierigen Situationen betonen, während Bedürfnismodelle eigentlich einen Bedürfnisbegriff voraussetzen und Rollenfunktionsmodelle schon enggeführt soziale Vergleichsprozesse ins Zentrum stellen. Darüber hinaus sind Verhältnisbestimmungen und Abgrenzungen zu Krankheits- und

---

8 Vgl. Robinson und Kohlmann in diesem Band.
9 Bullinger 2014, S. 99.
10 Eine Abgrenzung zu eher philosophischen Konzepten des guten Lebens bzw. eines philosophisch gehaltvollen Glücksbegriffs erfolgt weiter unten.

Gesundheitsmodellen (Musschenga 1997) wichtig, ebenso wie es das Verhältnis zu psychologischen Konstrukten (Selbstwert, Attributionen, Kontrollüberzeugungen, generalisierte Ergebniserwartungen[11] etc.) und insbesondere zu philosophischen Konzepten (Glück, gutes Leben, Identität etc.), die dem Konzept der Lebensqualität nahestehen, zu bestimmen gälte. Der vorliegende Beitrag möchte keinen weiteren Vorschlag zur umfassenden inhaltlichen Bestimmung des Konzepts der Lebensqualität unterbreiten. Hierzu liegt eine ganze Reihe von ausgesprochen heterogenen Theorieangeboten vor (Bellebaum und Barheiser 1994; Birnbacher 1998; Naess 1987; Nordenfeldt 1993, 1994; Veenhoven 2000, 2012), die zu systematisieren und auf Kompatibilität und Affinität mit bereits etablierten verwandten Kategorien aus Philosophie, Psychologie, Sozialwissenschaften und Theologie zu prüfen wären. Ins Auge gefasst werden soll hier vielmehr, wie bereits angedeutet, die Erweiterung des Konzepts Lebensqualität um den Faktor Zeit.

Die schon erwähnte Doppelkonstitution des Konzepts aus subjektiven und objektiven Anteilen kann hierfür eine erste wichtige Orientierung bieten. Wenn es eine zentrale systematische Absicht ist, bei der Etablierung von Lebensqualität als grundlegender Ziel- und Bewertungsgröße allen medizinischen Handelns die subjektive Erlebnisseite des Patienten in die Erfolgskriteriologie medizinischer Maßnahmen methodisch kontrolliert und damit messbar aufzunehmen (Bowling 2003; Kohlmann 2014), wenn also im medizinischen Kontext die Objektivität physiologischer Kriterien allein nicht mehr zielführend ist, weil Entscheidungen getroffen werden müssen, die auf dieser Basis allein nicht mehr begründet werden können, etwa Entscheidungen in terminalen Situationen, die ganz individuelle Wertsetzungen implizieren, dann kommen sowohl beim Patienten als auch auf ärztlicher Seite subjektive Kriterien ins Spiel, die aber mit durchaus objektivem Anspruch verteidigt werden können – und zwar in zweifacher Hinsicht: zum einen bezüglich der Messmethode und zum anderen bezüglich impliziter Wertsetzungen. Letztere sind aber häufig an anthropologische Grundannahmen gebunden, etwa wenn vom Leitbild des gesunden, vitalen, sozial integrierten und handlungsfähigen Menschen ausgegangen wird.

Wenn eine kurative Medizin also nicht einfach um eine wunscherfüllende Medizin (Kettner 2006) ergänzt werden soll, d. h. um isoliert subjektivistische Momente des Wohlbefindens oder der Zufriedenheit, müssen die notwendigen Erweiterungen der medizinischen Leistungsperspektive um subjektive Erlebensanteile auf eine operationalisierbare und damit objektiv zugängliche Grundlage gestellt werden, sowohl hinsichtlich ihrer Erfassung und Messung als auch hinsichtlich der ihr zugrunde liegenden medizinethischen bzw. moralphilosophischen Basisannahmen (Bullinger 2014, S. 98f.). So zeigt sich dadurch auf der einen Seite auch eine verstärkte Relevanz medizinischer Psychologie und deutet sich eine Renaissance der Psychosomatik unter neuem Namen an. Schließlich ist seit langem bekannt, dass die statistischen Korrelationen zwischen körperlichem Befund und subjektivem Befinden und Erleben vergleichsweise gering sind, wodurch sich ein weites Feld an psychologischen Aspekten der Krankheitsbewältigung eröffnet (Herschbach 2002; Bullinger 2014), das für das Konzept der Lebensqualität lohnend auszuwerten

---

11 Vgl. Scheier und Carver 1985.

wäre. Nicht zu verwechseln ist die Lebensqualität allerdings mit dem psychologischen Konstrukt der seelischen Gesundheit (Becker 1997; Becker und Minsel 1986), auch wenn es hier Überschneidungen geben sollte. Andererseits kann gefragt werden, inwieweit dem Begriff Lebensqualität eine im moralphilosophischen Sinne gehaltvolle und begründbare Theorie des guten Lebens zugrunde gelegt werden kann. Insbesondere auch deswegen, weil die bisherigen konzeptuellen Modelle noch insofern inhaltlich unterbestimmt sind, als sie kaum Aussagen über Wertsetzungen und Güterpriorisierungen treffen, aber sehr wohl meist unreflektiert von entsprechenden normativen Leitbildern geprägt sind.[12]

Es geht also im Kern des Konzepts der Lebensqualität um die Beurteilung der *Qualität des Erlebens*, des erlebten Lebens, aber auch um die potentiellen Möglichkeiten des Erlebens, denen wir (normativ) nicht gleichgültig gegenüberstehen können. Zunächst steht dabei im Vordergrund die Beschreibung und Erfassung des Erlebens und der Komponenten, die es bedingen, dann aber auch die Bewertung der jeweiligen Erlebnisqualitäten sowie die Kriterien und Voraussetzungen für diese Bewertungen: Leitbilder (guten Lebens), Werte, Normen etc. Grundsätzlich können verschiedene Weisen des Zugangs gewählt werden, die natürlich nicht unabhängig voneinander sind: (1.) über ganz unterschiedliche Anwendungskontexte, etwa im klinischen oder gesundheitsökonomischen Bereich; (2.) disziplinär, d. h. über die fachspezifisch unterschiedlichen wissenschaftlichen Perspektiven, etwa Medizin, Philosophie, Ökonomie; schließlich (3.) je nach Methode der Erkenntnisgewinnung, etwa empirisch oder spekulativ-hermeneutisch, wobei gemischte Zugänge die Regel sind; und (4.) über die unterschiedlichen Ebenen des Konzepts. An dieser Stelle soll v. a. eine strukturell-hermeneutische Herangehensweise an das Konzept der Lebensqualität zur Anwendung kommen.

2 Lebensqualität und Zeit

Wie bereits erwähnt, wird bei der Erhebung von Lebensqualitätsmaßen nicht kontextfreie *allgemeine*, sondern Lebensqualität in bzw. für jeweils ganz bestimmte Kontexte gemessen – eben auch in und für je unterschiedliche *zeitliche Kontexte*, so die im Folgenden zu begründende These. Einer Einschätzung der Lebensqualität am Lebensende, wenn nicht mehr viel Lebenszeit übrigbleibt, liegt in diesem Sinne eine ganz andere Zeitfolie zugrunde als in der Mitte des Lebens, wo die Frage nach dem Ende noch weit weg zu sein scheint. Hier dürften Veränderungen der Einschätzung der Lebensqualität zu beobachten sein, die an den jeweiligen zeitlichen Kontext selbst gebunden sind, da zu vermuten ist, dass jeweils andere Werte oder Güter relevant werden. Im Folgenden soll daher eine strukturelle Komponente *des Konzepts der Lebensqualität* besonders betont werden – die der Zeitlichkeit. Damit ist noch keine Vorentscheidung hinsichtlich der Inhaltstheorie getroffen, es gehen aber möglicherweise inhaltliche Implikationen damit einher. Ich möchte die These vertre-

---

12 Vgl. Bullinger in diesem Band.

ten, dass es zur Struktur des Konzepts, genauer: *jedes* (inhaltlich bestimmten) Konzepts von Lebensqualität gehört, dass es sich auch über eine zeitliche Dimension auffächert. Daher spreche ich an dieser Stelle von der *Struktur* der Lebensqualität, die dann auch Auswirkungen auf potentielle Inhalte des Konzepts hat, aber eben nicht identisch ist mit dessen inhaltlichen Beschreibung bzw. der deskriptiven Bestimmung seiner Extension. Die vorliegenden Reflexionen wollen zeigen, dass die Dimension der Zeitlichkeit für das Verständnis eines umfassenden Konzepts der Lebensqualität notwendig ist. Mit anderen Worten, die Lebensqualität soll mit einem Zeitindex versehen werden, ohne den manche Phänomene der Lebensqualitätsbewertung nicht zu verstehen sind, wie zu zeigen sein wird.

Das Konzept und die Messung von Lebensqualität bezieht sich auf erlebtes Leben – und es stellt sich sogleich die Frage, welche Erstreckung gemeint ist: punktuelles Erleben, eine Episode, ein bestimmter Zeitraum eines Lebensabschnitts, eine Lebensphase, das ganze Leben? Die Bedeutung dieser Fragen kann leicht ermessen werden, wenn man nur an den Beitrag prägender, dominanter oder gar traumatisierender Erfahrungen in der Vergangenheit für gegenwärtiges Erleben und aktuelle Wertsetzungen denkt, oder auch an die Rolle der (positiven oder negativen) Erwartungen für unser Lebensgefühl und unsere subjektiv erlebte Handlungsfähigkeit; hierzu gehört auch die zunehmend wichtiger werdende Frage nach Lebensqualität im Alter (Coors und Kumlehn 2014). Insgesamt kann entlang dieser These davon ausgegangen werden, dass sowohl auf der Konzeptebene als auch im Bereich der Messung von Lebensqualität häufig noch nicht ausreichend unterschieden wird zwischen (1.) unterschiedlichen zeitlichen Extensionen des jeweiligen Bezugs von Lebensqualitätsbewertungen und (2.) dem Beitrag der jeweiligen zeitlichen Dimensionen von Vergangenheit, Gegenwart und antizipierter Zukunft für eine aktuelle Einschätzung der Lebensqualität. Dabei ist diese Zeitstruktur von grundlegend hoher Relevanz für jede Form menschlicher Praxis und damit menschlichen Handelns, also auch für medizinisch-psychologische Fragen nach der Lebensqualität genauso wie für philosophische Fragen nach dem guten Leben.

3 Das gute Leben und der Faktor Zeit

Lebensqualitätsmaße können ihrerseits in einen größeren interpretatorischen Kontext gestellt werden, und zwar in einen Kontext, der Kriterien dafür abgibt zu bestimmen, welche Bedeutung diesen Maßen im Rahmen der Suche des Menschen nach einem gelingenden, sinnvollen und in solcher Hinsicht umfassend „guten" Leben zukommt. Dafür kann die je aktuell erlebte Lebensqualität immer nur ein Baustein sein – der seinerseits einem komplexen Bedingungsfeld von Faktoren entnommen ist, die es freizulegen gilt. Ein dabei bislang zu wenig beachtetes Moment ist, wie bereits angedeutet, der Aspekt der Zeitlichkeit. Im Folgenden sollen daher einige der klassischen moralphilosophischen und handlungstheoretischen Hintergründe dieser These erläutert werden, die sich insgesamt einer aristotelisch inspirierten Argumentationsstruktur verdanken.

3.1 Menschliche Existenz und ihre Zeitlichkeit

Im Rahmen philosophischer Reflexionen auf die grundlegenden Bedingungen der spezifisch menschlichen Existenzweise kursieren zahlreiche Begriffe und Theorien zum Verhältnis des Menschen zu seiner Zeitlichkeit. Der Mensch bestimmt sich demnach durch sein Verhältnis zur Zeit, da er selbst eine *Seinsweise in der Zeit* repräsentiert. Sein Dasein ist selbstreflexive Zeitlichkeit, was ihn *nolens volens* zwingt, auch ein bewusstes Verhältnis zu Vergangenheit, Gegenwart und Zukunft einzugehen. Zeit ist vom Menschen als *Existential seiner Selbstauslegung* zu begreifen. Dabei hat er immer zugleich „*zeitinsistent*" und „*zeitexistent*" zu leben, und beide Formen des Zeiterlebens bzw. genauer des Zeitvollzugs machen es notwendig, dass er sich *zugleich in Zeit und im Gegenüber seiner Zeit* erlebt bzw. sein Leben vollzieht. Die Konsequenzen dieser Einsicht für Theorie und Praxis der Lebensführung, für menschliches Handeln und natürlich das Erleben, scheinen jedoch in der Ethik noch zu wenig bedacht worden zu sein. Schließlich haben wir auf der einen Seite im Kontext ethischer Reflexionen nicht selten eine „Eliminierung des Zeithorizonts" (Fischer 1998, S. 215) zu beobachten, mithin einen Versuch, den handelnden Menschen mindestens partiell zeitlos zu beschreiben, etwa transzendental oder universal. Auf der anderen Seite wird das Handlungssubjekt nach wie vor weitgehend unter einem linearen Zeitschema, das vom Gedanken der (kollektiven) Geschichte geprägt ist, gedeutet, aber kaum wirklich mit einem konsequenten Zeitindex, besser: einer Zeitmatrix, versehen.

Spätestens mit der Verbreitung exakter Methoden der Zeitmessung in der Moderne kann eine folgenreiche Trennung von menschlicher Zeiterfahrung und Zeitreflexion beobachtet werden: es entsteht zum einen eine Idee physikalischer Zeit und zum anderen etabliert sich eine Vorstellung von Lebenszeit, die je unterschiedlich erlebt werden kann. Eines der auffälligsten Kennzeichen dieser Entwicklungen für den Kontext der vorliegenden Fragestellung ist ein *Hiatus von gemessener Zeit und erlebter Zeit* (dazu Blumenberg 1986). Die erlebte Zeit passt sich aus historischer Perspektive betrachtet sukzessive dem Modell der gemessenen Zeit an, wodurch sich das faktische Zeiterleben verkürzt und beschleunigt. Nichtsdestotrotz handelt der Mensch in Zeit und in Auseinandersetzung mit Zeit, was bedeutet, dass mit der Veränderung des Zeiterlebens und der vorherrschenden Zeittheorie auch das Selbstverständnis seiner Handlungswirklichkeit radikalen Wandlungen unterworfen war – und bis heute auch noch ist. Mit Karen Gloy soll daher die Aufmerksamkeit zunächst auf den Begriff einer sogenannten „*Handlungszeit*" (Gloy 2006, S. 73-161) gelenkt werden, mithin auf eine Zeittheorie, die den Versuch unternimmt, einen spezifischen übergreifenden Kontext menschlicher Handlungspraxis und Handlungstheorie von der Dimension der Zeitlichkeit her zu entwickeln, um diejenige Zeitfolie begrifflich fassen zu können, die im Rahmen ethischer Reflexionen auf menschliche Handlungswirklichkeit bestimmend ist. Das, was *Handlungszeit* genannt wird, liegt in einer Vermittlung beider Zeitformen, der subjektiv erlebten und der objektiv gemessenen Zeit.

Zeit ist dabei als Existential zu verstehen und jede Anthropologie immer auch Selbstauslegung des Menschen im Existential der Zeit. Mit anderen Worten: Soll menschliche Handlungswirklichkeit adäquat verstanden werden, wird sie mit einem Zeitindex versehen werden müssen, denn zu lange sind wir im Rahmen ethischer Theoriebildungen davon ausgegangen, dass Handeln entlang dem Kausalschema zeitlich linear zu entwerfen sei, ohne das zeitliche Spannungsgeschehen in den Blick zu nehmen, in dem der Handelnde sich aufgespannt sieht. Mit Blick auf die Zeitachse heißt das: der Handelnde steht in einer Grundspannung von (erinnerter) Vergangenheit, (erfahrener) Gegenwart und (antizipierter) Zukunft. Sie ist quasi die Klammer, die die zeitlichen Pole miteinander verknüpft und damit wie eine Brücke, über die Sinnvalenzen aufgespannt und transportiert werden, wohlgemerkt: aufgespannt, das heißt mit Anhalt in jeweils beiden Spannungspolen. Wird diese dialektische Spannung einseitig aufgelöst, das heißt, wird der Gegenwart übermäßiges Gewicht beigemessen unter Missachtung unserer Vergangenheit, könnten wir nicht wirklich aus der Vergangenheit für die Gegenwart lernen. Dasselbe gilt für unsere Zukunftsoffenheit, würden wir sie zugunsten der Gegenwart verleugnen, dann wären wir tendenziell in dieser Gegenwart gefangen, da wir keinen Impuls hätten, sie zu transzendieren und gar nicht wüssten, wie und woraufhin wir sie umwandeln könnten und sollten. Übermäßige Gewichtung einer imaginierten Zukunft, genauso wie eine übermäßige Gewichtung der Vergangenheit können ein gelingendes Leben in der gegenwärtigen Wirklichkeit verhindern. Unter Aufrechterhaltung dieser Handlungsspannungen können wir allerdings aus der Vergangenheit für die Gegenwart und aus der Gegenwart für die Zukunft lernen und leben – und können Gegenwart aus einer positiv antizipierten Zukunft heraus gestalten. Indem alle Zeitmodi füreinander erschlossen und miteinander verknüpft werden, wird der aktuelle Handlungsraum mit dem potentiellen Möglichkeitsraum über das Medium der Zeit verbunden – und daraus entsteht unter handlungstheoretischer Perspektive *Gestaltungsmöglichkeit*. Dies ist bei aller Differenzierung das übergreifende Ziel: gutes Leben in der Zeit – durch *Sinngebung (in) der Zeit* im Modus des Handelns.[13] *Der Mensch entwirft sich in Zeit hinein und aus Zeit heraus.* Im Verhältnis zur Zeit bestimmt sich der Mensch handelnd selbst und gibt sich darin einen als sinnvoll erlebten biographischen Ort, eine Identität. Mit den Worten von Karen Gloy:

„Die an Handlungen gebundene Zeit ergibt einen spezifischen Zeittyp: die Handlungszeit, die reicher strukturiert ist als die kaum oder gar nicht strukturierte, diffuse Dauer der erlebten, gestimmten Zeit. Bei ihr handelt es sich entsprechend der Handlungsstruktur um ein Gestaltphänomen, und zwar um ein gerichtetes. [...] Im Vergleich nicht nur mit der erlebten Zeit, sondern auch mit der mentalen Vulgärzeit stechen an ihr eine Reihe von Merkmalen hervor, die es hervorzuheben gilt: erstens die Konkretheit im Unterschied zur Abstraktheit der mentalen Zeit, zweitens die Besonderheit im Unterschied zu deren Allgemeinheit, drittens die Qualität im Unterschied zu deren Quantität, viertens die Endlichkeit im Unterschied zu deren Unendlichkeit."[14]

---

13 Sinn soll hier in einem weiten Begriffsverständnis soviel wie *Bedeutung im Zusammenhang* heißen, da aus hermeneutischer Perspektive Sinn nur in Sinnzusammenhängen entziffert werden kann und Bedeutungen semantisch nur mittels übergeordneter Bedeutungszusammenhänge herausgearbeitet werden können.

14 Gloy 2006, S. 75.

Die Vorstellung vom Handlungssubjekt als punktuell in der Gegenwart handelndem, das die Vergangenheit nur noch im Rücken und die Zukunft weit vor sich hat, muss fürderhin erweitert werden durch die Etablierung einer Zeit-Folie, in der die Gegenwart insofern intensiv mit Vergangenheit und Zukunft verzahnt ist, als sie beide Zeitdimensionen zu vergegenwärtigen vermag, sodass eine *kontextuelle Zeitanalyse* als Handlungsvoraussetzung konstatiert werden muss. Es ist dabei von einer *dynamischen Wechselwirkung der Zeitrichtungen* auszugehen, diese strukturiert das Handeln auf eine spezifische Weise. Diese grundlegende *Verknüpfung von Handlungen mit den verschiedenen Zeitmodi*, der Vergangenheit mit der Erinnerung, der Gegenwart mit der Erfahrung und der Zukunft mit der Erwartung bzw. Hoffnung, zielt auf die *Zeitstruktur menschlicher Handlungswirklichkeit*, wie sie paradigmatisch bereits in der Antike in der eudämonistischen Ethik des Aristoteles vorgezeichnet wurde.[15]

3.2 Antike Zeittheorie und das gute Leben nach der aristotelischen Eudaimonia

Ein Seitenblick auf die *antike Zeittheorie* und die aristotelische Ethik ist an dieser Stelle für die vorliegende Fragestellung insofern angebracht und lohnend, als bereits bei Aristoteles im Rahmen seiner Theorie des guten Lebens eine prototypische Vorläuferkonzeption für eine Theorie der Handlungszeit abzulesen ist, auch wenn diesbezüglich mythologisch-kosmologische Annahmen im Hintergrund stehen, die schlicht extrahiert werden müssen, um die gesuchte Systematik freilegen zu können. Für antikes Denken sind Zeit und Zeitlichkeit auf das Engste mit Vergänglichkeit und Sterblichkeit verknüpft und gehen mit der Notwendigkeit wie der Möglichkeit einher, sich *innerhalb der Zeit* auf das Leben und seine Glücksmöglichkeiten zu besinnen.[16] Der handlungsbetonte Zug der Daseinsorientierung, der sich aus diesen Vorstellungen ergibt, steht in einer Verbindung zu Fragen des guten Lebens und nachgeordnet zu denen der Lebensqualität. Insbesondere bei Aristoteles ist die Verwiesenheit des menschlichen Daseins und seiner Glücksmöglichkeiten auf die dem Menschen gegebene Zeitspanne explizit formuliert (Vigo 1996; Conen 1964).

---

15 Ohne an dieser Stelle auch nur ansatzweise der komplexen Ethik des Aristoteles gerecht werden zu können, sollen doch diejenigen Aspekte herausgegriffen werden, die für die Zeitstruktur des guten Lebens und in der Folge für das Konzept der Lebensqualität zentral sind.

16 „Alles, was sich begibt, begibt sich in der Zeit, worunter sowohl destruktive Aspekte wie Alter und Tod fallen als auch konstruktive Aspekte wie Reife und die Konstitution der Wissenschaften und Künste. […] Es kann als ein Grundmotiv der antiken Philosophie angesehen werden, die Welt in ihrer prozessualen Dimension und somit auch die allgemeine Gefährdung des menschlichen Lebens durch negative Geschehnisse in der Zeit anzuerkennen und folglich nicht nach Glücks- und Heilswegen zu suchen, die diese Gegebenheit negieren und gleichsam überspringen. In dieser Welt und ihren ontologischen Gründen werden Gewissheiten gesucht, an denen man sich in der wandelbaren Welt orientieren und in deren tätiger Erschließung man ein glückliches Leben verwirklichen kann." Woyke 2006, S. 433-434.

Für die vorliegende Argumentation soll zunächst festgehalten werden, dass hier der *Tätigkeitscharakter menschlichen Glücks* und damit dessen prozesshafte und zeitliche Erstreckung und Entwicklung betont wird. Menschliche Sprache verleitet zwar zu der Annahme, dass wir Glück bzw. Lebensqualität „*haben*" oder eben nicht haben, worin eine Art Besitzverhältnis zum Ausdruck kommt. Der antike Ursprung zielt dagegen auf ein Sein auf der Basis eines zeitlichen Vollzugs, einer Tätigkeit in der Zeit. Die aristotelische Eudaimonia, die dem Menschen gemäße Form des Glücks, ist an der inneren Qualität des Vollzugs der Seele gemäß der Tugend (*arete*) – und damit gemäß der Vernunft – erkennbar. Mit anderen Worten: das Glück des Menschen besteht in einer Tätigkeit (*energeia*) der Seele, es ist nicht einfach ein Erlebnisglück, sondern eine Aktivität des höchsten Seelenvermögens des Menschen. Glücklich schätzen darf sich zudem nach Aristoteles nur derjenige, dessen Eudaimonia das ganze Leben andauert.[17] Damit erscheint das gute Leben der Eudaimonia bei Aristoteles in einer doppelten Struktur: (1.) als Vollzug in der Gegenwart – mit dem zugehörigen realen Erleben; und (2.) als ein Ziel in der Zukunft über die Erstreckung der Zeit eines ganzen Lebens. Was sich hier schon andeutet, ist die zeitliche Struktur des glücklichen, gelingenden Lebens und in der Folge die enorme handlungspraktische Bedeutung dieser Zeitstruktur (Rese 2013). Besonders zu betonen ist dabei, dass Aristoteles einen *praktischen Umgang mit der Zeit* fordert und damit eine *qualitative Zeitdimension* herausstellt im Unterschied zu einer ausschließlich quantitativen, physikalischen Zeit (Mesch 2013a, S. 17f.). Es wäre nun zu zeigen, dass allen zentralen Begriffen der aristotelischen Ethik ein Zeitschema zugrunde liegt: allen voran dem menschlichen Streben nach erfüllender Eudaimonia, wobei das Streben als ein Wollen und Handeln in der Zeit (Perkams 2013) verstanden werden kann. Ein solches Zeitschema liegt auch dem Tugenderwerb (Mesch 2013b) zugrunde und damit auch der praktischen Rationalität (Vigo 2013), wie überhaupt menschlichem Handeln (*praxis*) und der Suche nach der guten, der jeweiligen Situation angemessenen Zeit (*kairos*). Nachfolgend sollen nun die bislang gewonnenen Einsichten wieder auf das Konzept der Lebensqualität bezogen werden.

4 Die Zeitstruktur der Lebensqualität

Wenn für die Einführung einer Zeitstruktur in das Konzept der Lebensqualität geworben werden soll, dann heißt das auch, dass der Reichtum menschlichen Zeiterlebens wahrgenommen und in die Erhebung von Lebensqualitätsdaten aufgenommen werden muss. Erste Einsichten entlang dieser These liegen für das Konzept der Lebensqualität bereits vor, aber noch weitgehend ohne theoretische Konsequenzen für das Konzept selbst (Carr, Gibson und Robinson 2001). So gibt es schon Hinweise bzgl. durchschnittlicher Lebens-

---

17 Vgl. Aristoteles, EN I, 6 und 11. Auf weitere Belege im Text der Nikomachischen Ethik und eine Diskussion der Kontroverse um inklusivistische oder exklusivistische Deutung der Eudaimonia, d.h. auf die Frage, ob sie als additive Verbindung verschiedener Güter oder als einzelnes Gut aufzufassen ist, muss hier aus Platzgründen verzichtet werden.

zufriedenheits- oder Glückskurven über den Lebensverlauf (Easterlin 2006; Blanchflower 2008). Es zeigt sich auch, dass die subjektiv erlebte Lebensqualität vieler alter Menschen trotz z. T. erheblicher Einschränkungen kontraintuitiv vergleichsweise hoch ist (Hager, Klindtworth und Schneider 2014), und es stellt sich die Frage: warum? Daneben gibt es im Rahmen gesundheitsökonomischer Forschungen zur Ableitung von sog. *QALYs* (quality-adjusted-life-years, Schöffski 2012), die der Erfassung der anhand der Lebensqualität gewichteten (Rest-)Lebenserwartung dienen, durchaus Modelle und Instrumente, die die Lebensqualität mit einer Zukunftsperspektive verknüpfen, etwa die *Time-Trade-Off-Methode* (Buckingham et al. 1996), die die Lebenszeit als Maßeinheit zur Gewichtung von Gesundheits- und Krankheitszuständen verwendet. Aber es fällt auf, dass diese und ähnliche Modelle von der hier favorisierten subjektiven Perspektive auf die Lebensqualität nach wie vor vollständig abstrahieren. Ferner kann im Rahmen psychologischer Glücksforschungen ein habituelles von einem aktuellen Wohlbefinden unterschieden werden (Mayring 1991; 1994) – durchaus in Analogie zu den bereits erwähnten philosophischen Einsichten in die Zeitstruktur des Tugenderwerbs. Hier böten sich zahlreiche Möglichkeiten der Weiterführung und Konkretion von empirischen Einsichten aus der Lebensqualitätsforschung anhand der Dimensionen der Zeit.

Aus systematischer Perspektive kann und muss innerhalb der je individuell eingeschätzten Lebensqualität unterschieden werden zwischen Anteilen, die auf aktuelle Umstände der näheren Gegenwart rekurrieren, solchen, die auf vergangene, d. h. bereits erlebte und bewertete Umstände abheben, und solchen, die sich auf erwartete oder befürchtete Umstände in der Zukunft beziehen. Eine ganze Reihe unterschiedlicher Konstellationen sind denkbar. So können die realen Lebensumstände nahezu unverändert sein, aber die subjektive Einschätzung der Lebensqualität kann sich verändern, je nachdem, wie hoffnungsvoll oder pessimistisch die Erwartung der zukünftigen Lebensumstände ausfällt. Das Umgekehrte gilt freilich analog: auch wenn gegenwärtigen Bedingungen, etwa körperliche Gesundheitsparameter, sich deutlich verbessert haben, können unverändert negative Einschätzungen der erwarteten Situation die aktuell empfundene Lebensqualität dennoch kaum erhöhen. So dürfte auch eine Neubewertung vergangener Erfahrungen und Lebensumstände die gegenwärtige Evaluation der Lebensqualität nachhaltig beeinflussen – und indirekt auch die Einschätzung zukünftig erwarteter Umstände bedingen, genauso wie nachhaltige Erfahrungen in der Gegenwart die Bewertung vergangener Umstände zu verändern vermögen bzw. hoffnungsvolle oder pessimistische Erwartungen zukünftiger Lebensumstände indirekt auch die Bewertung bereits vergangener Umstände in der Erinnerung korrigieren können. Mit andere Worten: Lebensqualitätserhebungen finden immer in und aus einer Gegenwart heraus statt, aber mit je unterschiedlichen Wirkanteilen vergegenwärtigter Vergangenheit bzw. vergegenwärtigter Zukunft. Damit stellen Lebensqualitätsbewertungen kein Augenblicks-Glück oder -Unglück dar, sondern kommen immer auch unter *Rückblick auf eine Vergangenheit* und unter *Vorausblick auf eine erwartete Zukunft*[18] zustande. Wir

---

18 Diese erwartete Zukunft wird auch in fiktiven Szenarien wie in der oben erwähnten *Time-Trade-Off-Methode* bewertet. Das ist aber ist gerade die Schwäche der TTOs, weil nicht jede

haben es mithin mit einer partiellen Gegenwart der Vergangenheit und einer partiellen Gegenwart der Zukunft zu tun. Je stärker dabei der Einfluss der Gegenwart bzw. gegenwärtiger Umstände ausfällt, umso höher auch der je aktuelle Erlebnisanteil ist, desto näher dürfte man inhaltlich den Konzepten des (positiven oder negativen) *Wohlbefindens* bzw. der *Zufriedenheit* gekommen sein. Je integraler, zeitlich globaler und biographisch umfassender die Bewertungsbasis ausfällt, und vor allem je transparenter die Wertgrundlagen und die normativen Leitbilder für Nutzenerwägungen gemacht werden, desto näher wird man einigen Basiselementen einer (philosophischen) *Theorie des guten Lebens* kommen. Die Bewertungsbasis der *Lebensqualität* wird dagegen an Stabilität und Konsistenz gewinnen, je größer der jeweilige Bewertungszeitraum angesetzt wird. Hier kann eine doppelte zeitliche Graduierung vorgenommen werden: (1.) *diachron* über globale oder episodische Bewertungen, womit etwa dynamische Verläufe von Lebensqualität oder auch anderer verwandter Konzepte, etwa der Zufriedenheit (Rapkin 1998), möglich wären, und (2.) *synchron* über die Anzahl der bewertungsrelevanten Aspekte einer Biographie.[19]

Noch einmal zurück zum medizinischen Kontext: auch longitudinal über den gesamten Lebensverlauf erfasste Lebensqualitätswerte könnten auf diese Weise im Rahmen verschiedenster Forschungsbemühungen nicht nur verständlich(er) werden, sondern auf (medizinische und psychologische) Krankheitsverläufe rückbezogen werden, um etwa Informationen über die Langzeitwirkung von medizinischen Maßnahmen zu erhalten. Objektive medizinische Zeitmaße – etwa erfasst über verbleibende Lebenszeit, Dauer von (chronischen) Erkrankungen, durchschnittliche Krankheitsverläufe etc. – und subjektives Zeiterleben gilt es in der Konsequenz der bisherigen Überlegungen aufeinander zu beziehen. Denn Krankheitsprozesse finden nicht nur in einem trivialen Sinne im Medium der Zeit statt, sondern verlangen auch eine bewusste Auseinandersetzung mit dem Krankheitsgeschehen, eine Auseinandersetzung des ganzen Menschen, der sich als radikal zeitliches Subjekt dazu in ein bewusstes Verhältnis zu setzen vermag.

Den Menschen auf diese Weise als ein zeitliches Wesen zu begreifen, hat also einen grundlegenden Einfluss auf handlungsbezogene Konzepte wie das Streben nach dem guten Leben – und damit auch auf das Konzept der Bewertung von Lebensqualität. Diese kann aus moralpsychologischer Perspektive als Erlebnisseite eines im moralphilosophischen Sinne „guten" Lebens gelten, während menschliches Glück – in einem philosophisch anspruchsvollen Sinne als Tätigkeitsglück, das den Menschen auf ein seine Wesenserfüllung repräsentierendes höchstes Strebensgut verweist – als Maßstab des guten Lebens begriffen werden kann. Glück und Lebensqualität können dabei als *Funktionen der Zeit* aufgefasst werden, indem sie die *Zeitstruktur des guten Lebens* (Mesch 2013a und 2013b) abbilden.

Fiktion gleich plausibel oder für den Befragen vorstellbar ist. Was einen nicht betreffen kann, wird weniger einfühlsam bewertet.
19 Schließlich kommt neben der Breite der integrierten Erfahrungen der zeitlichen Kohärenz unserer biographischen Narrationen eine erhebliche Bedeutung für unsere Identitätsentwicklung zu.

5 Ausblick

Die vorliegenden Ausführungen haben für eine *Zeitstruktur des Konzepts der Lebensqualität* plädiert, um deutlich zu machen, dass Lebensqualitätsmaßen nicht allein punktuelle, quasi zeitlose Bewertungen zugrunde liegen, sondern dass diese in Zeit und in Auseinandersetzung mit der Zeit vonstatten gehen. Lebensqualitätsmaße sind daher zeitlich graduiert zu denken je nach zeitlicher Extension bzw. (Prä-)Dominanz zeitlicher Dimensionen. Warum ist aber die Differenzierung des Konzepts anhand der Dimension der Zeit so wichtig? Es können vier Gründe genannt werden: (1.) kann dadurch die reale Vielfalt der Lebensqualitätsbewertungen phänomenadäquater beschrieben werden, denn wir handeln und bewerten unser Leben zugleich aus Zeit und in reflexiver Distanz gegenüber der Zeitlichkeit unserer Existenz. Es ist (2.) für eine detailliertere empirische Erfassung einzelner Voraussetzungen der Bewertung von Lebensqualität von zentraler Bedeutung, dass zugrunde liegende Zeitstrukturen differenziert erhoben werden können. Diese Differenzierung ermöglicht (3.) einen theoretischen Anschluss an philosophische Traditionen (Glück, Sinn, gutes Leben) und eröffnet (4.) eine Anbindung und Integration verwandter psychologischer Theorien.

Allerdings müssen abschließend in Anlehnung an Dieter Birnbacher (Birnbacher 1998) folgende Desiderate markiert werden: Auch wenn das Konzept der Lebensqualität im Kern keine normative Bewertung von Leben im Allgemeinen, sondern eine Beurteilung von Erleben im Speziellen darstellt, und diese Unterscheidung von bleibendem heuristischem Wert ist, kann dennoch die Frage gestellt werden, ob hier nicht Übergänge beobachtet werden können, wonach in der Folge einer zeitlich globalen Lebensqualitätsbewertung die Versuchung gegeben sein könnte, doch normative Schlüsse über den Wert von Leben in seiner Gänze zu ziehen. Darüber hinaus ist das Verhältnis von subjektiven und objektiven Größen genauer zu bestimmen, erst recht, wenn sie geringe statistische Korrelationen aufweisen oder im Plural erscheinen. Dann nämlich muss begründet priorisiert oder zumindest abgewogen werden können, was epistemologisch einen Standpunkt außerhalb der Abwägungsebenen voraussetzt. Dieser Standpunkt muss aber begründungstheoretisch ausgewiesen werden, womit die ethische Prinzipienebene erreicht sein dürfte, die im Rahmen übergeordneter Leitbilder guten Lebens bestimmten Gütern den Vorzug vor anderen zu geben vermag. Und schließlich ist auf die Grenzen und die Auswirkungen der empirischen Operationalisierung von Lebensqualität hinzuweisen, sodass entsprechende Bemühungen immer dessen eingedenk bleiben sollten, was denn da genau gemessen wurde, und was nicht – auf dass der Reichtum menschlicher Vorstellungen über das gute, gelingende Leben nicht mit dem aktuell nur partiell Quantifizierbaren verwechselt werde.

Literatur

Ach JS, Quante M (1994) „...having good times..." Anmerkungen zum Konzept der Lebensqualität in der biomedizinischen Ethik. ZfmE 4: 307–319

Aristoteles Ethica Nicomachea (EN)

Becker P, Minsel B (1986) Psychologie der seelischen Gesundheit, Bd 2: Persönlichkeitspsychologische Grundlagen, Bedingungsanalysen und Fördermöglichkeiten. Göttingen

Becker P (1997) Psychologie der seelischen Gesundheit, Bd 1: Theorien, Modelle, Diagnostik. Göttingen

Bellebaum A, Barheiser K (Hrsg) (1994) Lebensqualität. Opladen

Birnbacher D (1998) Der Streit um die Lebensqualität. In: Schummer J (Hrsg) Glück und Ethik. Würzburg, S 125–145

Blanchflower DG (2008) Is well-Being U-shaped over the life cycle? Social Science & Medicine 66 (8): 1733–1749

Blumenberg H (1986) Weltzeit und Lebenszeit. Frankfurt am Main

Bowling A (2003) Current state of the art in quality of life measurement. In: Carr AJ, Higginson IJ, Robinson PG (Eds) Quality of Life. BMJ Books: 1–8

Buckingham JK, Birdsall J, Douglas JG (1996) Comparing three versions of the time tradeoff: time for a change? Med Decis Making 16 (4): 335–347

Bullinger M (1996) Lebensqualität – ein Ziel- und Bewertungskriterium medizinischen Handelns? In: Möller H-J, Engel RR, Hoff P (Hrsg) Befunderhebung in der Psychiatrie: Lebensqualität, Negativsymptomatik und andere aktuelle Entwicklungen. Wien, S 13–29

Bullinger M (2014) Das Konzept der Lebensqualität in der Medizin – Entwicklung und heutiger Stellenwert. Z Evid Fortbild Qual Gesundhwes 108:97–103

Carr AJ, Gibson B, Robinson P (2001) Is Quality of life determined by expectations or experience. In: BMJ 322:1240–1243

Cassell EJ (1991) The nature of suffering and the goals of medicine. New York

Conen PF (1964) Die Zeittheorie des Aristoteles. München

Coors M, Kumlehn M (Hrsg) (2014) Lebensqualität im Alter. Gerontologische und ethische Perspektiven auf Alter und Demenz. Stuttgart

Easterlin RA (2006) Life Cycle Happiness and its sources. Journal of Economic Psychology Volume 27 (4): 463–482

Fischer J (1998) Furcht, Hoffnung, Vertrauen. Die Wahrnehmung der Zukunft als Problem theologischer Ethik. In: Ders., Handlungsfelder angewandter Ethik. Eine theologische Orientierung. Stuttgart, S 212–227

Gloy K (2006) Zeit. Eine Morphologie. Freiburg i.Br., München

Hager K, Klindtworth K, Schneider N (2014) Die Lebensqualität alter Menschen aus ärztlicher Sicht. In: Coors M, Kumlehn M (Hrsg) Lebensqualität im Alter. Gerontologische und ethische Perspektiven auf Alter und Demenz. Stuttgart, S 81–96

Hanson MJ, Callahan D (2000) The goals of medicine: the forgotten issue in health care reform. Washington DC

Herrschbach P (2002) Das „Zufriedenheitsparadox" in der Lebensqualitätsforschung. Psychother Psych Med 52: 141–150

Higginson IJ, Carr AJ (2003) The clinical utility of quality of life measures. In: Carr AJ, Higginson IJ, Robinson PG (Eds) Quality of Life, BMJ Books: 63–78

Institut für Qualität und Wirtschaftlichkeit im Gesundheitswesen (IQWIG) (2009) Methodik für die Bewertung von Verhältnissen zwischen Nutzen und Kosten im System der deutschen gesetzlichen Krankenversicherung – Version 2.0. URL: https://www.iqwig.de/download/09-03-18_Entwurf_Methoden_Kosten-Nutzen-Bewertung_Version_2_0.pdf

Kettner M (2006) „Wunscherfüllende Medizin" zwischen Kommerz und Patientendienlichkeit. Ethik Med 18 (1): 81 –91

Kohlmann T (2014) Messung von Lebensqualität: So einfach wie möglich, so differenziert wie nötig. Zeitschrift Evid Fortbild Qual Gesundh.wesen 108: 104–110

Mayring P (1991) Psychologie des Glücks. Stuttgart

Mayring P(1994) Die Erfassung subjektiven Wohlbefindens. In: Abele A, Becker P (Hrsg) Wohlbefinden. Theorie – Empirie – Diagnostik Weinheim, 2. Aufl, S 51–70

Mesch W (2013a) Einleitung: Aristoteles über die Zeitstruktur des guten Lebens. In: Ders. (Hrsg) Glück – Tugend – Zeit. Aristoteles über die Zeitstruktur des guten Lebens. Stuttgart, S 1–20

Mesch W (2013b) Praktische Zeit und ethische Tugend. In: Ders. (Hrsg) Glück – Tugend – Zeit. Aristoteles über die Zeitstruktur des guten Lebens. Stuttgart, S 95–116

Musschenga AW (1997) The Relation between Concepts of Quality-of-Life, Health and Happiness. Journal of Medicine and Philosophy 22: 11-28

Naess S (1987) Quality of Life Research. Concepts, methods and Applications. Oslo

Nietzsche F (1988) Nachgelassene Fragmente 1882-1884 (KSA Bd 10), hrsg. v. Colli G, Montinari M, München

Nordenfelt L (1993) Quality of Life, Health and Happiness. Aldershot

Nordenfelt L (1994) Towards a Theory of Happiness: A Subjectivist Notion of Quality of Life. In: Nordenfelt L (Ed) Concepts and Measurement of Quality of Life in Health Care. Dordrecht, S 35–57

Perkams M (2013) Handeln in der Zeit als Erkennen und Streben. Zum Zusammenhang der aristotelischen Bewegungstheorie und Ethik. In: Mesch W (Hrsg) Glück – Tugend – Zeit. Aristoteles über die Zeitstruktur des guten Lebens. Stuttgart, S 201–214

Rese F (2013) Praxis und Poiesis in zeitlicher Perspektive. In: Mesch W (Hrsg) Glück – Tugend – Zeit. Aristoteles über die Zeitstruktur des guten Lebens. Stuttgart, S 185–200

Rapkin B et al (1998) Beyond satisfaction: Using the Dynamics of Care assessment to better understand patients' experiences in care. In: Health and Quality of Life Outcomes 6: 20

Raspe H-H (1990) Zur Theorie und Messung der Lebensqualität in der Medizin. In: Schölmerich P, Thews G (Hrsg) Lebensqualität als Bewertungskriterium in der Medizin. Stuttgart, S 23–40

Scheier MF, Carver CS (1985) Optimism, Coping, and Health: Assessment and implications of generalized Outcome Expectations. Health Psychology 4 (3): 219–247

Schöffski O (2012) Das QALY-Konzept als prominentester Vertreter der Kosten-Nutzwert-Analyse, in: Schöffski O, Graf von der Schulenburg JM (2012) Gesundheitsökonomische Evaluationen. Berlin, 4. Aufl, S 71-110.

Schöne-Seifert B (2007) Grundlagen der Medizinethik. Stuttgart

Veenhoven R (2000) The four qualities of life. Ordering concepts and measures of good life. Journal of Happiness Studies 1: 1–39

Veenhoven R (2012) Happiness, also known as „Life Satisfaction" and „Subjective Well-Being". In: Land KC, Michalos AC, Sirgy MJ (Eds) Handbook of Social indicators and Quality of Life Research. Springer, S 63–77

Vigo AG (1996) Zeit und Praxis bei Aristoteles. Die Nikomachische Ethik und die zeit-ontologischen Voraussetzungen des vernunftgesteuerten Handelns. Freiburg i.Br. und München

Vigo AG (2013) Überlegung und Entscheidung. Zur Zeitstruktur der praktischen Rationalität. In: Mesch W (Hrsg) Glück – Tugend – Zeit. Aristoteles über die Zeitstruktur des guten Lebens. Stuttgart, S 139–159

Woyke A (2006) Die systematische Bedeutung antiker Zeitphilosophie. Anknüpfungspunkte und wesentliche Unterschiede im Blick auf spätere Konzeptionen. Zeitschrift für philosophische Forschung 60 (3): 421–440

Lebensqualität als Selbstverwirklichung

Tatjana Višak

Zusammenfassung

Dieser Aufsatz beschäftigt sich mit der werttheoretischen Frage, was das Leben einer Person *für diese Person* gut, schlecht oder neutral macht. Davon ist auch die Frage betroffen, was unter „Lebensqualität" zu verstehen ist. Wohlfahrtstheorien geben Antwort auf diese Frage, indem sie sagen, was das Wohlergehen einer Person letztlich ausmacht. Der Aufsatz zielt darauf ab, die Vorzüge einer bestimmten Wohlfahrtstheorie zu präsentieren, die Wohlergehen als Selbstverwirklichung versteht. Da deren Stärken und Schwächen am besten im Vergleich mit anderen Wohlfahrtstheorien beurteilt werden können, werden zunächst die drei gängigsten Wohlfahrtstheorien vorgestellt, um im Anschluss daran die Selbstverwirklichungstheorie zu umreißen und um zu erläutern, warum sie so vielversprechend ist. Anschließend werden Wege aufgezeigt, die Selbstverwirklichungstheorie weiterzuentwickeln. Zum Schluss folgen Vorschläge zur Bestimmung und Messung von Lebensqualität (im Sinne von Selbstverwirklichung) in der medizinischen Praxis.

1 Einleitung

„Lebensqualität" ist heutzutage ein wichtiger Begriff in der medizinischen Praxis. Einer verbreiteten Ansicht nach hat medizinisches und pflegerisches Handeln das Ziel, die Lebensqualität des Patienten zu fördern. Der Nutzen und Erfolg etwa einer Operation oder eines Medikamentes wird demnach nicht bemessen anhand der Folgen für den Blutdruck oder den Cholesterinspiegel. Es geht letztlich um die Folgen für die Lebensqualität des Patienten. Nicht einmal die durch den Eingriff gewonnene Lebenszeit ist maßgebend. Eingriffe, die das Leben verlängern, kommen nämlich nicht unbedingt der Lebensqualität des Patienten zugute. Ein kürzeres Leben ohne Schmerzen könnte beispielsweise einem etwas längeren Leben mit schmerzhafter Behandlung vorzuziehen sein. Das Verlängern von Leben oder das Heilen von Krankheiten überzeugen als höchste Zielsetzung nicht. Gerade wenn Krankheiten nicht (mehr) geheilt werden können, stellt sich die Aufgabe, eine gewisse Lebensqualität des Patienten trotz der Krankheit zu gewährleisten. Als Maßstab medizinischen und pflegerischen Handelns soll also Lebensqualität gelten.

Trotzdem ist es nicht unproblematisch, das Fördern der Lebensqualität des Patienten zum Ziel medizinischen Handelns zu ernennen. Eine Zahnärztin stellt sich normalerweise nicht die Frage, wie sie ganz allgemein die Lebensqualität eines Patienten verbessern kann. Vielleicht braucht der Patient dazu einen neuen Job, müsste er seine Beziehungsprobleme beheben oder Urlaub machen. Es fällt jedoch nicht in den Kompetenzbereich der Zahnärztin, sich mit solchen Maßnahmen zu befassen. Um dieser Überzeugung gerecht zu werden, spricht man eher von „gesundheitsspezifischer Lebensqualität" als Ziel medizinischen Handelns. Dies scheint aber im Hinblick auf die heutige Spezialisierung der medizinischen Praxis immer noch zu weit gefasst, da ja tatsächlich nur ein kleiner Aspekt der gesundheitsspezifischen Lebensqualität in den Aufgabenbereich einer Zahnärztin fällt, etwa der Bereich, der das Gebiss betrifft. Demnach müsste man im Falle der Zahnärztin von „gebissbezogener Lebensqualität" sprechen. Einerseits beschränkt sich ihr Aufgabenbereich auf das Gebiss, andererseits geht es im Hinblick darauf um alle Zustände und Maßnahmen, welche die Lebensqualität ihrer Patienten beeinflussen, auch wenn es sich streng genommen nicht um Krankheiten handelt. Je umfassender die ärztliche oder pflegerische Betreuung eines Patienten ist, je angemessener ist es, die Lebensqualität des Patienten ohne Einschränkung auf spezifische Bereiche im Auge zu haben.

Aber was ist eigentlich mit „Lebensqualität" gemeint? Man kann aus verschiedenen disziplinären Blickwinkeln über Lebensqualität im medizinischen Kontext nachdenken. In diesem Beitrag werde ich dies aus ethischer Perspektive tun. Sogar bei Beschränkung auf die Ethik sind noch vielerlei Blickwinkel möglich, die man jeweils einem der drei Felder der Ethik zuordnen kann: der Werttheorie, der normativen Ethik oder der Metaethik.[1] Werttheorie stellt die Frage, was wertvoll oder gut ist. Zum Beispiel fragt man sich, was das Leben einer Person für diese gut macht. Was macht Lebensqualität aus? In der normativen Ethik hingegen geht es um die Frage, wie wir handeln sollen. Aus dieser Perspektive könnte man erforschen, welche Rolle Lebensqualität in der medizinischen Praxis spielen sollte. Ist es beispielsweise moralisch zu verantworten, Patienten sterben zu lassen oder deren Leben aktiv zu beenden? Kann es geboten sein, paternalistisch zu handeln, um die Lebensqualität eines Patienten zu fördern? Die Metaethik schließlich befasst sich mit dem *Status* normativer und werttheoretischer Urteile. Gibt es eine objektiv wahre Antwort auf die Frage, wie wir handeln sollen oder auf die Frage, was unsere Lebensqualität ausmacht? Dieses Kapitel wendet sich vor allem der werttheoretischen Frage zu, was die Lebensqualität eines Individuums ausmacht.

Wenn wir die werttheoretische Frage stellen, was wertvoll oder gut ist, dann sind wir vor allem am intrinsisch Guten interessiert. Der Begriff des intrinsisch Guten lässt sich am besten im Gegensatz zum instrumentell Guten definieren. Ein instrumentelles Gut ist gut als Mittel. Man könnte sogar sagen, dass ein instrumentelles Gut gar kein Gut ist, sondern nur ein Mittel um Güter zu bekommen. Geld wird beispielsweise als ein instrumentelles

---

1 Diese Dreiteilung entnehme ich Shafer-Landau, 2012.

(d. h. extrinsisches) Gut angesehen. Es ist nicht gut an sich, sondern höchstens deshalb, weil es einem Gutes bringen kann. Man kann sich damit beispielsweise einen Mantel kaufen. Ist der Mantel gut an sich? Nein, auch der Mantel ist nicht gut an sich. Er ist gut, weil er uns irgendetwas bringt. Unter anderem hält er uns im Winter warm. Ist es gut an sich, im Winter nicht zu frieren? Auch diese Frage kann man verneinen. Möglicherweise ist das Gute daran, es im Winter warm zu haben, dass man auf diese Weise gesund bleibt. Ist Gesundheit gut an sich? Manche würden dies bejahen. Andere würden stattdessen behaupten, dass sogar Gesundheit nur instrumentell gut ist. Vielleicht ist Gesundheit nur deshalb gut, weil sie uns erlaubt, zu tun, was wir gerne tun möchten, und weil sie Leid und Schmerzen verhindert, die uns eine Krankheit bringen würde. Gesund sein bringt uns demnach Freude und krank sein bringt uns Leid. Ist Freude gut an sich? Nun, Freude könnte durchaus ein intrinsisches Gut sein und Leid ein intrinsisches Übel. Selbst wenn das so ist, ist es nicht unbedingt am besten für uns, jedwedes Leid zu vermeiden. Ein unangenehmer Zahnarztbesuch kann zum Beispiel nötig sein, um noch mehr Leid zu einem späteren Zeitpunkt zu vermeiden. Dies steht der Behauptung nicht im Wege, dass Leid intrinsisch schlecht für mich ist. Was genau die intrinsischen Güter sind, ist in der Werttheorie umstritten.

Wenn von intrinsischen Gütern die Rede ist, dann ist es üblich, zwischen „gut *für*" jemanden und „gut" (ohne Qualifizierung) zu unterscheiden. Ein Gut des ersten Typus wird als personales Gut (oder prudentielles Gut) bezeichnet. Diesen Begriff versuchen Theorien des Wohlergehens (auch „Wohlfahrtstheorien" genannt) zu erfassen. Das Verhältnis zwischen personalem Wert und Wert (ohne Qualifizierung) ist umstritten. In der Werttheorie ist es üblich, den Begriff des „Wohlergehens", d. h. des „personalen Wertes" vom Begriff des „guten Lebens" zu unterscheiden. Für ein gutes Leben (ohne Qualifizierung) braucht es vermutlich mehr als nur Wohlergehen. Um ein gutes Leben (ohne Qualifizierung) zu führen, ist es vielleicht auch nötig, tugendhaft zu sein und sich um das Wohl Anderer zu kümmern. In diesem Kapitel geht es um Wohlergehen und damit um die Frage: Was macht das Leben eines Individuums gut für dieses Individuum? Genau dies ist meiner Meinung nach auch die Frage nach der Lebensqualität. Wohlergehen und Lebensqualität sind demnach gleichbedeutend. Es ist daher sinnvoll, sich den in der Ethik diskutierten Wohlfahrtstheorien zuzuwenden, wenn man verstehen möchte, was Lebensqualität ausmacht.

Dieser Aufsatz zielt darauf ab, die Vorzüge einer bestimmten Wohlfahrtstheorie zu präsentieren, die Wohlergehen als Selbstverwirklichung versteht. Da deren Stärken und Schwächen am besten im Vergleich mit denen anderer Wohlfahrtstheorien beurteilt werden können, sollen im folgenden Abschnitt zunächst die drei gängigsten Wohlfahrtstheorien präsentiert werden. In Abschnitt 3 werde ich dann die Selbstverwirklichungstheorie umreißen und erläutern, warum sie so vielversprechend ist. In Abschnitt 4 zeige ich Wege auf, die Selbstverwirklichungstheorie weiterzuentwickeln. Zum Schluss, in Abschnitt 5, folgen Vorschläge zum Bestimmen und Messen von Lebensqualität in der medizinischen Praxis.

2 Gängige Theorien des Wohlergehens

Eine der klassischen Wohlfahrtstheorien ist der Hedonismus. Der Hedonismus ist eine Theorie, die besagt, dass es beim Wohlergehen um mentale Zustände geht, genauer gesagt um Freude und Schmerz, oder im weiteren Sinne um Genuss und Leid (Bentham 1996 [1789]; Mill 1998 [1863]; Feldman 2006; 2009; Crisp 2006; Tännsjö 1998). Dem Hedonismus liegt die zentrale Intuition zugrunde, dass Gemütszustände ein wichtiger Aspekt des Wohlergehens sind. Sind Gemütszustände aber das Einzige, worum es beim Wohlergehen geht? Gegen den Hedonismus wurde eingewandt, dass, wenn es nur um angenehme Gemütszustände ginge, ein Leben an einer Lustmaschine oder im Rausch von Glücksdrogen das bestmögliche Leben für ein Individuum sein müsse. Dies scheint aber nicht zutreffend zu sein (Crisp 2006; Bradley 2008; Nozick 1974; Sumner 1996).

Der Präferenzialismus ist eine der wichtigsten rivalisierenden Theorien des Wohlergehens (Harsanyi 1982; Griffin 1986; Sobel 2009; Wessels 2011; Birnbacher 2005; Gesang 2000). Dem Präferenzialismus zufolge ist es intrinsisch gut für mich, meine Präferenzen zu erfüllen. Geld oder einen Mantel zu haben oder nicht zu frieren sind dieser Theorie zufolge Zustände, die intrinsisch gut für mich sind unter der Bedingung, dass ich mir diese Zustände wünsche, das heißt, dass es Zustände von Wunscherfüllung sind. Die Zustände sind extrinsisch gut für mich, wenn sie meiner Wunscherfüllung als Mittel zugutekommen. Daher ist der Präferenzialismus auch als Wunscherfüllungstheorie bekannt. Ein Anhänger der Wunscherfüllungstheorie kann also genauso wie der Hedonist sagen, dass beispielsweise Gesundheit und verlässliche Freunde gut für mich sind. Nur die Begründungen sind verschieden: Der Hedonist erklärt diese Dinge für gut, wenn sie Freude bringen, während der Präferenzialist deren Wert damit begründet, dass sie gewünscht sind oder der Wunscherfüllung zugutekommen. Auch für Freude gilt gemäß dem Präferenzialismus, dass sie gut für mich ist, genau dann, wenn ich sie mir wünsche oder wenn sie meine Wunscherfüllung fördert. Eine engere Beziehung zwischen Freude und Wunscherfüllung ist allerdings auch denkbar. Der dem Präferenzialismus zugrundeliegende Begriff des Wünschens könnte in Bezug auf Freude oder Glücklichsein definiert werden. Zum Beispiel: Wir wünschen etwas genau dann, wenn wir, würden wir uns diese Sache richtig und lebhaft vorstellen, froh wären (Wessels 2011, S. 86). Außerdem könnte man Glücklichsein im Sinne von Wunscherfüllung definieren, etwa so: Glücklichsein heißt, in einer Situation sein, in der man sich wünscht zu sein (McNaughton 1953, S. 54; Brandt 1966, Heathwood 2006).

Der Präferenzialismus trägt der Intuition Rechnung, dass verschiedene Dinge dem Wohlergehen verschiedener Individuen zugutekommen. Der Präferenzialismus erklärt dies dadurch, dass verschiedene Individuen unterschiedliche Wünsche und Interessen haben. Was gut für den einen ist, kann unwichtig oder gar schädlich für einen anderen sein. So erklären unterschiedliche Interessen, weshalb Fruchtbarkeit wichtig ist für Menschen, die Kinder bekommen wollen, aber irrelevant für Menschen, die dies nicht wollen, oder dass Gottesdienst wichtig ist für gläubige Menschen, aber nicht für Atheisten.

Eine geläufige Kritik an der Wunscherfüllungstheorie besagt, dass irgendwelche Zustände nicht deshalb gut für uns sind, weil wir sie wünschen, sondern andersherum, dass wir sie wünschen, weil sie gut für uns sind (Crisp 2008). Schon Aristoteles (384-322 v. Chr.) machte darauf aufmerksam, dass wir etwas wünschen, weil wir es aus irgendwelchen Gründen für gut halten und nicht, dass wir etwas für gut halten, weil wir es wünschen. Ein weiterer Kritikpunkt beruht auf der folgenden Überlegung: Wenn Wunscherfüllung mein Leben gut für mich macht, dann wäre es sinnvoll, meine Wünsche ständig abhängig von den Erfolgsaussichten anzupassen. Dies würde sicherlich mehr Wunscherfüllung generieren. Insofern es überhaupt möglich ist, sich so wechselhaft zu verhalten, würde man dabei aber riskieren, sich selbst zu verlieren (Wessels 2011, S. 132; Barry 1989, S. 280). Eine weitere Herausforderung für den Präferenzialismus betrifft die Frage, ob es auch dann gut für mich ist, dass meine Wünsche erfüllt werden, wenn ich mir dessen gar nicht bewusst bin, etwa weil ich gar nicht weiß, dass irgendeiner meiner Wünsche sich erfüllt hat.

Die dritte Gruppe klassischer Wohlfahrtstheorien umfasst sogenannte Listen-Theorien oder perfektionistische Theorien. Listen-Theorien besagen, dass es eine Reihe intrinsischer Güter gibt, die zu erreichen gut für uns ist.[2] Auf einer solchen Liste stehen zum Beispiel diverse grundlegende Güter, die gut für jeden Menschen seien, unabhängig von dessen Wünschen oder Eigenheiten (Moore 1903; Rawls 1971; Nussbaum 1988; Sen 1993; Hausman 2012; Parfit 2011). Das Ausmaß, in dem man diese Güter besitzt, bestimmt das Wohlergehen der betreffenden Person. Elemente des Wohlergehens wären demzufolge beispielsweise Gesundheit, Freundschaft und Glück. Perfektionistische Wohlfahrtstheorien verbinden Wohlergehen mit einer Art der Perfektion, zum Beispiel damit, ein gutes Exemplar seiner Art zu sein. Auf Menschen bezogen bedeutet das, ein guter oder tugendhafter Mensch zu sein. Perfektionistische Ansätze sind typischerweise externalistisch, da es ihnen zufolge nicht letztlich und gänzlich von der Konstitution des Individuums *als Individuum* abhängt, was gut für ein Individuum ist, sondern etwa davon, dass das betreffende Individuum ein gutes Exemplar der Sorte Mensch ist (Haybron 2008, S. 156-157).

Listen-Theorien tun sich leicht, die Intuition einzufangen, dass es nicht nur von meiner Perspektive abhängt, was gut für mich ist. Dies erscheint plausibel, denn es kommt immer wieder vor, dass jemand sich etwas wünscht, was ihm gar nicht gut tut. Das Phänomen angepasster Präferenzen veranschaulicht, dass die Erfüllung von Präferenzen einem nicht unbedingt zugutekommen muss (Elster 1982). Nussbaum (2001) nennt das Beispiel von Frauen in armen Ländern, die Präferenzen entwickelt haben, bei ihren gewalttätigen Ehemännern zu bleiben und ihre Töchter auf eine frühe Ehe vorzubereiten, anstatt ihnen eine Schulausbildung zu ermöglichen. Diese Frauen bekommen nicht, was am besten für sie und ihre Töchter ist. Die Deformation ihrer Präferenzen ist stattdessen ein Teil des Übels. In anderen Fällen ist es auf Unwissenheit zurückzuführen, dass Menschen sich Dinge wünschen, die ihnen schaden. In wieder anderen Fällen sind sich Menschen darüber

---

2   Diese Einteilung in Hedonismus, Präferenzialismus und Listen-Theorien ist zwar üblich (Parfit 1984, S. 493), aber auch diskutabel. Man könnte etwa den Hedonismus auch als Listen-Theorie mit einem Item auf der Liste bezeichnen.

bewusst, dass sie sich Dinge wünschen, die ihnen schaden, aber es fehlt ihnen der Wille, ihre Präferenzen zu ändern; Drogenkonsum ist ein bekanntes Beispiel.

Ein problematischer Aspekt der Listen-Theorien ist der Externalismus. Die aufgelisteten Güter könnten dem betreffenden Individuum egal sein. Es besteht möglicherweise kein Zusammenhang zwischen den Gütern und den Wünschen oder der Konstitution des Individuums. Wie kann etwas gut für mich sein, wenn es mich nicht berührt, wenn es mich nicht glücklich macht und wenn es in keiner Beziehung zu meiner Persönlichkeit steht? Warum ist beispielsweise Bildung gut für mich? Es scheint doch so zu sein, dass eine Rechtfertigung des prudentiellen Wertes von Bildung gar nicht darum herum kommt aufzuzeigen, dass Bildung letztlich Glück oder Wunscherfüllung bringt.

Zusammenfassend lässt sich sagen, dass die drei (Gruppen von) Wohlfahrtstheorien alle auf plausiblen Einsichten beruhen, allerdings auch gegenintuitive Implikationen haben. Die Debatte ist noch in vollem Gange. In den letzten Jahren haben Anhänger verschiedener Theorien Revisionen vorgeschlagen, die es der jeweiligen Theorie erleichtern sollen, die ungewünschten Implikationen zu vermeiden. Außerdem wurden Hybrid-Theorien und kombinierte Theorien entwickelt (Wessels 2011; Heathwood 2006). Die Selbstverwirklichungstheorie (Haybron 2008) verfolgt das gleiche Ziel wie diese Ansätze: Sie zielt darauf ab, die vielversprechenden Aspekte rivalisierender Theorien zu kombinieren und gleichzeitig deren Probleme zu vermeiden.

3 Die Selbstverwirklichungstheorie

Kürzlich hat Daniel Haybron eine Theorie vom Glücklichsein entwickelt, die insgesamt sehr gut aufgenommen wurde und inzwischen eine der führenden Theorien auf diesem Gebiet ist. Um anzudeuten, welcher Stellenwert dem Glück im weiteren Kontext des Wohlergehens zukommt, skizziert Haybron (2008, S. 177-199) die seiner Meinung nach plausibelste Theorie des Wohlergehens. Dabei handelt es sich um die Selbstverwirklichungstheorie des Wohlergehens, in welcher Glück eine wichtige Rolle spielt. Wohlergehen ist gemäß Haybron also Selbstverwirklichung, welche sich, grob gesagt, aus zwei Aspekten zusammensetzt: (1) authentisches Glück und (2) Erfolg in Projekten, welche man in Hinblick auf die eigene Persönlichkeit wichtig findet. Neben diesen Aspekten der Selbstverwirklichung weist Haybron auf die Relevanz von körperlichem Genuss, Gesundheit und Vitalität hin. Dies seien zwar keine Aspekte von Selbstverwirklichung, wohl aber Aspekte von Wohlergehen.

Die Selbstverwirklichungstheorie ist eine eudämonistische Wohlfahrtstheorie, da sie Wohlergehen definiert als das Verwirklichen der eigenen Natur. Gemäß den klassischen eudämonistischen Theorien ist das Wohlergehen eines Individuums dadurch bestimmt, inwiefern das Individuum ein gutes Exemplar seiner Art ist, etwa ein guter Hund oder ein guter Mensch. Was „gut" in diesem Zusammenhang bedeutet, wird durch eudämonistische Theorien genauer bestimmt. Typischerweise geht es den Anhängern dieser Theorien darum, dass ein Individuum die für die Spezies charakteristischen Fähigkeiten möglichst voll entwickelt. Aristoteles beispielsweise hebt im Hinblick auf Menschen die Rationalität als charakteristische Fähigkeit hervor und hält deshalb das Leben als Philosoph für besonders gelungen bzw. gut. Im Gegensatz zum traditionellen Eudämonismus geht es Haybron allerdings um das Verwirklichen der *persönlichen Konstitution* des Individuums und nicht darum, einem auf die Spezies zugeschnittenen Idealbild nahe zu kommen. Traditionelle aristotelische Wohlfahrtstheorien sind perfektionistisch und externalistisch, wie oben definiert. Sie verbinden Wohlergehen für Menschen damit, ein gelungenes Exemplar der Spezies „Mensch" zu sein. Im Gegensatz dazu ist die Selbstverwirklichungstheorie internalistisch, denn sie definiert, was gut für ein Individuum ist, nur auf Basis der Konstitution des Individuums *als eines Individuums*. Der Maßstab ist also das Individuum selbst und nicht irgendeine Gruppe, von der es ein gelungenes Exemplar sein soll.

Haybron verwendet einen naturalistischen Selbstbegriff. Demnach umfasst das Selbst erstens die emotionale Natur des Individuums. Dieses „emotionale Selbst" ist ein zentraler Aspekt der individuellen Persönlichkeit, da es beispielsweise bestimmt, was das Individuum authentisch glücklich macht. Zweitens umfasst das Selbst die soziale Identität des Individuums. Diese betrifft die eigene soziale Rolle und die Art und Weise, wie man von anderen gesehen wird. Drittens umfasst es den Charakter und damit moralisch relevante Aspekte des Individuums. Viertens umfasst das Selbst das Temperament des Individuums, zum Beispiel ob man im Allgemeinen eher freudvoll oder betrübt ist und ob man eher introvertiert oder extravertiert ist. Schließlich umfasst das Selbst auch den Selbstbegriff des Individuums, der mit dem Verständnis des eigenen Lebens zu tun hat, sowie mit den eigenen Idealen, Projekten und Beziehungen (Haybron 2008, S. 184). Diese Aspekte des Selbst beeinflussen, was das Individuum authentisch glücklich macht und was dessen identitätsbezogene Projekte sind.

Glücklichsein ist dieser Theorie zufolge ein zentraler Aspekt des Wohlergehens, da es mit der Erfüllung der emotionalen Natur des Individuums gleichzusetzen ist und damit einen Teil der Selbstverwirklichung ausmacht. Dabei geht es darum, in Übereinstimmung mit der individuellen Disposition zu leben, nach der man in bestimmten Situationen glücklich und in anderen unglücklich ist. Haybron (2008) verteidigt eine Theorie des Glücks als eines mentalen Zustands. Es geht um eine positive Reaktion auf das eigene Leben. Genauer geht es beim Glücklichsein nicht so sehr um eine kognitive, sondern vielmehr um eine emotionale Reaktion auf das eigene Leben. Glück ist also die psychische Bejahung der eigenen Situation, psychisches Florieren. Haybron zufolge umfasst psychisches Florieren sowohl die Emotionen des Individuums als auch dessen Stimmungen und Stimmungsneigungen, wobei mit Letzterem die Veranlagung gemeint ist, bestimmten Stimmungen zu erliegen. Glück ist also ein zentraler emotionaler Zustand, der kontrastiert werden kann mit Zuständen von Angst, Verfremdung und Depression.

Wichtig ist, dass das Glück, dieser Theorie zufolge, authentisch sein muss, um dem Wohlergehen zuträglich zu sein. Haybron (2008, S. 189) erklärt, dass der hedonische Wert des Glücks von einem Mangel an Authentizität zwar nicht beeinträchtigt wird, dass dies aber sehr wohl für den Wert gilt, den Glück für die Selbstverwirklichung hat. Dieser Aspekt wird unten im Vergleich zum Hedonismus weiter ausgeführt werden.

Wie bereits erwähnt, nennt Haybron neben Glück und Erfolg im Hinblick auf identitätsbezogene Projekte noch einen dritten Aspekt des Wohlergehens. Wie gut es einem Individuum geht, könnte Haybron zufolge auch von Kriterien abhängen, die nichts mit dessen persönlicher Identität zu tun haben. Haybron stehen hier Kriterien wie Gesundheit, Vitalität und körperlicher Genuss vor Augen. Was gesund für jemanden ist, hat gemäß Haybron nichts mit dessen Persönlichkeit zu tun. Es ist einfach davon abhängig, was für eine Art Tier das Individuum ist. Bewegung ist zum Beispiel einfach deshalb gut für Menschen, weil sie sich evolutionär auf eine bestimmte Weise entwickelt haben. Haybron beschreibt die relevanten Aspekte als unsere „nutritive" oder „tierische" Natur, womit er meint, dass diese Dinge gut für uns sind, in Anbetracht der Tierart, zu der wir gehören.

Wenn das Wohlergehen eine Frage der Selbstverwirklichung ist, dann hängt das Wohl eines Individuums vom Ausmaß von dessen Selbstverwirklichung ab. Es ist klar, dass verschiedene Aspekte des Selbst auf verschiedene Individuen in unterschiedlichem Maße zutreffen. Darum sollte das Ausmaß der Selbstverwirklichung immer anhand der Aspekte des Selbst, die auf das jeweilige Individuum zutreffen, bestimmt werden (Višak und Balcombe 2013). Eine Analogie kann dies verdeutlichen: Man kann sich das jeweilige Selbst wie einen Behälter vorstellen. Das Ausmaß der Selbstverwirklichung besteht in dem Prozentsatz, zu dem der Behälter gefüllt ist. Die Behälter, welche das Selbst verschiedener Individuen repräsentieren, haben vielleicht verschiedene Formen und Größen. Dies ändert jedoch nichts daran, dass es einzig und allein darauf ankommt, in welchem Maße der jeweilige individuelle Behälter gefüllt ist.

Die Selbstverwirklichungstheorie unterscheidet sich in interessanter Weise von klassischen Wohlfahrtstheorien. Sie ist vielversprechend, weil sie auf Intuitionen basiert, die auch den klassischen Wohlfahrtstheorien zugrunde liegen, gleichzeitig jedoch in der Lage zu sein scheint, deren ungewünschte Implikationen zu vermeiden.

Wie auch die Listen-Theorien präsentiert die Selbstverwirklichungstheorie eine Reihe von Aspekten, deren Realisierung Wohlergehen ausmacht. Jedoch kann Wohlergehen, gemäß der Selbstverwirklichungstheorie, nie etwas dem Individuum Fremdes sein, da es immer mit den mentalen Zuständen und der persönlichen Konstitution des Individuums verknüpft ist. Dies ist dadurch gewährleistet, dass die wichtigsten Aspekte des Wohlergehens das Verwirklichen des individuellen Selbst betreffen: Erfolg im Hinblick auf identitätsbezogene Projekte und emotionales Florieren. Während der aristotelische Eudämonismus das Verwirklichen der eigenen Natur als das Realisieren artspezifischer Fähigkeiten versteht, geht es der Selbstverwirklichungstheorie um die Persönlichkeit des Individuums, nämlich darum, was der jeweiligen Person wichtig ist und was sie – in Anbetracht der persönlichen Konstitution, Wünsche und Projekte – glücklich macht.

Im Gegensatz zum Hedonismus besagt die Selbstverwirklichungstheorie nicht, dass das Wohlergehen eines Individuums einzig und allein von dessen angenehmen oder unangenehmen Erfahrungen abhängt. Da für die Selbstverwirklichungstheorie auch der Erfolg im Hinblick auf identitätsbezogene Projekte wichtig ist und da sie das Authentizitätskriterium einschließt, kann sie Kritik, die auf Glücksmaschinen oder Ähnliches verweist, vermeiden. Sich langfristig an eine Glücksmaschine anzuschließen, kommt dem Wohlergehen nicht zugute, wenn es dem Verwirklichen von Projekten im Wege steht, die einem wichtig sind. Außerdem zählt das so erreichte Glücksgefühl nicht, da es nicht auf der authentischen Bejahung des eigenen Lebens beruht, weil das an der Glücksmaschine verbrachte Leben nicht im relevanten Sinne das eigene Leben, die Realisierung der eigenen Persönlichkeit ist.

Außerdem geht es dem Hedonismus um angenehme und unangenehme Erfahrungen und nicht um Glück, wie Haybron es versteht. Glücklichsein ist nicht in erster Linie eine Frage der aktuellen Summe angenehmer und unangenehmer Erfahrungen. Stattdessen kommt es auf Emotionen, Stimmungen und Stimmungsneigungen an, die sozusagen auf einer tieferen Ebene liegen. Daher gilt: (1) Nicht alle oberflächlichen Genüsse oder Schmerzen affizieren mein Glücklichsein. (2) Das Wissen, dass jemand glücklich ist, erlaubt Vorhersagen über zukünftige mentale Zustände, da aktuelles Glücklichsein eine Person daraufhin prägt, wie sie Situationen wahrnimmt und auf sie reagiert. Das ist bei angenehmen Erfahrungen nicht unbedingt der Fall. (3) Im Gegensatz zur üblichen Annahme von Hedonisten ist eine Person nicht schon deshalb glücklich, weil sie in letzter Zeit etwas mehr angenehme als unangenehme Erfahrungen gemacht hat. Glücklichsein ist nicht einfach die Summe der Erfahrungen, die das Individuum macht, sondern es ist ein Zustand des Individuums. Außerdem ist, wer sich über längere Zeit überwiegend in negativen Gemütszuständen befindet, wohl kaum glücklich.

Anders als der Präferenzialismus kann die Selbstverwirklichungstheorie erklären, warum es einem Individuum nicht zugutekommt, ständig die eigenen Wünsche an die jeweiligen Erfolgsaussichten anzupassen. Anstatt dem Individuum zu helfen, identitätsbezogene Projekte zu erfüllen, würde diese Strategie es unmöglich machen, solche Projekte überhaupt zu haben. Es muss sich allerdings noch zeigen, wie die Selbstverwirklichungstheorie mit anderen Herausforderungen umgehen kann, mit denen sich auch der Präferenzialismus konfrontiert sieht. Zählt ein bestimmter Weltzustand beispielsweise auch dann als Erfolg im Hinblick auf mein Projekt, wenn ich mir dieses Zustands nicht bewusst bin? Das im Zusammenhang mit dem Präferenzialismus diskutierte Erfahrungskriterium wird auch hier diskutiert werden müssen. Andererseits hat die Selbstverwirklichungstheorie vermutlich mehr Möglichkeiten als der Präferenzialismus, zwischen Wunscherfüllung, die intuitiv als dem Wohlergehen zuträglich verstanden wird, und solcher, für die dies nicht gilt, zu unterscheiden.

Wie bereits erwähnt, wurden kürzlich hybride oder kombinierte Theorien vorgeschlagen, die sowohl Aspekte des Hedonismus als auch des Präferenzialismus übernehmen (Wessels 2011; Heathwood 2006). Diese Theorien sind in der Hinsicht auf dem richtigen Weg, dass sie verschiedene gegenintuitive Implikationen beider Theorien vermeiden können. Manchen solcher Theorien kann aber vorgeworfen werden, dass sie eine Kombination der beiden Theorien nicht konsistent rechtfertigen können und dadurch wie Ad-hoc-Hypothesen wirken (Višak 2013a, S. 310). Die Selbstverwirklichungstheorie scheint in der Lage zu sein, dieses Problem zu vermeiden, da sie sich auf Selbstverwirklichung beruft und dadurch eine nachvollziehbare Begründung für das Zusammenfügen bestimmter Elemente aus dem Hedonismus, dem Präferenzialismus und dem Perfektionismus hat. Dies ermöglicht die Ausarbeitung einer konsistenteren und plausibleren Wohlfahrtstheorie.

4 Zur Weiterentwicklung der Theorie

Wie wir gesehen haben, unterscheidet Haybron drei Aspekte von Wohlergehen: (1) authentisches Glücklichsein, (2) Erfolg im Hinblick auf identitätsbezogene Projekte und (3) das Verwirklichen der sub-personalen Natur des Individuums einschließlich körperlicher Genüsse, Gesundheit und Vitalität. Haybron präsentiert diese Dreiteilung als eine erste Annäherung und räumt ein, dass man vielleicht weitere Aspekte von Wohlergehen hinzufügen müsse (Haybron 2008, S. 194). Außerdem deutet er, wie bereits gesagt, den dritten Aspekt nur kurz an, ohne ihn auszuführen. Ich werde hier keine weiteren Aspekte vorschlagen, sondern überdenken, ob die drei von Haybron vorgeschlagenen Aspekte beibehalten werden sollten und was ihre relative Gewichtung sein sollte.

Ich werde diese Untersuchung mit der Frage beginnen, wer oder was dieser Theorie zufolge ein Subjekt von Wohlergehen ist. Da hier von der Selbstverwirklichungstheorie die Rede ist, könnte man sagen, sie solle auf alle Individuen anwendbar sein, die ein Selbst haben. Es scheint, dass nur bewusste, fühlende Wesen ein Selbst, wie Haybron es skizziert, haben. Man führe sich zur Erinnerung die von Haybron aufgeführten Aspekte des Selbst vor Augen: emotionales Selbst, soziale Rolle, Temperament und Charakter, sowie identitätsbezogene Projekte. Keiner dieser Aspekte scheint zuzutreffen auf frühe Embryonen, die noch kein Bewusstsein haben, auf PVS-Patienten, Tote, Pflanzen und leblose Objekte. Wenn man die Gruppe der Subjekte von Wohlergehen so definiert, dann impliziert dies, dass nichts gut oder schlecht für gefühllose und unbewusste Entitäten sein kann. Solche Entitäten kann man möglicherweise zerstören oder reparieren, man kann sie aber nicht in ihrem Wohlergehen affizieren. Das ist kontrovers, scheint mir aber plausibel: nur fühlende Wesen sind Subjekte von Wohlergehen. Nur fühlende Wesen sind überhaupt Subjekte, da es dazu einer eigenen Perspektive auf die Welt bedarf: zumindest Bewusstseinszuständen, die in der Philosophie des Geistes als „qualia" bekannt sind.

Sind *alle* fühlenden Wesen Subjekte von Wohlergehen? Was ist mit Tieren, die körperlichen Genuss und Schmerz empfinden können, aber nicht in der Lage sind, Gefühle, Stimmungen oder Stimmungsneigungen zu erfahren? Ich denke, dass solche Tiere, wenn es sie denn gibt, auch in ihrem Wohlergehen affiziert werden können. Jedoch sind die von Haybron angeführten Aspekte der *Selbstverwirklichung* auf solche Wesen nicht anwendbar. Um das Problem zu lösen, könnte man sagen, dass jedes Individuum, auf das irgendein Aspekt von Wohlergehen zutrifft, Wohlergehen hat. Diese Strategie impliziert jedoch, dass auch gefühllose Entitäten Wohlergehen haben. Schließlich umfasst der dritte, sub-personale Aspekt von Wohlergehen Gesundheit und Vitalität. Da sogar Pflanzen mehr oder weniger gesund und vital sein können, trifft ein so verstandenes Konzept von Wohlergehen auch auf Pflanzen zu. Ich bin nicht sicher, ob dies plausibel und wünschenswert ist.[3]

Wie könnte man den Bereich der Subjekte von Wohlergehen auf plausiblere Weise bestimmen? Im Gegensatz zu Haybron könnte man sagen, dass es auch mit der individu-

---

3 Es widerspricht jedenfalls dem Begriff von Wohlergehen, von dem welfaristische und andere Moraltheorien typischerweise ausgehen.

ellen Persönlichkeit (und nicht nur mit der sub-personalen Natur) zu tun hat, was einem Individuum körperliche Genüsse und Schmerzen bereitet. Was mir körperlichen Genuss oder Leid bringt, wird natürlich teilweise von evolutionsgeschichtlichen und biologischen Fakten bestimmt und hat in diesem Sinn damit zu tun, zu welcher Spezies ich gehöre. Jedoch gibt es auch innerhalb der Spezies Mensch individuelle Unterschiede bezüglich der Frage, welche körperlichen Erfahrungen man als angenehm oder schmerzhaft empfindet. Manche Menschen genießen das Sonnenbaden, Massagen und bestimmte sexuelle Praktiken, andere nicht. Manche lieben den Geschmack von Broccoli, andere verabscheuen ihn. Ähnliche Unterschiede gibt es zwischen Individuen innerhalb anderer Spezies. Demnach könnte man körperlichen Genuss dem emotionalen Selbst und damit der Selbstverwirklichung zuordnen. Wenn man die Selbstverwirklichungstheorie so interpretiert, kann man daran festhalten, dass nur Wesen, die irgendwelche Aspekte der Selbstverwirklichung erfahren können, Subjekte von Wohlergehen sind, und kann konkludieren, dass dies alle fühlenden / bewussten Wesen umfasst.

Könnte man die dritte Kategorie des Wohlergehens ganz weglassen? Täte man dies, so passte die Selbstverwirklichungstheorie besser zu ihrem eigenen Namen, da sie Wohlergehen nur im Sinne von Selbstverwirklichung verstünde. Ich bin tatsächlich der Meinung, dass Gesundheit und Vitalität nur instrumentell dem Wohlergehen zuträglich sind. Krankheit ist nur dann schlecht für mich, wenn sie mir Leid bringt, wenn sie mir die Laune verdirbt oder wenn sie mich daran hindert, Projekte zu verfolgen, die mir wichtig sind. Wenn man so argumentiert, dann führt das zu einem bestimmten Umgang mit dem Phänomen der Adaptation. Wenn ein Individuum nicht gesund (was auch immer das genau bedeuten mag), aber perfekt an die eigene Situation angepasst, glücklich und in der Lage ist, alle ihm wichtigen Projekte zu verfolgen, dann ginge es diesem Individuum demnach gut, trotz der Krankheit. Die ursprüngliche Theorie Haybrons impliziert dagegen, dass die Krankheit das Wohlergehen der Person sogar im Falle perfekter Adaptation verringert.

Nach der vorgeschlagenen Revision blieben nur die ersten beiden Aspekte von Wohlergehen, die sich auf Selbstverwirklichung beziehen, übrig. In manchen Fällen kann man möglicherweise nicht beide Aspekte gleichzeitig optimieren, etwa wenn das Verfolgen unserer identitätsbezogenen Projekte unserem emotionalen Florieren im Wege steht. Man könnte beide Aspekte von Wohlergehen gewichten, um zu entscheiden und zu vergleichen, wie es um das Wohlergehen verschiedener Individuen gestellt ist. Dies werde ich hier nicht weiter ausführen. Stattdessen werde ich im letzten Teil des Beitrags erklären, wie man Selbstverwirklichung wahrnehmen und messen kann.

5   Das Wahrnehmen und Messen von Lebensqualität

Will man nun im medizinischen Kontext ermitteln, wie etwa ein gewisses Medikament, eine Operation, eine Therapie, ein Hilfsmittel, eine Pflegesituation oder eben irgendeine Intervention die Lebensqualität des Patienten beeinflusst, wie geht man dann vor? Zunächst einmal sollte man sich das Ziel der Intervention vor Augen führen. Ging es letztlich tatsächlich darum, die Lebensqualität des Patienten zu fördern? Dann hat es Sinn zu messen, ob man dieses Ziel tatsächlich erreicht hat, d. h. welche Veränderungen in der Lebensqualität des Patienten durch die Intervention bewirkt wurden. Da man Lebensqualität nicht direkt als solche messen kann, muss man wissen, was Indikatoren von Lebensqualität sind. Um geeignete Indikatoren feststellen zu können, braucht man aber erst ein Verständnis davon, was Lebensqualität eigentlich ist. Theorien von Wohlergehen beantworten diese Frage. Ich habe hier die Theorie von Wohlergehen als Selbstverwirklichung vorgeschlagen und erläutert, warum ich sie im Vergleich mit anderen Wohlfahrtstheorien für vielversprechend halte. Diese Theorie fasst Wohlergehen als Selbstverwirklichung auf und dieses wiederum hat zwei Aspekte: emotionales Florieren und Erfolg im Hinblick auf identitätsbezogene Projekte. Dies legt bestimmte Indikatoren nahe, die tatsächlich wenigstens annähernd gemessen werden können.

Emotionales Florieren oder Glücklichsein, verstanden als psychische Bejahung der eigenen Situation, ist nicht nur ein zentraler Aspekt, sondern auch ein geeigneter Indikator von Wohlergehen. Wie können wir aber wissen, ob ein Individuum glücklich ist? Haybron (2008, S. 111-120) unterscheidet drei Äußerungsformen anhand derer man erkennen kann, ob ein Individuum glücklich ist: (1) Das Niveau, welches Haybron *„endorsement"* nennt, wird dadurch bestimmt, ob das betreffende Individuum häufig froh ist, lacht und Spaß hat, oder ob es oft traurig ist und weint.[4] (2) Das *„engagement"*-Niveau zeigt sich darin, in welchem Maße das Individuum engagiert ist, ob es mit Begeisterung und Engagement seinen Beschäftigungen nachgeht, oder ob es lethargisch, gelangweilt und depressiv ist. Das *„attunement"*-Niveau, welches von den dreien vermutlich das wichtigste ist, hat mit der Frage zu tun, ob das Individuum oft gestresst, angespannt und ängstlich ist, oder ob es entspannt ist und sich „zu Hause" fühlt in der eigenen physischen und sozialen Umgebung und im eigenen Körper. Ein Individuum reagiert auf die eigene Situation *als* eine gute oder schlechte Situation. Diese Reaktion kann sich sowohl in positiven oder negativen Affekten als auch in Annäherungs- oder Rückzugsneigungen, in Neigungen, die eigene Wahrnehmung und das eigene Denken auf bestimmte Weise zu beeinflussen, sowie in physiologischen Responsen äußern (Haybron 2008, S. 146).

Affekt-basierte Messinstrumente können diesen Aspekt und Indikator von Selbstverwirklichung wenigstens annähernd einfangen. Ein Beispiel ist *experience sampling*, wobei die Befragten zu willkürlichen Momenten des Tages über das Handy aufgefordert werden, anzugeben, welche Gefühle und Stimmungen bei ihnen gerade vorherrschen, ob sie also beispielsweise gestresst, gelangweilt, traurig oder frustriert sind. Ein weiteres Beispiel ist die *day reconstruction* Methode, wobei detaillierte Berichte der Erfahrungen des vergangenen Tages versammelt werden. Auch der *U-Index* kann hier genannt werden: das Ermitteln der Proportion der Zeit, die man in unangenehmen mentalen Zuständen verbracht hat. Zusätzlich könnte man *multi-item* Fragebögen nutzen, die zum Messen von Depression und Stress entwickelt wurden. Diese ermitteln nicht nur Zeitspannen, in denen

---

4   Hierbei gilt allerdings, dass Weinen bei Babys und kleinen Kindern generell häufiger vorkommt und daher anders zu beurteilen ist als bei Erwachsenen.

bestimmte Gefühle vorherrschten, sondern auch dispositionelle Aspekte des psychischen Zustandes des Befragten, wie beispielsweise seine Fähigkeit, sich zu konzentrieren. Falls die Umstände es erlauben, könnte man sogar Stimmungsneigungen erheben, zum Beispiel mittels Stimmungsinduktionen (Haybron 2008, S.149). Darüber hinaus könnte man, wo dies angemessen ist, andere Instrumente hinzuziehen, welche direkt körperliche Indikatoren von Gemütszuständen messen.

Den Erfolg im Hinblick auf identitätsbezogene Projekte könnte man mit kognitiven Messmethoden wie beispielsweise dem SEIQuol-Fragebogen einfangen. Bei dieser Methode nennen die Befragten fünf Bereiche, die ihnen in ihrem Leben am wichtigsten sind, zum Beispiel Familie, Karriere oder Sport. Dann bestimmen die Befragten die relative Wichtigkeit der fünf Bereiche, und schließlich bewerten sie ihre Zufriedenheit in allen Bereichen. Auf Basis dieser Angaben wird ein Gesamtresultat ermittelt. Diese Methode beruht auf der Annahme, dass die Zufriedenheit mit verschiedenen Bereichen den tatsächlichen Erfolg im Hinblick auf die genannten Bereiche widerspiegelt.

Die Annahme, dass solche Zufriedenheitsmessungen tatsächlich die Lebensqualität widerspiegeln, ist allerdings problematisch, da Zufriedenheitsurteile auch von Normen beeinflusst werden (Haybron 2008, S. 91–94). So könnte man beispielsweise sagen: „Mein Leben läuft gerade nicht so gut, aber ich bin zufrieden, denn man soll zufrieden sein mit dem, was man hat." Oder: „Mein Leben läuft prima, aber zufrieden bin ich nicht, denn man soll nicht so schnell zufrieden sein, da immer noch mehr möglich ist." Zufriedenheitsurteile spiegeln daher nicht unbedingt den prudentiellen Wert wider, den das Leben tatsächlich hat. Sie spiegeln nicht einmal notwendigerweise den prudentiellen Wert wider, den das Leben *aus der Perspektive des Befragten* hat. Probleme ergeben sich durch den Einfluss von Normen nicht nur im Hinblick auf die absolute Aussagekraft des Scores und den Vergleich der Scores verschiedener Individuen. Auch ein Vergleich der Urteile eines Individuums zu verschiedenen Zeitpunkten ist problematisch, da relativ willkürlich mal die einen und mal die anderen Normen das Zufriedenheitsurteil beeinflussen können, je nachdem, ob man gerade die eigenen Vorzüge oder Mängel vor Augen hat. Es ist zudem denkbar, dass gerade in schweren Zeiten Dankbarkeit für das noch vorhandene Positive die Perspektive bestimmt, während man sich in besseren Zeiten viel mehr an kleineren Mängeln stört. Dieser Perspektivenwechsel kann möglicherweise erklären, weshalb die Lebenszufriedenheit auch bei erheblichen körperlichen Einschränkungen (wie Dialyse-Abhängigkeit oder *locked-in* Syndrom) konstant bleiben kann, was dann als Adaptation beschrieben wird. Gleichzeitig wären befragte Dialyse-Patienten aber beispielsweise bereit, viele Lebensjahre aufzugeben, wenn sie dafür nicht mehr von der Dialyse abhängig wären, was darauf hinweist, dass die Dialyse-Abhängigkeit die Lebensqualität durchaus negativ beeinflusst (Haybron 2008, S. 101–102). Daher sind solche kognitiven Zufriedenheitsurteile mit Vorsicht zu genießen. Sie sollten gegebenenfalls gezielt ergänzt werden, beispielsweise mit der Nachfrage, in welchen Hinsichten das eigene Leben am meisten verbesserungsbedürftig ist und wie wichtig dem Befragten solche Verbesserungen wären (Haybron 2008, S. 102).

Objektive Daten, etwa darüber, ob jemand sich ohne Hilfe anziehen oder Treppen steigen kann, erlauben meiner Meinung nach keine direkten Rückschlüsse auf die Lebensqualität.

Dem einen mag es sehr wichtig sein, ohne Hilfe auszukommen oder Treppen steigen zu können, den anderen mag das Fehlen dieser Fähigkeiten kaum im Wohlergehen beeinträchtigen. Wenn man nach solchen Fähigkeiten fragt, sollte man also zumindest die zusätzliche Frage stellen, inwiefern der Betroffene sich dadurch beeinträchtigt fühlt, etwa affektiv oder im Verfolgen identitätsbezogener Projekte.

6   Schlussfolgerung

Wenn es in der medizinischen Praxis darum geht, die Lebensqualität des Patienten zu fördern, ist es wichtig zu wissen, was das Leben eines Individuums gut für dieses Individuum macht. Dies ist eine Frage, die in den Bereich der Ethik, genauer der Werttheorie, fällt und welche die Theorien des Wohlergehens zu beantworten suchen. Die hier vorgestellte Selbstverwirklichungstheorie (Haybron 2008) ist vielversprechend, da sie zentralen Intuitionen, die anderen Theorien von Wohlergehen zugrunde liegen, Rechnung trägt und gleichzeitig Probleme der anderen Theorien vermeiden kann. Lebensqualität kann dieser Theorie zufolge am besten als Selbstverwirklichung verstanden werden, wobei Selbstverwirklichung wiederum authentisches Glücklichsein und Erfolg im Hinblick auf identitätsbezogene Projekte umfasst. Diese beiden Aspekte von Wohlergehen sollten sowohl beim Fördern als auch beim Beurteilen und Messen von Lebensqualität entscheidend sein.

Literatur

Aristotle (1984/C4BCE). *Metaphysics*. 1072, tr. Ross
Barry B (1989) Utilitarianism and Preference Change. Utilitas 1
Bentham J (1996 [1789]) An Introduction to the Principles of Morals and Legislation. In: J. Burns and H.L. A. Hart (Hrsg) introd. F. Rosen. Clarendon Press, Oxford
Birnbacher D (2005) Philosophie des Glücks. E-journal Philosophie der Psychologie, www.jp.philo.at/texte/BirnbacherD1.pdf. Zugegriffen: 03. März 2015
Bradley B (2009) Well-being and Death. Oxford University Press, Oxford
Brandt RB (1966) The Concept of Welfare. In: S.R. Krupp (Hrsg) The Structure of Economic Science, Englewood Cliffs, New Jersey
Crisp R (2006) Hedonism Reconsidered. Philosophy and Phenomenological Research 73, 3, S 619–45
Elster J (1982) Sour grapes – utilitarianism and the genesis of wants. In A. Sen, and B. Williams (Hrsg) Utilitarianism and Beyond. Cambridge University Press, Cambridge
Feldman F (2006) Pleasure and the Good Life: On the Nature, Varieties, and Plausibility of Hedonism, 2nd edition. Oxford University Press, Oxford
Gesang B (2000) Der Nutzenbegriff des Utilitarismus. Erkenntnis, 52, S 373–401
Griffin J (1986) Well-Being: Its Meaning, Measurement, and Moral Importance. Clarendon Press, Oxford

Harsanyi J C (1982) Morality and the Theory of Rational Behavior. In: A. Sen and B. Williams (Hrsg) Utilitarianism and Beyond, S 39–62. Cambridge University Press, Cambridge

Hausman D (2012) Preference, Value, Choice, and Welfare. Cambridge University Press, Cambridge, UK

Haybron's website (https://sites.google.com/site/danhaybron/happiness-and-well-being). 24:1–2013

Haybron DM (2008) The Pursuit of Unhappiness. The Elusive Psychology of Well-being. Oxford University Press, Oxford

Heathwood C (2006) Desire Satisfactionism and Hedonism. Philosophical Studies 128, S 539–563

McNaughton R (1954/55) A Metrical Concept of Happiness. *Philosophy and Phenomenological Research,* 14

Mill JS (1998 [1863]) Utilitarianism. Crisp, R. (Hrsg). Oxford University Press, Oxford

Moore GE (1903) Principia Ethica. Cambridge University Press, Cambridge

Nozick R (1974) Anarchy, State and Utopia. New York: Basic Books

Nussbaum M (1988) Non-Relative Virtues: An Aristotelian Approach. Midwest Studies in Philosophy, 13, S 32–53

Nussbaum M (2001) Adaptive Preferences and Women's Options. Economics and Philosophy, 17, S 67–88

Nussbaum M (2006) Frontiers of Justice: Disability, Nationality, Species Membership. Harvard University Press, Harvard

Parfit D (2011) On What Matters, Vol. 1. Oxford University Press, Oxford

Rawls J (1971) A Theory of Justice. Harvard University Press, Cambridge

Sen A (1993) Capability and Well-Being. In: M. Nussbaum and A. Sen (Hrsg) The Quality of Life. Clarendon Press, New York, S 30–53

Shafer-Landau R (2012) The Fundamentals of Ethics. Second Edition. Oxford University Press, Oxford

Sobel D (2009) Subjectivism and Idealization. Ethics, 119, S 336–352

Sumner LW (1996) Welfare, Happiness and Ethics. Clarendon Press, Oxford

Tännsjö T (1998) Hedonistic Utilitarianism. Edinburgh University Press, Edinburgh

Višak T (2013a) Kommentar zu Wessels Glück-Wunsch Ethik: Probleme bezüglich Implikationen und Fundierung, und ein Verbesserungsvorschlag, Zeitschrift für philosophische Forschung, 2

Višak T, Balcombe J (2013) The applicability of the Self-fulfillment Account of Welfare to Non-human Animals, Babies and Mentally Disabled Humans. Philosophy and Public Policy Quarterly 31, 2

Wessels U (2011) Das Gute. Vittorio Klostermann, Frankfurt am Main

Lebensqualität in der Medizin: Ethische Herausforderungen ihrer Bestimmung und Verwendung

Jan-Ole Reichardt

Zusammenfassung

Wenn die Humanwissenschaften danach trachten, die Kontrollmöglichkeiten über die für unsere Lebensqualität maßgeblichen Kausalfaktoren auszuweiten, dann fördern sie damit das zutiefst humanistische Projekt der Befreiung von äußeren und inneren Hindernissen eines nach unseren je eigenen Ansichten gelingenden Lebens. Aber worum geht es ihnen, wenn von *der Lebensqualität* die Rede ist und worum sollte es ihnen gehen, wenn sie damit auf etwas Entscheidendes zielen, das sich nicht in der bloßen Länge unseres Überlebens ausdrücken lässt?

Der folgende Beitrag wirbt diesbezüglich um vier Dinge: (i) nicht von *Lebensqualität* zu sprechen, wo es vorrangig um die Qualität unserer *gesundheitlichen* Lebens*umstände* geht, (ii) sich im Gesundheitswesen auf die Beeinträchtigungen dieser Lebensumstände zu fokussieren, und zwar mit dem Ziel ihrer Beseitigung und Prävention, (iii) dabei nicht nur das individuell als belastend Empfundene zu betrachten, sondern auch das unsere Gesundheit objektiv Einschränkende und (iv) unseren jeweiligen Gesundheitszustand nicht zur ethisch übergriffigen Nutzenbewertung rettbarer Lebenszeit heranzuziehen, auch wenn dies den Nutzenvergleich medizinischer Maßnahmen erschwert.

1 Lebensqualität in der Medizin: Verwendung

Lebensqualität ist ein kontroverser Begriff, der nichtsdestotrotz Eingang in unser Gesundheitswesen gefunden hat. Dort trifft man ihn vor allem in den Maßstäben der Gesundheitsökonomik, wie den *quality adjusted life years* des QALY-Konzepts (umfassend: Schöffski & Greiner 2012, kritisch: Lübbe 2010) sowie den *disability-adjusted life years* des DALY-Konzepts (vergleichend: Airoldi & Morton 2009). Auch in klinischen Studien ist er präsent (einführend: Fairclough 2010), etwa in Form einer *health-related quality of life* (HRQoL). Der Begriff der Lebensqualität genießt also eine gewisse Prominenz im Gesundheitswesen (weiterführend: Bullinger 2014), nur: was meint er dort eigentlich und wozu glaubt man ihn zu benötigen?

Die letzte Frage lässt sich leicht beantworten: Man verspricht sich von Lebensqualitätsmessungen ein besseres Verständnis krankheitsbedingter Einschränkungen, eine zielführendere Therapieentwicklung und eine angemessenere Einschätzung des jeweiligen Therapieerfolgs als dies mittels reiner Morbiditäts- und Mortalitätserhebungen möglich wäre (WHO 1997, 3). Aber kann die gegenwärtige Verwendung von *Lebensqualität* dies auch leisten? Und auf welche Schwierigkeiten stößt man, wenn man die Lebensqualität eines Menschen evaluieren will? Diesen Fragen soll nun nachgegangen werden, wofür es sich anbietet, erst einmal der konkreten Verwendung von *Lebensqualität* und ihren Implikationen nachzuspüren. Was also meint *Lebensqualität* in den Kontexten unseres Gesundheitswesens?

Sie zielt dort – soviel lässt sich bereits der WHO Definition von 1997 entnehmen – nicht auf die Güte eines Lebens in seiner Gesamtheit wie das hellenistische Konzept eines ‚gelingenden Lebens' (vgl. Hossenfelder 1992), sondern auf die momentan empfundene Güte dieses Lebens und damit die Qualität des je augenblicklichen Erlebens eines Lebens in seinem Vollzug (vgl. WHO 1997 & 1998). Aus später noch zu kommentierenden Gründen wird *Lebensqualität* aber nicht allein aus den verschiedenen Dimensionen subjektiven Wohlbefindens abgeleitet, sondern in operationalisierter Form durch objektive Faktoren der körperlichen Funktionsfähigkeit ergänzt (Bullinger 2014, 98f). *Lebensqualität* präsentiert sich somit als konzeptionelle Mischung aus Erlebensqualität und physischem Aktionspotential.

Mit Hilfe dieses Doppelkriteriums lässt sich der Nutzwert medizinischer Maßnahmen auch gut erfassen, da Verbesserungen der körperlichen Lebensmöglichkeiten und der empfundenen Erlebensqualität zentrale Ziele der insofern normativen medizinischen Praxis sind. Auch die damit eröffnete Möglichkeit, Lebenszeitgewinne auf ihre individuelle Sinnhaftigkeit zu prüfen, ist zu begrüßen. Allerdings bildet diese Lebensqualität die Sinnhaftigkeit individuellen (Weiter-)Lebens nicht vollständig ab, weil hinsichtlich der verbliebenen Handlungsspielräume nur die körperliche *ressourcefulness* betrachtet wird und die zusätzlich relevanten Lebensumstände ausgeblendet werden, obgleich sich das handlungshemmende Potential vieler physischer Beeinträchtigungen auch mittels alternativer Ressourcen (Geld/Angehörige/…) überwinden lässt. Die Beschränkung der Ressourcenbetrachtung auf das gesundheitlich Relevante erleichtert zwar die für das Gesundheitswesen sinnvolle Fokussierung auf Gesundheitsmaßnahmen, mindert aber die Aussagekraft der Betrachtungen für die Nutzwertermittlung dieser Ressourcen. Für eine Bestimmung des das gesamte Leben umfassenden *Sich-Lohnens* der hinzugewinnbaren oder verlustgefährdeten Lebenszeit ist nämlich der Einbezug aller Ressourcen und der mit diesen verfolgten Interessen unerlässlich.[1] Die allenfalls eingeschränkte Eignung dieses

---

1   Insbesondere für die Aussagekraft des im DALY- und QALY-Konzept Ermittelten ist dies schädlich. Dass körperliche Beeinträchtigungen sich nicht zwangsläufig in einer Einschränkung des individuellen Handlungsspielraums niederschlagen, weil günstige ökonomische und soziale Rahmenbedingungen sie bisweilen zu kompensieren erlauben, ist im Übrigen ein wichtiger Punkt in der Debatte darüber, welchen Kausalfaktoren die moralische Verantwortung für eine faktische Behinderung anzulasten ist: der körperlichen Beeinträchtigung oder den für entspre-

Lebensqualitätsverständnisses für die Nutzenbewertung von Lebenszeitveränderungen wird jedoch ignoriert, wenn die Allokation medizinischer Dienstleistungen ausschließlich aufgrund von QALY- oder DALY-Vergleichen erfolgt und die Leistungsfähigkeit dieses Lebensqualitätskonzepts überschätzt wird. Die Gefahr wechselseitiger Missverständnisse wird weiter verstärkt, wenn mit dem Lebensqualitätsbegriff unterschiedliche Zwecke verfolgt werden: eine möglichst phänomengerechte Beschreibung subjektiver und objektiver Lebensumstände oder eine Nutzenbewertung medizinischer Maßnahmen anhand eines möglichst einfachen und bestenfalls eindimensionalen Kriterienkatalogs. Beides sind legitime Ziele, die sich nichtsdestotrotz im Wege stehen können, wenn ein unterschiedlich gebrauchter Lebensqualitätsbegriff in beide Richtungen zugleich ‚geschärft' werden soll.

Der vorliegende Beitrag zielt nun darauf ab, den Nutzenbewertern medizinischer Eingriffe einen anderen Maßstab als die subjektive Zufriedenheit mit der je eigenen Gesundheit oder gar die globale Lebenszufriedenheit nahezulegen, und zwar durch Aufzeigen jener Probleme, die man sich durch Konzentration auf ein rein subjektives Qualitätsurteil – sei es kognitions- oder gefühlsbasiert – einkaufen würde.

2 Lebensqualität: Die je eigene Deutungshoheit

Qualitätsurteile über Verlauf und Zustand eines Menschenlebens und das diesbezügliche Änderungspotential medizinischer Maßnahmen lassen sich unterschiedlich begründen und können unterschiedliche Legitimität beanspruchen. Warum ein Ausblenden der Betroffenenansichten zu unerheblichen oder illegitimen Urteilen führt und warum die je augenblickliche Erlebensqualität dabei zwar immer bedeutsam aber nicht von allgemeingültiger Relevanz ist, soll im Folgenden erläutert werden.

Für die anstehenden Überlegungen ist es hilfreich, das existierende Nebeneinander inhaltlich verwandter Begriffe noch einmal zu rekonstruieren und die hier zielführenden herauszugreifen. Ohne die sprecherspezifischen Bedeutungsvariationen dabei näher aufzuschlüsseln, lassen sich neben *Lebensqualität* (*quality of life*) auch die Begriffe *Lebenszufriedenheit*, *Wohlergehen* und *Wohlbefinden* (*well-being*) identifizieren, wobei letztere *subjektive* und *objektive* Varianten kennen. Typisch ist es dabei, Lebensqualität als Mischung zweier Faktoren zu betrachten, und zwar als Mischung aus individueller Zufriedenheit mit dem je eigenen Leben (dem subjektiven Wohlbefinden der Betroffenen) und dem objektiven Wohlergehen, das über extern messbare Kriterien wie den Gesundheitszustand bestimmt wird. Die Relativierung der Betroffenenansicht durch Ergänzung fremdbestimmter Zusatz- oder Alternativkriterien provoziert jedoch Fragen nach der Rechtfertigbarkeit einer betroffenenunabhängigen Kriterienbestimmung und der Deutungshoheit über das die Lebensqualität Definierende.

---

chend Beeinträchtigte ungeeigneten Umständen. Vgl. weiterführend: Ebertwein & Sasse (1998), Schmuhl (2010), Bösl et al. (2010).

Prinzipiell steht einer externen Bewertung der Lebensqualität dabei nichts im Wege, denn während jeder Betroffene sie auf Basis seiner eigenen Maßstäbe und Schwerpunktsetzungen beurteilen kann, steht es auch jedem Beobachter frei, die ihm kommunizierte Wertung für unberechtigt zu erachten und sowohl hinsichtlich des Wertungsrelevanten als auch hinsichtlich der Gewichtungen andere Ansichten zu vertreten. So kann erst einmal jeder seine ureigenen Maßstäbe zur Bewertung von Qualität und Relevanz der unterschiedlichen Faktoren eines Lebens heranziehen und in dieser Wahl auch von den Entscheidungen derjenigen abweichen, deren Leben gerade bewertet wird. Die potentiellen Wertungsunterschiede werden erst dann moralisch problematisch, wenn die entsprechenden Wertungen handlungswirksam werden, das Wohlergehen Dritter in inkompatiblen Zukünften gesehen wird und auf Basis dieser Ansichten über Therapieziel oder Therapienutzen entschieden wird.

Ein zivilisatorisch bedeutsamer Beitrag zur Konfliktminimierung besteht nun darin, jedem einzelnen eine weitgehende Deutungshoheit über das für *sein* Wohlergehen Bedeutsame zuzubilligen. Dabei meint Deutungs*hoheit* kein Deutungs*monopol*, sondern einen Vorrang in Fragen der Handlungskoordination, der mit gewissen Abwehrrechten und Ansprüchen einhergeht. Durch dieses Zugeständnis steht es uns heute nicht mehr frei, auf Basis eigener Urteile zu hartpaternalistischen ‚Hilfsmaßnahmen' zu greifen und den von uns gegen ihren Willen für ‚hilfsbedürftig' Erklärten – unter Unterwanderung ihrer Selbstbestimmung – zu einem ›Glück‹ zu ›verhelfen‹, das nicht das ihre ist. Unsere wechselseitigen Ansprüche auf Würdeachtung und Selbstbestimmung – die anzuerkennen das Resultat jener zivilisatorischen Emanzipation ist – verbieten uns nun, anderen die Deutungshoheit über das für sie Relevante und das Ausmaß der jeweiligen Relevanz zu entreißen. Im Verlauf der Zivilisationsgeschichte sind mittlerweile auch die im Gesundheitswesen Tätigen für die evaluative Autonomie ihrer potentiellen Patienten, Klienten und Kunden sensibilisiert worden und räumen deren Selbstbestimmung nun einen zentralen Platz in ihrer Professionsethik ein (etwa in der Prinzipienethik von Beauchamp & Childress 2012 mit ihrem auch Abwehrrechte begründenden *Autonomieprinzip*).

Warum sollte man sich das Problem potentiell übergriffiger Lebensqualitätsmaßstäbe also überhaupt einhandeln und in *Lebensqualität* etwas anderes sehen wollen als das die Betroffenenperspektive respektierende subjektive Wohlbefinden? Die einfache Antwort auf diese Frage lautet, dass mit dem Konzept der Lebensqualität Zwecke angestrebt werden, für die sich ein rein subjektives Konzept wenig eignet, muss das Gesundheitssystem doch nicht nur Abwehransprüche respektieren, sondern auch Hilfsangebote unterbreiten. Für die Ermittlung des diesbezüglichen Pflichtenumfangs bedarf es jedoch mehr als der bloßen Betroffenenansichten, weil die Identifikation des Gebotenen mit den Ansichten der Hilfsempfänger eine auf zweifache Weise inadäquate Folge hätte: Wir verlören die Möglichkeit, eine uns übermäßig erscheinende Inanspruchnahme unseres moralischen Kooperationswillens zurückzuweisen und im politischen Diskurs auch solche Hilfsleistungen als moralisch geboten darzulegen, die uns seitens der Anspruchsberechtigten nicht unmittelbar abverlangt werden. Den uns – ungeachtet des Status quo – tatsächlich angemessen erscheinenden Umfang dieser Hilfspflichten kann dann auch die Moralphilosophie weder ultimativ bestimmen noch letztbegründen. Sie kann das Abstecken und Aushandeln dieses Umfangs jedoch argumentativ begleiten und so ein reflektierteres Ergebnis befördern. Wie sich im vierten Abschnitt noch zeigen wird, lassen sich diese Überlegungen für das Gesundheitswesen noch einmal eingrenzen und größtenteils bereits existierenden Debatten zuordnen: der Bestimmung des Pathologischen, des Behandlungswürdigen und unserer gesundheitsspezifischen Hilfspflichten.

Zuvor gilt es jedoch noch eine prinzipielle Schwachstelle jener Konzeptionen zu betrachten, die *Lebensqualität* ausschließlich über das subjektive Wohlbefinden definieren wollen und sich davon auch angesichts des Risikos individueller Übertreibungen nicht abhalten lassen wollen.

3 Subjektives Wohlbefinden: Das Problem der Adaptation

Dem Auftreten von Unzufriedenheit und der damit verbundenen Einschränkung des subjektiven Wohlergehens können Menschen auf prinzipiell zwei Weisen entgegenwirken: Sie können sich gezielt der konkreten Beeinträchtigung entledigen oder ihr Wertschätzen und Zielverfolgen an ihre entsprechend verringerten Möglichkeiten anpassen, sich vom Begehren des nur noch aufwändig oder gar nicht mehr Erreichbaren distanzieren und schließlich ihr Begehren selbst wandeln, kurz: sich für jene Strategie entscheiden, derer angesichts unerreichbarer Trauben sich schon Äsop seinen Fuchs bedienen ließ. So könnten sich sportinvalide Athleten zum Beispiel ein anderes Ziel setzen, als weiter im Wettkampf zu obsiegen, sie könnten sich – entsprechende Möglichkeiten vorausgesetzt – aber auch medizinischer Hilfe bedienen, um ihre körperliche Leistungsfähigkeit wiederherzustellen. Herbeiführung des Präferierten oder Adaptation der Präferenzen – wem die Möglichkeiten zum Erreichen des Präferierten fehlen, dem bleibt zur Vermeidung der anderenfalls drohenden Frustration immer noch die Adaptation dieser Präferenzen.

Ein medizinnahes Beispiel für die Anpassung des Präferierten an die jeweiligen Einschränkungen lieferte uns vor einigen Jahren Christian Judith, der seine Beinlosigkeit nach einer – eigenen Aussagen gemäß – langen Zeit des Haderns schließlich aktiv anzunehmen beschloss und im Gespräch mit der an Parkinson erkrankten Gisela Steinert das Folgende zu Protokoll gab:

> „Steinert: Gut, du bist so, wie du bist. Aber ich war einmal anders. Ich weiß, dass bei mir immer mehr Gehirnzellen absterben. Warum soll ich mich damit anfreunden, wenn es noch irgendeine Möglichkeit gibt, das zu stoppen? Judith: Weil es keine Möglichkeit gibt. Steinert: Aber wenn es eine gäbe? Judith: Wenn jetzt eine Fee hereinschneien würde und fragte: Du hast drei Wünsche frei, was möchtest du? Dann würde ich sagen: Einen Cappuccino. Steinert: Wirklich? Du sagst nicht: Ich will gesund werden? Judith: Ich bin nicht krank. Steinert: Du bist behindert. Würdest du nicht zu der Fee sagen: Ich möchte nicht mehr behindert sein? Judith: Nein. Denn ich bin so, wie ich bin. Ich will weder eine Frau sein, noch will ich blind sein, noch will ich gehen können. Steinert: Das ist gut für dich. Aber ich will gesund werden."
> Schnabel (2001)

Das hier beobachtbare Phänomen der Präferenzadaptation ging erklärtermaßen mit der erwartbaren Leidensverminderung einher und führte so zu einer Verbesserung des subjektiven Wohlergehens (und einer rein subjektiv konzipierten Lebensqualität). Obgleich sich an den Gegebenheiten selbst nichts geändert hat, tritt uns Herr Judith damit als zufriedenerer Mensch gegenüber, der den Entwicklungen im medizinischen Sektor nun vergleichsweise entspannt folgt, nachdem er sich mit den zu einem bestimmten Zeitpunkt seines Lebens absehbar unabänderlichen Einschränkungen arrangiert hat.

Bemisst man den Erfolg medizinischer Maßnahmen nun *allein* an ihrem positiven Beitrag zur Lebenszufriedenheit eines Menschen, dann bleiben medizinische Maßnahmen bei ohnehin Zufriedenen quasi ›erfolglos‹, da sie keinen Zufriedenheitszuwachs mehr bewirken können. Genauer: Sie müssen überall dort erfolglos bleiben, wo sich die Lebenszufriedenheit der Patienten stabil verhält und damit weder steigern noch vor einem Absinken bewahren lässt. Bindet man nun – dieser Logik folgend – den Anspruch auf medizinische Hilfsleistungen an ein vorhandenes Mindestmaß an Lebensunzufriedenheit, erachtet nur zufriedenheitssteigernde Maßnahmen als nützlich und nur absehbar nützliche Hilfsleistungen als moralisch geboten, dann würde entsprechend adaptierten Menschen wie Herrn Judith auch dann keine Hilfe mehr angeboten werden müssen, wenn uns eine Beseitigung ihrer Behinderung in der Zwischenzeit möglich geworden sein sollte.

Diese Folge der Wahl eines ausschließlich zufriedenheitsbasierten Maßstabs für die Bewertung medizinischen Nutzens betrachte ich als Nachweis ihrer Unzweckmäßigkeit (*reductio ad absurdum*) und das subjektive Wohlbefinden damit als unzureichend für die Bestimmung sinnvoller Hilfsmöglichkeiten und konkreter Hilfspflichten. Um auch Hilfsangebote für vollständig an ihre Gebrechen Adaptierte als moralisch geboten auszeichnen zu können – und das selbst dort, wo sich eine Beseitigung dieser Gebrechen nicht in mehr Lebenszufriedenheit oder einem rein hedonisch verstandenen Wohlergehenszuwachs niederzuschlagen verspricht – sollten Maßstäbe medizinischen Nutzens Raum lassen oder vielmehr: sollte Raum hierfür geschaffen werden. Dies ist jedoch nur mit Hilfe adaptationsfreier und damit zufriedenheitsunabhängiger Kriterien möglich, die jedoch mit eigenen Herausforderungen zu kämpfen haben, wie der folgende Abschnitt zeigen wird.

4   Objektives wohlbefinden: Konzeptionelle Möglichkeiten

Wenn die subjektive Beurteilung des je eigenen Lebens unzureichend ist, um Hilfsmöglichkeiten zu identifizieren, Hilfspflichten zu bestimmen und ganz generell den Nutzen medizinischer Eingriffe zu bewerten, dann bleiben als Ergänzung oder Ersatz nur ›objektive‹ Kriterien, um einer willkürlichen Kriterienausweitung und den zu erwartenden Adaptationsprozessen entgegenzuwirken. Solche den individuellen Vorlieben entzogene Kriterien lassen sich allerdings nicht deskriptiv ermitteln, sondern müssen selbst normativ gesetzt werden, erst dann können die subjektiven Zufriedenheitskriterien der Individuen durch die sich intersubjektiv jeweils durchsetzenden Zufriedenheitskriterien ersetzt oder ergänzt werden. Mit solchen Ergänzungen lassen sich dann zwar die individuenspezifischen Adaptationsphänomene entschärfen, nicht aber die gruppenspezifischen, wie die weit verbreitete Akzeptanz des als *normal* Erachteten am Beispiel altersbedingter Verfallserscheinungen demonstriert. Ein an die Wohlbefindenskriterien herangetragener Objektivitätsanspruch wird deshalb prinzipiell verfehlt und ist nur in abgeschwächter Form zu haben: als die bestenfalls intersubjektiv reflektierte, unter den Entscheidungsträgern vorherrschende Meinung über die konkret benötigten Kriterien. Diese sind zumindest insofern ›objektiv‹, als ihre Explikation eine für alle gleiche und damit die interpersonelle Vergleichbarkeit fördernde Kriterienliste generiert. Das mag im Ergebnis zwar subjektiver sein als vom Proponenten objektiver Kriterien erhofft, aber die Vielzahl der Stimmen und Perspektiven ermöglicht zumindest eine Infragestellung aller und damit auch der mehrheitlich für selbstverständlich erachteten Kriterien und schafft so Raum für eine Qualitätskontrolle unserer normativen Praxis.

Während unsere weltanschaulichen und ethischen Differenzen dann zwar zu entsprechend unterschiedlichen Ansichten hinsichtlich des einem guten Leben Zu- und Abträglichen führen können, sorgt die mit unserer Existenzform einhergehende Körper- und Leiblichkeit des menschlichen Lebens für weitgehend identische biophysische Bedürfnisse. Zugleich lässt uns die Ähnlichkeit unserer körperlichen Bedürfnisse auch ähnliche Störfaktoren identifizieren, so dass wir selbst bei Zubilligung individueller Deutungshoheiten in unseren Ansichten bezüglich der Störwirkung potentieller Lebensqualitätshindernisse übereinstimmen. Inwieweit ein potentielles Lebensqualitätshindernis (LQH) unseren Zielen im Wege steht und damit überhaupt erst als Hindernis oder Hemmnis wahrgenommen wird, hängt allerdings von unseren konkreten Zielen ab: Unbeschwert atmen möchte im Grunde jeder können, weshalb eine weitgehende Einschränkung des Atemvolumens wohl von jedem als störend empfunden würde. Eine krankheitsbedingte Einschränkung des Atemvolumens auf noch immer weit überdurchschnittliche Werte würde hingegen nur sehr speziell Interessierte behindern – wie Apnoetaucher oder Marinekampfschwimmer. In diesem Sinne bleiben LQHs auch dann interessenrelativ, wenn unsere körperlichen Bedürfnisse zu einer gewissen Allgemeinheit unserer Interessen und damit der individuell identifizierten LQHs führen.

Diese einerseits individuenübergreifend, andererseits interessenrelativ bestimmten, zugleich aber an allgemeinen, explizierten, individuenunabhängig evaluierbaren Kriterien festgemachten LQHs bilden zusammen mit dem Ideal einer uneingeschränkten Lebensqualität ein begriffliches Doppel, das ähnlich funktioniert wie das Doppel aus *Gesundheit* (die Dimension und Bezeichnung des angestrebten Ideals) und *Krankheit* (die Bezeichnung der störenden Gesundheitseinschränkungen). Welche Kriterien zur Definition der *Lebensqualität* dann auch immer vorgeschlagen werden, der Begriff erweckt erst einmal den Eindruck etwas deutlich Umfangreicheres in den Blick zu nehmen als nur die körperliche und geistige Gesundheit einer Person. Im Hinblick auf die im Gesundheitswesen verfolgten Aufgaben ist diese Breitensuggestion jedoch kein Vorteil, sondern eine für die Nutzenbewertung medizinischer Maßnahmen nicht zielführende Fehlfokussierung oder das Resultat einer übertreibenden Benennung des faktisch Gemeinten.

Schließlich ist das Gesundheitswesen exklusiv auf die Besserung und Sicherung unserer körperlichen und geistigen Gesundheit ausgerichtet, während es unsere sozialen und ökonomischen Möglichkeiten allenfalls indirekt tangiert. Auch wenn medizinische Dienstleistungen letztendlich unserem holistischen Wohlergehen zu dienen haben, ist die Zuständigkeit der Medizin doch auf die Besserung und Sicherung unserer gesundheitlichen Lebensumstände begrenzt. In Folge dessen sollten diejenigen, die die Erfolge medizinischer Maßnahmen bewerten wollen, ihre Aufmerksamkeit auch auf den Zuständigkeitsbereich der Medizin fokussieren und statt der umfassenden Lebensqualität nur die Qualität der gesundheitlichen Lebensumstände betrachten und ausschließlich von der Qualität dieser gesundheitlichen Lebensumstände (GLUQ) sprechen, wenn nur die Ermittlung diesbezüglicher Veränderungen sinnvoll und beabsichtigt ist. Statt allgemein von Lebensqualität und Lebensqualitätshindernissen zu sprechen ist es deshalb vorzuziehen von der Qualität der gesundheitlichen Lebensumstände und ihren Hindernissen – den Pathologien – zu sprechen. Diese (oder schöner das) GLUQ entspricht hier in etwa dem Gesundheitszustand und unterscheidet sich dahingehend von diesem, dass seine Berechnung eigenständigen normativen Vorgaben folgt. Diese notwendig zu setzenden Normen beinhalten etwa die Vorgaben darüber, welcher Beeinträchtigungsgrad jeder Pathologie zuzumessen ist, wie unterschiedliche Beeinträchtigungen zu kumulieren sind und wie die Skalierung der GLUQ-Dimension zu gestalten ist – ob linear oder logarithmisch und ob negative (<0%) oder ›überpositive‹ (>100%) Werte abgebildet werden können.

Da das GLUQ-Konzept dabei auf konkrete Vorstellungen von Gesundheit und Krankheit zurückgreift, wird es auch von den diesbezüglich akzeptierten Interpretationen beeinflusst. Auch die normativen Konzepte *Gesundheit* und *Krankheit* sind jedoch Gegenstand andauernder Auseinandersetzung und haben sehr unterschiedliche Deutungsvorschläge generiert, deren spezifische Eignung für die Integration in das GLUQ-Konzepts noch zu prüfen bleibt. Am Beispiel der Gesundheitskonzeption der WHO (1946) lässt sich jedoch demonstrieren, dass die bereits im Bereich der Lebensqualität auftretende Fokussierungsproblematik auch hier anzutreffen ist, insofern die Verantwortlichen unter *Gesundheit* etwas deutlich Umfangreicheres verstanden wissen wollen, als nur die Abwesenheit biophysischer Störfaktoren:

> "Health is a state of complete physical, mental and social well-being and not merely the absence of disease or infirmity." WHO (1946)

Eine solche Verwendung, die auch die Lebensumstände der Menschen miteinbezieht, mag den Gründern der WHO für die Verfolgung ihrer politischen Ziele hilfreich erschienen sein, den relativ beschränkten Fokus des Gesundheitssystems mit nur medizinischen Möglichkeiten wird eine derart umfassende Zielvorgabe allerdings schnell überfordern. Hier zeigt sich erneut der Nutzen einer Praxis, zentrale Begriffe zum Nutzen und in Anbetracht der jeweils verfolgten Ziele zu konkretisieren. Wer an einem weiten Zuständigkeitsbereich der WHO interessiert ist, dem kommt ein weiter Gesundheitsbegriff entgegen, wer an einer Nutzenbewertung medizinischer Maßnahmen und an der Konkretisierung medizinischer

Hilfspflichten interessiert ist, dem kommt ein stärker fokussiertes Gesundheits- und Krankheitsverständnis entgegen.

Wenn es angesichts der beschriebenen Adaptationsphänomene nun vorteilhaft ist, intersubjektive Kriterien für das Vorliegen einer unbefriedigenden Gesundheitslage zu erarbeiten, dann ist die Debatte des als *pathologisch* Klassifizierbaren dafür der richtige Ort. Und weil unsere Körperlichkeit sehr ähnlich ausfällt, ist hinsichtlich einer intersubjektiven Benennung ›objektiver‹ Krankheitskriterien auch mit deutlich größerer Zustimmung zu rechnen, als bei der hier unnötig umfangreicheren Bestimmung des unserer Lebensqualität allgemein Abträglichen. Auch hier ist angesichts individueller und kollektiver Adaptationsphänomene nicht mit vollständiger Zustimmung zu rechnen – wie auch das Beispiel der DEAF-Community zeigt, die ihrer Gehörlosigkeit keinen GLUQ-abträglichen Behinderungswert zugemessen sehen wollen (vgl. Cooper 2007). Nichtsdestotrotz können wir für die Bestimmung des Pathologischen aber auf das umfassende Erfahrungswissen der *life sciences* und die umfassenden Vorarbeiten der Medizintheorie zurückgreifen (aktuell etwa auf Boorse 2014 und Hucklenbroich 2014) und sollten dies auch tun.

Um dann die Zuweisung eines Krankheitswerts zu bestimmten Pathologie-Kombinationen dann möglichst plausible und lebensnah zu gestalten, genau hierzu sind Untersuchungen über die Auswirkungen dieser Pathologien auf die Lebenswirklichkeit der Betroffenen hilfreich – für die statistisch treffendere Einschätzung ihrer Lästigkeit und damit der Zuweisung nachvollziehbarer Krankheitswerte.

Mit der inhaltlichen Fokussierung der *Lebensqualität* auf das deutlich engere GLUQ (also die Qualität nur der gesundheitlichen Lebensumstände) steht nun ein zwar nicht minder konstruierter, aber seine Konstruiertheit zumindest nicht versteckender Maßstab zur Bewertung des Nutzens medizinischer Maßnahmen zur Verfügung oder wird zur Verfügung stehen, sobald eine Konzeption des Pathologischen gewählt und dem für pathologisch Befundenen konkrete Störwerte zugeordnet sind. Welches Potential normativer Übergriffe die Nutzenbewertung medizinischer Maßnahmen dann noch immer und noch zusätzlich beinhaltet, damit setzt sich der folgende Abschnitt auseinander.

5 Die Nutzenbewertung medizinischer Maßnahmen: handhabbar oder respektvoll?

Ausgestattet mit Krankheitskonzept und normativem GLUQ-Maßstab fehlt noch ein zusätzlicher Arbeitsschritt, bevor der Nutzen medizinischer Maßnahmen sinnvoll berechnet werden kann: die Integration der Zeitlichkeit. Zwar ließe sich auch so schon die Gesamtzahl beseitigter Pathologien oder die Summe geretteten GLUQs ermitteln, den Gesundheitsökonomen geht es aber nicht um diese vordergründige Leistung, sondern den mittels dieser Leistungen erzielbaren Patientennutzen in Form des Zugewinns an (a) Lebenszeit und (b) der Zeitdauer des individuell geretteten GLUQs. Diesem Vorgehen liegt die Beobachtung zugrunde, dass wir das Gesundheitssystem – und seine Finanzierung – nicht auf eine Maximierung der Behandlungszahl sondern eine Maximierung des mittels der vorhandenen

Ressourcen und der damit möglichen Behandlungen rettbaren Patientennutzens ausrichten sollten. Dieser Fokus ist – ungeachtet der begleitenden Maximierungsthese – auch prinzipiell vernünftig, da es unsinnig wäre, die Anzahl durchgeführter Maßnahmen als *den Nutzen* des Gesundheitswesens zu erachten. Das lässt sich am Beispiel eines multimorbiden Greises auch leicht nachvollziehen, dessen Körper beständig neue Pathologien entwickelt – und zwar mit annähernd gleicher Geschwindigkeit, mit der man die gerade aktuellen zu beseitigen vermag. Selbst wenn die Behandlung dieses Patienten nun in kurzer Zeit einen Rekordwert ›erfolgreich therapierter GLUQ-Einschränkungen‹ generierte, wäre die sinnvolle Mittelverwendung damit keineswegs gesichert. Für diese bedarf es nämlich in der Tat einer Ermittlung der Dauer von geretteter Lebenszeit (T_+) und GLUQ (T^*GLUQ_+). Der Einbezug dieser zeitlichen Komponente generiert keine spezifisch ethischen Probleme, jedoch sind die resultierenden Werte ohne zusätzliche normative Setzungen nicht miteinander verrechenbar, da der Nutzen zusätzlicher Lebenszeit und der Nutzen konkreter zeitlicher GLUQ-Besserungen interessenrelativ ist und damit individuenspezifischen Schwankungen unterliegt. Hier einen allgemeinverbindlichen Verrechnungskoeffizienten zu entwickeln, hieße die bedeutenden individuellen Nutzenschwankungen mutwillig zu ignorieren und so zu tun, als bewegten sich diese Schwankungen individuenübergreifend in engen Grenzen. Deshalb übersteigt es auch die Möglichkeiten der ethischen Analyse, hier einen bevormundungsfreien Umrechnungsvorschlag zu unterbreiten, lassen sich ohne Verabsolutierung der eigenen Position doch nur Ansichten vergleichen und Empfehlungen vorbringen, nicht aber demonstrieren „*welche* Präferenzen ein Mensch bezüglich der Länge und verschiedener Aspekte der Qualität seines Lebens haben sollte." wie auch Woopen (2014, 145) zutreffend festhält.

Für die Steuerung des Gesundheitswesens – und das sowohl im Kleinen als auch im Großen – ist ein mehrdimensionaler Ergebnisraum allerdings wenig wünschenswert, so dass die gesundheitsökonomischen Vereinfachungen dieses Ergebnisraums zu den gegenwärtig gebräuchlichen QALYs und DALYs nicht weiter verwundern. Zwar erhält der so Rechnende damit eine deutlich einfacher zu handhabende Kennzahl (die auch nicht ohne Informationsgehalt ist), es bleibt jedoch begründungsbedürftig und an anderer Stelle zu klären, zu welchem Zweck und zur Begründung welcher Handlungen sich diese Kennzahlen noch legitim heranziehen lassen. Die im DALY- und QALY-Konzept vorgesehene Praxis, die rettbare Lebenszeit einer Person mit gesundheitlichen Einschränkungen auf Basis dieser Einschränkungen niedriger zu gewichten als die rettbare Lebenszeit gesunder Personen, verweist jedoch schon auf die prinzipielle Untauglichkeit der Konzeptionen, bei interpersonellen Allokationsentscheidungen die gebotene Gleichachtung der Beteiligten zu gewährleisten.

Ob es jedoch prinzipiell zu viel verlangt ist, den Maßstäben zur Nutzenbewertung medizinischer Maßnahmen sowohl Handhabbarkeit als auch einen Verzicht auf normative Bevormundungen abzuverlangen, wird sich – an anderer Stelle – noch zeigen müssen.

6 Zusammenfassung

Im Gesundheitswesen hat der Begriff der Lebensqualität Fuß gefasst, nicht zuletzt weil man glaubte, damit den patientenrelevanten Nutzen medizinischer Maßnahmen besser erfassen zu können als mit Hilfe von *Überlebenszeit* und Gesundheitszustand. Diese Überlegung führte jedoch zu einer übermäßigen Ausweitung des Evaluationsfokus' und zum Einbezug irrelevanter Parameter in die Bewertung des medizinischen Nutzens. Der Zuständigkeitsbereich der Medizin – einer auf die Prävention und Kuration gesundheitlicher Einschränkungen ausgerichteten Handlungswissenschaft – verlangt deshalb nach einer Refokussierung auf die hier beeinflussbaren Parameter und den darüber erzielbaren instrumentellen Nutzen *für die Patienten*. Zu diesen Parametern gehört alles gesundheitlich Relevante, womit den qualitativen und quantitativen Auswirkungen medizinischer Maßnahmen auf den jeweiligen Gesundheitszustand das Hauptinteresse gelten sollte. Der konkrete *medizinische* Nutzen einer Maßnahme besteht diesen Überlegungen zufolge dann ausschließlich in der verlängerten Überlebenszeit und der Kombination aus Dauer und *Ausmaß der Verbesserung des* Gesundheitszustands.[2] Die allgemeine Lebenszufriedenheit und das subjektive Wohlbefinden der Empfänger medizinischer Leistungen sind dann zwar Ziele, zu denen die der Medizin gemachten Vorgaben von Gesundheitsoptimierung und Lebensverlängerung ultimativ beitragen sollen, die Bewertung des konkreten Beitrags von Lebensverlängerung und Gesundheitssteigerung zum guten Leben des Patienten findet jedoch außerhalb der Medizin statt, wobei uns die jedem Menschen gegenüber gebotene Achtung seiner normativen Selbstbestimmung abverlangt, ihm einen diesbezüglichen Deutungsvorrang zuzugestehen. Das heißt auch, dass der medizinische Nutzen einer Maßnahme seitens ihrer potentiellen Nutznießer stets dahingehend zu prüfen bleibt, ob er auch unter Berücksichtigung und Einbezug ihrer nicht-medizinischen Interessen noch zu einem individuell vorzugswürdigen Ergebnis führt oder zu führen verspricht. Diese Prüfung sollte auch medizinextern bleiben und nicht über die Integration globaler Zufriedenheitskriterien in die Nutzenbewertung medizinischer Maßnahmen verlagert werden.

Die für eine individuenübergreifende Ermittlung des medizinischen Nutzens hilfreiche Bestimmung von Krankheitswerten für einzeln oder kombiniert auftretende Pathologien ist zwar normativ, damit aber noch nicht prinzipiell illegitim und erspart *überdies* die Nutzung individual-subjektiver und damit adaptationsanfälliger Bewertungskriterien. *Über die Legitimität einer solchen Entsubjektivierung entscheidet* allerdings die konkrete Verwendungsabsicht der so generierten Daten. Zusätzlich zur intersubjektiven Gesundheitsbewertung auch die individuelle Gesundheitszufriedenheit in die Nutzenbewertung medizinischer Maßnahmen miteinzubeziehen, liefe jedenfalls Gefahr, auf Basis verzerrter Ansichten

---

[2] Allerdings sollen bei der Bewertung medizinischer Leistungen nur deren ›direkte‹ Wirkungen betrachtet werden, da sonst auch Verstümmelungen zur Vermeidung gesundheitsgefährdender Zwangsarbeit bei insgesamt positiven Gesundheitsfolgen *medizinisch* zu loben wären. Die Legitimität oder Illegitimität schädlicher Interventionen mit für den Betroffenen positiven Gesamtfolgen ist hier jedoch nicht diskutiert worden. Unabhängig von der diesbezüglich vertretenen Position soll obiger Eingriff hier aber als außermedizinische Maßnahme betrachtet werden.

die Patientengesundheit aus den Augen zu verlieren und – dem *Squeaky-wheel*-Prinzip folgend – die wirklich Bedürftigen zugunsten der jeweils lautesten Beschwerdeführer zu vernachlässigen. Angesichts der weitgehenden Ähnlichkeiten unserer Körper und des von uns für gesundheitlich dysfunktional Befundenen ist die Bestimmung des Gesundheitszustands auf Basis intersubjektiver Faktoren allerdings deutlich weniger umstritten, als die Bestimmung jenes Schweregrades an gesundheitlichen Problemen, den wir als Auslöser allgemeiner Hilfspflichten zu akzeptieren bereit sind.

Soll die Nutzenbewertung medizinischer Maßnahmen schließlich individuenübergreifend erfolgen und *über leicht handhabbare ›Leistungseinheiten‹ eine allgemeine Ve*rgleichbarkeit sowie umfangreiche Kosten-Nutzen-Kontrollen ermöglichen, steht die Gesundheitsökonomie vor einem normativen Problem: Es gibt weder einen allgemeingültigen, noch einen weithin plausibilisierbaren Umrechnungsfaktor, der die Zusammenführung von Lebenszeitzugewinnen und Lebensqualitätszugewinnen in einem gemeinsamen Maßstab erlauben würde. Auch die Idee, Lebenszeitzugewinne durch Multiplikation mit dem Gesundheitsgrad ›qualitativ zu justieren‹ (T_+*GLUQ) und dann mit den ebenfalls zeitlich erfassten Gesundheitszugewinnen (T*$GLUQ_+$) in einer gemeinsamen QALY oder DALY Einheit zu verrechnen, kann nicht vermeiden, dass das postulierte Nutzenverhältnis von Lebenszeit zu Gesundheitszustand nicht von allen mitgetragen wird und der Deutungsvorrang der Widersprechenden bei nichtsdestotrotz erfolgenden Nutzenvergleichen ignoriert wird. Ob sich in Zukunft noch ein allgemein zustimmungsfähiger und dennoch eindimensionaler Maßstab für die Nutzenbewertung medizinischer Maßnahmen konzipieren lässt, musste hier offen bleiben,

der vorliegende Beitrag warb jedoch dafür, bis zum Vorliegen eines solchen mit der schlechteren Handhabbarkeit mehrdimensionaler Nutzenmaßstäbe vorlieb zu nehmen. Das mag im Ergebnis komplizierter sein und einige mathematische Operationen unterbinden, tritt dafür aber niemandem zu nahe und vermeidet die Einnahme einer normativen Position, die uns schlicht nicht zusteht.

Literatur

Airoldi, Mara; Morton, Alec (2009): Adjusting Life for Quality or Disability: Stylistic Difference or Substantial Dispute? In: *Health Economics* 18(11): 1237–1247; DOI: 10.1002/hec.1424.

Amtsgericht München (2014): Pressemitteilung vom 21.11.2014: Alterssichtigkeit ist keine Krankheit Die Kosten für die augenärztliche Behandlung von Alterssichtigkeit müssen nicht von der Versicherung erstattet werden. URL: https://www.justiz.bayern.de/imperia/md/content/stmj_internet/gerichte/amtsgerichte/muenchen/pressemitteilungen/2014/pm50___141121.pdf

Axer, Peter (2014): Die Bedeutung von Lebensqualität – aus sozialrechtlicher Perspektive. In: Zeitschrift für Evidenz, Fortbildung und Qualität im Gesundheitswesen 108(2-3): 130–139; DOI: 10.1016/j.zefq.2014.02.003.

Beauchamp, Tom L.; Childress, James F. (2012): Principles of Biomedical Ethics. Oxford: Oxford University Press[7].

Boorse, Christopher (2014): A second rebuttal on health. In: The Journal of Medicine and Philosophy 39 (6): 683–724; DOI: 10.1093/jmp/jhu035.

Bösl, Elsbeth; Klein, Anne; Waldschmidt, Anne (Hg. 2010): Disability History. Konstruktionen von Behinderung in der Geschichte. Eine Einführung. Bielefeld: transcript.

Bullinger, Monika (2014): Das Konzept der Lebensqualität in der Medizin – Entwicklung und heutiger Stellenwert. In: Zeitschrift für Evidenz, Fortbildung und Qualität im Gesundheitswesen 108(2-3): 97–103; DOI: 10.1016/j.zefq.2014.02.006.

Cooper, Rachel (2007): Can It Be a Good Thing to Be Deaf? In: *Journal of Medicine and Philosophy* 32(6): 563; DOI: 10.1080/03605310701680940.

Ebertwein, Hans; Sasse, Ada (Hg. 1998): Behindert sein oder behindert werden? Interdisziplinäre Analysen zum Behinderungsbegriff. Hermann Luchterhand Verlag.

Fairclough, Diane Lynn (2010): Design and Analysis of Quality of Life Studies in Clinical Trials, Second Edition. CRC Press; DOI: 10.1201/9781420061185.

G-BA – Gemeinsamer Bundesausschuss (2014): Weitere Informationen zu ›Lifestyle Arzneimittel‹ innerhalb der Arzneimittel-Richtlinie vom 11.06.2014; https://www.g-ba.de/informationen/richtlinien/anlage/14/#tab/weitere-informationen

Hossenfelder, Malte (1992): Philosophie als Lehre vom glücklichen Leben. Antiker und neuzeitlicher Glücksbegriff. In: Bellebaum, Alfred (Hg. 1992): Glück und Zufriedenheit. Ein Symposion. Opladen: Westdeutscher Verlag, S. 13-31.

Hucklenbroich, Peter (2014): „Disease entity" as the key theoretical concept of medicine. In: *The Journal of Medicine and Philosophy* 39(6): 609–633; DOI: 10.1093/jmp/jhu040.

Hütt, Stephan (2011): Anmerkung zum Urteil des OLG Köln vom 08.10.2010 (20 U 191/09, VersR 2011, 252) – Zum Erfordernis eines adäquaten Verhältnisses zwischen Therapie und Leiden für eine medizinische Notwendigkeit. In: Versicherungsrecht 2011(2): 253-254.

Lübbe, Weyma (2010): QALYs, Zahlungsbereitschaft und implizite Lebenswert-Urteile. In welchen Kategorien begreifen wir das öffentliche Gesundheitswesen? In: *ZEFQ* 104(): 202–208.

Sayer, Andrew (2011): Why Things Matter to People: Social Science, Values and Ethical Life. Cambridge University Press.

Schmuhl, Hans-Walter (2010): Exklusion und Inklusion durch Sprache. Berlin: IMEW – Institut Mensch, Ethik und Wissenschaft.

Schnabel, Ulrich (2001): Gisela Steinert leidet an der Parkinson-Krankheit. Christian Judith ist von Geburt an körperbehindert. Sie hofft auf die Genforschung, er fürchtet sich vor deren Folgen. Ein ungewöhnliches Streitgespräch. In: Die Zeit vom 08.02.2001(07); URL: http://pdf.zeit.de/2001/07/Haettest_du_mich_abgetrieben_.pdf

Schöffski, Oliver; Greiner, Wolfgang (2012): Das QALY-Konzept als prominentester Vertreter der Kosten-Nutzwert-Analyse. In: Schöffski, Oliver; Graf von der Schulenburg, J Matthias (Hg. 2012): *Gesundheitsökonomische Evaluationen*. Berlin, Heidelberg: Springer, S. 71–110; DOI: 10.1007/978-3-642-21700-5_5.

WHO – WHOQOL Group (1997): Measuring Quality of Life. The World Health Organization Quality of Life Instruments. URL: http://www.who.int/mental_health/media/68.pdf

WHO – WHOQOL Group (1998): The World Health Organization Quality of Life Assessment (WHOQOL): Development and General Psychometric Properties. In: Social Science & Medicine 46(12): S. 1569–1585.

WHO – World Health Organization (1946): Constitution of the World Health Organization. Adopted by the International Health Conference, New York, 19-22 June, 1946; signed on 22 July 1946 by the representatives of 61 States (Official Records of the World Health Organization, Nr. 2, S. 100) and entered into force on 7 April 1948; URL: http://www.who.int/governance/eb/who_constitution_en.pdf

Woopen, Christiane (2014): Die Bedeutung von Lebensqualität – aus ethischer Perspektive. In: Zeitschrift für Evidenz, Fortbildung und Qualität im Gesundheitswesen 108(2-3): 140–145; DOI: 10.1016/j.zefq.2014.03.002.

„Lebensqualität" als patientenrelevante Zielgröße – in welchem Zusammenhang steht sie (noch) mit Konzepten des gelingenden Lebens?

Daniel R. Friedrich

Zusammenfassung

Medizinische Behandlungsmaßnahmen sollen Patienten nützen. Dies tun sie u. a. dadurch, dass sie den Patienten dabei helfen, ihre im gesunden Zustand realisierbaren Lebensziele und -pläne im Krankheitsfall nicht aufzugeben, sondern weiterzuverfolgen. Da Lebensziele und -pläne von Mensch zu Mensch sehr stark variieren und zudem extrem komplex sein können, werden heute komplexitätsreduzierende, messbare und ggf. intersubjektiv vergleichbare Zielgrößen als Referenzmarken zur Bewertung des Erfolgs oder auch nur der Erfolgsaussichten von Behandlungsmaßnahmen herangezogen. Die hier entscheidenden Größen werden in der Medizin *patientenrelevante Endpunkte* genannt, und *Lebensqualität* (LQ) ist – neben der Überlebenszeit – einer von ihnen. Um der Funktion als patientenrelevantem Endpunkt gerecht zu werden, ist anzunehmen, dass das Konstrukt LQ in einem bestimmten Zusammenhang mit den Lebenszielen und -plänen der Patienten steht, und zwar dergestalt, dass ein Mehr an LQ einem größeren Potenzial zur Umsetzung dieser Ziele und Pläne entspricht. Nachfolgend wird kritisch hinterfragt, ob dieser Zusammenhang für übliche Konzeptualisierungen von LQ und Verfahren der Lebensqualitätsmessung durchgängig als gewährleistet angesehen werden kann. Als problematisch wird dabei der Versuch gewertet, komplexen Gesundheitszuständen durch entsprechend komplexe Messinstrumente gerecht zu werden.

1 Einleitung

Zur Bemessung des Erfolgs medizinischer Maßnahmen und zur Entscheidung über ihren Einsatz sollen im deutschen Gesundheitswesen *patientenrelevante Endpunkte* herangezogen werden (SGB V 2014 §35 Abs. 1b). Neben der Verlängerung der *Überlebenszeit* (Senkung der Mortalität) wird die Verbesserung der *Lebensqualität* (LQ) als solcher patientenrelevanter Endpunkt für medizinische Maßnahmen definiert (SGB V 2014 §35 Abs. 1b; IQWiG

2013).[1] Diese Festlegung wurde und wird immer wieder durch die faktische Gestaltung von Wirksamkeitsstudien, z. B. für pharmakologische Therapeutika oder diagnostische Interventionen, zugunsten anderer Endpunkte und Surrogatparameter umgangen. Als Begründung hierfür wird angeboten, dass sich solche Studien ggf. nur sehr aufwendig mit patientenrelevanten Endpunkten bewerkstelligen lassen. Die vermeintliche Lösung besteht dann in der Verwendung ‚konkurrierender', besser und schneller messbarer Surrogatparameter, die als plausibler Ersatz zu validieren sind (Ciani et al. 2014). Das Problem hierbei ist, dass der kausale Zusammenhang zwischen Surrogat und patientenrelevantem Endpunkt oft nur sehr schwer – wenn überhaupt – hergestellt werden kann (Miksad et al. 2008). Dieses Vorgehen wird seit geraumer Zeit kritisch kommentiert (z. B. Kvitkina et al. 2014; in der neusten ebenso wie in älteren Versionen IQWiG 2013 Kap. 3.1; Bucher 2008; Frölich 2006; Falck-Ytter et al. 2004). Die Begründung dafür, dass gerade der LQ – neben der Überlebenszeit – eine solch hohe Relevanz zukommen soll, ist im grundlegenden Sinn medizinischer Maßnahmen zu suchen und wird im Folgenden erläutert. Im Anschluss an diese basale Analyse sollen mögliche Konzeptualisierungsversuche des patientenrelevanten Endpunkts LQ im Kontext medizinischer Sinnhaftigkeit kritisch untersucht werden. Besonderes Augenmerk wird auf mögliche Probleme mit der Verwendung von Surrogatparametern innerhalb der Lebensqualitätsmessung gelegt.

2   Der Sinn medizinischer Maßnahmen

Die Frage, worin der Sinn medizinischer Maßnahmen besteht, mutet trivial an. Man möchte meinen, er bestehe in der Wiederherstellung oder Erhaltung von Gesundheit bzw. der Heilung oder Linderung von Krankheit. Und dies ist, in einem eingeschränkten Verständnis, sicherlich die richtige Antwort. Beschränkt ist das Verständnis dabei sowohl ‚nach oben' als auch ‚nach unten' auf einem weit auffächernden Spektrum möglicher Antworten: nach oben, weil Gesundheit als wichtiges konditionales Gut für das Projekt eines ‚gelingenden Lebens'[2] in einem deutlich weiteren Kontext steht und zu dessen Erfolg nur einen Teilaspekt

---

1   An gleicher Stelle im SGB V wie auch in den „Allgemeinen Methoden 4.1" des IQWiG wird die Morbidität als dritter patientenrelevanter Endpunkt genannt. Im SGB V §35b, Abs. 1 wird dann ausgeführt, was unter Morbidität u. a. zu verstehen ist. In einem Beitrag im Deutschen Ärzteblatt haben meine Kolleginnen Bettina Schöne-Seifert, Alena M. Buyx und ich dafür argumentiert, dass Morbidität als patientenrelevante Größe in den anderen beiden Endpunkten Mortalität und LQ dargestellt werden kann und somit nicht als eigenständiger oder unabhängiger Endpunkt angeführt werden sollte (Friedrich et al. 2009). Entsprechend werde ich nachfolgend immer nur von zwei patientenrelevanten Endpunkten (Mortalität und LQ) sprechen.

2   Es gibt zahlreiche unterschiedliche Ideen dazu, wodurch sich ein gelingendes menschliches Leben auszeichnet, wobei sich zwei paradigmatische Positionen ausmachen lassen: Die eine geht von objektiven Kriterien aus, die für alle Menschen gleichermaßen gelten, während die andere unterstellt, dass die Kriterien von Mensch zu Mensch, je nach den persönlichen Überzeugungen oder Präferenzen variieren können. Nachfolgend werde ich die letzte Position, wonach

beiträgt; nach unten, weil konkrete medizinische Maßnahmen oft spezifische Wirkungen haben, die ihrerseits nur bestimmte Aspekte von Gesundheit betreffen, etwa die Linderung von spezifischen Schmerzen oder die Bekämpfung einer konkreten Entzündung. Das Spektrum möglicher Antworten reicht also von ganz fundamentalen Antworten, die ein gelingendes Leben thematisieren, bis hin zu sehr spezifischen Antworten, die konkrete pathologische Probleme und ihre Lösung behandeln.

In welchem Bereich des Spektrums eine angemessene Antwort auf die jeweils gestellte Frage nach dem Sinn einer medizinischen Maßnahme zu finden ist, hängt vom Kontext ab, in dem die Frage gestellt wird. Sollen z. B. philosophische Ideen zum gelingenden menschlichen Leben entwickelt werden, dürfte vor allem der Teil des Spektrums interessieren, der entsprechend fundamentale Antworten bereithält. Geht es hingegen um sehr konkrete Handlungsanweisungen für Ärzte im Krankenhausalltag, ist eher das gegenüberliegende Ende des Spektrums von Interesse. Das Antwortspektrum umfasst dabei unterschiedliche Grade von Detailliertheit in Bezug auf ein umfassendes Projekt des gelingenden Lebens und nicht prinzipiell unterschiedliche Projekte.

Entsprechend gibt es eine gegenseitige Abhängigkeit der verschiedenen Antwortoptionen nach dem Sinn medizinischer Maßnahmen: einmal in Richtung vom allgemeineren zum spezifischeren Ende hin, aber auch *vice versa* vom spezifischeren zum allgemeineren Ende des Spektrums. Spezifische Antworten können die Klärung basaler Antworten voraussetzen. Wie etwa eine Lungenentzündung zu behandeln ist, hängt davon ab, welche vitalen Ziele der Patient verfolgt. So wird ‚in der Regel' eine Sechzehnjährige eine kurative Behandlung, etwa mit Antibiotika, wünschen, während ein 95-jähriger bettlägeriger multimorbider Patient ggf. eine palliative Behandlung vorzieht. Aber auch umgekehrt ist zu fragen, welche spezifischen Heilungsmethoden es gibt, denn je nach Verfügbarkeit medizinischer Methoden können sich unterschiedliche Optionen in der Lebensplanung eröffnen. So war es beispielsweise noch vor wenigen Jahren schwer vorstellbar, dass Körperbehinderte mit fehlenden Gliedmaßen vergleichbare Sportleistungen erbringen wie Nicht-Körperbehinderte. Mittlerweile aber befeuert die aktuelle Entwicklung in der Prothetik und die mit ihr möglichen Leistungssteigerungen der Athleten schon eine Debatte um Enhancement (Miah 2011; Burkett 2010; Camporesi 2008).

Mit Blick auf philosophische wie auch medizinische Literatur lässt sich feststellen, dass dieser bidirektionale Zusammenhang zwischen den unterschiedlichen Antwortoptionen auf die Frage nach dem Sinn medizinischer Maßnahmen nicht immer berücksichtigt wird. Diese Einengung auf einen Bereich des Antwortspektrums lässt sich als *Spezialisierung* auffassen. Es ist dann zu fragen, ob diese zu rechtfertigen ist. Wenn etwa Amartya Sen oder Martha Nussbaum analysieren, welcher Güter es bedarf, damit Menschen ein gelingendes Leben führen können, so berücksichtigen sie auch Gesundheit in ihren Überlegungen, ohne sich dabei in einer medizinischen Detaildebatte zu verfangen (Sen 2002; Nussbaum 2000; Nussbaum und Sen 1993). Der Verzicht auf solche medizinischen Details ist dem

---

ein gelingendes Leben von der Umsetzbarkeit eigener Lebensziele und -pläne abhängt, als die entscheidende auszeichnen.

Anliegen geschuldet, eine übersichtliche und verständliche Theorie zu verfassen, die sich basalen Fragen des gelingenden Lebens zuwendet. Eine inhärente Annahme muss also in diesem Fall sein, dass die ‚Spezialdebatte' um ein gelingendes Leben sich ohne die medizinischen Details sinnvoll führen lässt. Ob dies durchweg und immer sinnvoll möglich ist, wird in dieser Arbeit nicht weiter untersucht, aber es wird dieser Annahme eine gewisse Plausibilität unterstellt.

Eine ähnliche Spezialisierung, die nun ihrerseits Fragen des gelingenden Lebens ausklammert, kann ohne großen Nachweisbedarf in der medizinischen Fachliteratur gefunden werden. Bei Abhandlungen etwa über die richtige Intervention bei einer Blinddarmentzündung spielen Überlegungen zum gelingenden Leben der Patienten keine Rolle. Auch hier muss eine inhärente Annahme zugrunde liegen, dass sich entsprechende medizinische Fragestellungen ohne Überlegungen zum gelingenden Leben der Patienten sinnvoll beantworten lassen. Die Plausibilität dieser Annahme verdankt sich dann einem offensichtlichen Zusammenhang zwischen vielen Erkrankungen in einem besonderen Kontext und den daraus resultierenden Problemen für ein gelingendes Leben. Dies gilt etwa, wenn das Leben von ansonsten völlig Gesunden im ersten Drittel einer durchschnittlichen Lebensspanne durch eine gut zu behandelnde Krankheit, wie etwa die Blinddarmentzündung, auf dem Spiel steht.

Dieser offensichtliche Zusammenhang zwischen Erkrankung und dem gelingenden Leben der Patienten ist jedoch in anderen Fällen weniger offensichtlich oder sogar kompliziert. Beispiele liefern chronische Erkrankungen mit schwerem Verlauf, wie zahlreiche Krebserkrankungen oder lebensbedrohliche Erkrankungen am Lebensende der Patienten. In diesen Fällen kann eine Vernachlässigung der Lebensziele und -pläne der Patienten für diese zu immensen Schäden führen. Daher scheint es angebracht, dass patientenrelevante Zielgrößen in solchen Fällen die individuelle Situation der Patienten berücksichtigen. Dies kann aber nur gelingen, wenn in den Diskussionen um eine angemessene Operationalisierung von solchen Endpunkten auch Aspekte des gelingenden Lebens berücksichtigt werden.

Ich werde in dieser Arbeit die Diagnose stellen, dass die Bemühungen um eine angemessene Operationalisierung der patientenrelevanten Zielgröße LQ dazu geführt haben, dass in weiten Teilen der zugehörigen Spezialdebatte kein direkter Bezug mehr auf Konzepte des gelingenden Lebens genommen wird. Stattdessen wurden im Zuge der Operationalisierung von LQ Surrogate eingeführt, die für die Lebensziele und -pläne stehen sollen, dabei aber in Lebensqualitätsmodellen besser zu erfassen sind. Diese Surrogate liegen eher im spezifischeren Teil des Antwortspektrums, wie es oben beschrieben wurde. Eine solche Spezialisierung der Diskussion um LQ kann jedoch ernsthafte Probleme mit sich bringen, wie zu zeigen sein wird. Sie lassen daran zweifeln, dass dieses Vorgehen in seinem vollen Umfang zu rechtfertigen ist.

Für die Analyse der potentiell daraus resultierenden Probleme kann auf die kontroverse Diskussion um die unterschiedliche Bedeutung und Aussagekraft von Surrogatparametern zurückgegriffen werden (z. B. IQWiG 2013 Kap. 3.1; Raspe 2013; Falck-Ytter et al. 2004). Innerhalb dieser Debatte wird immer wieder die Validität zahlreicher Surrogate infrage gestellt – häufig mit Verweis auf fehlende Wirksamkeit bezogen auf Effekte in den patientenrelevanten Endpunkten. Wenn es jedoch stimmt, dass patientenrelevante Endpunkte selbst Surrogate für Lebensziele und -pläne sind, dann muss verwundern, dass diese patientenrelevanten Endpunkte nicht ähnlich kritisch beleuchtet werden. Offensichtlich – gar als trivial anmutend – wird diesen selbst eine außerordentliche Wichtigkeit für die Patienten unterstellt, wie es schon im Prädikat ‚patientenrelevant' zum Ausdruck kommt. Dabei machen verschiedene Debatten[3], in denen die oft verzweifelten Versuche von Lebensverlängerung ‚um jeden Preis' in weit fortgeschrittenen Stadien terminaler Erkrankungen kritisch thematisiert werden, darauf aufmerksam, dass auch patientenrelevante Endpunkte keine ‚Zwecke an sich' sind. Vielmehr erlangen sie ihre Bedeutung kontextgebunden. So ist etwa Lebensverlängerung eben nicht für alle Patienten in allen Situationen ein primäres Ziel – und Ähnliches gilt ebenfalls, wenn auch in einem eingeschränkteren Sinn, für LQ. Daher sollten bestimmte medizinische Erwägungen die individuelle Lebensplanung des Patienten berücksichtigen und nicht mit der Begründung einer vermeintlich validen Operationalisierung patientenrelevanter Endpunkte vernachlässigen.

Aus der Diagnose, dass medizinische Fragestellungen die Lebensplanung der Patienten zu berücksichtigen haben, folgt nicht, dass bei allen konkreten medizinischen Erwägungen umfassende und akribische Überlegungen zum gelingenden Leben der Betroffenen erfolgen müssen. Sicherlich gibt es Fragestellungen, die sich aus gutem Grund mithilfe der spezifischeren Antworten der klinischen Praxis beantworten lassen. Dies setzt allerdings voraus, dass die entsprechenden Fragen zur Lebensplanung der Patienten im ausreichenden Maße als geklärt angesehen werden können. Dass dies in vielen Fällen als erfüllt angesehen werden kann, dafür spricht der erfolgreiche und unumstrittene Umgang mit zahlreichen medizinischen Situationen. So brauchen sich etwa Unfall- und Intensivmediziner in der Regel bei Unfallopfern im mittleren Lebensalter, die bei entsprechender medizinischer Versorgung eine positive Prognose auf Rettung (zurück oder annähernd zurück ins Leben) haben, nicht jedes Mal die Frage nach den konkreten Lebenszielen ihres Patienten zu stellen. Sie ‚wissen', was sie medizinisch zu tun haben. Die Rechtfertigung hierfür liegt in einer großen Kongruenz der Bedeutung von Gesundheit innerhalb eines großen Teils der Lebensspanne von Menschen eines Kulturkreises (ebenso etwa Nordenfelt 1995, S. 79f.). In Bezug auf diese Lebensspanne muss die bereichsübergreifende Sichtweise daher nicht immer wieder aufs Neue eingenommen werden, sondern es kann in einer Reihe von ‚Standardsituationen' eine Konzentration auf spezifischere Fragestellungen als gerechtfertigt angesehen werden. Die Herausforderung besteht dann darin, Standard- von Ausnahmesituationen zu unterscheiden.

---

3 Als Beispiele sind hier zu nennen die Debatte um medizinische Nutzlosigkeit (futility) (Schneiderman 2011; Schneiderman et al. 1990) oder die um Posteriorisierung, d. h. die Feststellung von Nachrangigkeit minimal wirksamer medizinischer Interventionen (Buyx et al. 2011; Friedrich et al. 2009).

3 Das gelingende Leben und wie medizinische Maßnahmen diesem dienen können

Der Nutzen medizinischer Maßnahmen bemisst sich, so die hier vertretene These, letztendlich an ihren Fähigkeiten, ein gelingendes Leben zu befördern. Medizinisch gelingt dies, wenn die für ein gelingendes Leben konditionale Gesundheit[4] positiv beeinflusst werden kann. Für die Bewertung konkreter Maßnahmen ist also inhaltlich zu bestimmen, was Gesundheit ausmacht. Genau darüber gibt es eine kontroverse und sehr alte philosophische Diskussion, die von zwei paradigmatischen Positionen geprägt ist: zum einen von der a) *naturalistischen*[5] und zum anderen von der b) *konstruktivistischen*[6].

a) Die *naturalistische* Fraktion geht von einem irgendwie messbaren und damit für uns notwendigerweise wahrnehmbaren Phänomen[7] ‚Gesundheit' aus, das ‚in der Welt' vorliegt. Demnach ließe sich prinzipiell objektiv bestimmen, was gesund bzw. was krank ist. Diese Position ist mit zwei hier als so schwerwiegend eingeschätzten Problemen konfrontiert, dass sie für die aktuelle praxisnahe Diskussion als irrelevant anzusehen ist.

Das erste Problem ist der prinzipielle Einwand des *Sein-Sollen-Fehlschlusses*. Dieser besagt stark vereinfacht, dass aus faktischen Gegebenheiten nicht folgt, dass diese Gegebenheiten auch so und nicht anders sein sollten (Quante 1994; speziell zum naturalistischen Fehlschluss Engels 1993). Rechnet man z. B. die *biostatistische Gesundheitstheorie*, deren Hauptvertreter Christopher Boorse ist und derzufolge das Abweichen vom statistischen

---

4 Der Begriff Gesundheit wird in diesem Zusammenhang also von vornherein in einer normativen Weise genutzt. Was auch immer Gesundheit inhaltlich ist, sie ist positiv, zumindest aber nicht negativ zu bewerten. Theorien, die Gesundheit in einer anderen Weise definieren und diese Voraussetzung verletzen, werden von mir in dieser Arbeit nicht weiter berücksichtigt.

5 Martin Hoffmann bietet eine Umbenennung dieser Position als Deskriptivismus an (Hoffmann 2013). Dieser möchte ich hier nicht folgen, sondern beim bisher üblichen Sprachgebrauch bleiben. Auch wenn ich Hoffmanns Rekonstruktion des Streits mit den Opponenten Deskriptivismus und Normativismus nicht kategorisch ablehne, stehe ich ihr doch kritisch gegenüber. Grund hierfür ist, dass das Naturalismus-Argument in der Debatte um die normative Verwendung des Begriffs ‚Gesundheit' durchaus Gewicht hat (Friedrich 2013, Kap. 3), was Hoffmann bestreitet (Hoffmann 2013, S. 253).

6 In diesem Fall ändere ich meinen Sprachgebrauch gegenüber früheren Publikationen, in denen ich noch von der subjektivistischen Position oder vom Subjektivismus sprach (z. B. Friedrich 2013, Kap. 3). Dieser Sprachgebrauch scheint mir nicht mehr umfassend genug. Zwar sind alle subjektivistischen Positionen konstruktivistische, jedoch gilt dies nicht notwendigerweise umgekehrt. Zudem lassen sich auf diese Weise der Intersubjektivismus und der Subjektivismus unter einem gemeinsamen Oberbegriff subsumieren. Der Begriff ‚Konstruktivismus' ist also der umfassendere und daher angemessenere Begriff.

7 Es sei noch einmal darauf hingewiesen, dass Gesundheit hier von vornherein in einem normativen Sinne gebraucht wird (s. FN 4). Demnach muss das, was als ‚gesund' bezeichnet wird, als einem gelingenden Leben zuträglich – oder aber zumindest nicht abträglich – angesehen werden können. Demnach werden hier Theorien, die etwa Dauerzustände unerträglicher Schmerzen als gesund bezeichnen, von vornherein als unplausibel abgelehnt.

Normal physiologischer Funktionen als pathologisch, d. h. als krankhaft anzusehen ist (Boorse 1975; Boorse 1977; Boorse 1997), dem Naturalismus zu, so lässt sich einwenden, dass weder das Erfüllen der statistischen Norm ausreicht, um einen Zustand als gesund auszuzeichnen, noch das bloße Abweichen von dieser Norm einen anderen Zustand sicher als krankhaft ausweist.[8] An anderer Stelle habe ich dies an verschiedenen Beispielen wie etwa ‚Karies' und ‚Homosexualität' ausführlich diskutiert (Friedrich 2013, Kap. 3.2.1). Ergebnis dieser Diskussion war, dass das reine Erfüllen der Norm z. B. dann nicht als ausschlaggebend angesehen werden kann, wenn der statistische Normalzustand mit Leid verbunden ist. Sehr eindrücklich zeigt sich dies im Fall eines schmerzhaften Kariesbefalls in früheren Zeiten, als dieser Zustand mangels ausreichender Mundhygienemöglichkeiten noch der statistische Normalfall war. Ein aktuelleres Beispiel bietet der epidemiologische Befund des Prostatakarzinoms bei Männern jenseits des 80. Lebensjahres, denn in dieser Gruppe erkranken ca. 90 % der Population an einem Krebs der Prostata (Rohde et al. 2007, S. 7). Doch trotz des eindeutigen biostatistischen Befundes wird weder ernsthaft noch hörbar vertreten, dass ein 80-Jähriger gesund wäre, wenn er an einem Prostatakarzinom leidet (was jedoch im Umkehrschluss nicht bedeutet, dass sich jeder an einem Prostatakarzinom Erkrankte einer medizinischen Prozedur unterwirft oder unterwerfen sollte).

Das zweite schwerwiegende Problem des Naturalismus ist die Erklärung des epistemischen Zugangs zu moralischen Werten, die aus natürlichen Phänomenen kausal folgen sollen. Soweit die reichhaltige Literatur zu überblicken ist, gibt es bisher nicht einmal eine theoretische Erklärung, wie objektive, ‚in der Welt befindliche' Werte einer Messung, d. h. einer irgendwie qualifizier- und quantifizierbaren Wahrnehmung zugänglich sein könnten. Aber auch die entgegengesetzte Richtung der Wirkung objektiver, aus natürlichen Phänomenen entspringender Werte auf Menschen ist vollkommen ungeklärt. So soll etwa in der Interpretation der Boorseschen Theorie durch Norman Daniels das Vorliegen einer Pathologie eine notwendige Voraussetzung dafür sein, dass ein Gesundheitszustand überhaupt als behandlungswürdig eingestuft wird (Daniels 2008, S. 38ff.). Damit aber würde dem Phänomen Pathologie ein innewohnender Wert zugerechnet, der unter bestimmten Umständen auf Behandlungswürdigkeit schließen ließe. Infolgedessen vertreten dann schlussendlich Boorse und auch Daniels die Ansicht, dass normativ zu bestimmen ist, welche Krankheitszustände als behandlungsrelevant anzusehen sind.[9] Der Mangel an plausiblen Erklärungsversuchen, woher solche Werte stammen und wie man sie erkennt,

---

8   Es ist diskussionswürdig, ob Boorse tatsächlich eine naturalistische Theorie vertritt, oder ob es sich nicht eher um einen objektivistischen Ansatz handelt, der sich auf andere als auf natürliche Kriterien zur Bestimmung von gesund und krank beruft – oder ob Boorses Theorie überhaupt kohärent einem Lager zugerechnet werden kann. Dieser Diskussion will ich hier nicht nachgehen. Ich wähle Boorses Theorie als Beispiel für eine naturalistische Theorie und beziehe mich dabei auf seine Gleichsetzung von Pathologie und Krankheit (Boorse 1997). Als Pathologie wiederum wird jede Abweichung vom biostatistischen Mittel einer Subgruppe bezeichnet. Somit ist das Referenzmaß dessen, was krank und gesund ist, ein ‚natürliches' Phänomen – der Grund, warum ich Boorse als Vertreter einer naturalistischen Theorie einordne.
9   Überspitzt könnte dieser Zug so gedeutet werden, dass Boorse und Daniels schlussendlich Konstruktivisten sind.

liefert hier den Befund der Praxisirrelevanz des Naturalismus für die Diskussion um einen angemessenen Gesundheits- und Krankheitsbegriff für das Projekt des ‚gelingenden Lebens'.

b) Die *konstruktivistische Fraktion* geht im Gegensatz zur naturalistischen davon aus, dass Zustände erst dann als gesund zu bezeichnen sind, wenn Individuen diese für sich entsprechend benennen (*Subjektivismus*) oder Menschen diese Benennung in einem gemeinschaftlich abgestimmten Prozess vollziehen (*Intersubjektivismus*). Beiden Theorierichtungen ist gemein, dass mündige Menschen als die ‚Autoren' der für sie geltenden Normen angesehen werden. Die verschiedenen konstruktivistischen Theorien unterscheiden sich aber hinsichtlich der Gütekriterien, die sie an die Entwicklung von Geltung beanspruchenden Normen stellen. In einigen Ansätzen reicht das Vorhandensein von einfachen subjektiven Präferenzen, bei anderen bedarf es einer ausreichenden individuellen Reflexion dieser Präferenzen und wieder andere verlangen einen ausreichenden und verschiedenen Gütekriterien genügenden interpersonellen Reflexionsprozess, der auch als *Deliberation* bezeichnet wird.

Der Konstruktivismus entgeht den beiden hier für naturalistische Theorien als so fatal eingeschätzten Problemen eines Sein-Sollen-Fehlschlusses und einer epistemischen Unzugänglichkeit. Erstens liegt nicht notwendigerweise ein Sein-sollen-Fehlschluss vor, denn der normative Begriff der Gesundheit erhält sein Gewicht durch das Wollen seiner Autoren: Menschen bestimmen individuell oder gemeinschaftlich, was als gesund bezeichnet werden soll. Zweitens hat auch der Konstruktivismus epistemische Hürden zu nehmen – so ist z. B. etwas dazu zu sagen, wie Sollen-Äußerungen, die als wertgebend einzustufen sind (etwa in der Form „x soll als gesund bezeichnet werden"), erkannt werden können. Wenn die Sollen-Äußerungen darüber hinaus nicht nur dichotome Konzepte (gesund oder krank) bezeichnen, sondern diese auch graduell betrachtet oder unterschiedliche Konzepte unterschiedlich zueinander gewichtet werden sollen, bedarf es außerdem einer Vorstellung davon, auf welchem Wege die ‚Werte' dieser Konzepte – mit ausreichender Qualität – gemessen werden können. So bewerten beispielsweise viele Patienten Schmerzfreiheit höher als andere Lebensqualitätsparameter und mehr Schmerzen schlechter als weniger Schmerzen.[10]

Es gibt zahlreiche theoretisch ausgearbeitete Ansätze dazu, wie die als wichtig erachteten Faktoren für Gesundheit ermittelt werden können. In der Praxis existieren zudem gebräuchliche Ansätze der vergleichenden Messung dieser Faktoren, sodass mit ausreichender Plausibilität angenommen werden kann, dass eine Lösung dieses Problems zumindest möglich erscheint. Es gibt beispielsweise Messinstrumente für LQ, in denen die Probanden nach einer bestimmten Anzahl von Faktoren befragt werden, die ihres Erachtens die ausschlaggebenden für ihre individuelle LQ sind. Solchen Instrumenten kann unterstellt

---

[10] An dieser Stelle können je nach Konzeption naturalistischer und konstruktivistischer Theorien gleichartige Messprobleme für beide Lager auftreten. Lösungen dieser Probleme sind dann beiden Theorierichtungen zuzuschlagen. Dieser Befund bestärkt den hier verdeutlichten Punkt, dass konstruktivistische Lebensqualitätstheorien eher weniger, aber zumindest nicht mehr messtheoretische Probleme aufweisen als naturalistische.

werden, ernst zu nehmen, dass Patienten die Autoren ihrer normativen individuellen Lebensqualitätskonzepte sind. Gleichzeitig wird durch die angewendete Methodik versucht, eine gewisse Standardisierung und damit Vergleichbarkeit zu erreichen, etwa durch die Vorgabe der Anzahl entscheidender Faktoren.

Trotz dieser Ansätze können die konzeptionellen und damit verbunden die messtheoretischen Probleme bisher nicht als abschließend gelöst angesehen werden. Eine kritische Analyse der aktuellen Lebensqualitätsforschung könnte daher für die Suche nach angemesseneren Lebensqualitätsmessinstrumenten hilfreich sein. Doch zuvor sei die Grundidee erläutert, wie Konzepte eines gelingenden Lebens und Messgrößen für LQ überhaupt zusammenhängen.

4   Lebensqualität als Surrogat für das ‚Potenzial, ein gutes Leben führen zu können'

Wenn der Erfolg medizinischer Interventionen darin besteht, eine gelingende Lebensführung zu befördern, und wenn das Konzept eines solchen Lebens durch die Betroffenen individuell konstruiert wird, dann ist es u. U. eine schwierige Aufgabe, diesen Erfolg quantifizierbar und ggf. sogar vergleichbar zu machen. Dafür müssten die Effekte der Interventionen auf die Lebenspläne und -ziele von individuellen Patienten messbar gemacht werden. Diese Lebenspläne und -ziele können sehr komplizierte Konstrukte sein. Daher besteht die übliche Strategie darin, Kaskaden von sehr umfassenden und komplexen hin zu spezifischeren und weniger komplexen Endpunkten zu bilden, sodass der konzeptionelle und messtechnische Aufwand in der medizinischen Praxis und Forschung zu bewältigen ist. Die in den schlussendlich als messbar bewerteten Größen sichtbar gemachten Effekte sollen im Umkehrschluss auf den Patientennutzen schließen lassen, also auf die Fähigkeit, wichtige Lebensziele zu erreichen oder im Auge zu behalten – sie sind also *patientenrelevant*. Als patientenrelevante Endpunkte zählen die *Überlebenszeit* und die *LQ*.[11]

Die idealisierte Vorstellung ist, dass sich die Wirksamkeit verschiedener Interventionen in diesen beiden Endpunkten erfassen und quantifizieren lässt. Während dies für die Überlebenszeit mit statistischen Mitteln relativ einfach machbar ist, ist die LQ selbst wieder ein komplexes Konzept, sodass sich eine ähnliche Problemlage wie bei der Operationalisierung von Gesundheit und der Messung der Effekte auf diese ergibt. Die Operationalisierung soll in der Regel durch die Wahl passender, einer Messung zugänglicher Surrogate erreicht werden. Doch sowohl die Surrogatwahl als auch der Rückschluss von der Effektmessung auf die LQ – und somit schlussendlich auf den Nutzen der medizinischen Maßnahme – sind selbst wieder mit zahlreichen Problemen behaftet. So ist etwa zu fragen, wie es um die

---

11   Wie schon in Fn. 1 erläutert, nehme ich die z. B. im SGB V ebenfalls aufgeführte Morbidität nicht in die hier aufgestellte Liste mit auf, da sich dieser Endpunkt durch die anderen beiden darstellen lässt.

Vergleichbarkeit unterschiedlicher Surrogate bestellt ist. Von diesen gibt es verschiedene Varianten, denn nicht alle Surrogate passen gleichermaßen gut auf jeden zu bestimmenden individuellen Gesundheitsstatus. Während sich beispielsweise der Effekt einer Maßnahme bei Kopfschmerzen irgendwie in der Reduktion dieser Schmerzen bemessen sollte, wird sich der Effekt auf die Einschränkung der Bewegungsfreiheit, etwa bei peripherer arterieller Verschlusskrankheit, so nicht sinnvoll abbilden lassen. Hier sind es andere Faktoren, wie z. B. die Erweiterung der schmerzfreien Gehstrecke, die im Vordergrund des Interesses stehen (Bayerl et al. 2009).

Ob, und wenn ja, wie sich diese unterschiedlichen Effekte miteinander vergleichen lassen, ist als offene Frage anzusehen. Trotzdem kommt ihrer Beantwortung Relevanz zu, denn surrogatübergreifende Skalierungen sind nicht erst für kollektive Nutzenbewertungen notwendig. Auch für individuelle Therapieempfehlungen wären vergleichende Maße wünschenswert. Man stelle sich etwa vor, dass für Krebspatienten zwei Behandlungsoptionen zur Verfügung stehen. Die eine reduziert ausschließlich Schmerz, während die andere vordringlich andere Aspekte der LQ verbessert, jedoch weniger gute Ergebnisse in der Schmerztherapie verspricht. In dieser Konstellation gestaltet sich eine Therapieempfehlung für die behandelnden Ärzte als schwierig, wenn es keine Skala gibt, anhand derer sich die erwartbaren Ergebnisse vergleichen lassen.

Es könnte eingewendet werden, dass in solchen Fällen die Patienten selbst zu entscheiden haben, welche Therapieoption sie wählen wollen, damit die Patientenautonomie gewahrt bleibt. Daher bräuchte es keine Messinstrumente, die auf Surrogate und Skalen zurückgreifen. Richtig ist, dass der Patientenautonomie in der heutigen Medizin die entscheidende Schlüsselrolle zukommt und schlussendlich der Patient selbst darüber zu entscheiden hat, welche Therapieoption für ihn die sinnvollste ist. Doch um diese Aufgabe sinnvoll erfüllen zu können, sind Patienten in die Lage zu versetzen, angemessene Vergleiche anstellen zu können. Ein probates Mittel, um dies zu erreichen, sind verständliche und für den Patienten relevante Endpunkte und aussagekräftige Messergebnisse.

Wird die Ebene individueller Patientenentscheidungen verlassen, wie bei der Zulassung neuer Methoden oder Pharmaka, liegt es nahe, intersubjektiv geteilte Bewertungsmaßstäbe für die Auswertung erwartbarer Ergebnisse heranzuziehen. So werden z. B. in zweiarmigen Doppelblindstudien die Effekte einer Intervention auf eine Patientengruppe mit den Effekten einer Vergleichsintervention auf eine zweite Patientengruppe verglichen, die zu komparativen Erwartungswerten für Behandlungen mit den getesteten Interventionen führen. Um in diesem Szenario die Überlegenheit einer Behandlung gegenüber einer anderen nachzuweisen, sind skalierbare und miteinander vergleichbare Endpunkte unverzichtbar. Wie man zu diesen gelangt, ist eine komplexe Aufgabe, die zumindest Fragen der Konzeptionalisierung, Operationalisierung und Messtheorie nach sich zieht.

5 Aktuelle Lebensqualitätsforschung – eine kritische Analyse

Die Definition der Weltgesundheitsorganisation (WHO), wonach „die Gesundheit [...] ein Zustand des vollständigen körperlichen, geistigen und sozialen Wohlergehens und nicht nur das Fehlen von Krankheit oder Gebrechen [ist]" (WHO 1946; Übersetzung aus: Die Bundesbehörden der Schweizerischen Eidgenossenschaft 1946), motiviert bis heute die moderne medizinische Lebensqualitätsforschung (Bullinger 2014, S. 98), um die es nachfolgend gehen soll.[12] Der vor dieser Zeit vorwiegend in den Sozialwissenschaften gebräuchliche Terminus „Lebensqualität" hat nach und nach in der medizinischen Forschung Fuß gefasst (ebd.).

Die Entwicklung des aktuell in der Forschung gebräuchlichen Lebensqualitätsbegriffs beschreibt Monika Bullinger in etwa wie folgt.[13] Ausgehend von einer umfassenden *konzeptionellen* Definition einer Arbeitsgruppe der WHO, nach der „die Lebensqualität als ‚die Wahrnehmung von Individuen bezüglich ihrer Position im Leben im Kontext der Kultur und der Wertsysteme, in denen sie leben, und in Bezug auf ihre Ziele, Erwartungen, Standards und Interessen' definiert wird" (WHO WHOQOL Group 1995 zitiert nach Bullinger 2014, S. 98), habe sich mittlerweile eine *operationalisierte* Definition durchgesetzt. Nach dieser beziehe sich „Lebensqualität als multidimensionales Konstrukt auf Wohlbefinden und Funktionsfähigkeit *aus Sicht der Patienten und/oder Beobachtern* (sic) [...]. Grundlegende Dimensionen betreffen die körperliche Komponente (z. B. Beschwerden), die emotionale (z. B. Stimmung), die mentale (z. B. Konzentration), die soziale (z. B. Kontakte) und die alltagsfunktionale Komponente (z. B. Berufstätigkeit)." (Bullinger 2014, S. 99, Kursivierung DF). Zwar gebe es noch konzeptionelle Ansätze der Lebensqualität, zu denen „subjektive Wohlbefindensmodelle, bei denen das subjektive Befinden im Vordergrund steht, und Zufriedenheitsmodelle, bei denen hohe Lebensqualität bei hoher Zufriedenheit in vielen Lebensbereichen postuliert wird" (Bullinger 2014, S. 99), zählen. Dann resümiert Bullinger jedoch: „Wenn auch die Auseinandersetzung mit konzeptuellen Modellen der Lebensqualität theoretisch und wissenschaftlich interessant ist, haben sie doch in der Forschung bisher relativ wenig Niederschlag gefunden. Stattdessen hat sich die operationale Definition durchgesetzt, deren Dimensionen die Erfassung des Konstrukts nahelegt." (Bullinger 2014, S. 99)

Zwei Beobachtungen fallen bei der Bestandsaufnahme aktueller Lebensqualitätsforschung besonders auf: Erstens kann in diesem Forschungsbereich als Common Sense gelten, dass das Konstrukt LQ inhaltlich durch normative Entscheidungen und individuelle Wahrnehmungen der Betroffenen bestimmt wird. Das grundlegende Bekenntnis, dass „die Lebensqualität als ‚die Wahrnehmung von Individuen bezüglich ihrer Position

---

12 Offensichtlich ist, dass Lebensqualität auch zuvor schon Gegenstand von Medizin und Forschung war, wenn auch u. U. in anderen Termini oder nur in Teilaspekten wie der Schmerzlinderung.

13 Zum Stand der Lebensqualitätsforschung, die ich für die hier vertretene Argumentation nur holzschnittartig nachzeichnen möchte, beziehe ich mich vorwiegend auf die Ausführung von Monika Bullinger in einem Beitrag von 2014 (Bullinger 2014). Siehe auch den Beitrag von Bullinger in diesem Band.

im Leben im Kontext der Kultur und der Wertsysteme, in denen sie leben, und in Bezug auf ihre Ziele, Erwartungen, Standards und Interessen' definiert wird" (WHO WHOQOL Group 1995 zitiert nach Bullinger 2014, S. 98) passt hierzu, wie auch die oben zitierten Worte Bullingers, nach denen sich *operationalisierte* LQ „auf Wohlbefinden und Funktionsfähigkeit *aus Sicht der Patienten und/oder [ihrer] Beobachter[...]* bezieht". Damit liegt die letztendlich praxisrelevante Entscheidung, was LQ inhaltlich ist, faktisch bei eben jenen Patienten oder ihren Beobachtern[14], was weitgehend der Idee des Konstruktivismus[15] entspricht, wie er hier vertreten wird.

Zweitens gibt es jedoch Tendenzen innerhalb der Lebensqualitätsforschung, die nicht zu dieser subjektivistischen Fundierung zu passen scheinen. So lässt die Beschreibung des Phänomens aufhorchen, wonach operationalisierten Ansätzen ein deutlicher Vorrang vor konzeptualisierten zukommt (Bullinger 2014, S. 99). Die Motivation für eine Operationalisierung ist augenscheinlich, denn in vielen Situationen sind intersubjektive Vergleichbarkeit und Messbarkeit von LQ wünschenswert und es gibt zahlreiche Fälle, in denen diesem Wunsch relativ problemlos nachgekommen werden kann. So kann etwa im Fall einer einfachen Kopfschmerzbehandlung davon ausgegangen werden, dass die Effekte eines entsprechenden Schmerzmittels interpersonell vergleichbar sind, solange sich Schmerzänderungen irgendwie skalieren lassen. Gleiches gilt wohl für die erwartbaren Ergebnisse einer Blinddarmentfernung. In beiden Fällen dürften die Anliegen unterschiedlicher Patienten große Kongruenz aufweisen und sich relativ einfach auf die Faktoren Schmerzreduktion oder Sicherung des Überlebens reduzieren lassen. Sobald die Situation jedoch komplizierter wird, weil etwa die Effekte für die Umsetzung unterschiedlicher Lebensziele unterschiedliche Bedeutung haben oder gleichzeitig verschiedene Ziele unterschiedlich oder ggf. gar entgegengerichtet tangieren, dürften zumindest generische, ggf. aber auch spezifische Instrumente der LQ-Messung an ihre Grenzen geraten – und das ganz prinzipiell.[16]

Man stelle sich z. B. zwei Patienten mit der gleichen terminalen Erkrankung vor, denen zwei Therapieoptionen angeboten werden könnten. Die eine Option würde die

---

14 Mit Blick auf die Debatte um Patientenautonomie kann die Erwähnung von Beobachtern hier nur die Fälle mit einschließen wollen, in denen Patienten selbst keine Informationen über ihre Wahrnehmung mehr äußern können – die Beobachter also als Vertreter für die Patienten dienen und ihrer ‚mutmaßlichen Wahrnehmung' Geltung verschaffen sollen.

15 Nicht eingehen kann ich hier auf den Versuch, Naturalismus oder Objektivismus so zu konstruieren, dass objektive Werte oder Normen durch die Äußerungen von Betroffenen zu ermitteln sind. Dies ist eine denkbare Option, jedoch nur um den Preis, dass für praxisrelevante Fragestellungen der Ethik oder der life science der Naturalismus nicht mehr trennscharf vom Konstruktivismus zu unterscheiden wäre, da mögliche Differenzen auf einer metaethischen, jedoch nicht auf der epistemischen Ebene auftreten würden.

16 In der medizinischen Lebensqualitätsforschung wurden seit den 1970er Jahren zahlreiche Instrumente der Lebensqualitätsmessung entwickelt. Unterschieden werden diese Instrumente danach, ob sie die LQ krankheitsübergreifend (generic) oder krankheitsspezifisch (specific) erfassen (Schöffski und von der Schulenburg 2012, Kap. 1.5).

zu erwartende Überlebenszeit[17] deutlich erhöhen, dabei jedoch zahlreiche Faktoren der LQ negativ beeinflussen. Die zweite Option lässt eine deutliche Verbesserung der LQ bei unveränderter Mortalität erwarten. In diesem Fall sind zwei Patienten denkbar, die beide mit nachvollziehbaren Gründen zu völlig unterschiedlichen Bewertungen beider Behandlungsmaßnahmen kommen. Der Grund hierfür kann in unterschiedlichen Lebensplänen oder sogar einfach nur in unterschiedlichen Lebenssituationen (bei ansonsten gleichen Lebensplänen) liegen, etwa wenn es sich um einen sehr jungen und einen sehr alten Patienten handelt. Der eine hat u. U. viele seiner Lebensziele bereits erreicht, während der andere gerade mit der Umsetzung zahlreicher dieser Ziele beschäftigt ist. In einer solchen Konstellation ist es durchaus vorstellbar, dass einer von beiden die Behandlung favorisiert, die seine LQ am vorteilhaftesten beeinflusst, während der Zweite vermutlich auf die Behandlung setzen wird, die sein Überleben erwartbar verlängert. Ein generisches Maß, das beide Behandlungsmethoden so miteinander vergleichen würde, sodass ggf. einem der beiden ein klarer Vorrang vor der anderen eingeräumt würde, z. B. bei der Erstattung durch Krankenkassen, würde sich in diesem Fall den Vorwurf des ‚Paternalismus' gefallen lassen müssen (Buyx et al. 2009). Der Grund hierfür liegt in der notwendig inhaltlichen Bewertung unterschiedlicher Behandlungsziele, zwischen denen Patienten auswählen würden, wenn sie von ihrer Patientenautonomie Gebrauch machten. Ein Maß, das diese Entscheidung zwischen mehreren unterschiedlichen Lebensentwürfen vorwegnimmt, wäre daher in einer gewissen Weise als *paternalistisch* zu verstehen und abzulehnen. Inwieweit aktuellen Lebensqualitätsmaßen dieses Problem der inhaltlichen Bewertung und ggf. Bevorzugung bestimmter Lebensweisen inhärent ist, kann hier nicht gesagt werden, da bei annähernd 1500 verschiedenen Instrumenten (Bullinger 2014, S. 99) weitreichende empirische Untersuchungen notwendig wären.

Diese beiden Beobachtungen führen zu folgenden zwei Fragen: a) Was soll mit dem Konstrukt LQ gemessen werden? Und b): Wird mit ihm tatsächlich gemessen, was gemessen werden soll?

Unter den Randbedingungen einer konstruktivistischen Position wurde weiter oben bereits eine mögliche Antwort auf die erste Frage a) umrissen. LQ ist demnach eines der Surrogate, die anzeigen sollen, ob jemand in der Lage ist, seine Lebensziele und -pläne zumindest potenziell umzusetzen. Dabei sollte ein Mehr an LQ einem Mehr an Potenzial entsprechen. LQ als Surrogat befindet sich in diesem Verständnis irgendwo in der Mitte einer ganzen Kaskade, an deren oberem Ende umfassendere sowie komplexere und am

---

17 Dieses Beispiel zeigt, wie gleichzeitig Mortalität und LQ gleichermaßen beeinflusst werden können, indem es die Auswirkungen einer Verrechnung unterschiedlicher nutzenrelevanter Faktoren sehr deutlich kontrastiert. Die Probleme eines aggregierenden Nutzenmaßes, wie es ein operationalisiertes Maß für LQ ebenfalls wäre, sind für die ‚Verrechnung' von Mortalität und LQ bereits ausführlich diskutiert worden, etwa im Fall qualitätsadjustierter Lebensjahre (QALYs) (etwa bei Klonschinski und Lübbe 2011; Buyx et al. 2009; Nord 1999). Es sind aber auch analoge Beispiele mit verschiedenen Faktoren für LQ denkbar, in denen etwa Schmerzen und Mobilität oder Konzentrationsfähigkeit miteinander ‚verrechnet' werden müssten.

unteren Ende speziellere Surrogate stehen. Die umfassenderen und komplexeren Surrogate sollten sich in dieser Vorstellung auf die spezielleren zurückführen lassen.

Der Aufbau üblicher Lebensqualitätsmessinstrumente legt nahe, dass dieser Zusammenhang auch in der Lebensqualitätsforschung zugrunde gelegt wird. Üblicherweise handelt es sich bei den Instrumenten um standardisierte Fragebögen, wie etwa den SF-36, den SF-12 oder den EuroQol (EQ-5D) (Bullinger 2014, S. 99). Fragebögen dieser Art setzen sich aus verschiedenen Bereichen zusammen, die unterschiedliche Aspekte von LQ erfassen sollen. So kennt z. B. der häufig eingesetzte SF-36 acht relativ umfassende Bereiche, wie etwa körperliche Funktionsfähigkeit, körperliche Schmerzen oder psychisches Wohlbefinden. Diesen Bereichen werden wiederum speziellere Unterpunkte (Items) zugeordnet, die dann anhand von Skalen durch die Befragten zu bewerten sind (Morfeld et al. 2012; Bullinger 2000; Bullinger et al. 1995).

Die zweite Frage b) ist ihrer Art nach eine empirische. Um sie zu beantworten, müssten alle oder zumindest verschiedene Lebensqualitätsinstrumente genau untersucht werden, was an dieser Stelle nicht geschehen kann. Möglich ist hier nur, grob zu umreißen, worauf es bei der Beantwortung ankäme, und danach zu fragen, ob es erste plausible Vermutungen zu den erwartbaren Ergebnissen im Sinne einer Arbeitshypothese geben kann.

Es kann, mit der Hypothese beginnend, angenommen werden, dass die Lebensqualitätsmessung umso problematischer wird, je höher der Komplexitätsgrad der abzubildenden Situation ist. Das mag wenig überraschen, für die Praxis aber ein wichtiger Hinweis sein. Immerhin gibt es eine Tendenz, mit zunehmendem Komplexitätsgrad der zu untersuchenden Situationen auch die Komplexität der eingesetzten Instrumente zu erhöhen. Dieses Vorgehen ist ggf. zu überdenken, wie anhand einiger hypothetischer Beispielfälle gezeigt werden soll.

So mag etwa die Bestimmung der LQ eines Kopfschmerzpatienten als sehr einfacher Fall gelten. Er lässt sich dadurch charakterisieren, dass nur sehr wenige, relativ einfach messbare Endpunkte infrage kommen. Handelt es sich z. B. um akute, nicht chronische Kopfschmerzen, die durch eine Störung der zerebralen Durchblutung erklärt werden, und soll der Einfluss einer medizinischen Intervention auf die Lebensqualität der Betroffenen gemessen werden, wird sich dies durch die Messung der Schmerzreduktion, der Licht- oder Geräuschempfindlichkeit bewerkstelligen lassen. Auch die Messung der zerebralen Durchblutung als Surrogat für die vorgenannten Endpunkte erschiene plausibel, wenn sich ein Zusammenhang zwischen diesen und der Durchblutung valide darstellen ließe.

Sollen nun zwei Behandlungsmethoden bewertet werden, die sich nicht in ihrem Wirkprinzip, aber in ihrer schmerzreduzierenden Wirkung unterscheiden, dann sollte die stärker wirksame Maßnahme in einem entsprechend validen LQ-Score besser abschneiden. Patienten könnte anhand dieses Scores die besser wirksame Maßnahme als Therapieempfehlung angeraten werden. Gerechtfertigt würde dieses Vorgehen durch zwei Annahmen: erstens, dass der LQ-Score valide die Wirkung von Therapien auf die akuten Schmerzen der Patienten abbildet, und zweitens, dass Schmerzen dieser Art *in aller Regel* der Umsetzung wichtiger Lebensziele und -pläne der Patienten abträglich sind bzw. eine Reduktion der Schmerzen diesen zuträglich ist.

Die Situation bei verschiedenen akuten, nicht chronischen Schmerzen stellt sich aber nicht immer gleich dar. Das lässt sich an den Diskussionen um die Schmerztherapie bei Schwangeren während spontaner Geburten veranschaulichen.[18] In solchen Fällen könnte es u. U. angebracht sein, nicht allein die Schmerzreduktion in den Fokus der LQ zu rücken, sondern auch andere Faktoren zu berücksichtigen, die die langfristige Lebensplanung betreffen, wie etwa die Gesundheit und Entwicklungschancen des Kindes. Dies sind jedoch Erwägungen, die in der Regel über die enge, operationalisierte Betrachtung von Lebensqualität, also bezogen auf die Faktoren *Wohlbefinden* und *Funktionsfähigkeit* aus Sicht der Patientin, hinausgehen. Das Beispiel soll kontrastierend veranschaulichen, dass gleiches Vorgehen bei der Lebensqualitätsmessung in ähnlichen Fällen – hier relativ kurzfristige akute Schmerzen, die auch ohne weitere Heilbehandlung wieder vergehen – zu Problemen mit der ‚Validität'[19] der Messinstrumente bezogen auf *Lebenspläne* und *-ziele* führen könnte. Dass dies auch gilt, wenn gleichzeitig die Validität in Bezug auf die Faktoren *Wohlbefinden* und *Funktionsfähigkeit* gewährleistet sein würde, deutet auf ein mögliches Problem mit diesen Faktoren als Surrogat hin. Hier wird es, wie schon angedeutet, darauf ankommen, Standard- von anderen Situationen zu unterscheiden. Erstere wären dann solche, in denen wir davon ausgehen können, dass das Konstrukt der operationalisierten LQ gerechtfertigterweise, d. h. ‚validiert' in Bezug auf die Lebenspläne und -ziele der Patienten eingesetzt wird.

Die Rechtfertigbarkeit dieses Einsatzes von LQ als operationalisiertem Konstrukt dürfte aber umso schwieriger zu überprüfen sein, je komplexer die gesundheitlichen Zustände sind, in denen sich Patienten befinden. Komplex meint in diesem Zusammenhang, dass die Erkrankung auf vielfältige Weise auf die Lebenspläne und -ziele der Betroffenen einwirkt. Ein Indiz dafür, dass dieser Befund auch in der aktuellen Lebensqualitätsforschung geteilt wird, lässt sich in der Entwicklung mehrdimensionaler Lebensqualitätsmessinstrumente sehen, die für solche komplexen Zustände gedacht sind. Unterschiedliche Stadien einiger Erkrankungen können sich sogar dermaßen unterscheiden, dass mehrere unterschiedliche Messinstrumente zum Einsatz kommen. Dies belegt etwa Heike Schmidt in ihrem Beitrag zur LQ in der Onkologie, der in diesem Band zu finden ist. Dieser Einsatz komplexer oder gar verschiedener Messinstrumente geschieht vor dem Hintergrund, dass eine Validierung nur für spezielle, klar definierte gesundheitliche Zustände möglich ist. Problematisch würde ein solcher Einsatz allerdings dann, wenn die Faktoren, auf die hin die Instrumente validiert werden, mit Blick auf Lebensziele und -pläne selbst nicht als ‚valide' anzusehen wären.

Dieses Problem lässt sich anhand des oben eingeführten Beispiels zweier Behandlungsoptionen, die hier mit A und B benannt werden, bei gegebener onkologischer Erkrankung verdeutlichen. Die Interventionen sollen auf unterschiedliche Endpunkte unterschiedlich

---

18 Zur Diskussion der Sachlage vgl. z. B. die Arbeit von Saskia Seebode (Seebode 2007, S. 73f.).
19 Nachfolgend setze ich den Begriff „Validität" und seine begrifflichen Derivate in Anführungszeichen, wenn die Validierung sich direkt auf Lebensziele oder -pläne beziehen soll. Diese Art der Validierung ist mehr als eine Idee, nicht als reale Option zu lesen, denn wäre sie einfach zu realisieren, dann wäre die hier geführte Diskussion um Surrogate und ihre Validität gar nicht erforderlich.

einwirken. Es sei so, dass Maßnahme A deutlich die *Funktionsfähigkeit* verbessert und Maßnahme B deutlich das *Wohlbefinden*. Darüber hinaus verschlechtern beide Maßnahmen den jeweils zweiten Faktor. Nun stelle man sich noch ein Messinstrument für LQ vor, das Ergebnisse für beide Faktoren so skalieren kann, dass die Ergebnisse vergleichbar und als Zahlenwert darstellbar werden. Die fiktiven Ergebnisse für die Maßnahmen A und B sollen dann wie folgt aussehen:

	A	B
Funktionsfähigkeit	+2	-1
Wohlbefinden	-1	+2
Score	+1	+1

Es gebe zwei Patienten, die in allen wichtigen Daten (Geschlecht, Alter, Erkrankung und Stadium derselben, Prognose, etc.) übereinstimmen. Zwischen beiden Patienten gibt es allerdings einen relevanten Unterschied, der die Lebenspläne und -ziele prägt: Der eine Patient sei leidenschaftlicher Sportler und der andere Musikliebhaber. Wollte man diesen beiden anhand der Score-Ergebnisse eine Therapieempfehlung geben, so erscheint dies wenig sinnvoll: Beide Maßnahmen sind mit +1 gleich gut bewertet. Es ist aber nun zu vermuten, dass der Sportler vor allem auf Funktionsfähigkeit Wert legt, während der Musikliebhaber vielleicht Wohlbefinden höher bewertet, um seine geliebte Musik genießen zu können. Disassembliert man für die beiden Patienten die Daten, so würden sie also aller Wahrscheinlichkeit nach die Maßnahmen A und B unterschiedlich *für sich* gewichten. Der entscheidende Punkt hierbei ist, dass beide Entscheidungen als rational angesehen werden können, je nach persönlicher Lebensplanung der Patienten.

Wenn aber anzuerkennen ist, dass beide Therapieoptionen unterschiedlich rational und nachvollziehbar für verschiedene Patienten sein können, hat dies für die Bewertung der LQ jenseits der individuellen Patientenebene Konsequenzen. So wäre etwa zu fragen, wie Überlegenheitsstudien im Rahmen medizinischer Priorisierung zu bewerten wären, die die Interventionen A und B komparativ miteinander vergleichen. Wären in diesem Kontext A und B beispielsweise als Me-too-Präparate zu bewerten, von denen nur eines zu erstatten ist? Bezogen auf den hier konstruierten Score könnte eine solche Entscheidung naheliegen, sollte der Score als Entscheidungshilfe herangezogen werden. Würden hingegen die disassemblierten Outcomes für die Faktoren Funktionsfähigkeit und Wohlbefinden für die Entscheidung herangezogen, könnte das Ergebnis ggf. anders aussehen. Würde dieses Vorgehen zum Standard erklärt, wäre allerdings zu fragen, worin die sinnvolle Verwendung von komplexen Lebensqualitätsmessinstrumenten liegt, wenn schlussendlich doch die disassemblierten Daten als entscheidend herangezogen werden.

6 Fazit

Lebensqualität (LQ) stellt als patientenrelevanter Endpunkt ein wichtiges Maß zur Bewertung medizinischer Interventionen dar. Diesen Status der Patientenrelevanz erlangt sie dadurch, dass sich mit ihrer Hilfe bestimmen lassen soll, ob medizinische Maßnahmen das Potenzial von Patienten, ihre selbst gesteckten Lebenspläne und -ziele umzusetzen, günstig beeinflussen oder nicht. Medizinische Lebensqualitätsforschung beschäftigt sich seit etwa den 1970er Jahren damit, diese Grundidee von LQ als patientenrelevanten Endpunkt zu konzeptualisieren und zu operationalisieren. Zweites wurde dabei mit großer Energie vorangetrieben, während Erstes zumindest zurückhaltend betrieben wurde.

Heute verfügt die Forschung über Messinstrumente, die multidimensionale Konstrukte von LQ analysieren können, wie etwa der SF-36 oder der EQ-5D. All diesen Messinstrumenten ist gemeinsam, dass sie von möglichst einfach zu messenden Surrogaten auf komplexere Faktoren von LQ rückschließen. Schlussendlich wird dann angenommen, dass die komplexesten Faktoren[20], die im jeweiligen Messinstrument Verwendung finden, Rückschlüsse auf das Potenzial, Lebenspläne und -ziele umzusetzen, erlauben. Diese Annahme, dass bei komplexen gesundheitlichen Zuständen mithilfe entsprechend komplexer Messinstrumente diese Rückschlüsse gerechtfertigt gezogen werden können, wurde in dieser Arbeit infrage gestellt.

Das vermutete Problem liegt u. a. im Zusammenfassen von Messerergebnissen in verschiedenen Surrogatparametern zu einem komplexen Lebensqualitätsscore. Es wurden hypothetische Beispiele diskutiert, in denen nicht mithilfe eines solchen Scores, sondern erst mit den disassemblierten Daten aus den Messungen in den verschiedenen Surrogatparametern patientendienliche Entscheidungen getroffen werden konnten. Diese Beispiele sollten kritisch vor Augen führen, wo Schwachstellen der aktuellen Lebensqualitätsmessung liegen könnten. Aus diesen kritischen Anmerkungen ist in der Folge zu schließen, dass es in einigen Bereichen der medizinischen Versorgung und Forschung angebracht sein könnte, den angemessenen Anwendungsbereich operationalisierte LQ erneut kritisch zu reflektieren und operationalisierte LQ ggf. zurückhaltender einzusetzen.

Literatur

Bayerl B, Friedrich DR, Wohlgemuth WA (2009) Gesundheitsbezogene Lebensqualität als Priorisierungskriterium für Therapiemaßnahmen. Dtsch Ärztebl 106:17:A–820 / B–696 / C–678
Boorse C (1975) On the distinction between disease and illness. Philos Public Aff 5:49–68
Boorse C (1977) Health as a theoretical concept. Philos Sci 44:542–573
Boorse C (1997) A rebuttal on health. In: Humber JM, Almeder RF (eds) What Dis. Humana Press, Totowa, S 1–134

---

20 Für die operationalisierte LQ sind das in der Regel Funktionsfähigkeit und Wohlbefinden.

Bucher PDHC (2008) Studien mit Surrogatendpunkten. Internist 49:681–687. doi: 10.1007/s00108-008-2126-8

Bullinger M (2000) Erfassung der gesundheitsbezogenen Lebensqualität mit dem SF-36-Health Survey. Bundesgesundheitsblatt – Gesundheitsforschung – Gesundheitsschutz 43:190–197. doi: 10.1007/s001030050034

Bullinger M (2014) Das Konzept der Lebensqualität in der Medizin – Entwicklung und heutiger Stellenwert. Z Für Evidenz Fortbild Qual Im Gesundheitswesen 108:97–103. doi: 10.1016/j.zefq.2014.02.006

Bullinger M, Kirchberger I, Ware J (1995) Der deutsche SF-36 Health Survey Übersetzung und psychometrische Testung eines krankheitsübergreifenden Instruments zur Erfassung der gesundheitsbezogenen Lebensqualität. Z Für Gesundheitswissenschaften J Public Health 3:21–36. doi: 10.1007/BF02959944

Burkett B (2010) Technology in Paralympic sport: performance enhancement or essential for performance? Br J Sports Med 44:215–220. doi: 10.1136/bjsm.2009.067249

Buyx AM, Friedrich DR, Schöne-Seifert B (2009) Marginale Wirksamkeit als Posteriorisierungskriterium Begriffsklärungen und ethisch relevante Vorüberlegungen. Ethik Med 21:89–100.

Buyx AM, Friedrich D, Schöne-Seifert B (2011) Rationing by clinical effectiveness. BMJ Br Med J Overseas Retired Dr Ed 342:531–33

Camporesi S (2008) Oscar Pistorius, enhancement and post-humans. J Med Ethics 34:639

Ciani O, Davis S, Tappenden P, et al (2014) Validation of surrogate endpoints in advanced solid tumors: systematic review of statistical methods, results, and implications for policy makers. Int J Technol Assess Health Care 30:312–324. doi: 10.1017/S0266462314000300

Daniels N (2008) Just health: meeting health needs fairly. Cambridge University Press, New York

Die Bundesbehörden der Schweizerischen Eidgenossenschaft (1946) Verfassung der Weltgesundheitsorganisation. http://goo.gl/eg19ss. Zugegriffen: 19. Februar 2015

Engels E-M (1993) George Edward Moores Argument der „naturalistic fallacy" in seiner Relevanz für das Verhältnis von philosophischer Ethik und empirischen Wissenschaften. In: Eckensberger LH, Gähde U (Hrsg) Ethische Norm Empirische Hypothese. Suhrkamp Verlag, Frankfurt am Main, S 92–132

Falck-Ytter Y, Antes G, Oxman A, et al (2004) Qualität der Evidenz und Stärke von Empfehlungen für medizinische Entscheidungen, www.gradeworkinggroup.org/_de/docs/grade_de_2004a.pdf. Zugegriffen: 19. Februar 2015

Friedrich DR (2013) Solidarische Gesundheitsversorgung – ein deliberativer Ansatz ihrer Rechtfertigung. Leipzig

Friedrich DR, Buyx AM, Schöne-Seifert B (2009) Ausschluss medizinischer Leistungen mit nur marginaler Wirksamkeit? Dtsch Ärztebl 106:A1562–A1564

Frölich L (2006) Patientenrelevante Endpunkte bei Alzheimer-Krankheit. DMW – Dtsch Med Wochenschr 131:S31–S34. doi: 10.1055/s-2006-941738

Hoffmann M (2013) Kritik einiger Standardargumente für den Normativismus in der Krankheitstheorie. In: Hucklenbroich P, Buyx AM (Hrsg) Wiss. Aspekte Krankh. Mentis, Münster, S 253–282

IQWiG (2013) Allgemeine Methoden Version 4.1. Institut für Qualität und Wirtschaftlichkeit im Gesundheitswesen, Köln

Klonschinski A, Lübbe W (2011) QALYs und Gerechtigkeit: Ansätze und Probleme einer gesundheitsökonomischen Lösung der Fairnessproblematik. Gesundheitswesen 73:688–695

Kvitkina T, ten Haaf A, Reken S, et al (2014) Patientenrelevante Endpunkte und Surrogate in der frühen Nutzenbewertung von Arzneimitteln: erste Erfahrungen. Z Für Evidenz Fortbild Qual Im Gesundheitswesen. doi: 10.1016/j.zefq.2014.06.015

Miah A (2011) Physical Enhancement: The State of the Art. Enhancing Hum Capacit Savulescu J Meulen RT Kahane GEditors Oxf Wiley-Blackwell 266–273

Miksad RA, Zietemann V, Gothe R, et al (2008) Progression-free survival as a surrogate endpoint in advanced breast cancer. Int J Technol Assess Health Care 24:371–383 doi: 10.1017/S0266462308080495

Morfeld M, Stritter W, Bullinger M (2012) 3 Der SF-36 Health Survey. Gesundheitsökonomische Eval 393–410

Nord E (1999) Cost-Value Analysis in Health Care: Making Sense out of QALYS. Cambridge University Press, Cambridge

Nordenfelt L (1995) On the nature of health: An action-theoretic approach, 2nd edn. Kluwer Acadamic Publishers, Dordrecht, Boston, London

Nussbaum MC (2000) Women and Human Development The Capabilities Approach. Cambridge, Cambridge University Press

Nussbaum MC, Sen A (1993) The quality of life. Clarendon Press Oxford

Quante M (1994) Natur, Natürlichkeit und der naturalistische Fehlschluß. Z Für Med Ethik 40:289–305

Raspe H (2013) Wirksamkeit, Nutzenchancen und Schadenrisiken medizinischer Interventionen. In: Schmitz-Luhn B, Bohmeier A (Hrsg) Priorisierung medizinischer Kriterien im Dialog. Springer, Berlin; Heidelberg, S 9–30

Rohde V, Katalinic A, Wasem J, Aidelsburger P (2007) RKI-Themenhefte – Prostataerkrankungen. Berlin

Schneiderman LJ (2011) Defining medical futility and improving medical care. J Bioethical Inq 8:123–131

Schneiderman LJ, Jecker NS, Jonsen AR (1990) Medical futility: its meaning and ethical implications. Ann Intern Med 112:949–954

Schöffski O, von der Schulenburg J-M (2012) Gesundheitsökonomische Evaluationen, vierte, vollständig überarbeitete Auflage. Springer, Heidelberg, Dordrecht, London, New York

Seebode S (2007) Vergleich von Geburtsmodus, Komplikationsrate, Blutverlust, Geburtsdauer und fetalem outcome bei Patientinnen mit Periduralanästhesie und Patientinnen mit anderen Analgetika/Spasmolytika und ohne Medikation unter der Geburt. Text.Thesis.Doctoral, Universität Greifswald

Sen A (2002) Why health equity? Health Econ 11:659–666

SGB V (2014) Sozialgesetzbuch V

WHO (1946) Constition of the World Health Organization

WHO WHOQOL Group (1995) The World Health Organization quality of life assessment (WHOQOL): position paper from the World Health Organization. Soc Sci Med 41:1403–1409

Was ist Lebensqualität eigentlich?
Philosophische Überlegungen zum Begriff von allgemeiner Lebensqualität

Alexa Nossek

Zusammenfassung

Der vorliegende Essay ist eine rein begriffstheoretische Arbeit, in der – im Anschluss an die Überlegungen Philip Kitchers – ein Begriff von allgemeiner Lebensqualität vorgeschlagen wird. Mit allgemeiner Lebensqualität ist ein Begriff von Lebensqualität als Begriffskern gemeint, der in allen Kontexten und Anwendungsbereichen eine sinnvolle, jedoch je nach Zusammenhang unterschiedlich zu ergänzende Basis bildet. Der vorgeschlagene Begriff wird mit seinen beiden Komponenten, der Lebensthema-Komponente und der *pain/pleasure balance*-Komponente, u. a. mit Bezugnahme auf die Arbeiten Harry G. Frankfurts und Dieter Birnbachers erläutert. Ein Blick auf Anwendungsmöglichkeiten im medizinischen Kontext rundet das Paper ab.

1 Einleitung

Wenn die Beschäftigung mit dem Begriff der Lebensqualität eines zeigt, dann, dass es eine Vielzahl unterschiedlicher Anwendungsfälle und Kontexte von Lebensqualität gibt, die *prima facie* kaum etwas miteinander zu tun haben, um unterschiedliche Fragestellungen und ethische Probleme kreisen und ein unterschiedliches begriffliches Werkzeug zu erfordern scheinen. Anwendungsbereiche sind etwa Krankenhaus, Pflegeheim, Hospiz, Behindertenwohnheim u. Ä. Eine Erwägung der Lebensqualität kann der Entscheidungsfindung über und Rechtfertigung von Abtreibung und Sterbehilfe bzw. Euthanasie dienen. Sie kann jedoch auch auf die Verbesserung der Lebensbedingungen von Patienten, Heimbewohner/inne/n oder allgemein Bürger/inne/n abzielen.

Man kann über episodische und permanente Lebensqualität sprechen, subjektive und objektive Kriterien anlegen, man kann den Begriff deskriptiv oder normativ verwenden, graduell oder absolut, die erst- oder drittpersönliche Perspektive einnehmen und somit sich selbst und anderen Lebensqualität zuschreiben, Lebensqualität antizipieren, gegenwärtig oder retrospektiv betrachten, und so weiter und so fort.

Angesichts dieser Fülle von Aspekten kann man die Frage stellen, wie der Begriff der Lebensqualität zu verstehen sei: Was meinen Menschen überhaupt, wenn sie von Lebensqualität sprechen? Lässt sich *ein* Begriff von Lebensqualität als allgemeiner Lebensqualität identifizieren? Und wenn ja, wie ist dieser Begriff gefasst?

Im vorliegenden Paper soll ein Begriff von allgemeiner Lebensqualität vorgeschlagen werden.

Nach einer ersten Annäherung u. a. mittels Fallbeispielen wird der vorgeschlagene Begriff allgemeiner Lebensqualität dargestellt und es werden seine beiden Komponenten, die Lebensthema-Komponente und die *pain/pleasure balance*-Komponente erläutert. Ein Blick auf Anwendungsmöglichkeiten im medizinischen Kontext rundet das Paper ab.[1]

Auf Folgendes muss jedoch zuvor in aller Deutlichkeit hingewiesen werden: Der vorliegende Essay ist eine rein begriffstheoretische Arbeit. Obwohl praxisbezogene Beispiele genutzt werden und ein Ausblick auf eine mögliche Anwendung geworfen wird, ist keine Bearbeitung praktischer Probleme – geschweige denn deren Lösung beabsichtigt.

Begriffen kann man sich grundsätzlich von zwei Perspektiven aus nähern. Vom Blickwinkel der allgemeinen Philosophie aus oder ausgehend von den tatsächlichen Problemen der Praktiker/innen. Für welche Herangehensweise man sich auch entscheidet, es bleibt immer eine *Lücke* bestehen. *Top down* gelingt es nicht, die praktischen Probleme tatsächlich zu erfassen, d. h., die Beschäftigung mit den konkreten Problemen bleibt oberflächlich. *Bottom up* wiederum gelingt es nicht, die Begriffe in theoretisch befriedigender Weise zu klären. Diese *Lücke* könnte – wenn dies überhaupt möglich sein sollte – nur in intensiver interdisziplinärer Auseinandersetzung geschlossen werden. In Bezug auf den vorliegenden Essays muss sie schlicht hingenommen werden.

Zudem ist es im Rahmen des vorliegenden Essays nicht möglich, die Begriffe *Gesundheit*, *Krankheit*, *Glück* etc., die selbst sowohl voraussetzungsreich als auch strittig sind, zu klären.

2   Zum Begriff allgemeiner Lebensqualität

Im vorliegenden Essay geht es um die Lebensqualität von menschlichen Individuen; für diese muss der vorgeschlagene Begriff adäquat sein. Die Rede von *Personen* wird hier vermieden, da dies suggerieren würde, dass menschliche Nicht-Personen, etwa Säuglinge oder schwerst geistig Behinderte, von vornherein ausgeschlossen wären.

Ich verwende den Begriff der Lebensqualität und die Kriterien für Lebensqualität in einem deskriptiven Sinne, also als Beschreibung der Bewertung des eigenen Lebens, die ein Individuum selbst vornimmt (Birnbacher 1999, S. 30). Lebensqualitätserwägungen können die Grundlage für normative Forderungen sein, etwa – im medizinischen Kontext – die

---

[1] Mein herzlicher Dank gilt den Organisatoren und den Teilnehmenden der Tübinger Klausurwoche. Ihre kritischen Nachfragen haben den Text sehr verbessert. Ich danke insbesondere Ralf Lutz für die hilfreiche Diskussion meiner Idee einer Verbindung der Theorien von Philip Kitcher und Harry G. Frankfurt.

Forderung, jemanden sterben zu lassen oder, eine spezifische Therapie trotz hoher Kosten zu Lasten der Solidargemeinschaft durchzuführen, oder – im sozialpolitischen Kontext – die Forderung, in den Bau von Sozialwohnungen zu investieren oder, ein größeres Kontingent von Flüchtlingen in einer Gemeinde aufzunehmen. Solche normativen Forderungen sind jedoch mit zusätzlichen Annahmen verbunden und können hier nicht diskutiert werden.

Man kann fragen, warum überhaupt ein Begriff allgemeiner Lebensqualität angenommen werden sollte, anstatt tatsächlich von gänzlich verschiedenen Lebensqualitätsbegriffen je nach empirischem Kontext auszugehen. Hier handelt es sich letztlich um metaphysische Überlegungen. Es ist jedoch insbesondere im Kontext der Lebensqualitätsmessungen in der Medizin der Fall, dass diejenigen, die mit den Messzahlen operieren, häufig zwischen einem engen Verständnis von gesundheitsbezogener Lebensqualität und Lebensqualität als solcher, also allgemeiner Lebensqualität unterscheiden.[2]

Mit allgemeiner Lebensqualität ist hier ein Begriff von Lebensqualität als Begriffskern gemeint, der in allen Kontexten und Anwendungsbereichen eine sinnvolle – je nach Zusammenhang unterschiedlich zu ergänzende – Basis bildet. Die Ausdrücke *allgemeine Lebensqualität* und *Kernbegriff von Lebensqualität* werden hier also synonym verwendet bzw. allgemeine Lebensqualität wird als Kernbegriff definiert. „Essentialistisch" könnte man diese These nennen, da der angenommene Kernbegriff selbst kontext-unabhängig ist, sie trägt dem Kontextualismus jedoch insofern Rechnung, als der Kernbegriff ja nur die Basis bildet, die je nach konkretem Anwendungsbereich ergänzt werden muss. So kann dann beispielsweise im Bereich der Politik nach der Lebensqualität von Bürger/inne/n und in der Medizin nach der gesundheitsbezogenen – oder besser gesagt der krankheitsspezifischen – Lebensqualität von Patienten gefragt werden. Es könnte beispielsweise im Rahmen einer medizinischen Studie die krankheitsspezifische Lebensqualität von Brustkrebspatient/inn/en, die sich einer bestimmten Form der Chemotherapie unterziehen, untersucht werden. Hier müsste der Begriff der allgemeinen Lebensqualität durch diesbezügliche Erweiterungen ergänzt werden. Obwohl ich mich im vorliegenden Essay der allgemeinen Lebensqualität widme, entstammen die Beispiele und Anwendungsfragen aus naheliegenden Gründen dem im weitesten Sinne medizinischen Kontext.[3]

---

2 So heißt es in einer medizinischen Dissertation: „Drittens muss je nach Kontext und Fragestellung zwischen der allgemeinen und der gesundheitsbezogenen Lebensqualität unterschieden werden. Die allgemeine Lebensqualität kann von Gesunden wie von Kranken erhoben werden und beinhaltet alle Bereiche des Lebens wie z. B. berufliche oder gesellschaftliche Aspekte. Gesundheitsbezogene Lebensqualität konzentriert sich hingegen auf die Lebensbereiche, die durch die Krankheit eines Menschen direkt beeinflusst werden" (Merk 2012, S. 4, Hervorhebung A.N.).

3 Die Annahme eines Begriffs allgemeiner Lebensqualität stößt hin und wieder auf Befremdung. Tatsächlich handelt es sich offenbar auch beim Lebensqualitätsbegriff der World Health Organization (WHO) um einen Begriff allgemeiner Lebensqualität: „WHO defines Quality of Life as an individual's perception of their position in life in the context of the culture and value systems in which they live and in relation to their goals, expectations, standards and concerns. It is a broad ranging concept affected in a complex way by the person's physical health, psychological

3 Vier Fallbeispiele

Folgende vier Fallbeispiele sollen den Boden für die weiteren Überlegungen bereiten:

- *Fall 1*: Werner, ein 85-Jähriger im Spätstadium der Alzheimerdemenz, hat eine Lungenentzündung, die leicht mit Antibiotika behandelt werden könnte. Medizinisches bzw. Pflegepersonal, Angehörige und/oder Bevollmächtigte oder Betreuer/innen fragen nach der Lebensqualität des Mannes, um zu einer Entscheidung über seine Behandlung zu gelangen.
- *Fall 2*: Anna, eine 31-jährige, geistig behinderte Frau, lebt in einem Wohnheim und arbeitet in einer Behindertenwerkstatt. Im Rahmen einer Studie zur Integration Behinderter befragt ein Interviewer sie nach ihrer Lebensqualität. Was könnte an ihrer Wohn- und Arbeitssituation, was an Betreuung und Freizeitangeboten geändert werden, damit es ihr besser geht?
- *Fall 3*: Ein Elternpaar, Christoph und Patrizia, erwartet ein Kind. Nun stellt sich heraus, das dass ungeborene Kind an Spina bifida[4] erkrankt ist. Sie werden über die verschiedenen Formen dieser Krankheit aufgeklärt und fragen nach der anzunehmenden Lebensqualität ihres Kindes, um zu entscheiden, ob sie die Schwangerschaft fortsetzen oder abbrechen möchten.
- *Fall 4*: Daniel, ein chronisch depressiver 40-jähriger Mann, versucht ein Urteil über seine Lebensqualität zu treffen. Soll er weiter kämpfen oder den Suizid wählen?

In all diesen Fällen geht es zusätzlich um andere Fragen. Es geht etwa um die Frage der Allokation, der finanziellen Belastung des Gesundheitssystems und um die Entscheidung darüber, wie viel Behandlung moralisch gefordert werden kann und soll. Im Fall 2 wird Anna auch deshalb befragt, weil überprüft werden soll, ob ein politisches Ziel erreicht wurde, nämlich das der Integration Behinderter. Christoph und Patrizia (Fall 3) fragen sich nicht nur, wie es ihrem Kind ergehen wird, sie fragen sich auch, wie stark wohl die Belastung durch die Krankheit für sie selbst ausfallen wird. Sie fragen letztlich auch nach ihrer eigenen Lebensqualität.[5] Es ist wichtig, sich dieser zusätzlichen Fragestellungen und Probleme im Hintergrund bewusst zu sein, da sie die kontextbezogenen Debatten (mit-)

---

state, personal beliefs, social relationships and their relationship to salient features of their environment." (WHO 2015, S. 1). Diese Definition ist m. E. jedoch zu breit und dadurch zu vage.

4   Von der unauffälligen Spina bifida occulta bis zur tödlichen Rachischisis finden sich völlig unterschiedliche Ausprägungen der Erkrankung bei den jeweils betroffenen Individuen. Siehe Queren 2010, S. 9f. u. 17-20.

5   Es gibt Lebensqualitätstheorien, die die Belastung Angehöriger mitberücksichtigen. Die Lebensqualität von A hängt demnach auch davon ab, wie es B, C etc. ergeht (vgl. Walter 1995, S. 1357). Ich klammere Theorien dieser Art aus, da ich sie für einen Irrweg halte. Es ist durchaus möglich und m. E. auch nicht automatisch moralisch verboten, Lebensqualität gegen Lebensqualität abzuwägen und aufgrund dessen ein Leben zu beenden. Wer dies tut, sollte es jedoch zugeben, anstatt begriffliche Verwirrung zu stiften.

bestimmen oder sogar der eigentliche Auslöser der Überlegungen zu Lebensqualität sein können. Sie sind im vorliegenden Paper jedoch nicht relevant.

In Fall 1, 3 und 4 steht die Beendigung eines Lebens[6] zur Diskussion – jedoch auf völlig unterschiedliche Weise. Daniel (Fall 4) ist eine Person, die sicherlich als zumindest minimal rational und autonom eingeschätzt werden kann und selbstständig über seine eigene Lebensqualität entscheidet.[7] In Fall 3 antizipieren die Eltern die erwartete Lebensqualität ihres Kindes und entscheiden so für ein anderes Individuum. In Fall 1 entscheiden ebenfalls Dritte über die Lebensqualität eines nicht kompetenten Individuums, hier geht es jedoch um eine Bewertung der aktuellen Lebensqualität. Zudem aktiviert die Überlegung, ein Leben zu beenden, ganz unterschiedliche Intuitionen, je nachdem, ob ein alter Mensch im Fokus steht, der *sein Leben gelebt hat*, der all seine früher besessenen Fähigkeiten und Persönlichkeitsmerkmale verloren hat und voraussichtlich in naher Zukunft an Altersschwäche sterben wird, oder ob es um ein noch ungeborenes Leben geht und damit um die völlige Verhinderung der Ausbildung von nur potentiell vorhandenen Eigenschaften.

4 Philip Kitchers Konzeption von Lebensqualität

Philip Kitcher entwickelte sein über mehrere Jahre und Texte hinweg kontinuierlich gewachsenes Modell von Lebensqualität für den oben genannten Fall ungeborener Individuen, deren Lebensqualität nur antizipiert werden kann.[8] Im Folgenden wird Kitchers Konzeption sehr knapp dargestellt.[9] Kitcher geht davon aus, dass Lebensqualität drei Dimensionen hat:

- Die erste Dimension ist eine *conception of what matters* im Leben eines Individuums. Diese nennt er auch *life theme*. Notwendige Bedingung für dieses sogenannte Lebens-

---

6   Die Unterscheidung zwischen handeln und unterlassen, töten und sterben lassen, nichtbehandeln, behandeln und außergewöhnliche Anstrengungen zur Lebenserhaltung unternehmen, Selbst- und Fremdtötung sind durchaus wichtig für die Fragen, die mich hier interessieren, jedoch zu vernachlässigen. Ich verstehe unter Beendigung des Lebens jede absichtliche Handlung bzw. Unterlassung eines Individuums, die zum Tod eines (desselben oder eines anderen) Individuums führt.

7   Sowohl im common sense als auch bei Suizidforscher/inne/n findet sich oftmals die These, dass Suizid immer ein Krankheitssymptom sei. Suizident/inn/en gelten dann als nicht zurechnungsfähig, autonom oder in der Lage, ihre eigene Lebensqualität zu beurteilen. Ich halte diese Annahme für falsch. (Vgl. im Rahmen dieser Diskussion Ach 2011 und Fenner 2008, insbesondere Kap. 3 Gibt es den „Freitod" oder „Bilanzsuizid"? und Kap. 4 Ist der Suizid das Symptom einer psychischen „Krankheit" oder „Störung"?). Für meine These, dass es (minimal) rationale und autonome Bilanzsuizide nicht nur gibt, sondern diese auch von chronisch Depressiven vorgenommen werden können, die sich in diesem Kontext nicht von körperlich unheilbar kranken und leidenden Menschen unterscheiden, kann hier nicht argumentiert werden.

8   Kitcher geht von reproduktiver Freiheit in einer liberalen Gesellschaft aus (Kitcher 1997, S. 322). Adressat seiner Theorie sind letztlich die Eltern eines ungeborenen Kindes (Kitcher 2002, S. 235).

9   Für eine ausführliche Analyse von Kitchers Theorie siehe: Drerup et al. 2013.

thema ist Autonomie, da es frei gewählt werden muss.[10] Das, was im Leben zählt, wird u. U. nie explizit gemacht und kann in bestimmten Fällen nur von außen zugeschrieben werden. Das Lebensthema zeigt sich u. a. in den Entscheidungen, die ein Individuum trifft.
- Die zweite Dimension besteht im Verfolgen dessen, was im Leben eines Individuums zählt, und führt zu der Frage, inwieweit die damit verbundenen Wünsche und Pläne erreicht werden (können).
- Die dritte Dimension ist die der *pain/pleasure balance*. Hier geht es um das Wohlergehen des betreffenden Individuums.[11]

Bei Kitchers Modell handelt es sich um eine Schwellenkonzeption, das bedeutet, dass die Ausbildung und tatsächliche Manifestation eines *life themes* die notwendige und hinreichende Bedingung dafür ist, dass überhaupt Lebensqualität zugeschrieben werden kann (Kitcher 2013, S. 200).[12]

Es ist wichtig zu erwähnen, dass Lebensqualität bei Kitcher zwar extern aus einer drittpersönlichen Perspektive zugeschrieben wird (wie könnte es angesichts noch ungeborener Individuen auch anders sein?), dass jedoch mit dem Lebensthema ein subjektives Kriterium gefunden wurde, das durch das betreffende Individuum selbst bestimmbar ist und bestimmt wird (Kitcher 2002, S. 235f). Die objektive Vorgabe ist also letztlich *content-neutral* und kann bzw. muss vom jeweiligen Individuum mit subjektivem Inhalt gefüllt werden.[13] Wird ein Ungeborenes aller Voraussicht nach im späteren Leben geistig und körperlich in der Lage sein, ein eigenes Lebensthema zu entwickeln, dann ist ihm Lebensqualität zuzuschreiben.

---

10 Hier stellt sich die Frage nach einer angemessenen Autonomiekonzeption. Kitcher sieht seinen Ansatz in der Tradition von Harry G. Frankfurts und Gary Watsons Theorien (Kitcher 1997, S. 360, Anmerkung zu S. 281).
11 Kitcher 1997, S. 289 u. Kitcher 2002, S. 236. War die Dimension der pain/pleasure balance schon zu Beginn von Kitchers bioethischen Arbeiten die am wenigsten relevante (Kitcher 1997, S. 295), so verschiebt sich die Gewichtung im Laufe der Entwicklung des Lebensqualitätsmodells immer weiter in Richtung des Lebensthemas und damit der Autonomie. Der Frage nach freudigen und leidvollen Erlebnissen wird immer weniger Bedeutung eingeräumt. Kitcher geht davon aus, dass auch ein Leben voller Schmerz eine hohe Lebensqualität aufweisen kann und erinnert an Menschen, die mit schweren Behinderungen geboren werden und dennoch Großes leisten (Kitcher 2002, S. 237; Kitcher 2013, S. 198).
12 Die Plausibilität von Kitchers Konzeption hängt entscheidend von der Frage ab, wie anspruchsvoll der Begriff des Lebensthemas gefasst wird und wie stark das Erreichen der damit verbundenen Wünsche und Pläne (also die zweite Dimension von Lebensqualität) gemacht wird.
13 Von dieser Neutralität rückt Kitcher jedoch aktuell ab, indem er zusätzliche normative Vorgaben für das Lebensthema einführt (Kitcher 2011, S. 325ff). Siehe dazu Drerup et al. 2013, S. 153f. u. 157f.

5   Allgemeine Lebensqualität – ein Vorschlag

Im Einklang mit dem innerhalb der Lebensqualitätsdebatte[14] vorherrschenden Konsens wird Lebensqualität auch in der von mir vorgeschlagenen Konzeption stets als subjektive, nach den Vorstellungen des betreffenden Individuums zu beurteilende Wertung eingeschätzt. Kitchers Lebensqualitätstheorie bietet ein sinnvolles Instrument dafür an, weil seine Kriterien, wie bereits erwähnt, *content-neutral* sind. Kitchers Lebensqualitätskonzeption erscheint zudem als sinnvoller Ansatzpunkt, da die Idee, dass Lebensqualität zum einen aus dem besteht, was einem Individuum in seinem Leben wichtig ist, und zum anderen aus dem, wie sich dieses Individuum fühlt, intuitiv einleuchtet. Mein Vorschlag für einen Begriff von allgemeiner Lebensqualität nimmt daher seinen Ausgangspunkt in Kitchers Autonomiemodell.

Damit jedoch – ausgehend von Kitchers Ansatz – der von mir unterstellte Kernbegriff entwickelt werden kann, müssen die drei Dimensionen anders gewichtet werden. Eine Abänderung von Kitchers Konzeption ist schon deswegen notwendig, weil sie nun auf geborene Kinder und Erwachsene angewendet werden soll. Im Falle Erwachsener muss bedacht werden, dass die erste und die zweite Dimension ineinander verzahnt sind. Das Haben eines Lebensthemas und das Verfolgen dieses Lebensthemas scheinen zusammen zu gehören. Im Normalfall gehen Individuen ihren Lebensthemen nach. Da Kitcher davon ausgeht, dass das Lebensthema nicht explizit deutlich gemacht werden muss, sondern auch implizit vorhanden sein und von Dritten erkannt und zugeschrieben werden kann (Kitcher 2002, 236), müsste er dies m. E. auch selbst so sehen. Das Lebensthema eines anderen Individuums kann nur dann erkannt werden, wenn es sich in Handlungen dieses Individuums zeigt, und das ist nur dann möglich, wenn das betreffende Individuum seinem Lebensthema nachgeht. Die Ausbildung eines Lebensthemas und dessen Umsetzung sollten daher als ein Aspekt von Lebensqualität zusammengenommen werden. Dieser erste Aspekt wird im Folgenden als Lebensqualität-Komponente von Lebensqualität bezeichnet.

Zudem liefert die Betrachtung der Fallbeispiele ein Indiz dafür, dass die Vernachlässigung der Balance von Freude und Leid menschlichen Individuen nicht angemessen ist. Dies wird insbesondere am Beispiel des depressiven Daniel aus Fall 4 deutlich. Deshalb sollte die *pain/pleasure balance* gleichberechtigt mit dem Lebensthema als zweiter Aspekt von Lebensqualität betrachtet werden. Dieser zweite Aspekt wird im Folgenden als *pain/pleasure balance*-Komponente bezeichnet.

Bei den beiden Komponenten von Lebensqualität handelt es sich um konstitutive Kriterien für Lebensqualität. Für die Zuschreibung einer hohen Lebensqualität müssen beide Kriterien erfüllt sein. Für die Frage, ob überhaupt Lebensqualität, in wie geringem Maß auch immer, vorhanden ist, ist aber das Erfülltsein einer der beiden Komponenten notwendig und hinreichend.

---

14   Man denke nur an die mehreren Autoren zugeschriebene Aussage, wonach Lebensqualität genau das ist, was es laut dem Patienten ist. Vgl. etwa: Merk 2012, S. 4. Die Lebensqualitätsdefinition der WHO (siehe Anm. Nr. 3) geht ebenfalls von einer subjektiven Bewertung der Lebensqualität durch das betreffende Individuum selbst aus. Siehe auch: Birnbacher 1999.

Auch laut meinem Vorschlag handelt es sich also bei der Lebensqualität um eine Schwellenkonzeption. Ist diese Schwelle jedoch erst einmal überschritten, dann muss Lebensqualität als graduell aufgefasst werden. Zwischen geringer Lebensqualität knapp oberhalb der Schwelle und einer maximal hohen – man könnte hier wohl von Glück sprechen – entfaltet sich das ganze Spektrum von Lebensqualität. Wenn keine der beiden genannten Dimensionen erfüllt ist, wäre es der Theorie entsprechend für das betreffende Individuum besser, tot bzw. nie geboren zu sein.[15] Aber wieso soll man überhaupt von einer Schwellenkonzeption ausgehen? Die Begründung ist folgende: Wenn auf eine Schwelle verzichtet wird und stattdessen grundsätzlich jedes Leben, so leiderfüllt es auch immer sein mag, als mit *positiver* Lebensqualität erfüllt angesehen wird, dann verliert der Begriff der Lebensqualität seine begriffliche Schärfe. Im medizinischen Kontext werden Lebensqualitätsmessungen u. a. eingesetzt, um den Zustand der Patienten nach einem operativen Eingriff oder nach einer Strahlentherapie zu beurteilen. Hier geht es sicherlich nur um unterschiedliche Grade grundsätzlich vorhandener Lebensqualität. Wenn allerdings – und auch dazu kommt es im medizinischen Kontext – etwa darüber entschieden wird, ob ein unheilbar kranker Mensch maximal therapiert oder ob der Sterbeprozess zugelassen wird, dann ist es sinnvoll, das begriffliche Rüstzeug zu haben, um sagen zu können, dass dieser Mensch über keinerlei Lebensqualität verfügt.

Ein Beispiel für Lebensqualität, die nur eine der beiden Komponenten aufweist, bietet Werner aus Fall 1: Wenn Werner zu den Ausnahmefällen der so genannten *glücklichen Dementen* gehört, dann wird sicherlich niemand in seinem Umfeld auf die Idee kommen, seine Lungenentzündung nicht zu behandeln,[16] weil bei ihm die Freude das Leid klar überwiegt. Ohne ein wie auch immer geartetes Lebensthema kann ihm jedoch keine hohe Lebensqualität zugeschrieben werden.

Es stellt sich die Frage, ob Säuglingen und kleinen Kindern, die natürlicherweise noch nicht über ein Lebensthema verfügen, meiner These zufolge dann auch nur eine vergleichsweise geringe Lebensqualität zugeschrieben werden kann.[17] Was den Kernbegriff, also allgemeine Lebensqualität angeht, bin ich tatsächlich auf diese These festgelegt. Es ist m. E.

---

15 In diesem Zusammenhang möchte ich betonen, dass eine solche negative Einschätzung der Lebensqualität nicht bedeutet, dass es sich bei dem betreffenden Individuum um jemanden handelt, der es nicht wert ist, zu leben. Die Bewertung der Qualität eines Lebens durch das betreffende Individuum selbst oder – in Fällen, in denen das nicht möglich ist – im Sinne einer Fremdzuschreibung darf keinesfalls mit der Bewertung der Qualität des Individuums selbst verwechselt werden. Entsprechend führt eine solche negative Lebensqualitätsbewertung auch niemals zum Verlust von Grundrechten. Dies gilt auch im Fall des Schwangerschaftsabbruchs nach erfolgter Pränataldiagnostik. Entscheidet eine Schwangere, ihren schwer behinderten oder kranken Embryo abzutreiben, so ist das rechtlich möglich, weil dem ungeborenen Menschen ein eingeschränkter moralischer Status zugeschrieben wird und nicht etwa aufgrund eines eingeschränkten moralischen Status eines (geborenen) behinderten Menschen. Vgl. Merkel 2002, S. 190, Anm. Nr. 234; siehe dazu auch Birnbacher 1999, S. 30.

16 Anders sieht es aus, wenn Werner in einem Frühstadium seiner Erkrankung als noch kompetente Person eine Patientenverfügung aufgesetzt hat, die eine Behandlung untersagt.

17 Ich danke Roland Kipke für diese Frage.

jedoch möglich und nötig, diesen Kernbegriff im Falle kleiner Kinder um baby-spezifische Ergänzungen zu erweitern. So kann die kontraintuitive Folgerung, dass es Säuglingen prinzipiell nicht besonders gut gehen kann, relativiert werden und zwischen gesunden und an einer Krankheit leidenden Babys unterschieden werden.

Eine weitere Unterscheidung, die m. E. hilfreich ist, ist die zwischen episodischer (lokaler) und globaler (permanenter) Lebensqualität. Im Fall der episodischen Lebensqualitätsbewertung, werden Momentaufnahmen bzw. kürzere Perioden im Leben eines Individuums beurteilt, im Fall der globalen Lebensqualitätsbewertung handelt es sich um eine Evaluation von längeren Lebensabschnitten bis hin zum gesamten Leben. Anstelle einer rein zeitlichen Deutung von Lebensabschnitten sollte von einer biographischen, narrativen Interpretation ausgegangen werden. Die Einordnung in episodisch oder global ist somit subjektiv und unterscheidet sich stark von Individuum zu Individuum und bei ein und demselben Individuum von Situation zu Situation. Im Fall der episodischen Lebensqualität spielt die Dimension des Lebensthemas eine geringere Rolle als bei der globalen Lebensqualität, wobei das Lebensthema auch hier nicht völlig zu vernachlässigen ist, denn es bildet den Hintergrund für Reflexionen eines Individuums darüber, wie es ihm geht.[18]

Die Lebensthema-Komponente und die *pain/pleasure balance*-Komponente werden im Folgenden genauer erläutert.

6 Die Lebensthema-Komponente

Wie bereits erwähnt, beinhaltet die Lebensthema-Komponente grundsätzlich das, was Kitcher mit dem Lebensthema und der Verfolgung dieses Lebensthemas ausdrückt. Ich stimme mit Kitcher überein, dass das Lebensthema etwas ist, das explizit oder auch nur implizit im Sinne einer Selbstzuschreibung oder einer Fremdzuschreibung das ist, was im Leben eines Individuums wichtig ist. Wie beim Vorbild Kitchers kann auch gemäß diesem Vorschlag ein Lebensthema nicht von außen aufgezwungen werden, sondern muss vom betreffenden Individuum frei gewählt werden. In Übereinstimmung mit dem frühen Kitcher wird das Lebensthema hier zwar als objektive Vorgabe verstanden, die jedoch *content-neutral* und subjektiv zu füllen ist.

Es handelt sich beim Lebensthema um eine Art von Überschrift, die im Sinne der Theorie der narrativen Identität über das Leben bzw. über Lebensabschnitte gestellt wird. Das Lebensthema gibt sozusagen eine Antwort auf die Fragen „Wer bin ich eigentlich?" und „Was macht mich aus?". Es steht daher in Verbindung mit der Persönlichkeit eines Individuums als normativ-evaluativem Selbstverhältnis.[19]

---

18 Siehe dazu Abschnitt 8 Lebensqualität im medizinischen Kontext – ein Ausblick im vorliegenden Beitrag.
19 Ich verwende den Begriff der Persönlichkeit in Anlehnung an Michael Quantes Konzeption. Vgl. Quante 2002.

Beispiele für Lebensthemen sind die eigene Familie, der Lebensgefährte bzw. die Lebensgefährtin, der Beruf, ein Ideal, dem jemand sein Leben widmet, eine künstlerische Betätigung oder ein Hobby, in dem jemand aufgeht. Der Begriff des Lebensthemas kann und sollte nicht weiter spezifiziert werden, sondern ist nur dann sinnvoll, wenn er so offen und niederschwellig ist, wie möglich. Eine zu anspruchsvolle Konzeption schlösse viele Menschen von vornherein aus.

Das Lebensthema kann meinem Vorschlag entsprechend im Laufe der Zeit wechseln und es kann zudem auch mehrere gleichzeitig geben, die gleichberechtigt oder in einer Rangfolge verfolgt werden. Das *eine* große Thema mag es im Leben mancher Menschen geben, es wäre jedoch nicht angemessen, es für alle zu fordern.

Auch im Fall von äußerlich wenig anspruchsvoll erscheinenden Lebensthemen ist das *life theme* und seine Verfolgung eng mit dem Erleben von Sinnhaftigkeit verknüpft. Als Beispiel für ein scheinbar wenig anspruchsvolles Lebensthema stellen wir uns vor, dass Werner aus Fall 1 einen Zimmernachbarn namens Hans hat, der ebenfalls an Alzheimerdemenz im Spätstadium erkrankt ist. Hans beobachtet sehr gerne Vögel im Park. Wann immer er im Park oder am Fenster sitzt und die Vögel sieht, dann lächelt er, wenn sein Rollstuhl jedoch so verschoben wird, dass er die Vögel nicht mehr erblicken kann, dann gibt er durch Schreien seinem Unmut Ausdruck. Von außen betrachtet ist das Beobachten von Vögeln also offenbar das, was in Hans Leben zählt.

Wie bereits erwähnt, sind m. E. das Haben eines Lebensthemas und die Verfolgung damit verbundener Projekte eng verzahnt. Stellen wir uns als weiteres Beispiel Kirsten vor: Auf die Frage nach ihrem Lebensthema würde sie klar antworten, dass es das Singen ist. Sie hat seit ihrer frühen Kindheit im Chor gesungen, nach ihrem Schulabschluss Gesang an einer Musikhochschule studiert und ist nun im Alter von einunddreißig Jahren professionelle Sängerin. Erinnern wir uns zudem an die gleichaltrige Anna aus dem oben genannten Fall 2 und stellen uns vor, dass auch Anna leidenschaftlich gern singt. Fragt man sie (in für sie verständlichen Worten) nach ihrem Lebensthema, so antwortet auch sie, dass dies das Singen ist. Doch es ist geradezu überflüssig, Anna direkt danach zu fragen, denn ihr Lebensthema wird sich hörbar zu erkennen geben. Ob Anna nur in ihrem Zimmer singt, bei der Arbeit (etwa in einer Behindertenwerkstatt) oder ob sie Mitglied in einem Chor ist, spielt hierbei keine Rolle. Sie wird ihre eigene Art haben, ihrem Lebensthema nachzugehen. Es gibt keinen Grund zu glauben, dass Kirsten ihrem Lebensthema in erfolgreicherer oder in irgendeiner Hinsicht höherwertiger Weise nachgeht, als das bei Anna der Fall ist.

Es bleiben verschiedene Fragen offen. Zum einen ist unklar, was es eigentlich heißt, dass das Lebensthema frei gewählt werden muss, welcher Grad an Freiheit oder besser gesagt, welches Verständnis von Freiheit hier zugrunde gelegt wird. Schnell kommt der Gedanke an die schon sprichwörtliche Eiskunstlauf-Mutter auf, die ihren eigenen Wunsch, ein Eiskunstlauf-Star zu sein, auf ihre Tochter überträgt und dieser mit übersteigertem Ehrgeiz die Kindheit ruiniert. Doch nicht nur in solch dysfunktionalen, sondern auch in im wahrsten Sinne des Wortes heilen Familien haben Eltern Wünsche für ihre Kinder und geben eigene Einstellungen und Werte an sie weiter. Auch Eltern, die ihre Kinder nicht zu einer bestimmten Tätigkeit antreiben, prägen auf die eine oder andere Weise das spätere Leben samt Berufswahl und Wertesystem ihrer Kinder. Das bedeutet, dass kein Individuum sicher sein kann, dass das, was sein Leben ausmacht, nicht von den eigenen Eltern geprägt wurde, selbst wenn Eltern dafür Sorge tragen, dass ihren Kindern viele Möglichkeiten offenstehen, unter denen diese selbstbestimmt wählen können. Bedeutet diese Erkenntnis, dass die Idee des frei gewählten Lebensthemas hinfällig ist?

Es gibt Parallelen zwischen Kitchers Lebensthema und *Care*, einem Baustein der Autonomietheorie Harry G. Frankfurts.[20] Eine Anknüpfung an Frankfurts Konzeption hilft m. E., die angesprochenen offenen Fragen zu klären und die Konzeption des Lebensthemas so zu verbessern. Aus Frankfurts Sicht besteht Autonomie gerade nicht darin, seine eigenen Wünsche selbst zu wählen, was für menschliche Individuen unmöglich wäre, sondern darin, sich mit diesen Wünschen, woher auch immer sie kommen, zu identifizieren (Frankfurt 1999a, S. 100f). Und er geht noch weiter: Teil von Frankfurts komplexem Modell ist seine *Care*-Konzeption.[21] *Care* kann sinngemäß mit Fürsorge übersetzt werden. Diese Theorie besagt, dass Individuen nicht anders können, als sich um bestimmte Menschen, Tätigkeiten, Ideale, Überzeugungen etc. zu sorgen. Sie haben diese Sorge nicht vollständig unter Kontrolle und können sie nicht abstellen, selbst wenn sie dies wünschen. Frankfurts *Care* gehört zu seiner Konzeption der *Volitional Necessities*. Diesen so genannten volitionalen Notwendigkeiten unterworfen zu sein, ist laut Frankfurt eine notwendige Bedingung für personale Autonomie. Individuen können demgemäß in bestimmten Situationen nicht anders wollen und letztlich auch handeln, als sie es tun, und erleben gerade diese Unfreiheit als besonderen Ausdruck ihrer Autonomie.[22]

Übertragen auf die Konzeption des Lebensthemas bedeutet dies, dass Individuen plötzlich erkennen (oder es im Extremfall eben nicht selbst erkennen), dass sie ein bestimmtes Lebensthema haben, welches sie selbst nicht beeinflussen können, mit dem sie sich aber identifizieren, d.h. das sie als etwas, was zu ihnen gehört und was sie zutiefst ausmacht, annehmen. Die freie Wahl bedeutet also so verstanden nicht, dass das Lebensthema ohne jegliche äußere Beeinflussung gewählt wird, sondern dass das betreffende Individuum es als seines akzeptiert. Die Frage nach der letztendlichen Genese des Lebensthemas verliert so an Relevanz.

Eine andere Anschlussfrage, die sich stellt, ist die nach der Stabilität des Lebensthemas. Diese Frage hängt u. a. damit zusammen, inwieweit das Lebensthema im Laufe des Lebens wechselt.

Sicherlich kann man nicht von einem Lebensthema sprechen, wenn dieses im Wochentakt wechselt. Dennoch halte ich es für einen Irrtum, sich zu stark auf die Zeit zu konzentrieren. Begreift man das Lebensthema in Anlehnung an Frankfurts *Volitional Necessities* und

---

20 Auch im Fall von Frankfurts Werk kann im vorliegenden Text nur gerade so viel dargestellt werden, wie für meine Erkenntnisinteressen unumgänglich ist. Eine ausführliche Diskussion von Frankfurts Autonomietheorie stellt meine Dissertation dar, die sich gegenwärtig noch im Entstehungsprozess befindet.
21 Eine kurze Einführung in Frankfurts Care-Konzeption findet sich in Nossek 2014, S. 1-5.
22 Vlg. dazu Frankfurt 1998, S. 81 u. 85-88; siehe auch Frankfurt 1999b, S. 161f.

versteht es entsprechend als der vollständigen Kontrolle des betreffenden Individuums nicht unterworfen, dann erübrigt sich die Frage nach der Stabilität.

Das Lebensthema spielt jedoch im Fall der Lebensqualität im globalen Sinne eine größere Rolle als bei derjenigen im episodischen Sinne. Wie bereits angedeutet, sollte jedoch auch der Unterschied zwischen global und episodisch nicht rein zeitlich gesehen werden. Ein Beispiel könnte dies erhellen: Die schon zuvor im Beispiel genannte Kirsten sieht das Singen als ihr Lebensthema an. Mit dem Kennenlernen ihres Lebensgefährten und der Geburt ihres Kindes kommt die Familie als weiteres Lebensthema hinzu. Als 85-Jährige unheilbar an Krebs erkrankt, verbringt Kirsten ihre letzte Lebenszeit in einem Hospiz. Dort entdeckt sie ihre Liebe zur Literatur. Sie verbringt ihre letzten Tage damit, auf der Terrasse zu sitzen und zu lesen oder sich vorlesen zu lassen.

Obwohl diese allerletzte Phase in Kirstens Leben nur insgesamt drei Wochen dauert, kann und sollte man die Begeisterung für die Literatur als Lebensthema ansehen – und ich sehe keinen Grund warum dies nicht ebenso gelten sollte, wenn sie nur noch drei Tage gelebt hätte. Menschliche Individuen begreifen ihr Leben in der Regel narrativ als Lebensgeschichte. Das Erleben und die Rekonstruktion des Erlebten als Teil der eigenen Biographie gehen Hand in Hand. Unabhängig von der zeitlichen Dauer, handelt es sich bei Kirstens Aufenthalt im Hospiz mit allen Eindrücken, Aktivitäten und inneren Prozessen, die dazugehören, um das letzte Kapitel ihrer Lebensgeschichte, und in dessen Überschrift wird sicherlich das Wort *Literatur* enthalten sein.

Es wäre unzutreffend, würde man statt von einem Lebensthema nur von sogenannten sinnstiftenden Tätigkeiten oder Interessen sprechen, denn Tätigkeiten werden m. E. gerade dann als *sinnstiftend* empfunden, wenn sie Ausdruck eines Lebensthemas sind. Anders ausgedrückt: Solche Tätigkeiten und Interessen entstehen nicht in einem Vakuum, sie haben ihre Ursache in dem, was dem jeweiligen Individuum wichtig ist, worum es sich sorgt. Würde beispielsweise jemand plötzlich damit beginnen, im Park Müll aufzusammeln und dies dann irgendwann als sinnstiftend erleben? Nein, doch wer sich um den Umweltschutz sorgt, der wird dem möglicherweise dadurch Ausdruck verleihen, dass er Müll aufsammelt. Als Sinn stiftend erlebt das betreffende Individuum die Tätigkeit dann deshalb, weil sie eine Weise ist, dem eigenen Lebensthema nachzugehen.

7   Die pain/pleasure balance-Komponente

Anstelle von *pain/pleasure balance* könnte man evtl. auch von Wohlbefinden oder Wohlergehen sprechen. Die Bezeichnung *Balance von Leid und Freude* bringt jedoch auf den Punkt, worauf es bei dieser Komponente des Lebensqualitätsbegriffs ankommt. Erstens wird unmittelbar ausgedrückt, dass es nicht um die unrealistische Annahme eines Lebens ohne Leid geht, sondern darum, dass die freudigen Erlebnisse überwiegen oder zumindest nicht geringer als die leidvollen ins Gewicht fallen. Zweitens wird durch diese Bezeichnung bereits angedeutet, dass die *pain/pleasure balance* immer schon (zumindest minimal) reflektiert ist, denn bei der Feststellung, dass die freudigen oder aber die leidvollen Erfahrungen vorherrschen, handelt es sich um ein Urteil, eine Bewertung des Lebens bzw. eines konkreten Lebensabschnitts. Das Individuum verhält sich zu seinen Erlebnissen.

Die *pain/pleasure balance* scheint mir zwar grundsätzlich gleichermaßen relevant in der globalen und der episodischen Perspektive von Lebensqualität zu sein. Versteht man unter einer Episode jedoch tatsächlich eine Momentaufnahme, dann kann es nur um die Frage gehen, ob es dem Individuum gerade gut oder schlecht geht, der Begriff der Balance ist dann trivialerweise nicht anwendbar.

Wie das Lebensthema sollte auch die *pain/pleasure balance* radikal subjektiv verstanden und nur nach rein individuellen Maßstäben ermessen werden. Dies wird der unterschiedlichen Art von Menschen, positive und negative Erfahrungen zu verarbeiten, gerecht. Erfüllt ist die *pain/pleasure balance* dann, wenn ein Individuum selbst der Auffassung ist, dass sich die guten und die schlechten Erlebnisse die Waage halten.

Es besteht m. E. eine starke Wechselwirkung zwischen den beiden Komponenten von Lebensqualität. Es ist davon auszugehen, dass mit dem Lebensthema verbundene Aktivitäten, insbesondere wenn sie erfolgreich sind, Freude bereiten und diese Freude wiederum zu entsprechenden Tätigkeiten anregt. Andersherum ist es vorstellbar, dass der depressive Daniel aus Fall 4 ein Lebensthema ausgebildet hat, es aufgrund seiner psychischen Erkrankung jedoch nicht oder nicht mehr verfolgen kann. Dies vermehrt sein psychisches Leid. Im schlimmsten Fall führt das dazu, dass die Waage so stark zur Seite des Leids geneigt ist, dass Daniel sein Leben als nicht mehr lebenswert empfindet.

Man muss nur an Profi-Sportler/innen denken, um zu bemerken, dass Individuen manchmal zugunsten ihres Lebensthemas oder damit verbundener Ziele enorme Kosten auf sich nehmen. Man könnte glauben, dass sich das Lebensthema und die *pain/pleasure balance* in einem solchen Fall in Konkurrenz befinden und das Wohl dem Lebensthema untergeordnet wird. Aufgrund der Subjektivität und der Reflektiertheit der *pain/pleasure balance* ist jedoch davon auszugehen, dass ein solches Individuum die leidvollen Erfahrungen – etwa Schmerzen, häufige Verletzungen und ein hohes Trainingspensum, das kaum Zeit für Anderes lässt, im Fall von professionellen Sportler/innen – tatsächlich als geringer bewertet als die mit dem Lebensthema verbundenen Freuden. Bezogen auf den medizinischen Kontext weist schon Birnbacher darauf hin, dass Gefühle und sogar sensorische Zustände wie Schmerz interpretiert werden müssen und dass ihre Bewertung von dieser Interpretation abhängt. Schmerz wird so einem Beispiel Birnbachers entsprechend als schlimmer oder erträglicher erlebt, je nachdem, ob das betreffende Individuum ihn als Begleiterscheinung einer erfolgreichen Therapie, die zur Genesung führt, oder als Zeichen des unaufhaltbaren Verfalls auffasst (Birnbacher 1999, S. 32).

In diesem Sinne muss die *pain/pleasure balance* als anti-hedonistisch (Birnbacher 1999, S. 31) aufgefasst werden, denn es geht – in Birnbachers Worten – um eine Haltung (attitude) zu den eigenen Zuständen (Birnbacher 1999, S. 31f), nicht um ein unreflektiertes, uninterpretiertes, *direktes* Erleben.

8   Lebensqualität im medizinischen Kontext – ein Ausblick

Ein weiteres Beispiel aus dem medizinischen Kontext, in dem Lebensqualitätsmessungen als gewinnbringend erachtet werden, kann helfen, die Konzeption weiter zu verdeutlichen.[23] Nehmen wir an, dass die Lebensqualität von Patienten nach der Bestrahlung eines Karzinoms erfasst werden soll. In diesem Kontext geht es klarerweise in erster Linie um die Frage nach Schmerzen, Mobilität, Funktionseinschränkungen und Ängsten bezüglich der Therapie einerseits und der Krebserkrankung andererseits. Da es um den begrenzten Zeitraum geht, in dem die Strahlentherapie angewendet wird, steht die Lebensqualität in episodischer Hinsicht im Vordergrund. Wie das betreffende Individuum seine Situation beurteilt, hängt dennoch *auch* davon ab, was ihm in seinem Leben wichtig ist, also was sein Lebensthema ausmacht. Diese Erkenntnis ist nicht neu. So schreibt Dieter Birnbacher schon in einem Essay aus dem Jahr 1999:

> "There is no such thing as a specifically medical quality of life. Medical variables like health and disease, fitness and debility, pain and painlessness are singled out only because they are, in general, highly relevant to the overall quality of life of a person. But they are relevant only in so far the as the person himself holds them to be relevant. It is up to him to specify and to attach weights to the dimensions of his quality of life."

In meiner Interpretation hängt dieses spezifische Für-relevant-Halten vom jeweiligen Lebensthema des betreffenden Individuums ab. Dies kann zum einen durch das Phänomen belegt werden, dass es Patienten manchmal sehr viel schlechter oder besser geht, als das medizinische Personal dies erwartet hatte (Birnbacher 1999, S. 33), zum anderen durch das verwandte Phänomen, dass es verschiedenen Patienten mit gleichen Symptomen oftmals sehr unterschiedlich geht (Merk 2012, S. 5), denn diese Phänomene können nur erklärt werden, wenn man weiß, was den Patienten in ihrem Leben wichtig (im Sinne des Lebensthemas) ist. Wessen Lebensthema das Bergsteigen ist, für den wird eine dauerhafte Lähmung wohlmöglich noch schlimmer sein, als für einen sprichwörtlichen Bücherwurm. Ist das Lebensthema eines Individuums die eigene Familie und ist es während eines langen Krankenhausaufenthalts möglich, dass die Familie häufig zugegen ist, sodass der/die Betreffende weiterhin Anteil an der Familie hat, so werden die mit der Erkrankung und der Therapie verbundenen Beschwerden sicherlich weniger stark ins Gewicht fallen, als dies der Fall wäre, wenn das Lebensthema die Ausübung eines Berufs ist, dem der Patient/die Patientin nun krankheitsbedingt nicht mehr nachgehen kann.

Der Fragebogen SEIQoL mit seinen fünf vom jeweiligen Individuum selbst zu wählenden, zu gewichtenden und schließlich zu bewertenden Lebensbereichen (Merk 2012, S. 10) schafft Raum, um das explizit oder implizit vorhandene Lebensthema berücksichtigen zu können und kommt so meinen Überlegungen entgegen.

---

23   Siehe die medizinische Dissertation Erhebung der individuellen Lebensqualität von Patienten in der Strahlentherapie mit dem neu entwickelten und validierten Fragebogen SEIQoL-Q (Merk 2012).

Was die begriffliche Erfassung der drängenden Fragestellungen der Praktiker/innen einerseits und die Überprüfung der Anwendung des vorgeschlagenen Begriffs allgemeiner Lebensqualität im medizinischen Kontext andererseits angeht, so ist es m. E. unumgänglich, dass Philosophinnen und Philosophen in Krankenhäusern, Pflegeeinrichtungen u. Ä. hospitieren und dem medizinischen und pflegerischen Personal *über die Schulter schauen*.

Literatur

Ach JS (2011) Autonomer Suizid? Preprints of the Centre for Advanced Study in Bioethics 2011/20. Westfälische Wilhelms-Universität, Münster

Birnbacher D (1999) Quality of Life: Evaluation or Description?, in: Ethical Theory and Moral Practice 2(1):25–36

Drerup J, Müller T, Nossek A (2013) Examining the Quality of Life. Notes on Philip Kitcher's Writings on Bioethics. In: Kaiser MI, Seide A (Hrsg) Philip Kitcher. Pragmatic Naturalism. Ontos, Frankfurt a. M., S 147–159

Fenner D (2008) Suizid. Krankheitssymptom oder Signatur der Freiheit? Eine medizinethische Untersuchung. Alber, Freiburg, München

Frankfurt HG (1998) The importance of what we care about. In: Frankfurt HG (Hrsg) The importance of what we care about. Philosophical essays. Cambridge University Press, Cambridge u. a., S 80–94

Frankfurt HG (1999a) The Faintest Passion (erste Veröffentlichung 1992). In: Frankfurt HG (Hrsg) Necessity, Volition, and Love. Cambridge University Press, Cambridge u. a., S 95–107

Frankfurt, HG (1999b): On Caring. In: Frankfurt HG (Hrsg) Necessity, Volition, and Love. Cambridge University Press, Cambridge u. a., S 155–180

Kitcher P (1997) The Lives to Come. The Genetic Revolution and Human Possibilities. With an Update on the Possibilities of Human Cloning. Free Press, New York

Kitcher P (2002) Creating Perfect People. In: Burley J, Harris J (Hrsg) A Companion to Genetics. Wiley-Blackwell, Malden, Oxford, S 229–242

Kitcher, P (2011) The Ethical Project. Harvard University Press, Cambridge, London

Kitcher, P (2013) Some Answers, Admissions, and Explanations. In: Kaiser MI, Seide A: Philip Kitcher. Pragmatic Naturalism. Ontos, Frankfurt, S 175–205

Merk CS (2012) Erhebung der individuellen Lebensqualität von Patienten in der Strahlentherapie mit dem neu entwickelten und validierten Fragebogen SEIQoL-Q. Inaugural-Dissertation zur Erlangung des Medizinischen Doktorgrades der Medizinischen Fakultät der Albert-Ludwigs-Universität Freiburg i. Br. http://www.freidok.uni-freiburg.de/volltexte/8629/pdf/Individuelle_Lebensqualitaet_SEIQoL-Q_Constanze_Sophia_Merk.pdf. Zugegriffen: 11. März 2015

Merkel R (2002) Forschungsobjekt Embryo. Verfassungsrechtliche und ethische Grundlagen der Forschung an menschlichen embryonalen Stammzellen. Deutscher Taschenbuch Verlag, München

Nossek A (2014) Die Leistungsfähigkeit des Frankfurt'schen Care-Begriffs. In: Quante M (Hrsg) XXIII. Kongress der Deutschen Gesellschaft für Philosophie 2014 Münster. Geschichte – Gesellschaft – Geltung, Bd. 50. http://nbn-resolving.de/urn:nbn:de:hbz:6-32319359738. Zugregriffen: 11. März 2015

Quante M (2002) Personales Leben und menschlicher Tod. Personale Identität als Prinzip der biomedizinischen Ethik. Suhrkamp, Frankfurt a. M

Queren C (2010) Gesundheitsbezogene Lebensqualität bei Kindern und Jugendlichen mit einer Spina bifida. Inaugural-Dissertation zur Erlangung des Doktorgrades der Medizin durch die Medizinische Fakultät der Universität Duisburg-Essen

Walter JJ (1995) Life, Quality of. I. Quality of Life in Clinical Decisions. In: Reich WT (Hrsg) Encyclopedia of Bioethics, Bd. 3. Macmillan Library Reference, New York u. a., 1352-1358

WHO (2015) WHOQOL: Measuring Quality of Life. http://www.who.int/healthinfo/survey/whoqol-qualityoflife/en/. Zugegriffen: 11. März 2015

Der Capability-Ansatz als Grundlage für die Beurteilung von Lebensqualität in der Medizin

Rebecca Gutwald

Zusammenfassung

In meinem Beitrag entwickle ich einen „Capability-Ansatz" in Anwendung auf die Frage nach der gesundheitsbezogenen Lebensqualität, und zwar auf Basis der Arbeiten von Amartya Sen. Dieser Ansatz stellt die elementare Frage, welche Aspekte des menschlichen Lebens man beurteilen sollte, wenn man nach der Lebensqualität eines Menschen fragt. Er plädiert dafür, den Blick auf die Möglichkeiten zu richten, die einem Menschen tatsächlich offenstehen, d. h. auf die sog. *capabilities*. Ziel meines Beitrags ist es, aufzuzeigen, dass der Capability-Ansatz sich gut als evaluative Basis zur Beurteilung gesundheitsbezogener Lebensqualität eignet, weil er Aspekte der menschlichen Freiheit und des Wohlergehens einbezieht, die in vielen gängigen Auffassungen von gesundheitsbezogener Lebensqualität nicht adäquat berücksichtigt werden. Dazu untersuche ich im ersten Teil die begrifflichen Grundlagen des Konzepts der Lebensqualität auf Basis der Arbeit von Lennart Nordenfelt, um im zweiten Teil darzulegen, welche neue Perspektive sich mit Hilfe des Capability-Ansatzes auf gesundheitsbezogene Lebensqualität entwickeln lässt. Im dritten Teil wird anhand der Diskussion verschiedener Beispiele erläutert, wie der Ansatz auch in der Praxis bestehen kann.

1 Einleitung

Traditionell liegt die Zielsetzung der Medizin darin, auf die Gesundheit von Menschen positiv einzuwirken (Beauchamp und Childress 2001). Die Beseitigung von Krankheit, verstanden als Abweichung von der biologischen Norm wurde lange als vorherrschendes Ziel der Medizin begriffen. Es finden sich auch heute noch viele Anhänger dieses sog. biomedizinischen Modells (z. B. Boorse 1977), welches auch für viele Belange der Medizin geeignet scheint. Knochenbrüche, Krebs oder Wunden können damit recht eindeutig als Krankheiten definiert werden. Überlegungen zur Lebensqualität anstatt oder zusätzlich zur Idee der Heilung werden jedoch in der Medizin immer relevanter. So hat es der technische Fortschritt möglich gemacht, Menschen auch bei schweren Krankheiten oder Verletzungen noch lange am Leben zu erhalten sowie chronische Krankheiten so zu behandeln, dass der Patient länger und evtl. wenig eingeschränkt damit leben kann (Nordenfelt 1994). Bei medizinischen Behandlungen in diesem Bereich steht nicht im Vordergrund, wie man diese Menschen heilt, sondern wie man die Qualität ihres Lebens beurteilt und welche Konsequenzen man daraus zieht.

Mein Beitrag beschäftigt sich mit den konzeptuellen Grundlagen der philosophischen Idee von Lebensqualität in der Medizin. Ich betrachte das Thema aus dem Blickwinkel des sog. Capability-Ansatzes von Amartya Sen (im Folgenden mit „CA" abgekürzt). Ziel meines Papers ist es, zu untersuchen, wie man die Perspektive des CA auf die Diskussion der Lebensqualität in der Medizin richten kann und warum es lohnenswert ist, dies zu tun.

Der CA stellt die elementare Frage, welche Aspekte des menschlichen Lebens man beurteilen sollte, wenn man nach Lebensqualität fragt. Dies ist in der Literatur zur Lebensqualität wenig geklärt, da Theorien und Messverfahren sich stärker auf die inhaltliche Identifikation von konkreten Dimensionen von Lebensqualität konzentrieren (z. B. subjektives Wohlbefinden oder ökonomisches und soziales Wohlergehen, Fagot-Largeault 1994). Die konzeptuelle Vorklärung der evaluativen Perspektive ist jedoch aus meiner Sicht höchst relevant, weil sie ausschlaggebenden Einfluss auf die praktische Anwendung in der Erfassung von Lebensqualität hat.

Die Perspektive des CA ist für die Lebensqualitätsforschung nicht nur wichtig, weil sie gerade diese philosophische Vorklärung liefert. Ebenso ist sie attraktiv, weil sie den Blick darauf richtet, was ein Mensch tun und sein kann in seiner individuellen Situation, welche von diversen Faktoren wie Alter, Geschlecht, Talenten sowie von sozialer Situation und Umwelt bestimmt sind. So sieht der CA den Menschen als aktives Wesen, das sein Leben selbst gestaltet und die relevanten Voraussetzungen benötigt. Ich glaube, dass der CA damit der normativen Idee Rechnung trägt, die hinter unserem Interesse an Lebensqualität steht: wir wollen wissen, wie ein Mensch ein gutes Leben führen kann. Zudem ist die Rolle des CA für die Bestimmung von Lebensqualität in der Medizin überraschend wenig erforscht (Law und Widdows 2008), womit sich eine Untersuchung auch für die Fortentwicklung des Ansatzes lohnt.

Ich gehe in vier Schritten vor. Im ersten Schritt (Kapitel 2) untersuche ich die begrifflichen Grundlagen des Konzepts der Lebensqualität (von nun an als „LQ" abgekürzt) allgemein und im medizinischen Kontext. Ich stütze mich auf die Arbeit von Nordenfelt (1994), welche eine ausführliche begriffliche Analyse des Konzepts bietet. Sie bildet die Basis, um im zweiten Schritt (Kapitel 3) aufzeigen zu können, welche Perspektive der CA auf LQ in der Medizin entwickelt. Dabei werde ich fünf Gesichtspunkte darlegen, welche den CA als eine attraktive Basis für die Bewertung von Leben auszeichnen. Diese Attraktivität möchte ich im dritten Schritt (Kapitel 4) gegenüber zwei Einwänden verteidigen, die mir am gewichtigsten zu sein scheinen: zum einen gegenüber der Skepsis, dass die Anwendung des CA in der Praxis einen relevanten Unterschied im Vergleich mit anderen Ansätzen ausmacht. Zum anderen in Bezug auf die Frage, ob der CA eine konkrete Liste von *capabilities* vorschlägt bzw. wie er sich zu bestehenden Listen in der LQ-Diskussion verhält. Meine Schlussfolgerung (Kapitel 5) ist, dass der CA eine Perspektive auf LQ in der Medizin liefert, die es lohnt, weiter zu erforschen.

2 Konzeptuelle Überlegungen zur Lebensqualität allgemein und in der Medizin

In einem Überblick über die Konzeption von Lebensqualität in der Medizin entwickelt Lennart Nordenfelt (1994) eine umfassende und profunde Systematik, um die grundlegenden Themen, welche eine überzeugende Konzeption von LQ behandeln sollte, zu identifizieren. Er geht nach der Methode der philosophischen Begriffsanalyse vor, die darauf abzielt, Konzepte in ihre Bestandteile aufzuspalten, um ihre grundlegende Bedeutung besser zu verstehen. Besonders plausibel daran ist, dass er die elementare Idee des Begriffs „Leben" analysiert – eines Begriffs, der in der Diskussion von LQ häufig vernachlässigt wird. Er widmet sich damit der kritischen Frage, welche begrifflichen Annahmen einem Projekt der LQ-Messung unterliegen. Dieses Interesse teilt Nordenfelt mit den Theoretikern des CA, wie ich unten noch darlegen werde. Zudem liefert Nordenfelts Untersuchung einen umfassenden Kriterienkatalog dafür, was eine Konzeption der LQ beinhalten sollte. Daher ziehe ich Nordenfelts Analyse[1] als Systematik heran, um aufzuzeigen, auf welche Weise der CA die gesundheitsbezogene Lebensqualität (im Folgenden abgekürzt als „GLQ") definiert.

2.1 Leben und Qualität

Nordenfelt unterscheidet die beiden Begriffe „Leben" und „Qualität". Ersterer wird in der Diskussion um GLQ häufig vernachlässigt. Seine Analyse ist jedoch die Grundlage, um herauszufinden, welche Faktoren eines menschlichen Lebens beurteilt werden sollen. In der Regel, so Nordenfelt, werden wir nicht nach der Gesamtheit aller relevanten Aspekte eines menschlichen Lebens, das zeitlich schon vollständig gelebt wurde, fragen. Normalerweise interessiert uns ein Teilbereich des menschlichen Lebens in einer gegenwärtigen Situation; in der Medizin beispielsweise alle Aspekte, die den Bereich der Gesundheit bzw. Medizin berühren. Zudem geht es meist um einen konkreten Zeitabschnitt im Leben, z. B. die Phase des Lebensendes. Daher muss aus den vielfältigen Aspekten und Eigenschaften ausgewählt werden. Nordenfelt identifiziert fünf Kategorien von Aspekten, welche an einem menschlichen Leben betrachtet werden könnten.

---

[1] Auf Nordenfelts eigene Theorie von Gesundheit (Nordenfelt 1993) kann ich hier aus Platzgründen leider nicht eingehen.

a. Der erfahrungsgemäße Bereich: die Summe der Empfindungszustände, Wahrnehmungen, Emotionen oder Stimmungen einer Person
b. Die Aktivitäten einer Person: die Summe aller ihrer Handlungen
c. Die Leistungen einer Person, d. h. die Summe der Resultate aller ihrer Handlungen
d. Ereignisse im Leben, derer sich die Person bewusst ist bzw. die ihr zugeschrieben werden, oder beides
e. Umstände, die eine Person umgeben, derer sich die Person bewusst ist bzw. die ihr zugeschrieben werden, oder beides

Auf dieser Basis beschreibt Nordenfelt eine Unterscheidung, welche in der Charakterisierung von Theorien der LQ fundamental ist, nämlich die zwischen *objektiv* und *subjektiv*. Als *subjektiv* können die in a. genannten Aspekte aufgefasst werden, weil sie nur vom Besitzer dieser Erfahrungszustände wahrgenommen werden können. Diese Art der Charakterisierung entspricht dem, was in der Philosophie in der Regel als hedonistische Theorie bezeichnet wird: Hedonistische Theorien verankern Lebensqualität im bewussten Erleben bestimmter Zustände, z. B. im Lustempfinden. Wie aber Parfit (1993) in seinen Ausführungen darlegt, können Theorien auch subjektiv sein, indem sie auf die Präferenzen des Individuums fokussieren. Lebensqualität einer Person in subjektivem Sinn kann auch an dem Grad festgemacht werden, in dem seine tatsächlichen *Präferenzen* erfüllt werden – egal, ob dies tatsächlich bestimmte Erfahrungszustände im Sinne von a. auslöst oder nicht. Diese Perspektive ist vor allem in der wohlfahrtökonomischen Bewertung von LQ sehr dominant. Zudem kann man Präferenzen zu einem gewissen Grad verobjektivieren und ideal machen, wenn man an sie bestimmte Anforderungen stellt, z. B. die der Informiertheit oder Rationalität (Qizilbash 2013). Diese beiden Arten, subjektiv zu urteilen, sollten meiner Ansicht nach noch in Nordenfelts Systematik berücksichtigt werden, beispielsweise durch eine Ergänzung von a. durch Präferenzen.

Anders betrachtet kann LQ auch subjektiv das sein, was sich der Betreffende selbst bzgl. seines Lebens zuschreibt, oder was ihn zumindest kausal in seiner Selbstwahrnehmung beeinflusst. Es geht also darum, von welchem *Standpunkt* aus die Beurteilung des Lebens vorgenommen wird. Darauf werde ich im letzten Teil noch zurückkommen.

Analog kann die Betrachtung von Leben laut Nordenfelt auf zwei Arten objektiv sein. Handelt es sich bei den betrachteten Aspekten um Objekte, welche prinzipiell sowohl anderen Personen als auch dem Betreffenden selbst zugänglich sind, sind diese objektiv bzw. zumindest intersubjektiv. Das Subjekt der Aspekte muss sich dieser Aspekte selbst nicht bewusst sein. Beispielsweise würden wir einen Menschen als reich bezeichnen, wenn wir feststellen, dass er eine große Menge Geld auf seinem Bankkonto hat – auch wenn er sich selbst dessen gar nicht bewusst ist. Anders verstanden kann das Leben von einem objektiven Standpunkt aus bewertet werden: nicht das Subjekt, das das Leben lebt, betrachtet die Aspekte des menschlichen Lebens, sondern ein Dritter, z. B. ein Experte.

Parfits und Nordenfelts Einteilungen unterscheiden sich in einem wichtigen Aspekt. Während Parfit zu glauben scheint, dass es zwischen den Theorien keine Mischformen gibt, lässt Nordenfelt mit Blick auf die gegenwärtige Literatur zum Thema zu, dass die

o. g. Aspekte auch kombiniert werden können. Wie ich im zweiten Teil zeigen werde, ist ein umfassendes, multidimensionaleres Modell, wie es der CA expliziert, angemessener.

In einem zweiten Analyseschritt klärt Nordenfelt den Begriff der „Qualität", welcher die Normativität in der Diskussion von LQ repräsentiert. So ist Ziel nahezu jeder Beurteilung von LQ, festzustellen, ob ein Mensch eine gute bzw. schlechte LQ hat. Nordenfelt legt dar, dass sich mit diesem Ziel zwei grundsätzliche Fragen verbinden, welche jede Untersuchung zur LQ klären sollte:

1. Welches ist die Dimension, anhand derer das menschliche Leben bzw. dessen Teilaspekte bewertet werden?
2. Wer sollte der Evaluierende sein? Wer wählt die Dimensionen?

Die Antwort auf Frage (1) bezieht sich laut Nordenfelt auf konkrete evaluative Inhalte, also etwa auf verschiedene Arten von Werten, z. B. moralische oder ästhetische. Sie können im o. g. Sinne subjektiv oder objektiv sein. Ebenso bei Frage (2): sie charakterisiert den Standpunkt der Beurteilung. Beide Fragen sind im CA plausibel beantwortbar, wie ich im Folgenden diskutieren werde.

Nordenfelts Systematik stellt mit diesen Unterscheidungen eine Art „Landkarte" dar, anhand derer man die Frage danach, welche Aspekte eines Lebens man evaluativ betrachtet, in einzelnen Schritten klären kann. Wie ich unten näher aufzeige, setzt der CA an denselben grundlegenden Fragen nach den Aspekten des Lebens an wie Nordenfelt, macht diese Fragen jedoch nicht so explizit wie Nordenfelt. Ebenso sind Nordenfelts Ausführungen zum Begriff der LQ in der Medizin wesentlich strukturierter, so dass ich sie als Basis für die Untersuchung des CA in diesem Bereich heranziehe.

2.2 Lebensqualität in der Medizin

Wie eingangs festgestellt, wird die Frage nach Lebensqualität in der Medizin immer häufiger relevant, vor allem, wenn eine Heilung nicht mehr möglich ist, z. B. bei Behandlungsentscheidungen am Lebensende oder bei chronischen Leiden. Soll sie, wie es an manchen Stellen vorgeschlagen wird, die Rede von Gesundheit ganz oder zumindest teilweise ersetzen?

Hier kommt es darauf an, wie man Gesundheit definiert. Die eingangs erwähnte klassische biomedizinische Position beschränkt sich darauf, Gesundheit als elementares Funktionieren des biologischen Mechanismus aufzufassen, welches wesentlich aus Überleben und Reproduktion besteht (z. B. Boorse 1977). Krankheit ist somit Abweichung von der statistisch normalen Funktionsfähigkeit des menschlichen Organismus. Dieses Verständnis ist aber aus zwei Gründen zu eng. Zum einen aufgrund des eben genannten Umstands, dass diese Art von Gesundheit im engen Sinne oft nicht mehr Ziel von medizinischen Behandlungen sein kann.

Ein anderer Grund, den ich unten am CA noch verdeutlichen werde, besteht in den komplexen Zusammenhängen zwischen Beeinträchtigungen menschlicher Funktionsfähigkeit (auch wenn man sie nur in einem engen Sinn versteht) und Umwelt bzw. Gesellschaft.

Wenn die statistische Norm ist, dass die meisten Menschen in der betrachteten Gesellschaft z. B. Karies haben (was in vielen modernen Gesellschaften durchaus der Fall ist), gilt dies aufgrund des biostatistischen Modells von Boorse nicht mehr als Krankheit. Aus einem intuitiven Verständnis ist Karies aber eine Beeinträchtigung der Gesundheit, weil sie die Funktionsfähigkeit des Menschen in seinem Leben durchaus stark beeinträchtigen kann. Dieses Argument ist nicht nur theoretisch problematisch. Die soziale Epidemiologie liefert heute zahlreiche Hinweise darauf, dass die Gründe und Mechanismen, welche Krankheiten auslösen bzw. welche Menschen gesund machen, wesentlich von sozialen Faktoren abhängen (Venkatapuram 2013). Armut, Obdachlosigkeit oder geringe Bildung gehen häufig und eindeutig auch mit verminderter Gesundheit bzw. Funktionsfähigkeit in verschiedene Bereichen einher (Venkatapuram 2013). Es sind also weniger biologische Ursachen, wie das biomedizinische Modell nahelegt, sondern soziale Einflussfaktoren, welche das Auftreten von bestimmten Krankheiten begünstigen oder gar erst auslösen.

Man könnte das Boorsesche Modell retten, indem soziale Einflüsse auf biologische Gesundheit zugelassen werden. Doch dann verlässt man die Grundidee des naturwissenschaftlichen biomedizinischen Modell und wendet sich bereits einem multidimensionalen Ansatz zu, der, wie ich am CA aufzeige, plausibler ist.

Gesundheit sollte aus diesen Gründen weiter gefasst werden. Dies legen auch einige zeitgenössische Gesundheitsdefinitionen nahe, insbesondere die der WHO (1948). Sie definiert Gesundheit als „Zustand des vollständigen Wohlergehens in physischer, psychischer und sozialer Hinsicht". Jedoch fragt sich, welchen Platz bzw. Bezug LQ bei einer solch umfassenden Gesundheitsbestimmung haben kann bzw. sollte. Hier zeigt sich ein Wechselspiel zwischen dem Gesundheitsbegriff und dem, was man als gesundheitsbezogene Lebensqualität (GLQ) bezeichnen kann. So kommt es bei Verhältnisbestimmung im Einzelnen auf den o. g. subjektiven oder objektiven Charakter an. Ist die Definition von GLQ subjektiv in dem o. g. Sinn, dass das Subjekt selbst sein Leben beurteilt, kann dies als die subjektive Einschätzung der eigenen Gesundheit angesehen werden, beispielsweise als subjektive Wahrnehmung der drei Dimensionen. Wird LQ objektiv verstanden, hängt die Verortung der Gesundheit davon ab, welchen Stellenwert sie z. B. in einer Liste objektiver Güter bekommt. Wie ich das Verhältnis fassen möchte, werde ich im folgenden Teil anhand einer Verortung von Gesundheit und GLQ im CA aufzeigen.

3 Der Capability-Ansatz und Lebensqualität in der Medizin

Der CA entstand als alternatives Messinstrument in der Wohlfahrtsökonomie und in der Entwicklungshilfe. Seine Hauptvertreter sind Amartya Sen und Martha Nussbaum (1993, 1997, 2005). Obwohl beide oft im gleichen Atemzug genannt werden, bestehen doch zwischen ihren Ansätzen durchaus bemerkenswerte Unterschiede. Mein Beitrag beschränkt sich auf die Perspektive von Sen, weil ich sie für offener und flexibler halte.

3.1 Capabilities als evaluativer Raum

Sen interessiert sich ähnlich wie Nordenfelt für die grundsätzliche Frage, welche Aspekte des Lebens eine Theorie der LQ betrachten sollte. Sen spricht hier von einem evaluativen Raum („evaluative space", Sen 1994 S. 32, ebenso Sen 1985, 1992, 1993 und 2000), in dem die Bewertung eines Lebens vorgenommen werden soll. Über den Inhalt des Wertvollen wird also noch nichts gesagt, es geht zunächst um eine Struktur der Informationsbasis, von der aus man Urteile über die LQ eines Individuums oder eine Gruppe fällt. Der Bewertungsraum des CA umfasst, simpel ausgedrückt, dasjenige, was ein Mensch gemäß seiner individuellen Voraussetzungen und den Bedingungen, in denen er lebt, tun und sein kann – die sog. *capabilities*. Er betrachtet primär Aspekte, die in der o. g. Nordenfeltschen Systematik unter Punkt b. fallen – d. h. menschliche Aktivitäten (Björk und Roos 1994).

Der CA enthält einen negativen und einen positiven Argumentationsstrang. Der negative Teil des CA enthält Argumente, warum bestimmte Aspekte des menschlichen Lebens nicht als (alleinige) Grundlage für Urteile über LQ dienen sollten. Sen kritisiert vor allem Theorien, die sich auf a., c., d. und e. der Nordenfeltschen Systematik stützen. Dies heißt nicht, dass er diesen Aspekten keine Bedeutung beimisst, wie ich unten zeigen will.

Sens Kritik an a., Erfahrungszuständen, spiegelt sich in seinen Argumenten gegen einen Utilitarismus wider, der Glückszustände und die Summe positiver Erfahrungszustände als Bemessungsgrundlage für ein gutes Leben annimmt. Sen (2000) verweist auf das psychologische Phänomen der sog. „adaptiven Präferenzen": Wünsche und Einstellungen einer Person kann man in einem problematischen Sinn als angepasst betrachten, wenn sie sich an die gegebenen – in der Regel nachteiligen – Umstände angepasst haben. Sens Schlussfolgerung ist, dass Präferenzen bzw. Erfahrungszustände nicht immer verlässliche Indikatoren für die Bewertung von LQ bieten. Diese Kritik halte ich für plausibel, da sie nicht, wie oft fälschlich verstanden, auf verkappten Paternalismus hinausläuft, der die Selbstbestimmung des Einzelnen nicht achtet. Es geht bei Sen vielmehr darum, was die verlässlichste und breiteste Informationsbasis für die Bewertung von LQ ist. Wenn sich daher ein sicheres Kriterium für die Bewertung von Leben finden lässt – und ich glaube mit Sen, dass *capabilities* einen solchen darstellen – sollte dieser vorgezogen werden.

Die von Nordenfelt als c. und d. bezeichneten Aspekte würde Sen ebenso wenig als Basis heranziehen. Obwohl verlässlich, vernachlässigen sie zentrale Elemente des menschlichen Lebens, was sich am besten an einem Beispiel verdeutlichen lässt: ein Supermodel und ein Hungernder haben in Bezug auf die Nahrungsaufnahme denselben erreichten Zustand. Das Model hat jedoch die Möglichkeit, wieder Nahrung zu sich zu nehmen, sollte es es wollen, wohingegen dem Hungernden diese verwehrt ist. Analoges gilt für Ereignisse. Der springende Punkt ist, dass weder c. noch d. den Raum dessen, was einer Person realiter möglich ist, berücksichtigen, obwohl dieser Möglichkeitsaspekt einen gravierenden Unterschied im Wohlergehen ausmachen kann.

Nordenfelts Aspekt e. wird von Sen nur teilweise zurückgewiesen, da *capabilities* zum Teil aus einer bestimmten Art von Umständen bestehen bzw. sie ermöglichen. Jedoch kann mit Sen argumentiert werden, dass Umstände nur instrumentellen Wert haben. Ein

Umstand kann beispielsweise der Besitz einer materiellen Ressource sein, wie z. B. eines Fahrrads. Jedoch kann ein gehbehinderter Mensch mit der Ressource Fahrrad weniger anfangen als jemand mit intakten Beinen.

Die beiden letzten Punkte weisen auf die positive Argumentation des CA hin. Sens wichtigstes Argument ist (Sen 1999), dass die o. g. Aspekte nicht adäquat abbilden, wie gut Menschen ihr Leben ihren persönlichen, materiellen und sozialen Voraussetzungen entsprechend tatsächlich führen können.

Für Sen besteht dieses Unterscheidungskriterium in den *capabilities*. Sie setzen sich aus den sog. *functionings* als Grundeinheit zusammen[2]: *functionings* sind alles, was ein Mensch tun oder sein kann, d. h. Tätigkeiten, Zustände und Fähigkeiten (*doings and beings*) wie etwa Fahrradfahren, alt werden oder satt sein (Sen 1985). Aus allen *functionings*, die einem Menschen zugänglich sind, setzen sich die sog. *capabilities* zusammen: sie sind Mengen von real zugänglichen *functionings*, d. h. die Kombinationen von *functionings*, aus denen ein Individuum eine auswählen kann (Sen 1992). Welche und wie viele solcher Kombinationsmöglichkeiten ein Individuum hat, hängt von seinen Umwandlungsfaktoren, den *conversion factors*, ab. Darunter fallen alle Einflüsse darauf, ob und wie eine *functioning* real zu erreichen ist, z. B. individuelle Eigenschaften (körperliche Fitness, Talente, erworbene Fähigkeiten), soziale Faktoren (Normen, Institutionen) oder Umweltbedingungen (Klima, Geographie) – also vieles, was auf Nordenfelts Liste unter d. oder e. subsumiert werden könnte.

Sens Freiheitsverständnis hat aus meiner Sicht der Hauptvorzug, Freiheit positiv zu fassen, d. h. als Möglichkeit, dasjenige zu erreichen, was man tun und sein möchte. Sen erkennt an, dass die persönlichen und sozialen Voraussetzungen sowie die Umwelt darauf intensiven Einfluss haben. Diese Perspektive ist meiner Meinung auch für die Beurteilung von LQ fundamental: es sollte uns bei der Frage nach LQ interessieren, wie gut ein Mensch, das Leben, das er sich wählt, führen kann.

Ebenso bietet die Perspektive des CA aufgrund ihrer Multidimensionalität und Flexibilität einen breit angelegten Begriff von LQ, der in verschiedenen Kontexten angewendet werden kann. Somit trägt er auch der Anforderung Rechnung, dass LQ, wie in Kapitel 2 mit Nordenfelt dargestellt, selten allgemein abgefragt wird, sondern es in der Regel um eine partielle LQ in einem bestimmten Kontext geht. Wie bereits angedeutet, steht z. B. hinter der Beurteilung von LQ einer Gesamtbevölkerung im Hinblick auf eine medizinpolitische Entscheidung eine andere Zielsetzung als die hinter der Entscheidungsfindung zwischen Arzt und Patient. So wird der CA, wie im Folgenden an der Kontextualisierung des CA für die Medizin gezeigt wird, der komplexen Idee eines echt menschlichen Wohlergehens gerecht.

---

2 Es gibt keine Übersetzung für die Begriffe *functionings* und *capabilities*, die im Deutschen die Bedeutung der Termini vollständig wiedergeben. Daher werde ich die Begriffe unübersetzt lassen.

3.2 Capabilities als Perspektive auf gesundheitsbezogene Lebensqualität

Was bietet die evaluative Perspektive des CA für die Konzeption von GLQ? Warum ist dieses Angebot überzeugend? Diese beiden Fragen möchte ich nun beantworten, indem ich fünf Gesichtspunkte darstelle, mit welchen ein aus meiner Sicht besseres Verständnis bzw. eine Klärung des Begriffs der GLQ geleistet werden kann.

Bevor ich auf die einzelnen Punkte eingehe, ist es nötig zu klären, welche Rolle der Gesundheit im CA zugewiesen werden sollte, da ich diese Verhältnisbestimmung bisher schuldig geblieben bin. In Sens eigenen Arbeiten besteht hier tatsächlich eine Schwachstelle. Er hat der Rolle der Gesundheit wenig Aufmerksamkeit gewidmet. Häufig scheint es, als würde er sie uniform als eine Art von *functioning* bezeichnen („being in good health", Sen 1994, 31). Wie jedoch schon oben erwähnt, sollte Gesundheit plausiblerweise anhand mehrerer Dimensionen begriffen werden.

Um Gesundheit im CA zu verorten, greife ich auf die Arbeiten von Ruger (2010) zurück, da ihr Modell vor allem Sens Perspektive behandelt. Ähnliche Ansätze, die auch auf Nussbaum eingehen, finden sich in Law und Widdows (2008) und Venkatapuram (2013). Ruger spricht von „central health capabilities", welche als Voraussetzungen für die Entwicklung von so gut wie allen anderen angesehen werden können und unabhängig vom Kontext Geltung haben. Dazu gehören Dimensionen, wie sie in sehr vielen Ansätzen zur Konkretisierung von Gesundheit bzw. GLQ wie etwa der o. g. WHO-Definition vorkommen: die physiologischen, biologischen und mentalen Funktionsweisen eines Individuums, ebenso wie seine soziale Interaktion mit anderen. Ruger setzt hinzu, dass wir auf einer zweiten, kontext-sensitiveren Ebene auch „non-central health capabilities" (wie z. B. die *capability*, muskulöser zu werden) identifizieren können. Diese hängen fundamental vom Kontext ab und sind vor allem sozial geprägt.

Rugers Modell legt mit Recht nahe, dass Gesundheit in vielen Belangen des menschlichen Lebens eine Schlüsselrolle einnimmt. So kann man davon sprechen, dass Gesundheit eine wichtige Vorbedingung für das Wohlergehen eines Menschen ist und daher aus subjektivem sowie aus objektivem Blickwinkel grundlegend ist. Dies sollte auch in der GLQ reflektiert werden. Daher schlage ich als erste Annäherung der Begriffe vor, Gesundheit nicht als deckungsgleich mit GLQ zu verstehen, sie aber weiter als das biomedizinische Modell aufzufassen und sie multidimensional zu verstehen. Capabilities, bezogen auf Gesundheit, sind demnach in mehreren Dimensionen relevant und diese Dimensionen sollten aus der Perspektive des CA betrachtet werden.

Auf Basis der Ausführungen zur evaluativen Perspektive des CA sowie der Verortung von Gesundheit kann die Perspektive des CA auf GLQ in folgenden fünf Punkten zusammengefasst werden. Diese fünf Gesichtspunkte zeigen zugleich, warum der der CA aus meiner Ansicht eine attraktive Basis für die Bewertung von GLQ bietet.

1. Ablehnung eindimensionaler Definitionen von GLQ

GLQ wird im CA als multidimensional angesehen. Der Begriff geht damit über Modelle hinaus, welche sich z. B. auf die Beurteilung von GLQ rein auf subjektive Erfahrungszustände oder biologische Merkmale beschränken. So erkennt der CA an, dass neben biologisch-physiologischen Voraussetzungen auch die soziale Dimension sowie weitere Umstände berücksichtigt werden müssen, um ein Urteil über GLQ zu fällen.

2. Der CA als Mittelweg zwischen subjektiven und objektiven Perspektiven

Die Perspektive des CA auf GLQ ist objektiv (Qizilbash 2013), da die Beurteilung, welche capabilities ein Individuum hat, nicht rein von dessen subjektiver Sichtweise bzw. Erfahrungen abhängt. Die subjektive Perspektive wird indirekt berücksichtigt: es geht um Ermöglichung bzw. Ausweitung von Wahlmöglichkeiten für das Individuum, das letztlich entscheidet, welche es wählt. Um Zugang zu einer Option zu haben, müssen Voraussetzungen im Subjekt erfüllt sein, z. B. die, dass das Subjekt Kenntnis davon hat, dass es diese Option wählen möchte etc. Insofern bietet der CA ein integratives Modell, das neben dem Aspekt b. von Nordenfelts Liste auch die Punkte a., d. und insbesondere e. als Einflussfaktoren auf menschliche Freiheit anerkennt.

3. Betrachtung der individuellen Situation

Eine grundlegende Annahme des CA besteht darin, dass Menschen in ihren Eigenschaften, Lebensumständen, materiellen Voraussetzungen etc. grundverschieden sind. Diese müssen bei einem Urteil über GLQ auch berücksichtigt werden, z. B. in der Überlegung, dass eine gesundheitliche Beeinträchtigung für einen anderweitig benachteiligten Menschen noch gravierender sein kann als für einen ohne diese Nachteile. Dies werde ich noch unten an einem Beispiel verdeutlichen.

4. Flexibilität und Kontextabhängigkeit

Der Ansatz ist flexibel auf einen Kontext bzw. verschiedene Zielsetzungen anwendbar. Da er eine Struktur bietet, die noch mit Inhalt zu füllen ist, können je nach Kontext die relevanten *capabilities* selektiert werden (Robeyns 2005). Im Falle von GLQ muss beachtet werden, dass es jenseits der o. g. basalen Aspekte eine Reihe von Zielsetzungen und Kontexte gibt, die die Selektion gestalten. Beispielsweise wird der Fokus in der somatischen Medizin viel enger auf physiologische Details gerichtet sein, während im psychiatrischen Kontext eine weite, fast umfassende Analyse von GLQ erfolgen muss.

5. Freiheit als Grundwert

Freiheit ist für Sen ein Grundwert, d. h. die Perspektive des CA ist darauf gerichtet, dem Menschen eine umfassende Freiheit im positiven Sinne zu garantieren. Sie ist auch der Leitwert in der GLQ. Sen unterscheidet zwischen menschlicher Handlungsfähigkeit („agency") im Sinne substantieller Freiheit und Wohlergehen im Sinne von Selbstinteresse („well-being") (Sen 1985, 1992). Die Ziele, die man als „agent" hat, bestimmen die Lebensqualität des Menschen, während „well-being" nur den engeren Begriff von Interessen umfasst. Sens

Begriff von Lebensqualität basiert damit auf dem normativen Menschenbild eines Individuums als freies und selbst bestimmtes Wesen. Dieser Wert ist auch in der Medizinethik vorherrschend, was sich z. B. im Maße der Wichtigkeit zeigt, die dem Prinzip des Respekts für Autonomie zukommt (Brock 1993, Beauchamp und Childress 2001).

Diese fünf Punkte liefern, so das Argument, einen Eindruck, wie ein plausibler Begriff von GLQ aus dem CA konstruiert werden kann und sollte. Jedoch stellt sich die Frage, ob damit auch Einwände gegen den CA entkräftet werden können, die behaupten, dass die Perspektive des CA keine eigenständige Alternative zu Theorien sei, die in der Diskussion um GLQ schon etabliert sind.

4   Kritik und Schlussfolgerungen

Gegen den CA kann eingewendet werden, dass sich das genannte Gedankengut auch in anderen Ansätzen vom guten Leben oder in Messungen von Lebensqualität wiederfindet bzw. sich dort rekonstruieren lässt, wie Pogge in seiner Kritik am CA darlegt (Pogge 2002). Macht es einen Unterschied aus, ob der CA, oder ob andere Ansätze verwendet werden, wenn man z. B. ein Urteil über die LQ eines Menschen fällt, der in seiner physiologischen Verfassung beeinträchtigt ist?

Hier möchte ich ein Beispiel anhand eines interpersonellen Vergleichs heranziehen: Nehmen wir an, zwei Menschen leiden an derselben gesundheitlichen Einschränkung, z. B. einer beträchtlichen Verminderung des Hörvermögens von Geburt an. Die erste Person, Hans, ist in einer Umgebung geboren, die ihm die materielle und soziale Unterstützung bietet, damit er seine Lebenspläne verwirklichen kann. Beispielsweise hat er Zugang zu Bildung in speziellen Schulen, er ist sozial integriert, trifft auf eine verständnisvolle Umgebung und das Gesundheitssystem ist in der Lage, ihm eine Behandlung und Hörhilfe zukommen zu lassen, so dass er damit eine ganze Reihe von Tätigkeiten ausüben sowie Hobbies, Arbeit und einen Freundeskreis haben kann. Er wird von seiner Umgebung nicht als krank in einem schwerwiegenden Sinne eingestuft und empfindet sich als wenig eingeschränkt, da er die Wahl zwischen verschiedenen möglichen *functionings* hat. Ein anderer Mensch, Peter, hat diese Unterstützung nicht, da in seinem Land das Gesundheitssystem nicht zur Unterstützung in der Lage ist, weil z. B. spezielle Schulen, die Gebärdensprache unterrichten, fehlen. Er kann sozial kaum integriert werden, weil ihm die Möglichkeit der Kommunikation fehlt. Seine Arbeitsmöglichkeiten sind eingeschränkt.

Auch ohne den CA ist an diesen beiden Fällen intuitiv feststellbar, dass Hans eine bessere GLQ aufweist als Peter. Allerdings kann man, so mein Argument, mithilfe der CA-Perspektive genauer feststellen, warum die GLQ reduziert ist. In den genannten Fällen liegt es daran, dass Hans im Gegensatz zu Peter bestimmte *functionings*, welche sich auf Gesundheit beziehen oder von dieser abhängen, nicht erreichen kann. Peter bleibt z. B. die Wahlmöglichkeit verwehrt, durch eine Hörhilfe besser hören zu können oder sich sozial zu integrieren. Die Einschränkung der GLQ besteht darin, dass für Peter zentrale *capabilities* nicht zur Verfügung stehen. Hans dagegen hat die nötigen Voraussetzungen und Konversionsfaktoren, welche dafür nötig sind, seine Lebenspläne zu verwirklichen. Damit ist seine GLQ höher zu bewerten, obwohl beide an derselben Krankheit im engeren Sinn leiden.

Dieser Unterschied kann durch rein subjektive Theorien meiner Ansicht nach nicht so komplett wiedergegeben werden. Hedonistische Theorien beleuchten z. B. nur Aspekte der Erfahrungswelt. Was aber, wenn Peter sich aus bestimmten Gründen sehr wohl fühlen würde, sei es, weil er in einer von sich geschaffenen Welt lebt oder zumindest eine gute familiäre Unterstützung genießt, oder sich vielleicht gar nicht vorstellen kann, dass er ein anderes Leben mit mehr *capabilities* führen könnte? Und was, wenn umgekehrt Hans vollkommen unglücklich ist, weil er sich damit nicht abfinden kann, dass er nicht so gut hören kann wie andere? Meine Diagnose ist, dass wir in diesen Fällen dennoch sagen müssen, dass die GLQ von Hans höher ist als die von Peter, weil Hans über mehr *capabilities* verfügt. Der CA lässt aber indirekt ein subjektives Element zu, indem er untersucht, wie der von Sen genannte „agent" auf sein Leben blickt und welche Auswahl er trifft. So kann Hans, um das Beispiel nochmals abzuwandeln, sich durchaus beispielsweise gegen eine Hörhilfe entscheiden, also gegen sein Wohlergehen bzw. Gesundheit, weil ihm z. B. wichtiger ist, zur Gruppe der gehörlosen Menschen zu gehören. Diese Art, subtile Unterscheidungen im objektiven Bereich machen zu können, ohne die subjektive Perspektive zu vernachlässigen, ist aus meiner Sicht ein Vorteil des CA.

Ein anderer Einwand hinterfragt, welche Relevanz der CA für die Beurteilung von GLQ hat. So mag angeführt werden, dass die in Teil 2 genannten basalen Dimensionen von Gesundheit bzw. GLQ in vielen Ansätzen und Definitionen der GLQ vorkommen, etwa der WHO-Definition, dem Sickness-Impact-Profile (SIP) (Brock 1993) oder dem ICF (International Classification of Functioning, Disability and Health, WHO 2002). Viele Listen dieser Art, besonders die ICF, bilden bereits viel vom Gedankengut des CA ab und können in seinem Sinn plausibel interpretiert werden.

Generell scheint es so, dass sich Listen zur Beurteilung von LQ allgemein in ihren grundlegenden Dimensionen stark ähneln (Alkire 2002). Dies spricht jedoch nicht gegen den CA. Wie in Kapitel 2 dargelegt, ist dieser per se noch kein Selektionsinstrument, um wertvolle Dimensionen im Sinne der von Nordenfelt formulierten ersten Frage (1.) zu identifizieren. Die Rolle des CA kann und sollte aus meiner Sicht vielmehr sein, die bereits vorhandenen Ansätze zur Bestimmung von GLQ zu klären und theoretisch stärker in philosophischen Überlegungen zu verankern. Nehmen wir den ICF als Beispiel: der CA kann dazu dienen, den Ansatz theoretisch zu fundieren und feiner zu justieren, indem er die Bereiche aufzeigt, in denen die Perspektive des CA bereits Anwendung findet (z. B. in denen der Partizipation und in den Umweltfaktoren, die der ICF nennt) bzw. diejenigen identifiziert, wo dies nicht der Fall ist.

Auch Nordenfelts zweite Frage (2.) ist im CA noch nicht entschieden. Der Standpunkt, von dem aus die *capabilities* beurteilt werden, kann unterschiedlich ausgestaltet werden. Wichtig ist in Sens CA allerdings ein partizipatives, demokratisches Verfahren, um die relevanten Dimensionen für die Messung von GLQ zu identifizieren. Dies begründet er damit, dass nur demokratische Partizipation die Freiheit des Menschen respektiert, und damit dem Grundwert des CA entspricht. Zudem ist der CA bewusst unvollständig und offen gehalten, damit die Dimensionen ausgewählt werden können, die der Zielsetzung der Beurteilung von GLQ entsprechen. Wie z. B. Robeyns (2005) und Brock (2003) formulieren, muss der CA in der Lage sein, für kleinformatige Projekte wie z. B. Individualentscheidungen oder begrenzte empirische Untersuchungen andere Dimensionen zu finden, die auf das Leben des Einzelnen eingehen, wie etwa groß angelegte empirische Untersuchungen oder die Entwicklung von politischen Maßnahmen, welche nicht nur den Lebensplan eines einzelnen Subjekts relevant betreffen, sondern, wie Brock es ausdrückt, relevant für so gut wie jedweden Lebensplan in modernen Gesellschaften sind.

Ein gutes Beispiel, wie Partizipation im Kontext umgesetzt werden könnte, zeigt wiederum der ICF, d. h. seine Entstehungsgeschichte (WHO 2002): bevor dieser entwickelt wurde, stand mit der ICIDH („International Classification of Impairments, Disabilities and Handicap") eine Klassifizierung, die sich auf Schädigung und durch Krankheit verursachte Behinderung konzentrierte – soziale Faktoren und die verschiedenen Dimensionen von Behinderung wurden kaum erfasst. Aufgrund der Kritik von Behindertenvereinigungen wurde mit diesen gemeinsam der ICF als eine Liste erarbeitet, die diesen Umständen Rechnung trägt.

5   Fazit

In der vorangegangenen Untersuchung habe ich analysiert, welchen Beitrag die Perspektive des CA für eine konzeptuelle Klärung des Begriffs Lebensqualität in der Medizin liefern kann und warum dies fruchtbare Einsichten liefert. Drei Gesichtspunkte möchte ich als Ertrag hervorheben.

1. Der CA nimmt die von Nordenfelt als elementar ausgezeichnete Frage auf, welche Aspekte des menschlichen Lebens man heranziehen sollte, wenn man nach Lebensqualität fragt. Dies wird häufig zu wenig geklärt, was zur Folge hat, dass Aspekte des menschlichen Lebens nicht beachtet werden, welche die informative Basis über das Leben eines Einzelnen durchaus sinnvoll verbreitern können. Der CA nimmt diese Sorge ernst und entwickelt einen Bewertungsraum, welcher mehrere Aspekte des menschlichen Lebens berücksichtigt.
2. Der CA trägt in der Ausgestaltung seines Bewertungsraums dem Rechnung, was aus meiner Sicht hinter der Frage nach LQ steckt – nämlich diejenige nach den Voraussetzungen, Fähigkeiten und Umständen eines guten Lebens. Er sieht den Menschen als aktives Wesen, das sich selbst aus einer Fülle an Möglichkeiten diejenige Lebensweise aussucht, die er bevorzugt. Indem er die wertvollen menschlichen Aspekte als dasjenige ansieht, was ein Mensch tun und sein kann, eben jene *capabilities*.
3. Der CA verortet GLQ im Vorliegen von grundlegenden, zentralen Dimensionen des menschlichen Lebens. So entwickelt er in Bezug auf Gesundheit und GLQ ein multidimensionales Modell, das objektiv genug ist, um eine verlässliche Basis für die Beurteilung von GLQ zu bieten, aber er respektiert auch die subjektive Perspektive.

Obige Diskussion eröffnet viele weitere Fragen. Im Rahmen der vorstehenden Argumentation für den CA als Grundlage von GLQ konnte ich die fünf Gesichtspunkte nur skizzieren, in denen der CA interessante Einblicke liefert. Über jeden davon ist wesentlich mehr zu sagen. Jedoch hoffe ich, mit dem vorliegenden Beitrag bereits einen Einblick gegeben zu haben, wie uns die Beschäftigung mit dem CA in der Debatte um Lebensqualität in der Medizin weiterbringen wird.

Literatur

Alkire S (2002) Dimensions of Human Development. World Development 30 (2): 181–205
Anderson ES (1999) What is the Point of Equality? Ethics 109: 287–337
Beauchamp TL, Childress JF (2001) Principles of Biomedical Ethics. OUP, Oxford
Boorse C (1977) Health as a theoretical concept. In: Philosophy of Science 44, S 542–573
Brock D (1993) Quality of Life Measures in Health Care and Medical Ethics – Oxford Scholarship. In: Nussbaum MC, Sen A (Hrsg) The Quality of Life. OUP, Oxford, S 95–132
Fagot-Largeault A (1994) Reflections on the Notion of "Quality of Life" in Nordenfelt L Y (Hrsg) Concepts and Measurement of Quality of Life in Health Care, Springer; S 135–160
Gutwald R, Leßmann O, Rauschmayer F, Masson T (2014) A Capability Approach to intergenerational justice? Examining the Potential of Amartya Sen's Ethics to Solve Intergenerational Issues. Journal of Human Development and Capabilities, online first: http://www.tandfonline.com/doi/full/10.1080/19452829.2014.899563. Zugegriffen 30. September 2014
Law I, Widdows H (2008) Conceptualising health: Insights from the Capability Approach. In: Health Care Analysis 16, S 303–314
Nordenfelt L Y (1993) Quality of Life, Health and Happiness. Ashgate, Aldershot
Nordenfelt L Y (1994) Introduction. In: ders. (Hrsg) Concepts and Measurement of Quality of Life in Health Care, Springer
Nussbaum MC (2001) Women and Human Development: The Capabilities Approach, The John Robert Seeley lectures. CUP, Cambridge UK
Nussbaum M (2007) Frontiers of Justice. Disability, Nationality, Species Membership. Belknap Press, Cambridge USA
Parfit D (1984) Reasons and Persons: OUP, Oxford
Pogge T (2002) Can the Capability Approach Be Justified? In: Philosophical Topics 30 (2):167–228
Qizilbash M (2013) On Capability and the Good Life: Theoretical Debates and their Practical Implications. Philosophy and Public Policy Quarterly 31 (2): 35–42
Robeyns I (2005) Selecting Capabilities for Quality of Life Measurement. Social Indicators Research 74: 191–215.
Ruger JP (2010) Health and Social Justice. OUP, Oxford
Sen A (1985) Well-being, Agency and Freedom: the Dewey Lectures 1984. In: The Journal of Philosophy 82 (4): 169–221
Sen A (1992) Inequality Reexamined. OUP, Oxford
Sen A (1993) Capability and Well-being. In: Nussbaum M, Sen A (Hrsg) The Quality of Life. OUP, Oxford, S. 30–53
Sen A (1999) Commodities and Capabilities. OUP, Oxford
Sen A (2000) Development as Freedom. OUP, Oxford
Sen A (2004) Capabilities, Lists, and Public Reason. In: Feminist Economics 10(3), S 77–80

Sen A (2009) The Idea of Justice. HUP, Cambridge USA

Venkatapuram S (2013) Health Justice: An Argument from the Capabilities Approach. Polity Press Wiley, Hoboken

WHO (1984) Preamble of the Consrtitution of the World Health Organisation as adopted by the International Health Conference (Official Records of the WHO, No. 2) S. 100

WHO (2002) Towards a Common Language for Functioning, Disability and Health ICF, online http://www.who.int/classifications/icf/icfbeginnersguide.pdf?ua=1. Zugegriffen: 30. September 2014

B
Methodische Fragen der Messung

Zur Messbarkeit von Lebensqualität

Monika Bullinger

Zusammenfassung

Der Begriff Lebensqualität bezeichnet den von den Patienten erlebten Gesundheitszustand in körperlicher, psychischer, sozialer, mentaler und funktionaler Hinsicht. Eine Erfassung der Lebensqualität in der Medizin ist sinnvoll, um die Effekte von Diagnose und Behandlung auch aus Sicht der Patientinnen und Patienten sichtbar zu machen. Als Indikator des Behandlungserfolgs ist die „gesundheitsbezogene Lebensqualität" in der Medizin inzwischen akzeptiert. Aber auch in der Prävention und Rehabilitation sowie in der Epidemiologie und Gesundheitsökonomie gewinnt Lebensqualität an Bedeutung. Zur Erfassung der Lebensqualität existiert eine Reihe von psychometrisch geprüften, standardisierten Messinstrumenten (Fragebögen), die in der Epidemiologie, in der Therapieevaluation, der Gesundheitsökonomie und in der Qualitätssicherung eingesetzt werden. Der vorliegende Beitrag gibt einen Überblick über die Lebensqualitätsforschung unter konzeptuellen, methodischen und anwendungsbezogenen Gesichtspunkten.

1 Einleitung

Seit Mitte der 70er Jahre hat sich ein Wandel in der Beurteilung von Ergebnissen medizinischer Behandlungsverfahren vollzogen; nicht mehr allein die Veränderung der klinischen Symptomatik oder die Verlängerung des Lebens, sondern die Art und Weise, wie erkrankte Menschen ihren Gesundheitszustand erleben, gewinnt als Bewertungskriterium von Therapien an Bedeutung (Herschbach 1999).

Der Begriff „Lebensqualität" bringt diese veränderte Sichtweise zum Ausdruck. Wenn auch die Wahrung oder Verbesserung der Lebensqualität seit jeher eine Grundorientierung ärztlichen Handelns ist, geht es nun darum, die Lebensqualität der Patienten nicht nur implizit im individuellen Arzt-Patient-Kontakt zu berücksichtigen, sondern sie auch explizit zu messen. Die Fokussierung auf den Begriff „Lebensqualität" reflektiert nicht nur eine Skepsis gegenüber klassischen klinischen Kriterien, sondern hängt auch mit der demographischen Entwicklung zusammen. Der Anteil älterer und damit auch potentiell chronisch kranker und langfristig behandlungsbedürftiger Menschen nimmt stetig zu; gleichzeitig machen Sparzwänge in fast allen Gesundheitssystemen der westlichen Welt einen ökonomischen Umgang mit Ressourcen notwendig (Patrick und Erickson 1992).

Die Entwicklung der Lebensqualitätsforschung vollzog sich im Wesentlichen in den letzten 40 Jahren, in denen einer aktuellen Literatursuche zufolge zwischen 1975 und Ende 2013 über 215.000 Arbeiten veröffentlicht wurden.

Diese Entwicklung lässt sich in fünf Phasen einteilen. Etwa ab 1975 begann eine Auseinandersetzung mit Konzepten der Lebensqualitätsmessung, gefolgt vom Beginn der Entwicklung und Prüfung von Messmethoden etwa ab 1985 und der Einbeziehung der Messinstrumente in klinische Studien verstärkt ab 1995. Mit dem Vorliegen von Ergebnissen aus diesen Studien verband sich ab 2005 die Umsetzung in der Medizin im Sinne einer kritischen Prüfung von Behandlungsergebnissen unter dem Aspekt des subjektiven Erlebens, aber auch in der Epidemiologie, Gesundheitsökonomie und Versorgungsforschung. Nun, etwa 10 Jahre später, beginnen Wissenschaft, Politik und Praxis sich mit den Implikationen dieser Umsetzung in verschiedenen Bereichen zu beschäftigen (Bullinger 2014).

2   Herausforderungen der Lebensqualitätsforschung

Drei Herausforderungen charakterisieren schon früh die Auseinandersetzung mit dem Thema Lebensqualität in der Medizin. Die erste Herausforderung berührt die zugrundeliegenden Konzepte und betrifft die Möglichkeit, Lebensqualität zu definieren und messbar zu machen (Bullinger 1991). Die zweite zielt auf methodische Aspekte der Konstruktion und Qualitätsprüfung von Verfahren zur Erfassung der Lebensqualität (Guyatt et al. 1993). Der dritte Aspekt berührt den Nutzen einer Erfassung der Lebensqualität, d. h. die Frage, inwieweit die Forschungsergebnisse sowohl für die gesundheitspolitischen Entscheidungen, für die Versorgung insgesamt und für das individuelle ärztliche Handeln relevant sind (Najman und Levine 1991).

2.1   Lebensqualität als Konstrukt

Verglichen mit den Sozialwissenschaften hat die Medizin sich relativ spät mit dem Begriff „Lebensqualität" auseinandergesetzt (Spilker 1996). Der Terminus „gesundheitsbezogene Lebensqualität" legt nahe, dass dabei gesundheitsnahe Aspekte des menschlichen Erlebens und Verhaltens im Fokus stehen im Gegensatz zu Bereichen wie materielle Sicherheit oder politische Freiheit. Konsens ist, dass eine operationale Definition von Lebensqualität sinnvoller ist als eine nominale (Schipper et al. 1996). So ist gesundheitsbezogene Lebensqualität als ein multidimensionales Konstrukt zu verstehen, das körperliche, emotionale, mentale, soziale und verhaltensbezogene Komponenten des Wohlbefindens und der Funktionsfähigkeit aus Sicht der Patienten (und/oder von Beobachtern) beinhaltet. Das Konstrukt Lebensqualität ist dabei messbar über das Erleben (Wohlbefinden) und

Verhalten (Funktionsfähigkeit) einer befragten Person, über das nur sie als Experte/ Expertin Auskunft geben kann. Als Beobachter/in kann eine andere Person zwar auch Beurteilungen abgeben, diese stellen aber eine andere Perspektive dar und sind nicht mit der Selbstbeurteilung identisch (Bullinger 2014).

Qualitative Studien zur patientenbezogenen Definition der Lebensqualität zeigen, dass Dimensionen der Lebensqualität intersubjektiv vergleichbar sind (Ludwig 1991). Auch interkulturelle Studien zur Lebensqualität legen nahe, dass auf einem höheren Abstraktionsniveau sich die Menschen in ihrem Verständnis der Lebensqualität über Länder, Sprachen und Kulturen hinweg wenig unterscheiden (Schmidt und Bullinger 2007). So scheint es universell von Bedeutung zu sein, sich körperlich wohlzufühlen, sozial integriert zu sein, sich psychisch stabil zu fühlen, den Rollen im täglichen Leben nachzugehen, dabei soziale Unterstützung zu erfahren, und dies in einem möglichst sicheren materiellen bzw. ökonomischen Rahmen. Eine Beschreibung der Lebensqualität ist somit nicht nur interindividuell, sondern auch interkulturell möglich. Lebensqualität erscheint also in anthropologischer Terminologie als eine transkulturelle Universale. Im Sinne einer übergreifenden Taxonomie der Gesundheit wird neuerdings eine Brücke zwischen gemessener Lebensqualität und der International Classification of Functioning (ICF) als Maß der Funktionalität geschlagen. Durch Verbindung zwischen der Lebensqualität und den ICF-Kategorien (Linking) wird es möglich, Befindlichkeit und Funktionsfähigkeit miteinander zu verbinden (Krasuska et al. 2012).

2.2 Methoden zur Erfassung der Lebensqualität

Trotz ausstehender theoretischer Fundierung der Lebensqualitätsforschung sind die methodischen Arbeiten zur der Erfassung der Lebensqualität weit vorangeschritten (Bowling 1991; McDowell und Newell 1987; Bullinger und Quitmann 2014). Das lag auch an der dringenden Notwendigkeit, über Lebensqualität nicht nur zu philosophieren, sondern sie in klinischen Studien auch zu erfassen. Die Entwicklung der Lebensqualität-Messinstrumente verlief in zwei Strängen: einerseits war es die Entwicklung krankheitsübergreifender Messinstrumente, zum Teil gespeist aus dem Fundus an Messinstrumenten im Bereich Public Health und Epidemiologie, andererseits war es die Erfassung der krankheitsspezifischen Lebensqualität mit weitgehend neu konstruierten Messinstrumenten. Gemeinsam ist diesen Messinstrumenten, dass sie von einer Multidimensionalität der Lebensqualität ausgehen und versuchen, die Lebensqualität der Patienten aus deren Sicht zu erfassen. Neben einzelnen Instrumenten, die meist in englischer, aber auch in deutscher Sprache entwickelt wurden, stehen Instrumente zur Verfügung, die über verschiedene Sprachen hinweg international einsetzbar sind (Bullinger et al. 1996).

2.2.1 Psychometrische Grundlagen

Die Konstruktion der Verfahren beruht auf psychometrischen Gütekriterien der Reliabilität, Validität und der Sensitivität von Messinstrumente zur Erfassung der Lebensqualität

(Ware 1987). Sowohl klassische testtheoretische Methoden als auch neuere Verfahren (z. B. Item-Response-Theorie) werden angewandt, um die methodische Güte der Skalen zu prüfen. Eine minimale Voraussetzung für ein psychometrisch geprüftes Messinstrument ist die Anforderung, dass es in der jeweiligen Sprache an einer größeren Gruppe von Patienten, eventuell auch von gesunden Personen, eingesetzt worden ist (zumindest im Querschnitt) und dass die hier grundlegenden testtheoretischen Gütekriterien geprüft wurden (Hays et al. 1993). Im Bereich der Reliabilität ist ein wichtiges Kriterium das Maß der internen Konsistenz (Cronbach's Alpha), von dem ein Wert über a= .70 erwartet wird. Von Bedeutung ist auch die Test-Retest-Reliabilität, geprüft durch wiederholte Anwendung (jeweils eine Woche mit einwöchigem Abstand), die ein Maß für die Stabilität des Messinstrumentes bei klinisch unverändertem Status der Population darstellt.

Im Bereich der Validität zeigt sich, dass Faktorenanalysen zur strukturierenden Information über die Datenmatrix zwar verwendet werden, ihre Bedeutung als explorative Verfahren aber mehr und mehr abnimmt. In den Vordergrund rücken die sogenannten konfirmatorischen Faktorenanalysen bzw. Teststatistiken aus den Multitrait-Multimethod-Modellen, die die Prüfung einer a priori definierten Skalenstruktur ermöglichen, ohne dass die Skalenstrukturen erst identifiziert werden müssen. Bei der Validierung geht es sowohl um die Übereinstimmung des neuen Instruments mit anderen Maßen der Lebensqualität als auch um eine diskriminante Validierung, im Englischen bekannt unter „Known-Groups-Ansatz", bei dem klinisch nach unterschiedlichem Schweregrad der Erkrankung definierte Patientengruppen hinsichtlich der Unterschiede in Lebensqualitätsdimensionen getestet werden. Von besonderer Bedeutung ist die Sensitivität der Messinstrumente (d. h. Veränderungsempfindlichkeit), die üblicherweise als Spezialfall der Kriteriumsvalidität betrachtet wird. Im Falle der Evaluationsforschung ist die Sensitivität, d. h. die differentiale Veränderung über die Zeit und in Bezug auf bestimmte Interventionen deswegen wichtig, weil nur so Interventionseffekte abgeschätzt werden können.

Für die Entwicklung von Messinstrumenten werden folgende Schritte empfohlen (Bullinger 2014):

1. Review der Literatur und Expertenbefragung zur Sichtung vorhandener Instrumente
2. Fokusgruppen mit Patienten, Aufnahme und Transkription der Diskussionen
3. Kodierung der Aussagen über Lebensqualität zur Identifikation relevanter Dimensionen, Generierung von Items und Entwicklung eines konzeptuellen Messmodells
4. Formulierung von Items und Entscheidung über die Antwortformate
5. Bei internationalen Fragebogenentwicklungen eine Vorwärts- und Rückwärtsübersetzung, Durchführung kognitiver Interviews oder Gruppendiskussionen, die Informationen zur Verständlichkeit und Akzeptanz des Fragebogens liefern
6. Pilottestung des Fragebogens mit ersten psychometrischen Daten
7. Feldtestung in größerer Stichprobe zur psychometrischen Prüfung, mit der Bestimmung von Reliabilität, Validität und bei Längsschnittstudien auch Responsivität
8. Die Erhebung von populationsbasierten oder klinischen Referenzdaten

Fachgesellschaften wie ISPOR (www.ispor.com) und ISOQOL (www.ISOQOL.com) haben Richtlinien für die Entwicklung von Messinstrumenten der Lebensqualität verfasst.

2.2.2 Vorliegende Verfahren

Anstelle der früher häufig verwendeten krankheitsübergreifenden Messinstrumente wie dem Sickness Impact Profile SIP (Bergner et al. 1981) oder dem Nottingham Health Profile (Hunt et al. 1981) wird heute zunehmend bei Erwachsenen der SF-36 Health Survey eingesetzt (Ware und Sherbourne 1992), aber auch der WHOQOL Fragebogen (Szabo 1996).

Bei den krankheitsspezifischen Instrumenten gibt es in der letzten Zeit ebenfalls eine Zunahme an verfügbaren Instrumenten, besonders im Rahmen der Onkologie, aber auch aus dem Asthma-Bereich, dem Bereich der Rhinitis, Epilepsie und der Psychiatrie. In der Onkologie werden der EORTC Quality of Life Fragebogen (Aaronson et al. 1996) und der Functional Assessment of Cancer Treatment (FACT; Cella und Bonomi 1996) eingesetzt.

Im deutschen Sprachraum wurden verschiedene Messinstrumente zur Erfassung der gesundheitsbezogenen Lebensqualität entwickelt, von denen einige inzwischen etabliert sind. Hierzu gehört sowohl der Fragebogen ALLTAGSLEBEN, der mit 40 Fragen Informationen zu 4 Dimensionen der Lebensqualität erhebt, als auch die Münchner Lebensdimensionen Liste MLDL (Bullinger et al. 1993; von Steinbüchel et al. 1999).

Für Kinder und Jugendliche, also für die Lebensqualitätsmessung in der Pädiatrie, gilt im Prinzip das gleiche Vorgehen, wobei die Erfassung der Lebensqualität von Kindern im Verhältnis zum Erwachsenenbereich deutlich später einsetzte (Matza et al. 2013; Varni et al. 2005; Bullinger und Ravens-Sieberer 1995a; Bullinger und Ravens-Sieberer 1995b). Ein Grund ist dafür ist die Skepsis gegenüber der Komplexität des Konstrukts mit den Fragen, ob Lebensqualität ein relevantes Konzept für Kinder ist, ob die Dimensionen der Lebensqualität zwischen Erwachsenen und Kindern vergleichbar sind und inwieweit die Bewertung abhängig von Alter und Entwicklungsstand des Kindes ist. Weitere Hinderungsgründe betreffen die Reflexionsfähigkeit der Kinder, die Zuverlässigkeit kindlicher Urteile und die Rolle der Fremdeinschätzung. Aber auch der praktische Aufwand der Erfassung der Lebensqualität von Kindern erwies sich in Vorannahmen als schwierig und hinderlich. Dennoch wurde in der Zwischenzeit eine Reihe von generischen und auch chronisch-generischen und spezifischen Instrumenten entwickelt, von denen unter den generischen Instrumenten insbesondere der KINDL (Bullinger et al. 2008), der KIDSCREEN (Ravens-Sieberer et al. 2005) und der in den USA entwickelte PedsQL (Varni et al. 2002) zu nennen sind. Bei den chronisch-generischen Verfahren gibt es das Instrument DISABKIDS (The Disabkids Group Europe 2006) und bei den spezifischen Verfahren eine ganze Reihe von interkulturell verfügbaren Instrumenten, zum Beispiel solche für Kinder mit Kleinwuchs (Bullinger et al. 2013) oder mit Hämophilie (von Mackensen et al. 2004).

In internationalen EU-geförderten Projekten wurden Messinstrumente zur Erfassung der Lebensqualität von Kindern in der Bevölkerung (KIDSCREEN) und zur Erfassung der Lebensqualität von Kindern mit chronischen Erkrankungen (DISABKIDS) entwickelt, geprüft und in vielen Sprachen verfügbar gemacht. Die Entwicklung von DISABKIDS und KIDSCREEN basiert auf einem modularen System der Lebensqualitätserfassung, in dem ein generischer Fragebogen als Basis kombiniert werden kann mit einem chronisch-generischen Verfahren, dem DISABKIDS-Kernmodul. Darüber hinaus können dann bei Vorliegen spezifischer Erkrankungen zusätzliche krankheitsbezogene Module eingesetzt werden.

Eines der ersten generischen Instrumente für den kindlichen Selbstbericht und den Fremdbericht der Eltern im deutschen Sprachraum ist der KINDL (Bullinger et al. 2008), der für 3 Altersgruppen vorliegt. Im Kiddy-KINDL (4-7 Jahre) werden die Kinder interviewt und die Eltern schriftlich befragt. Beim Kid-KINDL (8-12 Jahre) und Kiddo-KINDL (13-16 Jahre) gibt es sowohl einen Fragebogen für den Selbstbericht als auch einen für den Fremdbericht. Interessant ist aber nicht nur die Möglichkeit, verschiedene Items in leicht umformulierter Form und Anzahl über Altersgruppen hinweg weiter zu nutzen, sondern auch die Ausgabe des Fragebogens als Computerspiel mit visuellen und auditiven Fragen und Antwortmöglichkeiten. So können Kinder befragt werden, die noch nicht lesen und schreiben können.

Im Prinzip ist die Phase der Entwicklung und Prüfung der Messinstrumente auf dem Höhepunkt der Aktivität angelangt. Inzwischen liegt ein breites international verfügbares und methodisch adäquates Instrumentarium zur Erfassung der Lebensqualität in entsprechenden Studien vor. Das bedeutet nicht, dass spezifische Verfahren für Erkrankungen oder Funktionsstörungen nicht doch noch fehlen. Auch wird weiter an der Erarbeitung spezieller Messinstrumente gerade im Zusammenhang mit gesundheitsökonomischen Fragestellungen gearbeitet, hierzu gehört beispielsweise der Health Utilities Index (HUI; Feeny et al. 1996) und der EQ-5D-Fragebogen (Herdmann et al. 2011). Es existieren z. B. aus psychometrischen Ansätzen entwickelte Verfahren zur Erfassung der Lebensqualität, die dann der Berechnung sogenannter Lebensqualität-adjustierter Lebensjahre (QALY) zu Grunde liegen. Hier hat sich gezeigt, dass aus psychometrischen Ansätzen entwickelte Verfahren zur Erfassung der Lebensqualität, die einen Gesamtwert erbringen, für die Berechnung sogenannter Lebensqualität-adjustierter Lebensjahre (QALY) sinnvoll sind (Schöffski und von der Schulenburg 2000). Im Bereich der individualzentrierten Ansätze gibt es ebenfalls verschiedene Verfahren, die jenseits von standardisierten Fragekatalogen die Lebensqualität der Patienten erfassen. Hierzu gehören sowohl Ansätze, die aus der Kelley-Grid-Methodik entwickelt wurden, als auch das Goal Attainment Scaling aus der Psychotherapie-Forschung und der SEIQOL (Joyce et al. 2003; Wettergren et al. 2009). Diese Verfahren kritisieren standardisierte Lebensqualitätsfragebögen und arbeiten im Prinzip mit der Definition von Problembereichen durch die Patienten, um die Veränderung in diesen Bereichen über die Therapie hinweg zu dokumentieren und hiermit Informationen über Veränderungen, d. h. Verbesserungen oder Verschlechterungen des subjektiv erlebten Gesundheitszustandes zu dokumentieren (Joyce, 1995).

2.2.3 Internationale Ansätze

Die krankheitsübergreifenden („generic") und viele der krankheitsspezifischen („disease specific" bzw. „targeted") Messinstrumente sind inzwischen in verschiedene Sprachen übersetzt, in den jeweiligen Sprachen psychometrisch geprüft und in Forschung und Praxis einsetzbar.

Zum Stand der interkulturellen Adaptation von Messinstrumenten liegen inzwischen Richtlinien vor, die minimal eine Übersetzung von der Originalsprache in jeweilige Landessprache durch zwei unabhängige Übersetzer mit einer Einigungssitzung und die Rückübersetzung in die Originalsprache durch einen wiederum unabhängigen Rückübersetzer vorsieht (Bullinger et al., 1996; Anderson et al. 1996). Die Akribie, mit denen die Übersetzungen von Messinstrumenten in verschiedene Sprachen in der Literatur behandelt werden, zeigt, wie sensitiv die Forschenden für linguistische und kulturelle Einflüsse auf Lebensqualitätsmessinstrumente sind. Die Übertragung von Messinstrumenten in verschiedene Sprachen schließt auch die genaue Prüfung der Antwortskalen mit ein. So wurde z. B. im Rahmen der International Quality of Life Assessment-Group (IQOLA-Gruppe) mit Hilfe eines Thurstone-Skalierungsverfahrens für den SF-36 geprüft, inwieweit die Likert-skalierten Antwortalternativen intervallskaliert sind und inwieweit diese Intervallskalierung in den Werten auch über die Kulturen vergleichbar sind (Bullinger et al. 1995). Gemeinsam ist den Bestrebungen der internationalen Übersetzung von Messinstrumenten das Ziel, auf sprachlicher Ebene kulturell adäquate Messinstrumente zu konstruieren, d. h. solche, die das ursprüngliche Konzept der erfragten Lebensqualitätsdimensionen erfassen, für die Patienten verständlich und in der Sprache möglichst einfach und umgangssprachlich gehalten sind. Ganz aktuell mehren sich Bemühungen, international übergreifende Itembanken zur Erfassung wesentlicher Dimensionen der Lebensqualität zu konstruieren und für die gezielte Erfassung verfügbar zu machen (Cella et al. 2007).

2.3 Anwendungsbereiche der Lebensqualitätsforschung

Ein Ziel der Lebensqualitätsforschung ist die Beschreibung der Lebensqualität definierter Populationen in der Bevölkerung, um hieraus Informationen für gesundheitspolitische Planungen ableiten zu können. Ein zweites Ziel betrifft die Bewertung von Therapien in Beobachtungsstudien bis hin zu randomisierten kontrollierten klinischen Studien. Beim dritten Ziel der gesundheitsökonomischen Nutzung der Lebensqualität geht es um die Frage, inwieweit das Ergebnis komplexer Behandlungsbemühungen gesundheitsökonomisch vertretbar ist. Zum Vierten geht es um den Bereich der Qualitätssicherung und die Dokumentation von Versorgungsleistungen bzw. um die Lebensqualität der Versorgten im Zusammenhang mit der Versorgungsforschung.

Ein neuerer Literaturüberblick im Suchsystem Pubmed über publizierte Arbeiten im Zeitraum zwischen 1975 und 2013 zeigt über 215.000 Nennungen; zum Thema klinische Studien und Lebensqualität liegen knapp 30.000 Studien vor. Dies reflektiert die Bedeutung der Lebensqualitätsforschung für randomisierte klinische Studien (Ahmed et al. 2012). Die vorliegenden Arbeiten sind sowohl hinsichtlich Patientenpopulation bzw. Therapieansätzen als auch nach den Zielen der Lebensqualitätsforschung zu unterteilen, z. B. Epidemiologie, Therapieevaluation, Gesundheitsökonomie und Qualitätssicherung (Bullinger 2014).

In der Onkologie als einer der ersten Disziplinen, die sich mit dem Thema Lebensqualität beschäftigt haben – und hier liegen nach wie vor die meisten Arbeiten vor –, war die Frage zu beantworten, wie die therapiebedingte Lebensverlängerung mit der Lebensqualität der Patienten in Zusammenhang steht. In einer Reihe von Querschnittstudien wurde die Lebensqualität onkologisch behandelter Patienten untersucht. Übereinstimmend zeigte sich, dass Patienten nach onkologischer Behandlung im Vergleich zu anderen klinischen Gruppen keine schlechtere Lebensqualität berichten und dass sich nach der Therapie nach behandlungsassoziierter akuter Verschlechterung im längeren Follow-up die Lebensqualität verbessert. Zudem zeigte sich in mehreren Studien, dass psychosoziale Faktoren wie die Bewältigungsstrategien als Prädiktoren der Lebensqualität von Bedeutung sind (Koch et al. 2011). Bei den randomisierten klinischen Studien wurden beispielsweise von den großen Oncological Clinical Trials Groups in Nordamerika und Europa Indikatoren der Lebensqualität bereits früh einbezogen (Huerny et al. 1992). Lebensqualität als Outcome-Parameter gewinnt zunehmend an Bedeutung, so z. B. in Prüfungen von Chemotherapie-Regimes bei Brustkrebs, Prostatakrebs oder Lungenkrebs. Wenn auch Lebensqualitätsmessinstrumente in der Lage sind, differenzielle Therapieeffekte in der Onkologie aufzudecken, so wurde jedoch selten eine Konvergenz zwischen klinischem Status und Lebensqualitätsbewertung gefunden.

Generell rückt die Lebensqualitätserfassung im Bereich Public Health zunehmend in den Vordergrund. Zielrichtung ist hier sowohl die Frage nach der Wirkung präventiver Maßnahmen auf die Lebensqualität (z. B. im Rahmen von Gesundheitsförderungsprogrammen) als auch die Frage, wie die Lebensqualität von Populationen in unterschiedlichen Lebensbedingungen zu charakterisieren ist. Lebensqualitätsuntersuchungen dienen hier als Grundlage für gesundheitspolitische Planungen und auf gemeindenaher Ebene für die Gesundheitsförderung in den Kommunen (Ravens-Sieberer et al. 2003).

Im Bereich der Qualitätssicherung bestehen neuere Bestrebungen dahingehend, die Qualität medizinischer Versorgung sowohl im Prozess als auch im Ergebnis zu bewerten (Smith und Street 2013). Darüber hinaus bieten Lebensqualitätsmessinstrumente in der Gesundheitsökonomie die Möglichkeit, den Nutzen medizinischer Maßnahmen auf Seiten der Patienten zu spezifizieren (Ruof et al. 2014).

Im internationalen Raum hat sich die Lebensqualitätsforschung rasch von vereinzelten nationalen Bestrebungen hin zur Schaffung von übergreifenden Kooperationsstrukturen entwickelt. Hierbei ist sicherlich nicht ohne Bedeutung, dass im Zuge der europäischen Vereinigung und auch der Harmonisierung der Arzneimittelzulassungen eine Vereinheitlichung des diagnostischen und evaluativen Instrumentariums zumindest in Europa vorrangig ist (Patrick et al. 2007; Chassany et al. 2002). Daran schließt sich die Option an, die Patienten selbst in den Entscheidungsprozess über Therapiestrategien einzubeziehen (Johnston et al. 2013).

3 Kritische Würdigung

In den 40 Jahren ihres Bestehens hat sich die wissenschaftliche Beschäftigung mit dem Begriff Lebensqualität vom esoterischen Außenseiter-Thema zu einem essentiellen Bestandteil der Evaluationsforschung in der Medizin entwickelt. Nicht nur der Anstieg der Veröffentlichungen in diesen Jahren, sondern auch die zunehmende Verbreitung von Lebensqualitätsmessinstrumenten in klinischen Studien zeugen davon. Für die Sozial- und Verhaltenswissenschaften, speziell die Psychologie, hat die Lebensqualitätsforschung darüber hinaus eine Möglichkeit zur Kooperation mit den medizinischen Fächern geboten. Während früher standespolitisch motivierte Auseinandersetzungen über die Formen medizinischer und psychologischer Betreuung geführt wurden, ist heute die Frage nach der Lebensqualität in den Vordergrund des ärztlichen Handelns getreten und damit die psychologische Situation der Patienten. Grundlage für diese Entwicklung in Richtung Kooperation zwischen Medizin und Psychologie ist einerseits die zunehmende Ressourcen-Knappheit in der Medizin, die die Outcomes der medizinischen Therapien in Frage stellt, andererseits aber auch eine Hinwendung zum Subjekt in der Medizin, – die Frage also, wie ärztliches Handeln im individuellen Fall dem Patienten / der Patientin gerecht werden kann und wie unter Wahrung seiner/ihrer Autonomie Entscheidungen getroffen werden können.

Die Stärken der Lebensqualitätsforschung liegen nicht so sehr im konzeptuellen, deutlich aber im methodischen und zunehmend auch im anwendungsbezogenen Bereich. Dies sollte allerdings nicht darüber hinwegtäuschen, dass das Feld mit einigen grundlegenden Schwierigkeiten und Problemen zu kämpfen hat. Dazu gehört einerseits die konzeptuelle Verankerung des Begriffs „Lebensqualität" in einer fundierten Theorie, des Weiteren die Frage der Messbarkeit der Lebensqualität über den Selbstbericht der Patienten und schließlich die Frage des Nutzens von Lebensqualitätsuntersuchungen für die Patienten, für die in der Medizin Tätigen und für das medizinische Versorgungssystem insgesamt.

Offene Fragen der Lebensqualitätsforschung bestehen in der individuellen Relevanz des Lebensqualitätskonzeptes bzw. im Problem des Repräsentierens individueller Lebensqualitätsdimensionen durch standardisierte Instrumente, der Frage nach der Übereinstimmung von Selbst- und Fremdbericht, nach der begrifflichen Übereinstimmung zwischen Wohlbefinden, Depression und Lebensqualität, der Gewichtung von Lebensqualitätsindikatoren sowie der klinischen Relevanz von Lebensqualitätserhebungen in der Praxis. Obwohl inzwischen Konsens darüber herrscht, dass Lebensqualität ein mehrdimensionales Konstrukt ist, das auch multidimensional erhoben wird und sich auf Patientenaussagen stützen sollte, geht die Suche nach Lösungswegen zur Operationalisierung dieses komplexen Konstrukts weiter.

Zum Problem der Messbarkeit ist zu sagen, dass die bisher existierenden krankheitsübergreifenden und krankheitsspezifischen Ansätze einen methodisch soliden Zugang zur Erforschung der Lebensqualität darstellen. Wie weit auch inhaltliche Kriterien der individuellen und impliziten Rekonstruktion des Begriffes Lebensqualität bei den einzelnen Patienten damit abgebildet werden, ist nach wie vor fraglich.

Im Bereich der Anwendung der Lebensqualitätsforschung findet sich häufig eine bemerkenswerte Konvergenz der Ergebnisse. Hier stellt sich die Frage, inwieweit Lebensqualitätsmessinstrumente subtil genug differenzielle Behandlungseffekte abprüfen, oder auch, inwieweit sie von Einflüssen der Situation, von der Stimmung oder den Antworttendenzen abhängig sind. Anderseits können kognitive Prozesse, wie z. B. Krankheitsbewältigung, gesundheitsbezogene Kontrollüberzeugungen oder weiter gefasst auch persönlichkeitsgebundene Einstellungen zu Erkrankung und Behandlung, die Lebensqualitätsäußerungen eventuell stärker als die medizinischen Behandlungen beeinflussen. Auch aus psychosomatischer oder psychotherapeutischer Sicht sind solche Überlegungen interessant: Sie weisen darauf hin, dass Verarbeitungsprozesse, wie sie sowohl in der Psychoanalyse als auch in der Verhaltensmedizin aufgedeckt werden, auch von Bedeutung dafür sind, wie Menschen sich im Zusammenhang mit Erkrankung und Behandlung bzgl. ihrer Lebensqualität einschätzen. Eine Konsequenz aus der empirischen Fundierung der Rolle solcher psycho-sozialer Prädiktoren ist die Intention, psychologische Verfahren der Beratung wie auch der Psychotherapie als unterstützende Maßnahmen im ärztlichen Team gezielt mit einzubeziehen, um auf eine Lebensqualitätsverbesserung bei den Patienten hinzuwirken.

Eine kritische Reflexion des Wertes des Lebensqualitätszielkriteriums in der Medizin legt auch eine Skepsis gegenüber der Umsetzung der Forschungsergebnisse nahe (Levine, 1996). Zwar sind, wie aus klinischen Studien ersichtlich, Informationen aus Lebensqualitätsstudien über die positive Wirkung bestimmter Behandlungen im Vergleich zu anderen auf die Lebensqualität zu finden. Allerdings ist gerade bei Divergenz von klinischen und Lebensqualitätsergebnissen fraglich, welchen Stellenwert die Lebensqualitätsveränderungen im Rahmen der individuellen Therapieplanung bzw. im weiteren gesundheitspolitischen Umfeld haben können.

Interessant ist auch, inwieweit Angaben zum klinischen Funktionsstatus und Lebensqualitätsäußerungen von Patienten divergieren. Bisherige Forschungsergebnisse zeigen, dass nur ein gewisser Grad an Übereinstimmung besteht, wobei die gemeinsam erklärte Varianz allerdings nicht über 50 % liegt. Der klinische Status determiniert zwar in gewissem Ausmaß die Lebensqualitätsäußerung des Patienten, allerdings primär in funktionaler-körperlicher Hinsicht. Eine weitere Frage ist, wer die Lebensqualität der Patienten beurteilen sollte. Bisherige Ergebnisse zeigen, dass Außenstehende die Lebensqualität der Patienten systematisch höher bewerten als die Patienten selbst, wobei hier allerdings auch in manchen Studien die Patienten die Lebensqualität besser einschätzten als die Fremdbeurteiler. Klar ist, dass die gemeinsame Varianz der Lebensqualitätsratings von Patient und Arzt bzw. Familienangehörigen gering ist und damit die Fremdbeurteilung nicht als Annäherungsmaß für die Lebensqualitätsbeurteilung des einzelnen Patienten gelten kann.

Ein weiterer Punkt berührt das Problem, inwieweit Lebensqualitätsbasiswerte als Grundlage für Therapieentscheidungen gelten können. Wird Lebensqualität zu Therapiebeginn bzw. der erwartete Lebensqualitätszugewinn in die Kosten-Nutzen-Rechnung einbezogen, ist die ethische Vertretbarkeit von Lebensqualitätsuntersuchungen zu thematisieren.

Generell gilt, dass Lebensqualität kein wertneutraler Begriff ist. Gerade die krankheitsübergreifenden Lebensqualitätsmessinstrumente rekurrieren implizit auf eine Norm des körperlich fitten, psychisch gesunden, sozial integrierten und funktionell kompetenten Menschen, der zumindest in unserer Kultur besonders hoch geschätzt wird. Wenn solche Lebensqualitätsbewertungen den Therapieentscheidungen zugrunde liegen, ist Sorge dafür zu tragen, dass hier nicht Patientengruppen systematisch diskriminiert werden (z. B. körperlich behinderte oder psychisch kranke Patienten).

Ein Ausweg aus diesem Dilemma ist sicherlich nicht, das Thema Lebensqualität wieder aus der Medizin zu verbannen, sondern sich der inhärenten ethischen Problematik in der Definition von Therapiezielen zu stellen, die prinzipiell auch für klinische Daten gelten.

4 Diskussion

Seit seiner wissenschaftlichen Thematisierung Mitte der 1970er Jahre hat sich der Begriff Lebensqualität zu einem akzeptierten Gesundheitsindikator in der Medizin entwickelt. Davon zeugt nicht nur der Anstieg der Veröffentlichungen in diesen Jahren, sondern auch die zunehmende Verbreitung von Lebensqualitätsmessinstrumenten in Studien. Zurückzuführen ist diese Entwicklung einerseits auf die zunehmende Ressourcen-Knappheit in der Medizin, die neue Fragen nach den Indikatoren von Therapieeffekten berührt oder gar aufwirft. Andererseits liegt ihr aber auch eine Hinwendung zum Subjekt in der Medizin zugrunde, die mit der Frage einhergeht, wie im individuellen Fall unter Wahrung der Autonomie der Patienten behandelt werden kann.

Immer deutlicher wird, dass kognitive und emotionale Prozesse, wie z. B. Krankheitsbewältigung, gesundheitsbezogene Kontrollüberzeugungen oder weiter gefasst auch persönlichkeitsgebundene Einstellungen zu Erkrankung und Behandlung, die Lebensqualitätsbewertungen ebenso stark wie die medizinischen Behandlungen beeinflussen können. Aus psychologischer Sicht sind solche Befunde interessant, weil sie darauf hinweisen, dass Verarbeitungsprozesse mit beeinflussen, wie Menschen sich im Zusammenhang mit Erkrankung und Behandlung bzgl. ihrer Lebensqualität einschätzen. Aus der empirischen Fundierung der Rolle solcher psychosozialer Prädiktoren ergibt sich die Option, psychologische Verfahren der Beratung wie auch der Psychotherapie als unterstützende Maßnahmen im ärztlichen Team gezielt mit einzubeziehen, um so auf eine Lebensqualitätsverbesserung bei den Patienten hinzuwirken.

Die gesellschaftlich zu entscheidende Frage ist, welche Art von Therapien mit welchem finanziellen Aufwand zu welchen Ergebnissen führen, nicht nur hinsichtlich des bisher klassisch definierten Gesundheitszustandes (z. B. über die Messung von Laborwerten), sondern auch im subjektiven Erleben der Patienten (gesundheitsbezogene Lebensqualität). Der Dialog zwischen Medizin und Psychologie zum Thema Lebensqualität ist wissenschaftlich praktisch wie theoretisch ertragreich für die Frage, was Gesundheit im Erleben des einzelnen Patienten bedeutet und wie Behandlungen von den Patienten erfahren werden.

Literatur

Aaronson NK, Cull AM, Kaasa S, Sprangers MAG (1996) The European Organization for Research and Treatment of Cancer (EORTC) Modular Approach to Quality of Life Assessment in Oncology: An Update. In: Spilker B (Hrsg) Quality of Life and Pharmaeconomics in Clinical Trials. Lippincott-Raven, Philadelphia, S 179–190

Ahmed S, Berzon R a, Revicki D a, et al. The use of patient-reported outcomes (PRO) within comparative effectiveness research: implications for clinical practice and health care policy. Med. Care. 2012;50(12):1060–1070.

Anderson RT, Aaronson NK, Leplège AP Wilkin D (1996) International Use and Application of Generic Health-Related Quality of Life Instruments. In: Spilker B. (Hrsg) Quality of Life and Pharmaeconomics in Clinical Trials. Lippincott-Raven, Philadelphia, S 613–632

Bergner M, Bobbit RA, Carter WB, Gilson BS (1981) The Sickness Impact Profile: Development and Final Revision of a Health Status Measure. Medical Care 19:780–805

Bowling A, (1991) Measuring Health: A Review of Quality of Life Measurement Scales. Milton Keynes, Philadelphia Open University Press

Bullinger M (1991) Quality of Life – Definition, Conceptualization and Implications: A Methodologists View. Theoretical Surgery 6:143–148

Bullinger M (1997) Gesundheitsbezogene Lebensqualität und Subjektive Gesundheit. Psychotherapie, Psychosomatik und Medizinische Psychologie 47:76–91

Bullinger M (2014) Das Konzept der Lebensqualität in der Medizin – Entwicklung und heutiger Stellenwert. Zeitschrift für Evidenz, Fortbildung und Qualität 108(2-3):97–103

Bullinger M, Ravens-Sieberer U (1995a) Grundlagen, Methoden und Anwendungsgebiete der Lebensqualitätsforschung bei Kindern. Praxis der Kinderpsychologie und Kinderpsychiatrie 44:391–399

Bullinger M, Ravens-Sieberer U (1995b) Health-related Quality of Life Assessment in Children. A Review of the Literature. European Review of Applied Psychology 45:245–254

Bullinger M, Quitmann J (2014) Quality of life as patient-reported outcomes: principles of assessment. Dialogues Clin Neurosci 16(2):137–145

Bullinger M, Kirchberger I, von Steinbüchel N (1993) Der Fragebogen Alltagsleben – Ein Verfahren zur Erfassung der gesundheitsbezogenen Lebensqualität. Zeitschrift für Medizinische Psychologie 2:121–131

Bullinger M, Kirchberger I & Ware J (1995) Der deutsche SF-36 Health Survey. Übersetzung und psychometrische Testung eines krankheitsübergreifenden Instrumentes zur Erfassung der gesundheitsbezogenen Lebensqualität. Zeitschrift für Gesundheitswissenschaften 1:21–36

Bullinger M, Power MJ, Aaronson NK, Cella DF, Anderson RT (1996). Creating and Evaluating Cross-Cultural Instruments. In Spilker B (Hrsg) Quality of Life and Pharmaeconomics in Clinical Trials. Lippincott-Raven, Philadelphia, S 659–668

Bullinger M, Brütt A L, Erhart M, Ravens-Sieberer U, Bella Study Group (2008) Psychometric properties of the KINDL-R questionnaire: results of the BELLA study. Eur Child Adolesc Psychiatry 17 Suppl 1:125–132

Bullinger M, Quitmann J, Power M, Herdman M, Mimoun E, Debusk K, Feigerlova E, Lunde C, Dellenmark-Blom M, Sanz D, Rohenkohl A, Pleil A, Wollmann H, Chaplin JE (2013) Assessing the quality of life of health-referred children and adolescents with short stature: development and psychometric testing of the QoLISSY instrument. Health Qual Life Outcomes 11:76

Cella DF, Bonomi AE (1996) The Functional Assessment of Cancer Therapy (FACT) and Functional Assessment of HIV Infection (FAHI) Quality of Life Measurement System. In: Spilker B (Hrsg) Quality of Life and Pharmaeconomics in Clinical Trials. Lippincott-Raven, Philadelphia, S 203–214

Cella D, Yount S, Rothrock N (2007), et al The Patient-Reported Outcomes Measurement Information System (PROMIS): progress of an NIH Roadmap cooperative group during its first two years. Med. Care 45(5 Suppl 1):3–S11

Chassany O, Sagnier P, Marquis P, Fullerton S, Aaronson N (2002) Patient-reported outcomes: The example of health-related quality of life – a European guidance document for the improved integration of health-related quality of life assessment in the drug regulatory process. Drug Inf J 36 (Suppl 1):209–238

The DISABKIDS Group Europe (2006). The DISABKIDS Questionnaires – Quality of life questionnaires for children with chronic conditions. Handbook. Pabst Science Publishers, Lengerich

Feeney DH, Torrance GW, Furlong WJ (1996) Health Utilities Index. In: Spliker B (Hrsg) Quality of Life and Pharmaeconomics in Clinical Trials. Lippincott-Raven, Philadelphia, S 239–252

Guyatt GH, Feeney DH, Patrick DL (1993) Measuring Health-Related Quality of Life. Annals of Internal Medicine 118:622–629

Hays RD, Anderson R, Revicki D (1993) Psychometric Considerations in Evaluating Health-Related Quality of Life Measures. Quality of Life Research 2:441–449

Herdman M, Gudex C, Lloyd A, Janssen M, Kind P, Parkin D, Bonsel G, Badia X. Development and preliminary testing of the new five-level version of EQ-5D (EQ-5D-5L). Qual Life Res. 2011 Dec;20(10):1727-36

Herschbach P (1999) Editorial: Das Konzept „Lebensqualität" verändert die Medizin. Der subjektiven Wahrnehmung des Patienten Respekt zollen. Münchner Medizinische Wochenschrift 141:697

Huerny C, Bernhard J, Joss R, Willems Y, Cavalli F, Kiser J, Brunner K, Favre S, Alberto P, Glaus A et al (1992) Feasibility of Quality of Life Assessment in a Randomized Phase III Trial of Small Cell Lung Cancer – A Lesson from the Real World – The Swiss Group for Clinical Cancer Research SAKK. Ann Oncol. 3:825–831

Hunt SM, McEwen J, McKenna SP, Williams J, Papp E (1981) The Nottingham Health Profile: Subjective Health Status and Medical Consultations. Social Science in Medicine, 15A:221–229

Johnston BC, Patrick DL, Thorlund K, Busse JW, da Costa BR, Schünemann HJ, Guyatt GH (2013) Patient-reported outcomes in meta-analyses – part 2: methods for improving interpretability for decision-makers. Health Qual Life Outcomes 11(1):211 [Epub ahead of print].

Joyce CR, (1995) Use, Misuse and Abuse of Questionnaires on Quality of Life. Patient Education and Counseling 26:319–323

Joyce CR, Hickey A, McGee HM, O'Boyle CA (2003) A theory-based method for the evaluation of individual quality of life: the SEIQoL. Qual Life Res 12(3):275–280

Koch U, Mehnert A, Strauss B: [Psychological interventions in patients with chronic physical diseases and psychological comorbidity]. Bundesgesundheitsblatt Gesundheitsforschung Gesundheitsschutz 2011 54:29–36

Krasuska M, Riva S et al (2012) Linking quality-of-life measures using the International Classification of Functioning, Disability and Health and the International Classification of Functioning, Disability and Health-Children and Youth Version in chronic health conditions: the example of young people with hemophilia. Am J Phys Med Rehabil 91(13 Suppl 1): S 74–83

Levine RJ (1996) Quality of Life Assessments in Clinical Trials: An Ethical Perspective. In: Spilker B (Hrsg) Quality of Life and Pharmaeconomics in Clinical Trials. Lippincott-Raven, Philadelphia, S 489–496

Ludwig M, (1991) Implizite Therapiebildung in der Lebensqualität. In: Bullinger M, Ludwig M, von Steinbüchel N (Hrsg) Lebensqualität bei kardiovaskulären Erkrankungen. Hogrefe, Stuttgart, S 3–12

Matza LS, Patrick DL, Riley AW, Alexander JJ, Rajmil L, Pleil AM, Bullinger M (2013). Pediatric patient-reported outcome instruments for research to support medical product labeling: report of the ISPOR PRO good research practices for the assessment of children and adolescents task force. Value Health 16(4):461–479.

McDowell I, Newell C, (Hrsg) (1987) Measuring Health: A Guide to Rating Scales and Questionnaires. Oxford University Press, New York

Najman JM, Levine S (1981) Evaluating the Impact of Medical Care and Technology on Quality of Life: A Review and Critique. Social Science in Medicine 15F:107–115

Patrick DL, Richard AD (1989) Generic and disease-specific measures in assessing health status and quality of life. Med Care. 27(3 Suppl):217–232

Patrick DL, Erickson P (1992) Health Status and Health Policy. Oxford University Press, New York

Patrick DL, Burke LB, Powers JH et al (2007) Patient-reported outcomes to support medical product labeling claims: FDA perspective. Value Health 10(Suppl 2):125–137

Ravens-Sieberer U, Bettge S, Erhart M (2003) Lebensqualität von Kindern und Jugendlichen – Ergebnisse aus der Pilotphase des Kinder- und Jugendgesundheitssurveys. Bundesgesundheitsblatt – Gesundheitsforschung – Gesundheitsschutz 46:340–345

Ravens-Sieberer U, Gosch A, Rajmil L, Erhart M, Bruil J, Duer W et al. (2005a) The KIDSCREEN-52 Quality of life measure for children and adolescents: Development and first results from a European survey. Expert Review of Pharmacoeconomics and Outcome Research, 5:353–364

Ruof J, Knoerzer D, Dünne A, Dintsios C, Staab T, Schwartz FW (2014) Analysis of endpoints used in marketing authorisations versus value assessments of oncology medicines in Germany. Health Policy

Schipper H, Clinch JJ, Olweny CL (1996) Quality of life studies: definitions and conceptual issues. In: Spilker B (Hrsg) Quality of Life and Pharmacoeconomics in Clinical Trials (2nd ed.) Lippincott-Raven, Philadelphia, S 11–23

Schmidt S, Bullinger M (2007) Cross-cultural quality of life assessment approaches and experiences from the health care field In: Ian Gough, JAM (Hrsg) Wellbeing in Developing Countries. From Theory to Research. Cambridge University Press, Cambridge, S 219–241.

Schöffski O, v.d. Schulenburg JM (Hrsg) (2000) Gesundheitsökonomische Evaluation. 2. Aufl. Springer-Verlag, Berlin

Smith PC, Street AD (2013) On the uses of routine patient-reported health outcome data. Health Econ 22(2):119–131

Spilker B (1996) Introduction to the Field of Quality of Life Trials. In: Spilker B (Hrsg), Quality of Life and Pharmaeconomics in Clinical Trials. Lippincott-Raven, Philadelphia, S 1–10

Szabo, S. (The WHOQOL-Group) (1996). The World Health Organization Quality of Life (WHOQOL) Assessment Instrument. In: Spilker B (Hrsg) Quality of Life and Pharmaeconomics in Clinical Trials. Lippincott-Raven, Philadelphia, S. 355–362

The European QoLISSY Study Group (2013) The QoLISSY Questionnaire – User Manual. Pabst Science Publishers, Lengerich

Varni JW, Burwinkle TM, Lane MM (2005) Health-related quality of life measurement in pediatric clinical practice: An appraisal and precept for future research and application. Health Qual Life Outcomes 3:34.

Varni JW, Seid M, Knight TS, Uzark K, Szer IS (2002) The PedsQL 4.0 Generic Core Scales: sensitivity, responsiveness, and impact on clinical decision-making. J Behav Med 25(2):175–193

von Mackensen S, Bullinger M, the Haemo-QoL Group (2004) Development and testing of an instrument to assess the Quality of Life of Children with Haemophilia in Europe (Haemo-QoL). Haemophilia 10(Suppl 1):17–25

von Steinbüchel N, Bullinger M, Kirchberger I (1999) Die Münchner Lebensqualitäts-Dimensionen Liste (MLDL). Entwicklung und Prüfung eines Verfahrens zur krankheitsübergreifenden Erfassung der Lebensqualität. Zeitschrift für Medizinische Psychologie 3: 99–112

Ware JE (1987) Standards for Validating Health Measures. Definition and Content. Journal of Chronic Disease 40:503–512

Ware JE, Sherbourne CD (1992) The MOS-36 Item Short-Report Health Survey (SF-36).I Conceptual Framework and Item selection. Medical Care 30:473–482

Wettergren L, Kettis-Lindblad A, Sprangers M, Ring L (2009) The use, feasibility and psychometric properties of an individualised quality-of-life instrument: a systematic review of the SEIQoL-DW. Qual Life Res 18(6):737–746

Die Messung der gesundheitsbezogenen Lebensqualität als Grundlage für Entscheidungen in der Gesundheitsversorgung

Thomas Kohlmann

Zusammenfassung

Gesundheitsbezogene Lebensqualität hat sich in der Gesundheitsversorgung als ein Bewertungsmaßstab für den Nutzen von diagnostischen und therapeutischen Maßnahmen etabliert. Messergebnisse von Lebensqualität beeinflussen Entscheidungen in unterschiedlichen Kontexten der Gesundheitsversorgung, die nach zwei Kriterien in vier Kategorien unterteilt werden können. Nach den Bezugspersonen beziehen sich Entscheidungen entweder auf Individuen oder auf eine Gruppe von Patienten; nach dem Grad der Verbindlichkeit gibt es Kriterien, die mehr (Verpflichtungen) oder weniger (Empfehlungen) verbindlich sind. Im Folgenden wird anhand von Beispielen gezeigt, wie Lebensqualitätsdaten Entscheidungen in der Gesundheitsversorgung beeinflussen. An diesen Beispielen lässt sich die Normativität der Anwendung von Lebensqualitätsdaten aufzeigen, die noch zahlreiche offene Fragen enthält.

1 Einleitung

Mit der Messung der gesundheitsbezogenen Lebensqualität in der Medizin können verschieden Ziele verbunden sein. So können die Messergebnisse etwa verwendet werden, um die gesundheitliche Lage verschiedener Gruppen in der Bevölkerung zu beschreiben und daraus Hinweise auf den Versorgungsbedarf zu gewinnen. Im Zusammenhang mit klinischen Studien können Lebensqualitätsdaten dazu beitragen, den Nutzen von diagnostischen oder therapeutischen Maßnahmen zu bestimmen, und sie können in gesundheitsökonomischen Bewertungen helfen, das bei diesen Maßnahmen bestehende Verhältnis von Kosten und Nutzen abzuschätzen (vgl. den Beitrag von M. Bullinger in diesem Band). Gemeinsam ist diesen Anwendungsbereichen der Lebensqualitätsmessung, dass mit ihnen im Allgemeinen sowohl ein Erkenntnisinteresse als auch ein Handlungsinteresse verbunden ist. Wir messen die gesundheitsbezogene Lebensqualität auf der einen Seite, um damit mehr über wichtige Sachverhalte in der Gesundheitsversorgung zu erfahren. Das so erzeugte Wissen soll jedoch auf der anderen Seite nicht für sich allein stehen, sondern in der Praxis der Gesundheitsversorgung auch umgesetzt werden. In diesem Sinne können Ergebnisse der Lebensqualitätsmessung als Grundlage für Entscheidungen in der Gesundheitsversorgung dienen.

In diesem Beitrag soll an konkreten Beispielen untersucht werden, in welcher Weise und in welchen Kontexten Ergebnisse aus der Messung der gesundheitsbezogenen Lebensqualität Entscheidungen in der Gesundheitsversorgung beeinflussen können. Dabei soll nicht nur der Frage nachgegangen werden, welche Chancen für eine Verbesserung der Gesundheitsversorgung mit der Berücksichtigung von Lebensqualitätsdaten eröffnet werden. Gleichzeitig müssen die offenen Fragen und möglichen Probleme kritisch beleuchtet werden. In diesem Zusammenhang erscheint es sinnvoll, die konkreten Bereiche, in denen Entscheidungen in der Gesundheitsversorgung gefällt werden, nach zwei wichtigen Merkmalen zu gliedern: Entscheidungen in der Gesundheitsversorgung unterscheiden sich einerseits danach, ob sie für konkrete Einzelfälle (z. B. für einen bestimmten Patienten in einer individuellen Krankheitssituation) oder für eine ganze Gruppe von Fällen getroffen werden. Diese Unterscheidung ist insofern wichtig, als bei Entscheidungen auf der Individualebene im Allgemeinen ein breiteres Spektrum an Lebensqualitätsdaten einbezogen werden kann, als dies bei Entscheidungen auf der Kollektivebene möglich ist. Auf der anderen Seite können Entscheidungen und Entscheidungsregeln nach dem Grad ihrer Verbindlichkeit unterschieden werden. Während manche Entscheidungen in der Gesundheitsversorgung eher den Grad von Empfehlungen haben, verfügen andere Entscheidungen über einen teilweise sehr hohen Grad an Verbindlichkeit. Die in den nächsten Abschnitten dargestellten Beispiele können anhand dieser Unterscheidungsmerkmale in Entscheidungsszenarien eingeordnet werden, die auf unterschiedlichen Ebenen angesiedelt sind und einen unterschiedlichen Grad der Verbindlichkeit aufweisen. Im ersten Beispiel geht es um die Therapieempfehlung einer wissenschaftlichen Fachgesellschaft. Es handelt sich dabei um ein Entscheidungsszenario, das für eine ganze Gruppe von Patienten gelten soll und als fachspezifische Behandlungsleitlinie vermutlich einen mittleren Verbindlichkeitsgrad besitzt.

2 Standards für die Chemotherapie beim Ovarialkarzinom

In einer auf dem Gebiet der gynäkologischen Onkologie durchgeführten Studie sollten zwei Arten der bei dieser Krebserkrankung üblichen Chemotherapie miteinander verglichen werden (Paclitaxel plus Cisplatin (PT) versus Paclitaxel plus Carboplatin (TC)). Als primäre Zielgröße wurde das progressionsfreie Überleben untersucht, als sekundäre Zielgrößen wurden u. a. Nebenwirkungen und die gesundheitsbezogene Lebensqualität einbezogen. Die gesundheitsbezogene Lebensqualität wurde mit dem für die Befragung von Krebspatienten entwickelten EORTC QLQ-C30-Fragebogen erfasst (Aaronson et al. 1996). Dieser Fragebogen enthält verschiedene Unterskalen, mit denen körperliche, psychische und soziale Dimensionen der gesundheitsbezogenen Lebensqualität sowie für Krebserkrankungen wichtige Symptome gemessen werden.

Als Ergebnis zeigte sich in dieser Vergleichsstudie an rund 800 Patientinnen mit einem fortgeschrittenen Ovarialkarzinom, dass für keines der „harten" Zielkriterien (progressionsfreies Überleben, Gesamtüberleben) zwischen den beiden Therapiearmen ein statistisch signifikanter oder klinisch bedeutsamer Unterschied bestand (du Bois et al. 2003). So betrug der Anteil der Patientinnen, bei denen nach zwei Jahren noch keine Progression der Erkrankung feststellbar war, in einem der Therapiearme 40,0 % (PT), im anderen Therapiearm 37,5 % (TC). Kontrastierend hierzu ergaben sich aber bei der Analyse des Nebenwirkungsspektrums, vor allem aber der Lebensqualitätsdaten relevante Unterschiede zwischen den beiden Therapiearmen (Abbildung 1). Bei vier von 6 der im EORTC-Fragebogen erfassten Lebensqualitätsdimensionen und bei drei der Symptomskalen wurde ein besseres Abschneiden der Kombinationstherapie mit Carboplatin beobachtet (Greimel et al. 2006). Auf der Grundlage dieser Ergebnisse der Lebensqualitätsmessung fasste ein Expertenpanel auf einer internationalen Konsensus-Konferenz den Beschluss, die Kombination von Paclitaxel und Carboplatin zur Therapie des fortgeschrittenen Ovarialkarzinoms zu empfehlen und diese Kombination auch als Standard-Vergleichstherapie für künftige Studien mit neuen Therapien zu verwenden (du Bois et al. 2005).

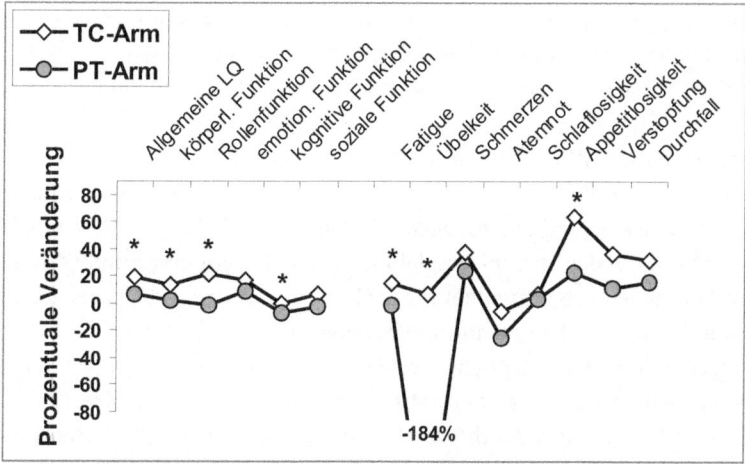

Abb. 1

Diese Ergebnisse zeigen an einem sehr eindrücklichen Beispiel, wie Lebensqualitätsdaten zu einer erheblichen Erweiterung der Erkenntnisse aus Vergleichsstudien beitragen und wie sie, wie in diesem Fall, sogar die entscheidenden Informationen liefern können. Allein auf der Grundlage der Lebensqualitätsdaten konnte eine eindeutige Entscheidung für eine der beiden Therapiealternativen erfolgen.

Das Beispiel ist auch insofern von Interesse, als die Lebensqualitätsforschung im geschichtlichen Rückblick in der Onkologie stark verwurzelt ist. Wegen der häufig sehr geringen Unterschiede zwischen Therapiealternativen im Hinblick auf Zielkriterien wie Überleben oder progressionsfreie Zeit wurde der Messung der gesundheitsbezogenen Lebensqualität in der Onkologie traditionell eine hohe Bedeutung zuerkannt. Ein guter Indikator dafür ist, dass in der Onkologie bereits früh methodisch hochwertige Messinstrumente entwickelt und in zahlreichen Studien eingesetzt wurden. Als Beispiel für solche Messinstrumente können die von der europäischen EORTC entwickelten Fragebögen (Aaronson et al. 1996) oder die zunächst im amerikanischen Sprachraum entstandenen FACT-Instrumente genannt werden (Cella et al. 1996). Nicht zuletzt ist in diesem Zusammenhang zu betonen, dass die Existenz anerkannter und hinreichend gut validierter Messinstrumente eine unabdingbare Voraussetzung dafür darstellt, dass Ergebnisse der Lebensqualitätsmessung einen so großen Einfluss auf die Beschlüsse von Fachgremien haben, wie es in diesem Beispiel der Fall war.

3 Behandlung mit Wachstumshormon

Während im vorangehenden Beispiel Träger der Entscheidung über die Gesundheitsversorgung eine medizinische Fachgesellschaft war, wird diese Rolle im nächsten Beispiel von einer Behörde im Gesundheitswesen übernommen. Zu den Aufgaben des National Institute for Clinical Excellence (NICE) gehört es, Empfehlungen und Vorgaben für die Behandlung von Patienten innerhalb des Nationalen Gesundheitsdienstes (NHS) für England und Wales bereitzustellen (http://www.nice.org.uk/about). Zu diesem Zweck werden Leitlinien herausgegeben, in denen die entsprechenden Empfehlungen auf der Grundlage der verfügbaren wissenschaftlichen Evidenz zusammengefasst sind. In einer dieser Leitlinien geht es um die Behandlung erwachsener Patienten mit einem Wachstumshormonmangel. Die Messung der gesundheitsbezogenen Lebensqualität spielt in diesem Beispiel eine besondere Rolle, da in der Therapieempfehlung des NICE ein bestimmter Grenzwert der gesundheitsbezogenen Lebensqualität für die Entscheidung für oder gegen eine Substitutionsbehandlung mit Wachstumshormon herangezogen wird.

Ein Mangel an dem in der Hypophyse produzierten Wachstumshormon (Somatotropin) entsteht bei Erwachsenen als Folge von bestimmten Erkrankungen (z. B. Krebs), von Unfällen oder als Folge z. B. einer Strahlentherapie. Zu den bei einem Wachstumshormonmangel häufig auftretenden Symptomen gehören Veränderungen der Körperzusammensetzung (erhöhte Fettmasse, verringerte Muskelmasse), reduzierte Knochendichte, erhöhte Blutfette, Hauttrockenheit und Vitalitätsverlust als körperliche Beeinträchtigungen sowie emotionale und kognitive Defizite auf der mentalen Ebene. Es ist nachvollziehbar, dass sich beim Vorliegen dieser Krankheitssymptome bei den Betroffenen auch eine Beeinträchtigung der gesundheitsbezogenen Lebensqualität ergeben kann. Trotz dieser Symptome und trotz möglicher Beeinträchtigungen der Lebensqualität besteht beim Wachstumshormonmangel im Erwachsenenalter nicht in jedem Fall die Notwendigkeit einer Substitutionsbehandlung. Bei einer Entscheidung für oder gegen eine Substitutionsbehandlung muss die klinische Situation eines Patienten (Ausmaß des Hormonmangels, Vorliegen weiterer Risikofaktoren, Schweregrad der subjektiven Beeinträchtigung) berücksichtigt werden. Zudem ist zu beachten, dass bei der Substitutionsbehandlung das Wachstumshormon täglich vom

Patienten unter die Haut gespritzt werden muss und dass die Arzneimittelkosten nicht unerheblich sind.

Vor diesem Hintergrund hat das NICE in einer „Technology Appraisal Guidance" [TA 64] auf der Grundlage einer systematischen Aufarbeitung der zu diesem Zeitpunkt verfügbaren Evidenz durch ein Experten-Panel Empfehlungen für die Substitutionstherapie bei Wachstumshormonmangel herausgegeben. Nach diesen Empfehlungen sollen erwachsene Patienten mit einem Wachstumshormonmangel eine Substitutionstherapie nur erhalten, wenn a) ein starker Wachstumshormonmangel (gemessen mit einem entsprechenden Labortest) besteht, b) andere Mangelstörungen bei Hypophysenhormonen bereits angemessen behandelt werden und c) Beeinträchtigungen der gesundheitsbezogenen Lebensqualität vorliegen, die mit einem bestimmten krankheitsspezifischen Fragebogen gemessen wurden und eine genau definierte Schwelle überschreiten.

Bei diesem Fragebogen handelt es sich um den QoL-AGHDA-Fragebogen (Quality of Life Assessment of Growth Hormone Deficiency in Adults), der eigens zur Messung der gesundheitsbezogenen Lebensqualität bei erwachsenen Patienten mit einem Wachstumshormonmangel entwickelt wurde. Die in diesem Instrument enthaltenen 25 Fragen wurden auf der Grundlage von umfangreichen qualitativen Interviews mit Betroffenen zusammengestellt. Die Pilotversion wurde in mehrere Sprachen übersetzt, in jedem beteiligten Land einer Felderprobung unterzogen und schließlich in einer größeren Stichprobe nach psychometrischen Standards getestet (McKenna et al. 1999). Seither ist dieser Fragebogen bei zahlreichen Patienten mit Wachstumshormonmangel eingesetzt worden, so dass ein breites Spektrum von Ergebnissen auch über die Entwicklung der gesundheitsbezogenen Lebensqualität im Zeitverlauf verfügbar ist. Ein Auszug aus dem QoL-AGHDA-Fragebogen ist in Abbildung 2 dargestellt.

Beachtenswert ist an diesem Beispiel, dass das Ergebnis einer Lebensqualitätsmessung als Kriterium explizit bei der Entscheidung über eine medizinische Therapie verwendet wird. Nach der Auswertung der aus Studien mit dem QoL-AGHDA stammenden Forschungsergebnisse entschied die wissenschaftliche Kommission, dass bei Patienten, die bei mindestens 11 Fragen im QoL-AGHDA eine Beeinträchtigung der Lebensqualität berichten, die Behandlung mit Wachstumshormon klinisch wirksam und kosteneffektiv ist und damit empfohlen werden kann. Es mag bei diesem Beispiel zunächst dahingestellt bleiben, ob die Lebensqualitätsmessung mit dem QoL-AGHDA-Fragebogen tatsächlich so zuverlässige Werte ergibt, wie sie als Grundlage für derartige Entscheidungen erforderlich sind. Allein die Tatsache, dass in den offiziellen Therapie-Empfehlungen einer so bedeutenden Institution, wie dem britischen NICE, die gesundheitsbezogene Lebensqualität als Entscheidungsgrundlage Berücksichtigung findet, verdeutlicht den hohen Stellenwert dieses Bewertungskriteriums.

Anleitung zum Ausfüllen des Fragebogens

Nachfolgend finden Sie eine Reihe von Aussagen, die man über sich selbst machen könnte. Bitte lesen Sie die Liste sorgfältig durch und kreuzen Sie **bei jeder Aussage** an, ob diese für Sie zutrifft (**JA**) oder nicht zutrifft (**NEIN**).

Bitte kreuzen Sie **zu jeder Aussage** eine Antwort an!

Wenn Sie nicht sicher sind, ob Sie mit **JA** oder **NEIN** antworten sollen, kreuzen Sie bitte die Antwort an, die **am ehesten** zutrifft.

	JA	NEIN
Ich habe Mühe, Arbeiten zu Ende zu führen	☐	☐
Ich habe das dringende Bedürfnis, tagsüber zu schlafen	☐	☐
Ich fühle mich oft einsam, selbst wenn ich mit anderen zusammen bin	☐	☐
Ich muß Dinge mehrmals lesen, bevor ich sie mir merken kann	☐	☐

	JA	NEIN
Es fällt mir schwer, Freundschaften zu schließen	☐	☐
Es kostet mich viel Mühe, selbst einfache Aufgaben zu erledigen	☐	☐
Ich habe Schwierigkeiten, meine Gefühle zu beherrschen	☐	☐
Ich vergesse oft, was ich eigentlich sagen wollte	☐	☐

	JA	NEIN
Es fehlt mir an Selbstvertrauen	☐	☐
Ich muß mich dazu zwingen, Aufgaben zu erledigen	☐	☐
Ich bin oft sehr angespannt	☐	☐

Abb. 2

4 Die Rolle der Lebensqualität bei Entscheidungen des Gemeinsamen Bundesausschusses

Der Gemeinsame Bundesausschuss (G-BA) ist als oberstes Beschlussgremium u. a. damit beauftragt, den Leistungskatalog der gesetzlichen Krankenversicherung in Deutschland festzulegen. In diesem Zusammenhang bewertet er auch den (Zusatz-) Nutzen von neuen Arzneimitteln und schafft dadurch eine Entscheidungsgrundlage dafür, welche Preise im System der gesetzlichen Krankenversicherung für diese Arzneimittel gezahlt werden. Zu diesem Bewertungsverfahren gibt es strenge gesetzliche Vorgaben, u. a. im Fünften Buch des Sozialgesetzbuches (SGB V), im Arzneimittelmarktneuordnungsgesetz (AMNOG) oder in der dazu gehörenden Arzneimittel-Nutzenbewertungsverordnung (AM-NutzenV). Der Gesetzgeber hat in diesen Regelungen bestimmt, dass bei der Nutzenbewertung sog. „patientenrelevante Endpunkte", darunter insbesondere Mortalität, Morbidität und Lebensqualität zu berücksichtigen sind. Obwohl der G-BA die Lebensqualität auch in anderen Zusammenhängen als Bewertungskriterium heranzieht, wird sie am meisten in der Nutzenbewertung von Arzneimitteln berücksichtigt (Klakow-Franck 2014).

In einer Übersicht über die vom G-BA nach dem AMNOG vorgenommenen Nutzenbewertungen, die zwischen Oktober 2011 und Juni 2012 veröffentlicht wurden, zeigte sich, dass in 7 der 12 von den Arzneimittelherstellern eingereichten Dossiers Angaben zur Lebensqualität als Bewertungskriterium enthalten waren (Kvitkina et al. 2014). Als Messinstrumente waren in den einbezogenen Studien als generische Verfahren der EQ-5D- und der SF-36-Fragebogen, als krankheitsspezifische Messinstrumente EORTC QLQ-C30, FACT-P, FACT-M und PRIMUS verwendet worden. Während allerdings die Zahl von 7 Dossiers, in denen Lebensqualitätsdaten von den Arzneimittelherstellern zur Nutzenbewertung ins Feld geführt wurden, zunächst eindrucksvoll erscheint, muss in diesem Zusammenhang nachdrücklich betont werden, dass diese Daten nur in sehr wenigen Fällen in der Nutzenbewertung eine Rolle spielten. Das lag vor allem daran, dass in den Studien zwar Lebensqualitätsdaten erhoben wurden, diese jedoch nicht verwertbar waren, weil berechtigte Zweifel an der Angemessenheit und Validität des Messinstruments nicht ausgeräumt werden konnten, eine zu hohe Drop-Out-Quote bei den Lebensqualitätsmessungen bestand oder Daten zu relevanten Teilpopulationen fehlten (Kvitkina et al. 2014). In einer Analyse der insgesamt 27 Nutzenbewertungen, die bis Juni 2012 durchgeführt wurden, kamen Ruof et al. (2014b) zu dem Ergebnis, dass nur in 10 Fällen Ergebnisse zur gesundheitsbezogenen Lebensqualität im Bewertungsverfahren berücksichtigt wurden und der G-BA in keinem Fall einen darauf basierenden Zusatznutzen attestierte. Weitere Analysen von Nutzenbewertungen durch den G-BA zeigten auf der einen Seite, dass die in klinischen Studien verwendeten Messinstrumente in der Regel als geeignete und valide Verfahren akzeptiert werden. Auf der anderen Seite führten aber methodische Defizite bei der Erhebung (z. B. niedrige Response-Rate) und Ergebnisinterpretation (z. B. unklare klinische Relevanz von Unterschieden) in zahlreichen Fällen zum Ausschluss der Ergebnisse aus der Bewertung (Bullinger et al. 2014, Ruof et al. 2014a).

Die Regelungen zur Bewertung des (Zusatz-) Nutzens von Arzneimitteln verdeutlichen, dass die gesundheitsbezogene Lebensqualität neben Mortalität und Morbidität als „patientenrelevantes" Kriterium für verbindliche Entscheidungen in der Gesundheitsversorgung anerkannt ist. Die bisherigen Erfahrungen in der Bewertungspraxis durch den G-BA zeigen jedoch auf der anderen Seite, dass es weiterer Anstrengungen bedarf, um Lebensqualitätsdaten noch besser in Entscheidungsprozesse zu integrieren – besonders wenn es sich um höchst verbindliche Entscheidungen wie die des G-BA handelt. Hierzu gehören ganz wesentlich die klare Definition von Auswahlkriterien für geeignete Messinstrumente, die besondere Sorgfalt bei der Erhebung von Lebensqualitätsdaten zur Vermeidung von unvollständigen Daten und die Entwicklung von präzisen Vorgaben für die Interpretation und Bewertung von Ergebnissen aus der Lebensqualitätsmessung (Bullinger et al. 2014).

5 Lebensqualitätsergebnisse zur individuellen Therapiesteuerung

Die bisher dargestellten Beispiele der Verwendung von Lebensqualitätsdaten bei Entscheidungen in der Gesundheitsversorgung bezogen sich auf Entscheidungen, die für ganze Gruppen von Patienten Geltung beanspruchen (Leitlinien zur Chemotherapie bei Krebserkrankungen, Behandlung von Wachstumshormonmangel, Nutzenbewertung von Arzneimitteln). In einem abschließenden Beispiel soll nun illustriert werden, wie die Ergebnisse von Lebensqualitätsmessungen in der klinischen Praxis unmittelbar in individuelle Behandlungsentscheidungen einfließen können. Joanne Greenhalgh (2009) unterscheidet in ihrer Taxonomie unterschiedliche Ansätze bei der Erhebung von individuellen Lebensqualitätsdaten in der klinischen Praxis. Ein erster Ansatz ist die Verwendung als Screening-Instrument zur Identifizierung von Problemkonstellationen und zur Einleitung entsprechender therapeutischer Maßnahmen. In einem zweiten Anwendungszusammenhang können Lebensqualitätsdaten als Monitoring-Instrument fungieren, mit dem der Erfolg therapeutischer Interventionen im Einzelfall dokumentiert und evaluiert werden kann. Drittens schließlich besteht die Möglichkeit, Lebensqualitätsmessungen als wertvolle Informationsquelle zu nutzen, um prioritäre Behandlungsziele zu erkennen und eine partizipative Entscheidungsfindung zu erleichtern. In dem hier dargestellten Beispiel wird es überwiegend um die beiden ersten Anwendungsfelder gehen.

Am Tumorzentrum Regensburg wurde in jahrelanger Entwicklungsarbeit das Konzept einer komplexen Intervention zur Diagnostik und Therapie von Lebensqualität bei Frauen mit einer Brustkrebserkrankung ausgearbeitet. Diese Intervention besteht aus einer differenzierten Messung wichtiger Dimensionen der gesundheitsbezogenen Lebensqualität mit den EORTC-Fragebögen QLQ-C30 und BR23, aus der graphischen Aufbereitung der Ergebnisse und der Erstellung eines „Lebensqualitäts-Gutachtens", in dem für die behandelnden Ärzte die Ergebnisse der Lebensqualitätsmessung zusammengefasst, in ihrer Bedeutung interpretiert und mit speziellen Behandlungsempfehlungen versehen werden (Klinkhammer-Schalke et al. 2008, 2014). Die graphische Darstellung als Profil der Lebensqualität ermöglicht dabei ein übersichtliches, leicht verständliches Bild der individuellen Situation der Patientin. Durch die Darstellung von mehreren, zu unterschiedlichen Zeitpunkten erfassten Profilen in einem Diagramm können Veränderungen im Zeitverlauf leicht erkannt werden. Zuletzt gewährleistet die Ausformulierung konkreter Therapieempfehlungen in den Bereichen Physiotherapie, Psychotherapie, soziale Unterstützung, Schmerz, Ernährung und Bewegung eine leichte Umsetzung in der Versorgungspraxis.

Die Wirksamkeit dieser Komplexintervention wurde im Rahmen einer kontrollierten Studie überprüft (Klinkhammer-Schalke et al. 2012). Dafür wurden 200 Brustkrebspatientinnen zufällig zwei Gruppen zugewiesen. Die Patientinnen der Interventionsgruppe erhielten die neu entwickelte Lebensqualitätsdiagnose mit den darauf basierenden Therapieempfehlungen, in der Kontrollgruppe wurde nur die übliche Standardtherapie durchgeführt. Als primäre Zielgröße wurde der Anteil der Patientinnen untersucht, die 6 Monate nach der Brustoperation von einer erheblich beeinträchtigten Lebensqualität in mindestens einer der 10 erfassten Sub-Dimensionen berichteten. Während in der Kontrollgruppe insgesamt 71 % der Brustkrebspatientinnen über eine nach diesem Kriterium beeinträchtigte Lebensqualität berichteten, war das in der Interventionsgruppe nur bei 56 % der Patientinnen zu beobachten. Dieser (statistisch auch signifikante Unterschied) entspricht einer absoluten Risikoreduktion um 15 Prozentpunkte. Neben der primären Zielgröße zeigten auch andere Ergebniskriterien Unterschiede zugunsten der Interventionsgruppe. In Abbildung 3 sind diese Ergebnisse in einer graphischen Übersicht dargestellt.

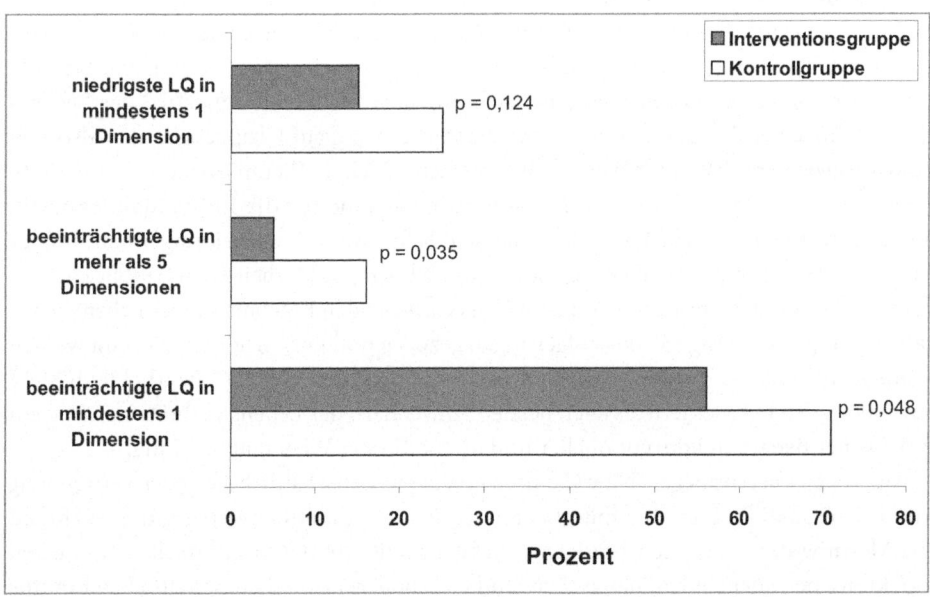

Abb. 3

Das Beispiel des „Lebensqualitäts-Gutachtens" am Tumorzentrum Regensburg ist einer der seltenen Fälle, bei denen die Messung der gesundheitsbezogenen Lebensqualität systematisch bei individuellen Patienten zur Therapiesteuerung genutzt wird. Wie die Erfahrungen mit dieser und den wenigen vergleichbaren Anwendungen der Lebensqualitätsmessung (z. B. die von der Verwaltungs-Berufsgenossenschaft eingeführten Assessmentverfahren in der Rehabilitation von Unfallverletzten (Lohsträter et al. 2007)) veranschaulichen, müssen für die sachgerechte Berücksichtigung von Lebensqualitätsdaten nicht nur geeignete, aussagekräftige Messinstrumente ausgewählt werden. Die Aufbereitung der Messergebnisse in rasch und eindeutig interpretierbare Befunde und die Bereitstellung von klaren Handlungsempfehlungen spielen eine ebenso entscheidende Rolle.

6 Fazit

Wie die in diesem Beitrag dargestellten Beispiele zeigen, können Lebensqualitätsdaten in sehr unterschiedlichen Kontexten als Grundlage für Entscheidungen in der Gesundheitsversorgung berücksichtigt werden. Diese Kontexte sind gekennzeichnet durch verschiedene Grade der Verbindlichkeit, die mit den entsprechenden Entscheidungen verknüpft sind, die Entscheidungen sind auf unterschiedlichen Ebenen lokalisiert (Ebene von Gruppen, Individualebene) und es stellen sich je nach Kontext unterschiedliche Anforderungen an die Praktikabilität und methodische Güte der Messinstrumente.

Mit der Berücksichtigung von Lebensqualitätsdaten bei Entscheidungen in der Gesundheitsversorgung sind eine Reihe offener Fragen verbunden. So wurden fast alle Messinstrumente der Lebensqualitätsforschung nicht für die „Diagnostik" der Lebensqualität einzelner Personen, sondern für die Anwendung auf Gruppenebene – also z. B. zum Vergleich von Patientengruppen in unterschiedlichen Therapiearmen – entwickelt. Es ist eine offene Frage, ob diese Messinstrumente eine für die Individualdiagnostik ausreichende methodische Qualität aufweisen. Selbst wenn Entscheidungen nur auf der Ebene von Gruppen getroffen werden, können erhebliche Unklarheiten im Hinblick auf die Interpretationsregeln bestehen, mit denen aus vorliegenden Ergebnissen der Lebensqualitätsmessung zuverlässige Schlussfolgerungen gezogen und Entscheidungen gefällt werden können. Wie das Beispiel der Nutzenbewertung durch den G-BA verdeutlichte, besteht sowohl bei den Entwicklern als auch bei den Anwendern der Lebensqualitätsmessung ein erheblicher Bedarf an konzeptioneller und methodischer Weiterentwicklung.

Gerade hier liegen aber auch die Chancen und der wissenschaftliche Reiz der Verwendung von Lebensqualitätsdaten für Entscheidungen in der Gesundheitsversorgung. Während die Messung der gesundheitsbezogenen Lebensqualität in den traditionellen Kontexten von klinischen oder epidemiologischen Studien schon fast zur wissenschaftlichen Routine gehört, ist die Berücksichtigung der Lebensqualität bei Entscheidungen ein noch sehr junges und dynamisches Forschungsgebiet, in dem innovative Ansätze gefragt sind und besondere wissenschaftliche Herausforderungen bestehen.

Literatur

Aaronson NK, Cull AM, Kaasa S, Sprangers MAG (1996) The European Organization for Research and Treatment of Cancer (EORTC) Modular Approach to Quality of Life Assessment in Oncology: An Update. In: Spilker B (Hrsg) Quality of Life and Pharmacoeconomics in Clinical Trials. Lippincott-Raven. S 179–190

Bullinger M, Blome C, Sommer R, Lohrberg D, Augustin M (2014) Gesundheitsbezogene Lebensqualität – ein zentraler patientenrelevanter Endpunkt in der Nutzenbewertung medizinischer Maßnahmen. Bundesgesundheitsbl X: 1-8. doi: 10.1007/s00103-014-2107-0

du Bois A, Lück HJ, Meier W, Adams HP, Möbus V, Costa S, Bauknecht T, Richter B, Warm M, Schröder W, Olbricht S, Nitz U, Jackisch C, Emons G, Wagner U, Kuhn W, Pfisterer J (2003) A randomized clinical trial of cisplatin/paclitaxel versus carboplatin/paclitaxel as first-line treatment of ovarian cancer. J Natl Cancer Inst 95:1320-1329. doi:10.1093/jnci/djg036

du Bois A, Quinn M, Thigpen T, Vermorken J, Avall-Lundqvist E, Bookman M, Bowtell D, Brady M, Casado A, Cervantes A, Eisenhauer E, Friedlaender M, Fujiwara K, Grenman S, Guastalla JP, Harper P, Hogberg T, Kaye S, Kitchener H, Kristensen G, Mannel R, Meier W, Miller B, Neijt JP, Oza A, Ozols R, Parmar M, Pecorelli S, Pfisterer J, Poveda A, Provencher D, Pujade-Lauraine E, Randall M, Rochon J, Rustin G, Sagae S, Stehman F, Stuart G, Trimble E, Vasey P, Vergote I, Verheijen R, Wagner U (2005) 2004 consensus statements on the management of ovarian cancer: final document of the 3rd International Gynecologic Cancer Intergroup Ovarian Cancer Consensus Conference (GCIG OCCC 2004). Ann Oncol 16 Suppl 8:viii7-viii12. doi:10.1093/annonc/mdi961

Cella, D. F. & Bonomi, A. E. (1996). The Functional Assessment of Cancer Therapy (FACT) and Functional Assessment of HIV Infection (FAHI) Quality of Life Measurement System. In B. Spliker (Hrsg.): Quality of Life and Pharmaeconomics in Clinical Trials. Philadelphia: Lippincott-Raven, S 203–214

Greenhalgh J (2009) The applications of PROs in clinical practice: what are they, do they work, and why? Qual Life Res 18:115–123. doi:10.1007/s11136-008-9430-6

Greimel ER, Bjelic-Radisic V, Pfisterer J, Hilpert F, Daghofer F, du Bois A (2006) Randomized study of the Arbeitsgemeinschaft Gynaekologische Onkologie Ovarian Cancer Study Group comparing quality of life in patients with ovarian cancer treated with cisplatin/paclitaxel versus carboplatin/paclitaxel. J Clin Oncol 24:579–586. doi:10.1200/JCO.2005.02.4067

Klakow-Franck R (2014) Die Bedeutung von Lebensqualität für die Arbeit des Gemeinsamen Bundesausschusses. Z Evid Fortbild Qual Gesundhwes 108:151–156. doi:10.1016/j.zefq.2014.02.007

Klinkhammer-Schalke M, Koller M, Wyatt JC, Steinger B, Ehret C, Ernst B, Hofstädter F, Lorenz W (2008) Quality of life diagnosis and therapy as complex intervention for improvement of health in breast cancer patients: delineating the conceptual, methodological, and logistic requirements (modeling). Langenbecks Arch Surg 393:1–12. doi:10.1007/s00423-007-0210-5

Klinkhammer-Schalke M, Koller M, Steinger B, Ehret C, Ernst B, Wyatt JC, Hofstädter F, Lorenz W (2012) Direct improvement of quality of life using a tailored quality of life diagnosis and therapy pathway: randomised trial in 200 women with breast cancer. Br J Cancer 106:826-838. doi:10.1038/bjc.2012.4

Klinkhammer-Schalke M, Lindberg P, Koller M, Steinger B, Ortmann O, Hofstädter A, Scharl A, Inwald EC, Lorenz W (2014) Lebensqualität bei Brustkrebs-Patientinnen – Implementierung und Umsetzung in die Routineversorgung. Geburtsh Frauenheilk 74:531–534. doi:10.1055/s-0034-1368626

Kvitkina T, ten Haaf A, Reken S, McGauran N, Wieseler B (2014) Patientenrelevante Endpunkte und Surrogate in der frühen Nutzenbewertung von Arzneimitteln: erste Erfahrungen. Z Evid Fortbild Qual Gesundhwes 108:528–538. doi:10.1016/j.zefq.2014.06.015

Lohsträter A, Froese E, Haider E, Müller WD, Bak P, Kohlmann T, Ekkernkamp A (2007) Der Einsatz von Assessmentverfahren in der Rehabilitation von Unfallverletzten. Gesundheitswesen 69:45–49. doi:10.1055/s-2007-968170

McKenna SP, Doward LC, Alonso J, Kohlmann T, Niero M, Prieto L, Wíren L (1999) The QoL-AGHDA: An instrument for the assessment of quality of life in adults with growth hormone deficiency. Quality of Life Research 8: 373–383

Ruof J, Knoerzer D, Dünne AA, Dintsios CM, Staab T, Schwartz FW (2014a) Analysis of endpoints used in marketing authorisations versus value assessments of oncology medicines in Germany. Health Policy 118:242–254. doi:10.1016/j.healthpol.2014.08.004

Ruof J, Schwartz FW, Schulenburg JM, Dintsios CM (2014b) Early benefit assessment (EBA) in Germany: analysing decisions 18 months after introducing the new AMNOG legislation. Eur J Health Econ 15:577–589. doi:10.1007/s10198-013-0495-y

Legende zu den Abbildungen

Abbildung 1: Prozentuale Veränderungen der Lebensqualitätswerte im Vergleich zur Baseline (Greimel et al 2008).
Gezeigt werden die Veränderungen in den Dimensionen des EORTC QLQ-C30-Fragebogens zwischen Beginn und Ende der Behandlung. Positive Werte bedeuten Verbesserungen, negative Werte Verschlechterungen. Statistisch signifikante Unterschiede (p < 0,05) sind durch * gekennzeichnet. TC: Paclitaxel/Carboplatin-Gruppe, PT: Paclitaxel/Cisplatin-Gruppe.

Abbildung 2: Auszug aus dem QoL-AGHDA-Fragebogen (McKenna et al. 1999).

Abbildung 3: Ergebnisse der Studie am Tumorzentrum Regensburg. Prozentuale Anteile der Brustkrebspatientinnen mit beeinträchtigter Lebensqualität getrennt nach Interventions- und Kontrollgruppe.

Wahl der Messinstrumente zur Ermittlung der gesundheitsbezogenen Lebensqualität

Peter G. Robinson

Aus dem Englischen übersetzt von Sabine Umlauf-Beck

Zusammenfassung

Für die Messung der gesundheitsbezogenen Lebensqualität existieren zahlreiche Instrumente. Manche haben bessere, andere weniger gute psychometrische Qualitäten. Diese Qualitäten sollten aber nicht allein entscheidend sein, wenn man nach dem geeigneten Instrument für ein spezifisches Vorhaben sucht, denn die Wahl des Instrumentes muss in Abhängigkeit von den Zielen und den Gegebenheiten der Fragestellung getroffen werden. Welche Aspekte der Forschungsfrage man bei der Entscheidung für ein Instrument berücksichtigen sollte und welche Eigenschaften eines Instrumentes für eine solche Wahl ausschlaggebend sind, diese Fragen werden im folgenden Beitrag umfassend dargestellt. Es wird darauf hingewiesen, dass die gleichen Instrumente ggf. unterschiedliche Durchführungsverfahren erlauben, die bei der Interpretation der Ergebnisse ausschlaggebend sein können. Schließlich wird auch auf die Problematik der komplementären Interpretation der Ergebnisse verschiedener Instrumente eingegangen. Der Beitrag schließt mit einer Empfehlung zur strukturierten Vorgehensweise bei der Instrumentenwahl.

1 Einführung

In den letzten Jahrzehnten ist die Lebenserwartung in vielen Teilen der Welt enorm angestiegen. Daraus folgte eine stärkere wissenschaftliche Fokussierung auf die Frage sowohl nach der Qualität als auch nach der Quantität von Leben. Zudem wurde Gesundheit zunehmend entprofessionalisiert, was zu einer stärkeren Einbindung von Laien in die Gesundheitsversorgung geführt hat. Die Entprofessionalisierung zeigt sich in allen von uns genutzten Konzepten von Gesundheit. Wir sind dazu übergegangen, nicht nur die rein biomedizinischen Ursachen und Folgen eines Gesundheitszustands zu betrachten und einzubeziehen, sondern auch die psychologischen und sozialen Ursachen und Folgen eines solchen. Alles in allem machen es diese Trends notwendig, diejenigen Aspekte von Lebensqualität zu messen, die in Zusammenhang mit Gesundheit stehen.

Die Messung der gesundheitsbezogenen Lebensqualität (Health-Related Quality of Life, HRQoL) ist nicht einfach. Das Konzept ist ein relativ neues, rein wissenschaftliches und beliebiges Konstrukt ohne Bezug zur Laiensprache. Deshalb ist es schlecht und uneinheitlich definiert, und Goldstandards der HRQoL, anhand derer Messinstrumente validiert werden könnten, existieren nicht. Aus diesem Grund sind einige Messinstrumente vielleicht nicht für den intendierten Zweck geeignet. Nichtsdestotrotz wird die gesundheitsbezogene Lebensqualität jetzt für viele verschiedene Zwecke genutzt (Tabelle 1), und ihre Messung ist ein wichtiger Teil der Gesundheitsforschung.

Tab. 1 Bereiche, in denen HRQoL-Daten genutzt werden können (Robinson et al. 2002)

Politischer Bereich	• Planung der Gesundheitspolitik • Planung der Verteilung von Ressourcen
Klinischer Bereich	• Kommunikationswerkzeuge • Beauftragung von Versorgungsprogrammen • Evaluation • Beurteilung der Ergebnisse neuer Behandlungen • Tiefere Einsicht in die Patientenperspektive • Screening, Ermittlung & Gewichtung der Probleme & Präferenzen von Patienten • Einbindung von Patienten in Entscheidungsfindungsprozesse und in die Fürsorge für die eigene Person • Überwachung & Evaluation der individuellen Versorgung von Patienten • Ermittlung der Patienten, die von der Behandlung profitieren • Vorhersage von Ergebnissen, um eine adäquate Versorgung bereitzustellen • Prüfung
Forschung	• Evaluation von Interventionen • Untersuchung der Beziehungen zwischen verschiedenen Aspekten von Gesundheit
Öffentliche Gesundheit	• Beschreibung und Überwachung von Krankheit in der Bevölkerung • Planung, Überwachung und Evaluation von Dienstleistungen • Bedarfsermittlung und -gewichtung • Förderung einer stärkeren Einbindung von Laien in die Gesundheitsversorgung
Theoriebereiche	• Erforschung von Gesundheitsmodellen • Beschreibung von Faktoren, die Gesundheit beeinflussen

Der vorliegende Beitrag liefert praktische Ratschläge zur Wahl der Instrumente zur Messung von gesundheitsbezogener Lebensqualität. Zu Beginn werden eine Reihe grundlegender Hypothesen erläutert und die verwendeten Begriffe erklärt.

Es werden weiterhin drei Themenbereiche unterschieden, die bei der Wahl eines Messinstruments zu berücksichtigen sind, wobei abzuwägen ist, wie viel Bedeutung einem jeden zugewiesen wird. Diese drei Themenbereiche sind:

- Zweck der Erfassung von HRQoL-Informationen, wobei die Ziele der Studie, die Analyseebene, die zu untersuchende Population und die Zielgruppe, der die Daten vorgelegt werden, berücksichtigt werden.
- Notwendige Eigenschaften der Messmethode, wozu eine starke konzeptuelle Basis, pragmatische Überlegungen, Augenscheinvalidität und Inhaltsvalidität, geeignete psychometrische Eigenschaften und die Akzeptanz der Studienteilnehmer gehört.
- Nutzung der Messmethode, wozu die Verfahrensweise und der Bedarf an Ressourcen zählen.

Zuletzt gehen wir kurz auf das Thema der Verknüpfung von Messwerten unterschiedlicher Messinstrumente und auf das Datenmapping zur Integration in verschiedene Messinstrumente ein.

2 Definitionen und Hypothesen

Für die Zwecke dieses Kapitels wird Lebensqualität als die *individuelle Wahrnehmung der eigenen Lebenssituation im Kontext der jeweiligen Kultur und des jeweiligen Wertesystems sowie in Bezug auf die eigenen Ziele, Erwartungen, Beurteilungsmaßstäbe und Interessen* definiert (WHO 1995).

Die *eigene Lebenssituation* kann viele Bereiche umfassen, so z. B. die persönliche und finanzielle Sicherheit sowie emotionale Bedürfnisse. Offenkundig liegen einige dieser Bereiche außerhalb des Aufgabenbereichs der Gesundheitsversorgung, weshalb zwischen diesen nicht-medizinischen Bereichen und der *gesundheits*bezogenen Lebensqualität, die Thema dieses Kapitels ist, unterschieden werden muss. Für unsere Zwecke kann gesundheitsbezogene Lebensqualität als *die funktionelle Auswirkung eines Gesundheitszustands und/oder der daraus resultierenden Therapie auf einen Menschen* betrachtet werden (adaptiert nach ISOQoL, 2015).

Aufgrund meiner beruflichen Tätigkeit als Zahnarzt werde ich viele Aspekte in diesem Kapitel anhand eines Teilbereichs der HRQoL erläutern, es handelt sich dabei um die mundgesundheitsbezogene Lebensqualität (Oral Health related Quality of Life, OHQoL). Diese beschreibt die *Auswirkungen oraler Beschwerden auf das tägliche Leben, wobei diese Beschwerden für die Menschen bedeutend und von einem solchen Ausmaß sind, dass sie die Wahrnehmung ihres Lebens insgesamt beeinflussen* (Locker und Allen 2007).

HRQoL-Messinstrumente nutzen häufig Kriterien, sogenannte Items, die verschiedene Bereiche erfassen, wobei diese Items auf einer Ordinalskala gewertet werden. Die Messwerte können als Prävalenz der Auswirkung (Anteil der Teilnehmer, die ein Item oberhalb eines gegebenen Schwellenwerts bewertet haben), Ausmaß der Auswirkungen (Anteil der Items, die von jedem Teilnehmer oberhalb eines gegebenen Schwellenwerts bewertet wurden) oder als Gesamtwert (Summe der Itemkodes) erfasst werden. Häufig werden beispielsweise die Fragebögen zur mundgesundheitsbezogenen Lebensqualität (Oral Health Impact Profile, OHIP) und zu den Auswirkungen mundgesundheitsbezogener Lebensqualität auf das tägliche Leben (Oral Impacts on Daily Performance, OIDP) genutzt, um die OHQoL zu messen.

Der OHIP untersucht funktionelle Einschränkungen, Schmerzen, psychische Beschwerden und Einschränkungen, körperliche Einschränkungen, soziale Einschränkungen und Behinderung durch Beschwerden im Mundraum. Die Originalfassung umfasste 49 Items zur Ermittlung der Häufigkeit dieser Auswirkungen auf einer 5-Punkte-Likert-Skala (Slade und Spencer 1994). Nachfolgende Fassungen beinhalten weniger Items (Slade 1997) oder wurden adaptiert, um die Auswirkungen spezifischer Beschwerden, wie fehlende Zähne, zu berücksichtigen (Allen und Locker 2002). Der OHIP wurde in Hunderten von Studien umfassend evaluiert und getestet.

Der OIDP ermittelt einschränkende und behindernde Auswirkungen oraler Beschwerden auf die Fähigkeit zu essen, zu sprechen, die Zähne zu putzen, zu schlafen, zu lächeln, den Kontakt mit anderen zu genießen, zu arbeiten und emotional stabil zu bleiben. Er berücksichtigt beides, die Häufigkeit und den Schweregrad der Auswirkungen auf diese täglichen Aktivitäten (Adulyanon und Sheiham 1997).

Ich gehe davon aus, dass die Leser dieses Textes die Notwendigkeit der Personenzentriertheit erkennen, doch muss ich die Aufmerksamkeit auf die zentralen Konsequenzen aus dieser Erkenntnis richten. Die wichtigste Konsequenz ergibt sich hierbei aus dem Kriterium der *individuellen Wahrnehmung* aus dem ersten Satz der oben aufgeführten WHO-Definition. Wir beschäftigen uns mit den subjektiven Gefühlen des Einzelnen bezüglich seines persönlichen Wohlbefindens in Bezug auf die Gesundheit. Daher sind HRQoL-bezogene Daten am aussagekräftigsten, wenn die Informationen von der betreffenden Person selbst gegeben werden. Eine indirekte Folge davon ist, dass das Messinstrument, welches wir verwenden, idealerweise unter Beteiligung von Laien erstellt wurde, sodass es Kriterien untersucht, die für Laien relevant sind, und die Sprache verwendet, die diese sprechen.

Ich unterscheide dieses subjektive Wohlbefinden von der Funktionsfähigkeit (was Menschen tun können) und der Nützlichkeit (Teilnehmer ordnen Zuständen bestimmte Werte zu), wobei ich mich vorwiegend auf Ersteres konzentrieren werde.

3 Zweck der Messung von gesundheitsbezogener Lebensqualität

Ausgangspunkt der Wahl eines Instruments zur Messung der HRQoL ist zunächst die Frage, warum diese gemessen werden soll. Jede Studie beinhaltet sowohl explizite als auch implizite Hypothesen bezüglich der Ziele der Analyse, der Analyseebene, der untersuchten Population und der Zielgruppe, die von den Ergebnissen profitiert. Sie alle bestimmen die Wahl des Messinstruments.

3.1 Ziele der Analyse und Analyseebene

Typischerweise werden Ziele der Analyse als deskriptiv (mit der Intention, in irgendeiner Form den Grad der Auswirkung zu beschreiben), als diskriminativ (wobei der Grad der Auswirkungen in verschiedenen Gruppen oder Situationen verglichen wird) und als evaluativ (mit der Intention, die Reaktionen auf Gesundheitsversorgung bei einzelnen Patienten zu untersuchen oder zur Evidenzbasis einer Intervention beizutragen) klassifiziert.

Der Begriff der Analyseebene bezieht sich darauf, ob gesamte Populationen (z. B. im Bereich der öffentlichen Gesundheit oder zur Gewichtung von Versorgung entsprechend dem Bedarf), Stichproben (häufig in der Forschung, z. B. in randomisierten kontrollierten Studien) oder Einzelpersonen (z. B. in der klinischen Praxis oder beim Screening) untersucht werden. Messinstrumente, die für Einzelpersonen verwendet werden, müssen sehr genau sein. Eine mäßige Genauigkeit hingegen kann statistisch ausgeglichen werden, wenn die HRQoL in Gruppen von Menschen untersucht wird.

Die Interaktionen zwischen dem Ziel der Analyse und der Analyseebene können in einer Matrix angeordnet werden, um die Wahl einer HRQoL-Messmethode zu erleichtern (Tabelle 2).

Tab. 2 Interaktionen zwischen analytischem Ziel und Analyseebene

	Population	Stichprobe	Einzelperson
Beschreibung	A1	A2	A3
Diskrimination	B1	B2	B3
Evaluation	C1	C2	C3

Evaluative Messinstrumente zur Anwendung in Gruppen oder Stichproben (Zelle C2 in Tabelle 2) sollten sich auf die spezifischen Aspekte von Gesundheit konzentrieren, die, positiv oder negativ, auf die Intervention reagieren. Auf diese Weise werden zufällige Variationen („Hintergrundgeräusche") durch irrelevante Items in den Bewertungen ausgeschlossen (Hyland 2003). Um Veränderungen feststellen zu können, müssen evaluative Messergebnisse stabil sein, wenn sich nicht wirklich etwas verändert hat. Idealerweise sind sie präzise, damit auch geringfügige Veränderungsgrade feststellbar werden. Aus diesem Grund kann es erforderlich sein, auch mehrere Messwerte auf einer Messskala anzulegen (z. B. 7-Punkte-Likert-Skala). Evaluative Messergebnisse sollten auch Boden- und Deckeneffekte vermeiden (bei denen viele Teilnehmer die niedrigst- oder höchstmöglichen Messwerte angeben), sodass die meisten Items im Mittelbereich bewertet werden.

Diskriminative Messungen, die in Stichproben oder Gruppen verwendet werden (B2 in Tabelle 2), sind erforderlich, um eine ganze Bandbreite unterschiedlicher Schweregrade von Auswirkungen zu ermitteln (sog. „Inhaltsvalidität"), sodass die Messwerte für die Korrelationsanalyse gut gestreut sind (Hyland 2003). Daraus folgt, dass einige der Items Boden- oder Deckeneffekte aufweisen können, die nur den am schwersten oder am wenigsten betroffenen Teilnehmern höhere oder niedrigere Messwerte zuordnen. Messinstrumente, die mehr Items beinhalten, sind eventuell erforderlich, um Unterschiede zwischen Gruppen festzustellen. Möglicherweise sind dabei jedoch weniger Antwortkategorien notwendig, sodass die Teilnehmer jedes Item vielleicht nur mit „ja" oder „nein" beantworten.

Unser neu entwickeltes OHQoL-Messinstrument zur Ermittlung spezifischer Auswirkungen von Dentinhypersensibilität demonstriert diese Punkte sehr gut (Boiko et al. 2010). Bei einer Dentinhypersensibilität verursachen kalte Speisen wie Eiscreme einen kurzen, stechenden Schmerz im Bereich der Zahnhälse. Wir wurden beauftragt, ein Messinstrument für einen Hersteller zu entwickeln, um ihn bei der Bewertung von Zahnpasta zur Behandlung dieses Problems zu unterstützen.

Nun ist die Überempfindlichkeit gegenüber Eiscreme sehr häufig. Das bedeutet, dass es in Bezug auf Eiscreme bei den Items einen Deckeneffekt gab, da viele Teilnehmer über diese Beschwerden berichteten, weshalb die eiscremebezogenen Items hilfreich waren, um beispielsweise beim Screening zwischen gesunden und leicht betroffenen Menschen zu unterscheiden (Robinson et al. 2014). Jedoch ist ein durch solche kalten Reize verursachter Schmerz eher behandlungsresistent, sodass die eiscremebezogenen Items zur Bewertung der Behandlung nutzlos waren.

Messinstrumente für Einzelpersonen (häufig Patienten) werden oft für sehr spezifische Zwecke eingesetzt und benötigen deshalb weniger Items (Hyland 2003). Durch die diskriminative Anwendung bei Einzelpersonen (B3 in Tabelle 2) können spezifische Auswirkungen festgestellt werden, um klinische Entscheidungen zu begründen. Daher dürfen die Items nur für diese besondere Patientengruppe oder Situation relevant sein. Diese direkte Relevanz für einen bestimmten Gesundheitszustand ist eine Form von Inhaltsvalidität und sollte als eine starke interne Reliabilität des Messinstruments erkennbar sein (das heißt, dass sich alle Items auf das gleiche zugrunde liegende Konstrukt beziehen). Die interne Reliabilität wird mithilfe von Cronbachs Alpha bewertet, wobei Alpha größer als 0,9 für Messinstrumente für Einzelpersonen empfohlen wird (Nunally 1978).

Evaluative Messinstrumente zur Anwendung bei Einzelpersonen (C3 in Tabelle 2) sollten sich nur auf die individuellen Aspekte der Gesundheit des Patienten konzentrieren, die sich ändern. So sollte beispielsweise eine Schlaftablette dem Patienten helfen, zu schlafen und seine Müdigkeit am Tag zu verringern. Daher sind sehr wenige Items notwendig, aber diese Items sollten sehr empfindlich sein, weshalb eventuell kleine Abstufungen erforderlich sind, die mehr Genauigkeit gewährleisten, um geringfügige Änderungen festzustellen. Jedoch kann dieser enge Fokus unvorhergesehene oder nicht berücksichtigte subjektive Veränderungen ausschließen, sodass vielleicht zusätzlich zu den präzise fokussierten Messinstrumenten krankheitsübergreifende Messinstrumente eingesetzt werden müssen.

Im Gegensatz dazu benötigen Messinstrumente, die für ganze Populationen verwendet werden sollen (A1, B1, C1), natürlich viele Teilnehmer, weshalb die Minimierung der Belastung von Teilnehmern und der Verwaltungskosten vorrangig sein können. Solche Messinstrumente beinhalten möglicherweise sehr wenige Items und sind eher krankheitsübergreifend. Sie halten die Auswirkungen vieler verschiedener Gesundheitszustände fest.

3.2 Die Studienpopulation

Gesundheit kann als die Art und Weise, wie man mit seiner Umgebung interagiert, betrachtet werden (Dubos 1959). Kultur bildet einen Teil dieser Umgebung und ist auch die Brille, durch die wir die Welt sehen (Helman 2003). Daher sind Gesundheit und Kultur komplex miteinander verknüpft, und natürlich variiert Kultur zwischen und innerhalb von Populationen. Daraus folgt, dass die Items von Instrumenten zur Messung der HRQoL für die Kultur, in der sie angewendet werden, relevant sein müssen. Unser Item zur Problematik, Eis zu essen, würde in einer Population, die selten Eis isst, keine nützlichen Informationen liefern.

Infolgedessen sollten Messinstrumente sorgfältig geprüft werden, um sicherzustellen, dass sie die HRQoL und diesbezügliche, lokal relevante Aspekte messen können (hier handelt es sich um Augenschein- und Inhaltsvalidität, ein wiederkehrendes Thema in diesem Kapitel). Zudem existieren aufwändige Verfahren, um Messinstrumente in eine andere Sprache zu übersetzen und dabei sowohl linguistische als auch kulturelle Äquivalenz zu gewährleisten. Die Inhalte von Messinstrumenten, die übersetzt wurden, müssen in der neuen Sprache zudem noch einmal geprüft werden (Herdman et al. 1998; John et al. 2003; siehe auch Bullinger 2015, Seite 175-188 in dieser Anthologie).

Eine sorgfältige Übersetzung ist notwendig, denn es gibt häufig kleine, aber bedeutende Unterschiede, die zu berücksichtigen sind. Interessanterweise scheinen die Bereiche gesundheitsbezogener Lebensqualität über die Kulturen hinweg relativ einheitlich zu sein, doch die ihnen zugeschriebene Bedeutung variiert.

Die Wahl der Messinstrumente wird zudem von der kognitiven Fähigkeit der Teilnehmer beeinflusst. Kinder und Menschen mit kognitiven Störungen benötigen Messinstrumente, die ihrer Fähigkeit entsprechend entwickelt wurden. Dazu gehören eventuell eine einfache Formulierung und der Einsatz von Bildern, die die Reichweite des Messinstruments deutlich einschränken können. Dabei sollte berücksichtigt werden, dass kognitive Fähigkeiten dynamisch sind. Beispielsweise nehmen einige Störungen im Laufe der Zeit zu, wie dies bei der Alzheimer-Krankheit der Fall ist. Im Gegensatz dazu entwickeln sich die Lesefähigkeit und die intellektuellen Kompetenzen von Kindern mit zunehmendem Alter.

Außerdem ist bei der Untersuchung der gesundheitsbezogenen Lebensqualität von Kindern und jungen Menschen weiterhin zu berücksichtigen, dass verschiedene Aspekte der Gesundheit im Laufe der Zeit an Bedeutung zu- oder abnehmen. So ist beispielsweise zu erwarten, dass sich Jugendliche vermehrt mit ihrem Aussehen beschäftigen und schamhafter sind als Kinder. Aus diesem Grund gibt es für einige HRQoL-Messinstrumente analoge Formate, die spezifisch auf unterschiedliche Altersgruppen zugeschnitten sind (Jokovic et al. 2002; 2004).

3.3 Das Publikum

Damit der Zweck dieser Studie erfüllt werden kann, ist zuletzt noch das Publikum zu berücksichtigen, für das die Forschungsergebnisse bestimmt sind. Mögliche Empfänger sind Laien, Patienten, Planer, Beschäftigte im Gesundheitswesen oder Wissenschaftler. Sie alle haben unterschiedliche Ansprüche an die Daten, unterschiedliche Interessensbereiche und Interpretationsebenen. Man kann sich leicht vorstellen, dass ein Politiker *vorgibt*, DMFT-Messwerte zu verstehen (mittlere Anzahl verfaulter, fehlender und gefüllter Zähne), dass es ihn aber nur interessiert, wie viele Kinder in seinem Wahlkreis (und wie viele Eltern, die als Wähler registriert sind) wegen Zahnschmerzen nicht schlafen können. Diesen Gedanken sollten wir im Hinterkopf haben, wenn wir die Sammlung von Daten planen, damit die Ergebnisse für den Zweck geeignet sind und die notwendigen Informationen liefern, und damit wir keine Daten sammeln, die nicht gebraucht werden.

4 Die Qualität der Messung

HRQoL-Messungen müssen eine stabile konzeptuelle Basis haben und sollten bestimmten pragmatischen Kriterien entsprechen. Sie müssen auch Augenschein- und Inhaltsvalidität aufweisen, über adäquate psychometrische Eigenschaften verfügen und von den Teilnehmern, die die Informationen liefern, akzeptiert werden.

4.1 Konzeptuelle Eindeutigkeit

Wie bereits angemerkt, ist das Konzept von gesundheitsbezogener Lebensqualität rein wissenschaftlich und hat nur begrenzt eine Bedeutung für Laien. Wegen der Unbestimmtheit des Konzepts ist es unerlässlich, dass jedes Messinstrument auf einer expliziten Definition von HRQoL basiert. Des Weiteren sollte sich das Messinstrument auf ein zugrunde liegendes theoretisches Modell oder Konstrukt beziehen. Beispielsweise gründen sich der OHIP und OIDP auf Lockers konzeptuelles Modell von Mundgesundheit (Locker 1988; Slade und Spencer 1994; Adulyanon und Sheiham 1997) und unser Dentine Hypersensitivity Experience Questionnaire (DHEQ) basiert auf Wilsons und Clearys (1995) Modell, in dem klinische Variablen mit Lebensqualität verknüpft werden (Abbildung 1) (Boiko et al. 2010).

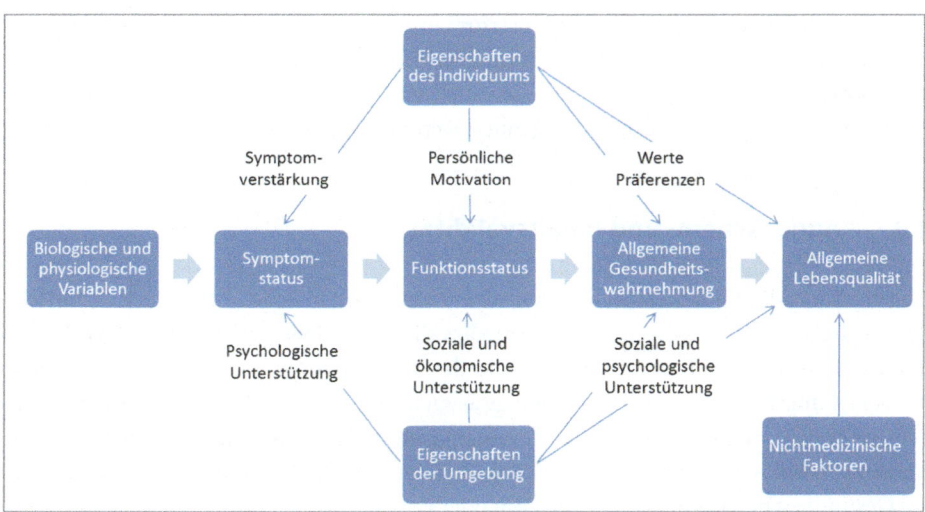

Abb. 1 Das Modell von Wilson und Cleary (1995). Verknüpfung von klinischen Variablen mit gesundheitsbezogener Lebensqualität: ein konzeptuelles Modell von Patientenergebnissen

Diese konzeptuelle Eindeutigkeit dient einer Reihe von Zwecken. Sie verdeutlicht die dem Messinstrument zugrunde liegenden Hypothesen und gewährleistet zudem, dass das Messinstrument den gegenwärtigen intellektuellen Fähigkeiten angemessen ist. Die zugrunde liegenden Rahmenbedingungen bestimmen auch die Validierung des Messinstruments, sodass wir erwarten können, dass die HRQoL-Messwerte einen Bezug zu anderen Bereichen in dem Konstrukt haben (Konstruktvalidität). Auch wenn sich dieser Beitrag mehr mit der Wahl verfügbarer Messinstrumente und nicht so sehr mit der Entwicklung neuer Messinstrumente beschäftigt, ist es unerlässlich, ein Modell zu wählen, das sich für den Zweck eignet. Nicht sinnvoll ist es, an einem Modell festzuhalten, mit dem man zwar vertraut ist, das aber nicht die Faktoren berücksichtigt, die für die aktuelle Studie wichtig sind.

4.2 Pragmatische Überlegungen

Die Entwicklung eines HRQoL-Messinstruments ist zeitintensiv und teuer. Zudem liegen für ein neues Messinstrument keine umfassenden Vergleichsdaten vor. Daher ist es deutlich vorteilhafter, ein vorhandenes Messinstrument zu verwenden, wann immer dies möglich ist. Wie wir bereits gesehen haben, muss das gewählte Messinstrument für die untersuchten Studienteilnehmer geeignet sein.

Wichtig ist, dass das Instrument nicht nur eine Klassifikation, sondern vor allem aussagekräftige Informationen liefert, weshalb der Zweck der Untersuchung berücksichtigt werden muss. Der Forscher kann dann eindeutig festlegen, auf welcher Ebene und mit welchem analytischen Ziel das Messinstrument verwendet wird, damit sie nach einer Evidenzbasis für seine Nutzung unter ähnlichen Umständen suchen können.

Pragmatische Überlegungen beinhalten auch, dass die Ergebnisse ohne Weiteres interpretiert und gegebenenfalls politisch genutzt werden können.

4.3 Augenschein- und Inhaltsvalidität

Augenscheinvalidität bezieht sich darauf, ob ein Messinstrument den Eindruck vermittelt, dass es die relevanten Kriterien misst. Inhaltsvalidität bezieht sich auf die Relevanz und darauf, ob die Fragen alles abdecken, ob also das Messinstrument alle relevanten Aspekte der Forschungsfrage untersucht. Wie wir gesehen haben, kann die Inhaltsvalidität je nachdem, ob es sich um diskriminative oder evaluative Messungen handelt, variieren. Evaluative Messungen müssen sich auf Aspekte konzentrieren, die sich verändern können, da sich die Gesundheit der Teilnehmer verbessern oder verschlechtern kann. In diesem Fall heißt Inhaltsvalidität, dass sie auf die verschiedenen Schweregrade reagiert.

Augenschein- und Inhaltsvalidität werden beurteilt, indem die Items analysiert und in Beziehung zu den Erfahrungen der Menschen mit der entsprechenden Situation oder Erkrankung gesetzt werden. Die Validierung erfolgt üblicherweise durch Wissenschaftler mit Fachkenntnissen in dem entsprechenden Bereich, kann aber durch die Einblicke der Patienten oder anderer Laien mit direkten Erfahrungen auf diesem Gebiet ergänzt werden. Bei der Wahl des Messinstruments sind Augenschein- und Inhaltsvalidität absolut entscheidend. Obwohl sie keine mathematischen Tests erfordern, werden sie durch Boden- und Deckeneffekte angezeigt. Auch sind sie schwerer zu beurteilen, als es scheint, und sie werden von Wissenschaftlern vielleicht unterbewertet und nicht genügend beachtet.

In einer ersten Evaluation von OHQoL-Messungen wurden deutliche Bodeneffekte festgestellt. Ein Viertel der Patienten, die einen zahnärztlichen Notdienst aufgesucht hatten, gaben bei einer Messung keine Auswirkungen auf ihre Lebensqualität an. Bei der Messung wollten wir nur die oralen Beschwerden erfassen, die die Patienten am meisten einschränken und behindern und umfassten auch einen langen Referenzzeitraum, wohingegen Notfälle per Definition akut sind (Abbildung 2, Robinson et al. 2003).

Der Referenzzeitraum ist das Zeitfenster, in dem die Teilnehmer über ihre Erfahrungen berichten sollen. So untersucht der OIDP beispielsweise die Häufigkeit und den Schweregrad der Auswirkungen auf das tägliche Leben während der vorangegangenen sechs Monate (Adulyanon und Sheiham 1997). Referenzzeiträume sind in evaluativen Studien besonders wichtig. Ein längerer Zeitraum ist hilfreich zur Ermittlung von Unterschieden bei seltenen Auswirkungen, um Behandlungseffekte deutlich zu machen. Auf der anderen Seite verzögert ein zu langer Referenzzeitraum die Evaluation und verstärkt die Gefahr einer verzerrten Erinnerung. Jedoch können die Referenzzeiträume von Messinstrumenten bis zu einem gewissen Grad angepasst werden, obwohl dies den Vergleich der Ergebnisse zwischen Studien über verschiedene Zeiträume verhindert.

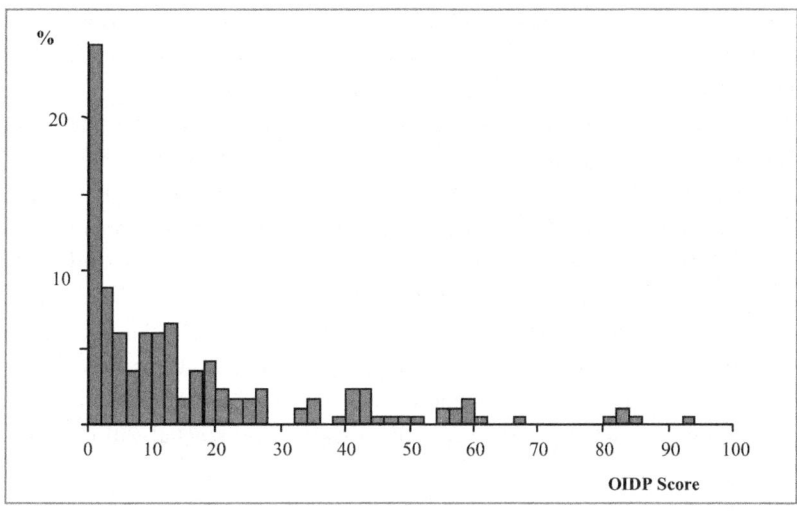

Abb. 2 Verteilung der OIDP-Messwerte bei Patienten, die einen zahnärztlichen Notdienst aufsuchten

In einem anderen Beispiel produzierte die Inhaltsvalidität eines OHQoL-Messinstruments widersprüchliche Ergebnisse bei der Evaluation einer Zahnschiene mit Reservoir (Robinson et al. 2005), einem weichen Kunststoff-Zahnfleischschutz, der künstlichen Speichel in den Mund von Patienten mit nächtlicher Mundtrockenheit abgab. Unsere randomisierte kontrollierte Studie zu dieser Schiene verwendete sowohl den OIDP als auch den OHIP14, aber nur der OIDP ermittelte einen Behandlungseffekt. Zweck der Schiene war es, den Menschen das Schlafen zu ermöglichen, aber Schlafen wird im OHIP14 nicht berücksichtigt! (Slade 1997).

Spezifische Methoden zur Beurteilung der Augenschein- und Inhaltsvalidität beinhalten die Überprüfung durch ein Messinstrument, das unter Nutzung qualitativer Daten einer ähnlichen Population entwickelt wurde. Diese Überprüfung sollte als Pilotprojekt der Messung vorausgehen und auf situationsspezifische Messkriterien achten. Inhaltsvalidität kann auch dadurch beurteilt werden, dass geprüft wird, ob die Items für die bekannten Auswirkungen des Gesundheitszustandes relevant sind und ob sie Veränderungen in ihrem Ausmaß und Schweregrad erfassen.

Der Vergleich zwischen krankheitsübergreifenden und krankheitsspezifischen Messinstrumenten ist hilfreich. Krankheitsübergreifende Messinstrumente ermitteln die Auswirkungen einer Reihe von Gesundheitszuständen. Daher sind sie hilfreich, um diese zu vergleichen, reagieren aber weniger empfindlich auf die spezifischen Auswirkungen einer bestimmten Erkrankung. Trotzdem können sie bei evaluativen Studien hilfreich sein, weil sie nicht vorhersehbare positive Effekte oder Nebenwirkungen einer Behandlung feststellen können. Im Gegensatz dazu konzentrieren sich krankheitsspezifische Messinstrumente auf die bekannten Auswirkungen einer gegebenen Erkrankung, einer Organstörung oder einer Intervention. Sie reagieren deshalb empfindlicher auf diese Auswirkungen und auf diesbezügliche Veränderungen, sind aber weniger nützlich für den Vergleich der Auswirkungen verschiedener Erkrankungen (Brazier und Fitzpatrick 2002).

Bei derartigen Verallgemeinerungen ist Vorsicht geboten. So sind beispielsweise OHQoL-Messinstrumente organspezifisch, aber nicht spezifisch für eine besondere orale Krankheit, wie in zwei Studien zur OHQoL bei Patienten mit Dentinhypersensibilität gezeigt wurde. Bekes et al. (2009) fanden heraus, dass bei einem allgemeinen Messinstrument (OHIP14) die Messwerte zwischen Patienten mit empfindlichen und solchen mit unempfindlichen Zähnen um weniger als 10 % schwankten. Auf der anderen Seite konnte ein krankheitsspezifisches Messinstrument (DHEQ) zwischen den Auswirkungen einer leichten und einer gravierenden Hypersensibilität bei Menschen mit empfindlichen Zähnen aus der allgemeinen Bevölkerung und bei solchen, die an einer Studie zu Zahnpasten zur Behandlung dieses Problems teilnahmen, unterscheiden (Boiko et al. 2010).

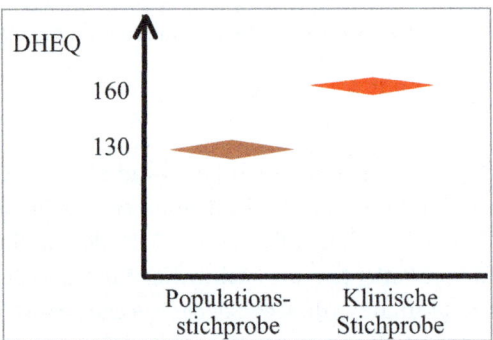

Abb. 3 Unterscheidung zwischen Menschen mit leichter und gravierender Dentinhypersensibilität mit einem situationsspezifischen Instrument zur Messung der OHQoL

Häufig reicht ein einzelner Fragebogen in einer Studie nicht aus oder er ist nicht optimal, weshalb es möglicherweise besser ist, mehrere Messinstrumente zu verwenden. Ein krankheitsübergreifendes Messinstrument kann eingesetzt werden, um die Erfahrungen der Teilnehmer mit denen anderer mit einem anderen Gesundheitszustand zu vergleichen und um unerwartete Effekte zu ermitteln. Dieses kann dann durch ein krankheitsspezifisches Messinstrument ergänzt werden, das empfindlich auf vorhersehbare Auswirkungen und auf Veränderungen reagiert. Die genannten Probleme wurden bei der Entwicklung einiger Messinstrumente, die in einem Modulformat konzipiert wurden, berücksichtigt. Die EORTC (European Organisation for Research and Treatment of Cancer) beispielsweise verfügt über krankheitsübergreifende Kernmodule, die bei Bedarf mit krankheitsspezifischen Modulen kombiniert werden können (EORTC 2015).

Oft ist es nützlich, eine geringe Anzahl allgemeiner Fragen einzubauen, die als Stütze zur Konstruktvalidation und zur Beurteilung der Empfindlichkeit dienen können. So werden die Teilnehmer in einem allgemeinen Fragebogen zur Beurteilung von Gesundheit lediglich gebeten, ihre mundbezogene Gesundheit als ausgezeichnet, sehr gut, gut, mittelmäßig oder schlecht zu bewerten (Dolan 1998). Locker und Allen (2007) empfahlen auch, Items einzuschließen, die die Auswirkungen des Gesundheitszustandes in den Kontext des gesamten Lebens stellen (das heißt, in Beziehung zu nicht-medizinischen Aspekten der Lebensqualität). Solche erweiterten Fragen verhindern, dass die erfassten Daten zu spezifisch sind, und können so eventuell alle unvorhergesehenen Auswirkungen erfassen.

4.4 Psychometrische Eigenschaften

Wie bereits beschrieben, sind die meisten HRQoL-Messinstrumente Skalen, in denen lose miteinander in Beziehung stehende Items kombiniert werden. Die Unbestimmtheit des HRQoL-Konzepts verhindert auch jegliche Validierung anhand eines Goldstandards, weil es keinen gibt. Die Testtheorie versucht, diese Validierungsprobleme zu lösen, indem sie den Schwerpunkt auf die Reliabilität legt. Daher werden wir mit einer Fülle von Tests konfrontiert, die von Doktoranden geliebt werden und seriös erscheinen, weil sie numerisch und vermeintlich objektiv sind. In der Praxis erfüllen viele HRQoL-Messinstrumente die psychometrischen Basisstandards, doch ist dies kein Ersatz für die Augenschein- und Inhaltsvalidität (siehe z. B. Luckett et al. 2011).

Die Psychometrie wird von anderen sehr ausführlich beschrieben (Streiner und Norman 2003), weshalb sie hier lediglich in den drei großen Kategorien Reliabilität, Validität und Genauigkeit zusammengefasst wird. Dabei werden diese drei Kategorien nur soweit erörtert, wie sie die Wahl eines Messinstruments betreffen.

Die Reliabilität besteht aus zwei Komponenten: der internen Konsistenz, also dem Ausmaß, in dem die Items in einem Messinstrument alle das gleiche zugrunde liegende Konstrukt berücksichtigen, und der Test-Retest-Reliabilität, also der Stabilität der Testwerte aus wiederholten Tests bei Teilnehmern, deren Lebensqualität stabil ist.

Die interne Reliabilität wird anhand von Tests wie Cronbachs Alpha, Alpha if Item Deleted und Split-half-Reliability evaluiert. Bei sehr sorgfältig entwickelten Messungen erreicht Alpha größer als 0,7, was als akzeptabler Schwellenwert für die Anwendung in Gruppen gilt. Alpha größer als 0,9 ist bei Messungen erforderlich, die bei Einzelpersonen eingesetzt werden (Nunally 1978). Angemerkt werden sollte, dass es ein mathematisches Artefakt gibt, durch das die Reliabilität bei mehreren Items in einer Messung steigt, sodass die interne Reliabilität selten das einzige Kriterium für die Auswahl eines einzigen Messinstrumentes ist.

Die Faktorenanalyse wird häufig angewendet, um die Bereiche oder Dimensionen innerhalb einer Multifaktorenskala zu identifizieren oder zu verifizieren. Individuelle Items sollten sich nur auf eine Dimension beziehen („Load on to").

Die Test-Retest-Reliabilität wird anhand des Intraklassen-Korrelationskoeffizienten evaluiert. Sie ist in evaluativen Studien besonders wichtig, weil geringfügige Behandlungseffekte durch Zufall bei instabilen Messungen verborgen bleiben können. Abbildung 4 zeigt die Ergebnisse einer randomisierten kontrollierten Studie zur Gesundheitsförderung in Schulen, wobei niedrige Messwerte eine gute Lebensqualität anzeigen. Erkennbar ist ein kleiner, aber signifikanter Unterschied zwischen den Gruppen bei den Nachkontrollen. Dieser Unterschied war zum Teil deshalb klein, weil sich die Lebensqualität anscheinend in beiden Gruppen verbessert hatte (die Werte von HRQoL-Messinstrumenten scheinen sich bei wiederholter Anwendung oft zu verbessern). Jedoch wäre dieser Unterschied nicht signifikant gewesen, wenn es in jeder Gruppe große Variationen gegeben hätte.

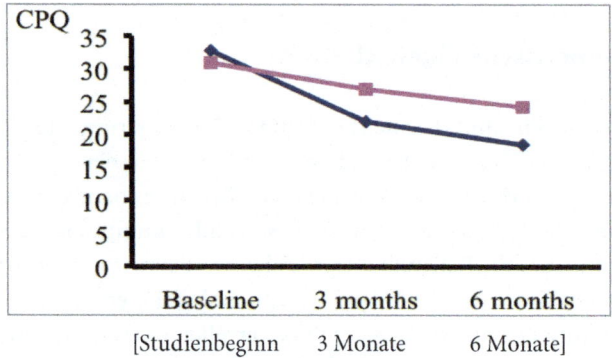

Abb. 4 Ergebnisse des Child Perceptions Questionnaire in einer randomisierten kontrollierten Studie zu einer Gesundheitsförderungsintervention

Validität bezieht sich darauf, ob ein Messinstrument misst, was es messen soll. Sie kann in drei großen Kategorien betrachtet werden: Kriteriumsvalidität, Konstruktvalidität und Empfindlichkeit.

Zur Beurteilung der Kriteriumsvalidität sollten die Messwerte eines Messinstruments mit einem Goldstandard verglichen werden, doch existiert ein solcher selten, wie wir gesehen haben. Die Konstruktvalidität berücksichtigt das Ausmaß, in dem die Messwerte des Messinstruments mit dem zugrunde liegenden Konstrukt korrelieren (Konvergenzvalidität) und nicht mit Konzepten, die damit nicht in Beziehung stehen (divergente Validität). Beide Formen werden anhand von geeigneten Hypothesentests beurteilt. Abbildung 5 zeigt eine eindeutige Beziehung zwischen Dentine Hypersensitivity Experience Questionnaires und den Auswirkungen empfindlicher Zähne auf das Leben insgesamt (Machuca et al. 2013). Wir würden eine solche Beziehung bei der Augenfarbe beispielsweise nicht erwarten. Die Konvergenzvalidität sollte signifikante, aber nur leichte oder moderate Korrelationen aufweisen, da eine sehr starke Korrelationen darauf hindeuten würde, dass die neuen Messergebnisse keine zusätzlichen Erkenntnisse beinhalten.

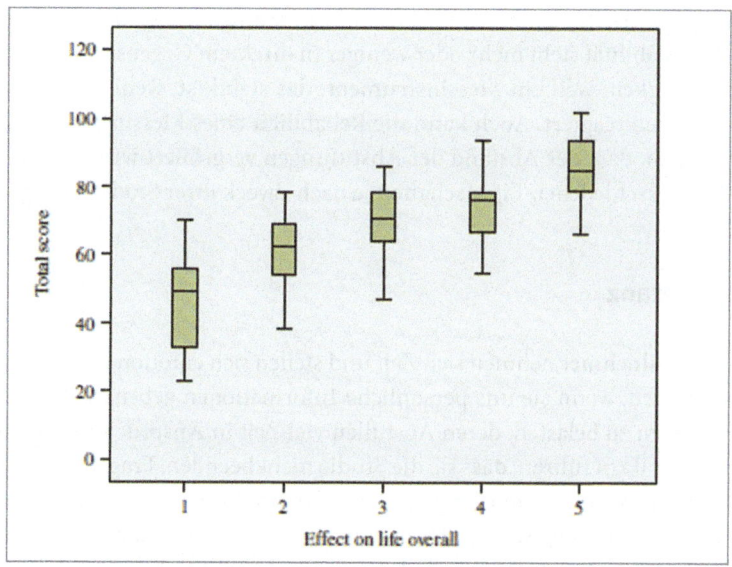

[Gesamtwert   Auswirkungen auf das Leben insgesamt]

Abb. 5 Korrelation zwischen DHEQ-Werten und den Auswirkungen auf das Leben insgesamt bei Menschen mit Dentinhypersensibilität

Empfindlichkeit ist die Fähigkeit eines Messinstruments, Veränderungen über die Zeit hinweg zu ermitteln. Sie ist daher in evaluativen Studien sehr wichtig und kann anhand einer oder mehrerer von insgesamt drei umfassenden Strategien beurteilt werden (Revicki et al. 2008; Baker et al. 2013). Bei einer Einzelperson wird die Effektstärke als Veränderung über einen Zeitraum hinweg, ausgedrückt als Anteil der Baseline-Standardabweichung, berechnet. Effektstärken größer als 0,5 gelten als moderat und größer als 0,8 als erheblich (Cohen 1998). Angemerkt werden sollte, dass die Effektstärke eine Funktion der Wirksamkeit der Intervention ist sowie der Verteilung in den Daten und der Fähigkeit des Messinstruments, auf Veränderungen zu reagieren. Die zweite Strategie nutzt einen externen Referenten, wie eine Bewertung der allgemeinen Veränderung. Änderungsindizes wie Cohens Effektstärke oder der Standardised Response Mean (SRM) können dann für jede Änderungskategorie berechnet werden. Alternativ kann eine minimale signifikante Differenz als mittlere Veränderung der HRQoL bei Studienteilnehmern, die eine allgemeine Verbesserung des Lebens angegeben haben, berechnet werden. Bei der letzten Strategie wird die Empfindlichkeit auf unterschiedlich wirksame Behandlungen eingestellt und kann als ein beobachteter Behandlungseffekt, als eine relative Verbesserung in Prozent oder als standardisierte Effektstärke je Studienarm ausgedrückt werden.

Die Genauigkeit eines Messinstruments ist seine Fähigkeit, feine Unterschiede zwischen verschiedenen Auswirkungsgraden zu erkennen. Noch einmal sei betont, wie wichtig sie für evaluative Messinstrumente ist. Weniger Bedeutung hat sie hingegen für die Diskrimination.

Wie man sich vorstellen kann, verfügt kein Messinstrument allein über all die genannten Eigenschaften. Stabilität steht mehr oder weniger in direktem Gegensatz zu Empfindlichkeit und Genauigkeit, weil ein Messinstrument, das stabil ist, weniger wahrscheinlich auf Veränderungen reagiert. Auch kann die Reliabilität eines Messinstruments dadurch verbessert werden, dass der Abstand der Abstufungen vergrößert wird. Wissenschaftler müssen all die verschiedenen Eigenschaften je nach Zweck ihrer Studie abwägen.

4.5 Akzeptanz

Unsere Studienteilnehmer nehmen sich Zeit und stellen sich emotionalen und kognitiven Herausforderungen, wenn sie uns persönliche Informationen geben. Sie auch noch mit Messinstrumenten zu belasten, deren Ausfüllen viel Zeit in Anspruch nimmt, ist unfair. Zudem kann dies dazu führen, dass sie die Studie nicht beenden, Fragebogen-Items nicht beantworten oder in Antwortmuster verfallen, weil ihre Konzentration nachlässt und sie deshalb jedes Item gleich bewerten. Bis zu einem gewissen Grad können diese Probleme durch die Entwicklung nutzerfreundlicher Messinstrumente überwunden werden. In jedem Fall ist es wichtig, Studienteilnehmer wertzuschätzen. Aus diesem Grund haben einige Wissenschaftler eine maximale Anzahl von Items in einem Fragebogen oder Gespräch vorgeschlagen. Diese Obergrenzen sind von dem angewandten Verfahren abhängig (Telefon, 20 Items; versendete Fragebögen, 60 Items; persönliche Gespräche, 80 Items) und dienen hier lediglich als Richtwert (Furlong et al. 2005).

Die Anzahl kann erhöht werden, wenn das Ausfüllen von Fragebögen überwacht wird (beispielsweise, wenn Kinder sie in der Schule ausfüllen und dabei von einer Lehrperson oder einem Wissenschaftler beaufsichtigt werden) oder wenn Anreize (Prämien, Honorare etc.) gesetzt werden, um Teilnehmer für den Zeitaufwand zu belohnen. Beide Methoden bergen ihre eigenen Probleme. Eventuelle Bedenken gibt es bezüglich der Unabhängigkeit der Daten, die unter Aufsicht erfasst werden, obwohl wir diese Methode häufig angewendet haben, um augenscheinlich aussagekräftige Daten zu erhalten (Baker et al. 2010; Nammontri et al. 2013; Gururatana et al. 2014). Anreize haben praktische und moralische Auswirkungen, die am besten während der Entwicklung des Forschungsprotokolls mit den lokalen Ethikkommissionen zu besprechen sind.

Ein weiterer Aspekt von Akzeptanz, der berücksichtigt werden sollte, ist die Gefahr für das Selbstwertgefühl der Teilnehmer, wenn sie Fragen zu persönlichen und sensiblen Themen beantworten (Waters et al. 2009). Auch dies ist ein Bereich, in dem es von unschätzbarem Wert sein kann, von der Situation betroffene Laien in den Forschungsprozess einzubeziehen. Sie können Strategien zur Überwindung dieser Schwierigkeiten vorschlagen. Am unteren Ende der Skala haben wir beobachtet, dass die Beantwortung der Fragen zu Dentinhypersensibilität bei einigen Teilnehmern zu empfindlichen Zähnen geführt hat, während andere ihre Schmerzen im Kontext eher als relativ leichte Beschwerden einordnen konnten (Krasuska 2014).

Die Hinweise in diesem Abschnitt zu den Merkmalen von Messinstrumenten können durch die Nutzung von Checklisten oder Instrumenten, die spezifisch für die Bewertung der HRQoL-Messinstrumente konzipiert wurden, ergänzt werden. Diejenigen, die vom Scientific Advisory Committee of the Medical Outcomes Trust (2002) und von Terwee et al. (2007) entwickelt wurden, berücksichtigen nicht nur die psychometrischen Eigenschaften, sondern auch die Art und Weise, wie bei ihrer Entwicklung verfahren wurde, und in welchem Ausmaß sie evaluiert wurden.

5 Nutzung des Messinstruments

Wir haben festgestellt, dass Messinstrumente als Fragebögen auf Papier, als Gesprächsvorlagen oder in elektronischer Form genutzt werden können. Während pragmatische Überlegungen oftmals beinhalten, dass die Verfahrensweise von den verfügbaren Mitteln im Verhältnis zur erforderlichen Zeit, zum Personal und zur Ausstattung bestimmt wird, sind einige Verfahrensweisen besser für spezifische Teilnehmertypen oder Studienziele geeignet. So nutzten Porritt et al. (2014) beispielsweise Smartphones zur Erfassung der täglichen Bewertungen der Auswirkungen empfindlicher Zähne. Die Angelegenheit wird noch dadurch verkompliziert, dass einige Messinstrumente für bestimmte Verfahrensweisen besser geeignet sind. So werden komplexe Messinstrumente mit Eventualfragen beispielsweise in Interviews oder bei der automatischen elektronischen Datenerfassung umfassender ausgefüllt (Robinson et al. 2003).

Da die Verfahrensweise sowohl das Ausmaß des Ausfüllens als auch die daraus resultierenden Messwerte beeinflussen kann, sollte sie während einer Studie konsistent sein. Zudem sollten Ergebnisse, die anhand von verschiedenen Verfahrensweisen erzielt wurden, nur unter Gewährleistung großer Sorgfalt verglichen werden.

Eine zentrale Aussage dieses Kapitels ist, dass Informationen zur HRQoL immer von den Betroffenen selbst geliefert werden sollten. Leider ist dies nicht möglich bei Kindern (sieben Jahre scheint eine untere Grenze zu sein) oder bei Menschen mit kognitiven Störungen (Waters et al. 2009; Feeny et al. 1998). In einem solchen Fall können Bevollmächtigte wie Angehörige, Betreuer oder medizinische Fachkräfte Informationen zur Verfügung stellen. Im Allgemeinen liefern Bevollmächtigte verzerrte Informationen. Sie geben eine schlechtere HRQoL an als die Betroffenen selbst (Schölzel-Dorenbos et al. 2007). Bevollmächtigte können vielleicht funktionelle Auswirkungen relativ präzise beurteilen, aber sie lassen möglicherweise die emotionalen oder spirituellen Aspekte von Leben außer Acht (Waters et al. 2009).

6 Verknüpfung und Integration von Messergebnissen

Manchmal liegen bereits Daten zur Lebensqualität für eine Population oder Intervention vor, doch wurden diese Daten mithilfe eines Messinstruments erhoben, das für den Zweck nicht geeignet war. Dies ist oft in der Gesundheitsökonomie der Fall, wo standardisierte

Informationen zu Gesundheitszuständen erforderlich sind, um die Auswirkungen und Kosten von Interventionen zu vergleichen. Hierbei kann die Möglichkeit, Daten in andere Messergebnisse zu integrieren oder mit anderen Messdaten zu verknüpfen, viel Zeit und Kosten sparen.

Einige Wissenschaftler sind prinzipiell gegen derartige Verfahren und sogar die Befürworter wissen, dass sie erst in jüngerer Vergangenheit akzeptiert wurden (McCabe et al. 2013). Verschiedene Messinstrumente stützen sich auf konzeptuell abstrakte Vorstellungen von Gesundheit. Pragmatisch erklärt bedeutet dies, es gibt verschiedene Arten von Messergebnissen und verschiedene Messergebnisse der gleichen Art. Zudem ist die Mathematik der Verknüpfung zwangsläufig komplex und wird noch durch die Verteilungen der beiden zu verknüpfenden Messergebnisse und durch die Reliabilität der Daten, die für jedes verfügbar sind, verkompliziert. Diese Schwierigkeiten werden durch unsere Studie aufgezeigt, in der zwei krankheitsübergreifende Messinstrumente der OHQoL (OIDP & OHIP) miteinander verglichen werden, die unter Nutzung des gleichen konzeptuellen Modells entwickelt wurden (Robinson et al. 2003). Die mithilfe dieser zwei Messinstrumente ermittelten Werte korrelierten bei denselben Patienten nur durch $r = 0{,}79$. Unter diesen Umständen würde eine Verknüpfung der beiden Messergebnisse einen beträchtlichen Fehler durch eine Fehlklassifikation verursachen, und dieser Fehler würde in den verschiedenen Stichproben noch größer werden. Eine zufällige Fehlklassifikation würde Beziehungen zu anderen Variablen verbergen, doch eine systematische Verzerrung kann verwirrende und nicht dazugehörige Auswirkungen verursachen.

Auf der anderen Seite scheinen Gesundheitsökonomen in der Lage zu sein, mit diesen Näherungswerten umzugehen und krankheitsspezifische in krankheitsübergreifende oder präferenzbasierte Messinstrumente zu integrieren. Jede Kombination von Messinstrumenten erfordert einen bestimmten Algorithmus, sodass eine Studiendatenbank beispielsweise verschiedene Ausgangsmessinstrumente in den EQ-5D integrieren kann, um gesundheitsökonomische Analysen zu unterstützen (Dakin 2013). Wie man sich vorstellen kann, sind diese Algorithmen nicht ausreichend präzise für Einzelpersonen, können aber nützlich für Gruppen sein.

Die Mathematik der Algorithmen ist zwangsläufig kompliziert. Viele verwenden Regressionsanalysen, die auf der Methode der kleinsten Quadrate, dem geometrischen Mittel, auf orthogonalen, linearen, zensierten kleinsten absoluten Abweichungen oder auf Tobit-zensierten Korrekturen basieren. Leider stützen sich verschiedene dieser Algorithmen auf kleine Datensätze mit wenigen Extremwerten, weshalb Annahmen zur Verteilung der Werte, vor allem an den oberen und unteren Enden der Skalen, erforderlich sind (Longworth und Rowen 2011). Ihre Verwendung erfordert möglicherweise mehrere Messinstrumente oder externe Test-Retest-Reliabilitätsdaten zum Ausgangsmessinstrument.

Wenn möglich, sollte ein Datenmapping vermieden werden, indem die primäre Datensammlung geplant und ein Instrument zur Messung der allgemeinen Gesundheit in das Studiendesign eingeschlossen wird. Der EQ-5D kann relativ leicht einem Fragebogen hinzugefügt werden, weil er nur fünf Items umfasst (bezüglich Mobilität, Selbstversorgung, regulären Aktivitäten, Schmerzen/Beschwerden, Angst/Depression), die auf einer 3- oder 5-Punkte-Likert-Skala und einer visuellen Analogskala beantwortet werden (Euroquol 2015).

7 Fazit

In diesem Beitrag haben wir einen Überblick über die Komplexität der Messung der gesundheitsbezogenen Lebensqualität und die daraus folgenden Schwierigkeiten bei der Wahl eines Messinstruments gegeben. Die vielfältigen Anforderungen an ein solches, die hier herausgestellt wurden, machen deutlich, dass trotz der vielen bereits vorhandenen Messinstrumente nur selten eines verfügbar ist, das sich perfekt für jede Situation eignet. Stattdessen sollten Wissenschaftler bei der Wahl eines HRQoL-Messinstruments abwägen zwischen dem Zweck der Datensammlung, den vorgegebenen Eigenschaften der Messinstrumente und der Zweckmäßigkeit ihrer Nutzung, um die optimale Lösung für ihre Situation zu finden. Die Entwicklung eines neuen Messinstruments ist eine beachtliche Aufgabe und nur dann zu empfehlen, wenn ausreichend Zeit für seine Konzeption und Prüfung vorhanden ist, bevor es in der Praxis eingesetzt wird.

Zusammenfassend ist bei der Wahl eines HRQoL-Messinstruments Folgendes zu berücksichtigen:

1. Wie bei jedem Forschungsprotokoll müssen Sie sich über das Ziel Ihrer Analyse, die Analyseebene und Ihr Publikum klar werden.
2. Analysieren Sie die bereits vorhandenen Messinstrumente gemäß den in (1.) genannten Anforderungen.
3. Ermitteln Sie, ob die Messinstrumente das messen, woran Sie interessiert sind. Erfassen sie die relevanten Lebensaspekte? Falls erforderlich, unterscheiden die Items zwischen den Teilnehmern oder reagieren sie auf Veränderungen der Gesundheit?
4. Können die vorhandenen Messinstrumente in Hinblick auf die kognitiven Fähigkeiten Ihrer Teilnehmer, die Belastung für diese und die Verwaltungskosten verwendet werden?
5. Sind die psychometrischen Eigenschaften akzeptabel?
6. Nutzen Sie bereits vorhandene Messinstrumente, wenn dies möglich ist.

Literatur

Adulyanon S, Sheiham A (1997) Oral Impacts on Daily Performances. In: Slade GD (Hrsg) Measuring Oral Health and Quality of Life. University of North Carolina, Chapel Hill, S 151–160

Allen F, Locker D (2002) A modified short version of the oral health impact profile for assessing health-related quality of life in edentulous adults. Int J Prosthodont. 15:446–50

Baker SR, Mat A, Robinson PG (2010) What psychosocial factors influence adolescents' oral health? J Dent Res. 89:1230–5

Baker SR, Gibson BJ, Sufi F, Barlow A, Robinson PG (2014) The Dentine Hypersensitivity Experience Questionnaire: a longitudinal validation study. J Clin Periodontol 41: 52–59. doi: 10.1111/jcpe.12181

Bekes K, John M T, Schaller H-G, Hirsch C (2009) Oral health-related quality of life in patients seeking care for dentin hypersensitivity. J Oral Rehabil 36:45–51

Boiko OV, Baker SR, Gibson BJ, Locker D, Sufi F, Barlow APS, Robinson PG (2010) Construction and Validation of the Quality of Life Measure for Dentine Hypersensitivity (DHEQ). J Clin Periodontol 37:973–980

Brazier J, Fitzpatrick R (2002) Measures of health-related quality of life in an imperfect world: a comment on Dowie. Health Economics 11:17–19

Dakin H (2013) Review of studies mapping from quality of life or clinical measures to EQ-5D: an online database. Health Qual Life Outcomes 11:151. doi: 10.1186/1477-7525-11-151

Dolan TA, Peek CW, Stuck AE, Beck JC (1998) Three-year changes in global oral health rating by elderly dentate adults. Community Dent Oral Epidemiol 26:62–9

Dubos R (1959) The mirage of health: utopia, progress and biological change. Harper Collins, London

EORTC Quality of Life. http://groups.eortc.be/qol/eortc-qlq-c30 Zugegriffen 2. Januar 2015

Euroqual (2015) http://www.euroqol.org/. Zugegriffen: 2. Januar 2015

Feeny D, Juniper EF, Ferrie PJ, Griffith LE, Guyatt G (1998) Why not just ask the kids? Health-related quality of life in children with asthma. In: Drotar D, Mahwah NJ (Hrsg) Measuring Health-Related Quality of Life in Children and Adolescents Implications for Research and Practice. Lawrence Erlbaum Associates Publishers, S 171–185

Furlong W, Barr RD, Feeny D, Yandow S (2005) Patient-focused measures of functional health status and health-related quality of life in pediatric orthopedics: A case study in measurement selection. Health and Quality of Life Outcomes 3:3. doi:10.1186/1477-7525-3-3

Gururatana O, Baker SR, Robinson PG (2014) Determinants of children's oral-health related quality of life over time. Community Dent Oral Epidemiol 42:206–215

Helman CG (2003) Culture Health and Illness (5th Edition). Hodder Arnold, London

Herdman M, Fox-Rushby J, Badia X (1998) A model of equivalence in the cultural adaption of HRQoL instruments: the universalist approach. Quality of life research 7:323–335

Hyland ME (2003) A brief guide to the selection of quality of life instruments Health and Quality of Life Outcomes 1:24

ISOQoL (2015) http://www.isoqol.org/about-isoqol/what-is-health-related-quality-of-life-research. Zugegriffen: 2. Januar 2015

Jokovic A, Locker D, Stephenson M, Kenny D, Tompson B, Guyatt GH (2002) Validity and reliability of a questionnaire for measuring child oral health related quality of life. J Dent Res 81:459–463

Jokovic A, Locker D, Tompson B, Guyatt GH (2004) Questionnaire for measuring oral health related quality of life in eight- to ten-year-old children. Pediatric Dentistry 26:512–518

John MT, Patrick DL, Slade GD (2002) The German version of the Oral Health Impact Profile-translation and psychometric properties. Eur J Oral Sci110:425–33

Krasuska M (2014) Response shift and oral health quality of life in dentine hypersensitivity. Dissertation, University of Sheffield

Locker D (1988) Measuring oral health: A conceptual framework. Community Dental Health 5:3–18

Locker D, Allen F (2007) What do measures of 'oral health-related quality of life' measure?" Community Dentistry Oral Epidemiol 35:401–411

Longworth L, Rowen D (2011) NICE DSU Technical support document 10: The use of mapping methods to estiamte health state unitlity values. Decision Support Unit, University of Sheffield. http://www.nicedsu.org.uk/TSD%2010%20mapping%20FINAL.pdf. Zugegriffen: 2. Januar 2015

Luckett T, King MT, Butow PN, Oguchi M, Rankin N, Price MA, Hackl NA, Heading G (2011) Choosing between the EORTC QLQ-C30 and FACT-G for measuring health-related quality of life in cancer clinical research: issues, evidence and recommendations. Annals of Oncology 22: 2179–2190, doi:10.1093/annonc/mdq721

Machuca C, Baker SR, Sufi F, Mason S, Barlow A, Robinson PG (2013) Derivation of a short form of the Dentine Hypersensitivity Experience Questionnaire. J Clin Periodontol doi: 10.1111/jcpe.12175

McCabe C, Edlin R, Meads D, Brown C, Kharroubi S (2013) Constructing Indirect Utility Models: Some Observations on the Principles and Practice of Mapping to Obtain Health State Utilities. PharmacoEconomics 31:635–641. doi 10.1007/s40273-013-0071-4

Nammontri O, Robinson PG, Baker SR (2013) Enhancing oral health via sense of coherence: a cluster randomized trial. J Dent Res 92:26-31. doi: 10.1177/0022034512459757

Nunally JC (1978) Psychometric Theory (2nd Edn) McGraw-Hill, New York

Porritt JM, Sufi F, Barlow A, Baker SR (2014) The role of illness beliefs and coping in the adjustment to dentine hypersensitivity. J Clin Periodontol 41:60–9. doi: 10.1111/jcpe.12177

Revicki D, Hays RD, Cella D, Sloan J (2008) Recommended methods for determining responsiveness and minimally important differences for patient-reported outcomes. J Clin Epidemiol 61:102–109

Robinson PG, Baker SR, Gibson BJ (2014) Ice cream-related quality of life: constructing a questionnaire to capture changes in the impacts of dentine hypersensitivity. In: Robinson PG (Hrsg). Dentine Hypersensitivity: Developing a person-centred approach to oral health. Elsevier, London

Robinson PG, Carr AJ, Higginson I (2002) Choosing a measure of health related quality of life. In: Carr AJ, Higginson I, Robinson PG (Hrsg) Quality of life. BMJ Publishing, London

Robinson PG, Gibson B, Khan FA, Birnbaum W (2003) Validity of two Oral Health Related Quality of Life measures in a UK setting. Community Dent Oral Epidemiol 31:90–99

Robinson PG, Pankhurst CL, Garrett EJ (2005) Randomised controlled trial: Effect of a reservoir biteguard on quality of life in xerostomia. J Oral Pathol Med 34:193–7

Schölzel-Dorenbos CJM, Ettema TP, Bos J, Boelens-van der Knoop E, Gerritsen DL, Hoogeveen F, de Lange J, Meihuizen L, Dröes R-M (2007) Evaluating the outcome of interventions on quality of life in dementia: Selection of the appropriate scale. Int J Geriatr Psychiatry 22:511–519

Scientific Advisory Committee of the Medical Outcomes Trust (2002) Assessing health status and quality-of-life instruments: attributes and review criteria. Qual Life Res 11:193–205

Slade GD (1997) Derivation and validation of a short-form oral health impact profile. Community Dentistry Oral Epidemiol 25:284–290

Slade GD, Spencer AJ (1994) Development and evaluation of the Oral Health Impact Profile. Community Dent Health 11:3–11

Streiner DL, Norman GR (2003) Health measurement scales. 3rd ed. Oxford University Press, Oxford

Terwee CB, Bot SDM, de Boer MR, van der Windt DA, Knol DL, Dekker J, (2007) Quality criteria were proposed for measurement properties of health status questionnaires. J Clin Epidemiol 60:34–42

Waters E, Davis E, Ronen GM, Rosenbaum P, Livingson M, Saigal S (2009) Quality of life instruments for children and adolescents with neurodisabilities: how to choose the appropriate instrument. Developmental medicine and child neurology doi: 10.1111/j.1469-8749.2009.03324.x

WHO (1995) The world health organization quality of life assessment (whoqol): Position paper from the world health organization. Social Sci Med 41:1403–1409

Wilson IB, Cleary PD (1995) Linking clinical variables with health-related quality of life: conceptual model of patient outcomes. J Am Med Assoc 273:59–65

Lebensqualität als radikal subjektives Wohlbefinden: methodische und praktische Implikationen

Christine Blome

Zusammenfassung

In der Medizin besteht weitgehende Einigkeit darüber, dass gesundheitsbezogene Lebensqualität ein subjektives Konzept darstellt, das nur aus der Perspektive des einzelnen Patienten beurteilt werden kann. Innerhalb dieser Grundannahme lassen sich verschiedene Konzepte der gesundheitsbezogenen Lebensqualität entlang eines Kontinuums anordnen, das von einem radikal subjektiven Ansatz im einen Extrem bis hin zur Lebensqualität als Folge objektivierbarer Beeinträchtigungsindikatoren im anderen Extrem reicht. Ein radikal subjektives Lebensqualitätsverständnis stellt ausschließlich auf das Wohlbefinden des einzelnen Menschen ab – unabhängig von objektiv vorliegenden Umständen wie etwa körperlichen Beeinträchtigungen. Beim entgegengesetzten Pol wird von der Ausprägung objektivierbarer Gegebenheiten auf die Lebensqualität geschlossen; wie diese Umstände vom Einzelnen tatsächlich wahrgenommen werden, wird dabei ausgeblendet. Die meisten Instrumente zur Lebensqualitätsmessung lassen sich zwischen diesen beiden Extremen einordnen.

Der Ansatz der Beeinträchtigungsindikatoren ist hinsichtlich der Validität problematisch: Die gleichen Umstände können – insbesondere aufgrund von Adaptationsprozessen – von verschiedenen Menschen als unterschiedlich beeinträchtigend erlebt werden. Durch ihren Fokus auf das Wohlbefinden wird diese Problematik bei der radikal subjektiven Lebensqualitätskonzeption vermieden, doch wirft dieser Ansatz konzeptuelle und praktische Fragen auf, die in diesem Beitrag diskutiert werden.

1 Einleitung

Die gesundheitsbezogene Lebensqualität spielt in der Medizin eine immer größere Rolle und die entsprechenden Messmethoden und Instrumente werden laufend weiterentwickelt. In diesem Beitrag wird folgende These vertreten: Was derzeit unter dem Begriff „gesundheitsbezogene Lebensqualität" gemessen wird, ist nicht die tatsächlich erlebte Lebensqualität der Patienten. Gemessen wird vielmehr die erwartete Lebensqualität.

Mit welchen Argumenten lässt sich diese These untermauern? Welche methodischen und praktischen Implikationen ergeben sich daraus?

2 Erlebte Lebensqualität versus Prädiktoren der Lebensqualität

Was ist gesundheitsbezogene Lebensqualität (LQ)? Noch besteht kein allgemeiner Konsens über die Definition, man ist sich jedoch in der Medizin einig, dass LQ ein subjektives Konzept darstellt, das nur aus der Perspektive des einzelnen Patienten beurteilt und nicht mit objektiven Umständen *gleichgesetzt* werden kann. Am weitesten verbreitet ist wohl das Konzept der LQ als multidimensionales Konstrukt, das körperliche, emotionale, mentale, soziale und alltagsfunktionale Beeinträchtigungen umfasst (Bullinger 2014; Koller et al. 2009). Dem Verständnis der LQ als mehrdimensionales Konstrukt folgt auch das mit der frühen Nutzenbewertung von Arzneimitteln befasste Institut für Qualität und Wirtschaftlichkeit im Gesundheitswesen (IQWiG). Kernbegriff der Definition sind die „Beeinträchtigungen". Dieser Begriff hat 2 verschiedene Bedeutungen: Laut Duden (Duden online 23.09.2014) kann entweder etwas gemeint sein, das beeinträchtigend wirkt – oder es kann das Beeinträchtigtwerden selbst gemeint sein. Mit Beeinträchtigungen können also einerseits die Umstände gemeint sein, die auf Patienten beeinträchtigend wirken und somit Prädiktoren der LQ sind (erwartete LQ). Es können aber auch die Auswirkungen dieser Umstände auf Patienten gemeint sein, die diese als beeinträchtigend erleben (erlebte LQ).

Diese beiden Arten der Beeinträchtigung lassen sich in folgende Kausalkette einordnen (Abb. 1): Erkrankungen haben Folgen, die – vermutlich – spürbar beeinträchtigend auf Patienten wirken, so dass sich deren LQ verringert. Ziel der Medizin ist es, diesem Zusammenhang eine gute präventive und kurative Versorgung entgegenzustellen, die im besten Falle die Erkrankung ursächlich beseitigt, zumindest jedoch ihre Folgen abschwächt.

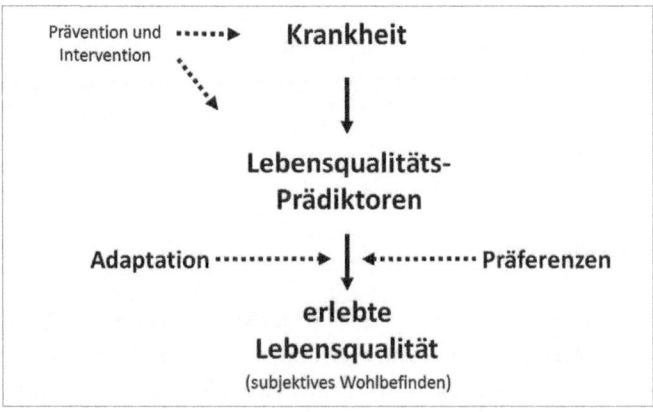

Abb. 1 Postulierte Kausalkette der Lebensqualität in der Medizin

Ich gehe hier davon aus, dass für die LQ letztlich nur das relevant ist, was die Patienten auch merken. LQ ist demnach das Befinden von Patienten, das gut, schlecht oder irgendetwas dazwischen sein kann. Dementsprechend können Umstände, die Patienten nicht (früher oder später) als beeinträchtigend erleben, auch keine Beeinträchtigungen ihrer LQ darstellen. Stellt man dementsprechend allein auf das Beeinträchtigtsein des Patienten ab, lässt sich LQ gleichsetzen mit dem subjektiven Wohlbefinden von Patienten. „Subjektives Wohlbefinden" ist ein Begriff aus dem Forschungsgebiet der positiven Psychologie. Häufig werden drei Teilbereiche des subjektiven Wohlbefindens unterschieden: positiver Affekt, negativer Affekt und als kognitive Komponente die Zufriedenheit mit einzelnen Lebensbereichen sowie mit dem Leben insgesamt (Diener et al. 1999). Andere Forscher verstehen subjektives Wohlbefinden ausschließlich als positiven und negativen Affekt (Kahneman et al. 1999).

Setzt man LQ mit dem subjektiven Wohlbefinden des Patienten gleich, scheint der Bereich der Funktionsfähigkeit zunächst nicht abgedeckt zu sein, obwohl dieser bei Erkrankungen regelmäßig eingeschränkt ist. Eingeschränkte Funktionsfähigkeit kann zum Beispiel bedeuten, dass jemand wegen der Erkrankung nicht mehr arbeiten kann. Dieser Umstand lässt sich im Modell in Abb. 1 jedoch als „beeinträchtigender Umstand" verstehen, denn die Arbeitsfähigkeit kann (direkte oder indirekte) Auswirkungen auf das Wohlbefinden haben. Sonstige Auswirkungen der Funktionsfähigkeit auf Andere – wie zum Beispiel auf Angehörige, die den Erkrankten pflegen, oder die Gesellschaft, der Arbeitskraft verloren geht, – sind demnach keine Aspekte der LQ, denn sie stellen keine direkte Beeinträchtigung des Patienten dar. Dies sind andere Aspekte von Krankheit, die ebenfalls wichtig und messbar sind, aber bei der Erhebung der LQ zunächst keine unmittelbare Rolle spielen. Nur wenn sie auf das Befinden des Patienten rückwirken (der vielleicht darunter leidet, dass er das Gefühl hat, Anderen zur Last zu fallen), stellen sie wiederum beeinträchtigende Umstände und somit Prädiktoren der LQ dar.

Was erheben nun die üblicherweise eingesetzten LQ-Instrumente: Messen sie Prädiktoren der LQ – oder das Beeinträchtigtsein selbst?

Nehmen wir als Beispiel den EQ-5D (The EuroQol Group 1990; Greiner et al. 2005). Dies ist ein sehr häufig zur Messung der LQ eingesetzter Fragebogen (obwohl ursprünglich gar nicht zur LQ-Erhebung, sondern zur Messung der subjektiven Gesundheit entwickelt). Auch das IQWiG erkennt den EQ-5D als validen Fragebogen zur Messung der LQ an (u. a. in seiner Nutzenbewertung zum Arzneimittel Fingolimod (Institut für Qualität und Wirtschaftlichkeit im Gesundheitswesen 2012)). Die 5 Items des EQ-5D erfragen die Mobilität, die Fähigkeit, sich selbst zu versorgen sowie alltäglichen Tätigkeiten nachzugehen, Schmerzen und Beschwerden sowie die emotionale Verfassung („ängstlich oder deprimiert").

Mobilität ist ein objektiver Umstand (der hier vom Patienten selbst angegeben wird) und somit ein angenommener *Prädiktor* der LQ. Dasselbe gilt für die Fähigkeit, für sich selbst zu sorgen und alltägliche Tätigkeiten auszuführen. Schmerzen und körperliche Beschwerden hingegen werden direkt als negativ empfunden – sie sind somit Teil der *erlebten* LQ. Auch Angst und Niedergeschlagenheit sind negative Ausprägungen des subjektiven

Wohlbefindens. Der EQ-5D stellt also eine Mischform aus LQ-Prädiktoren und erlebter LQ dar. Die Fragen aus beiden Kategorien gehen in denselben gewichteten Gesamtwert ein.

3 Kontinuum der LQ-Konzeptionen

Es gibt also nicht 2 distinkte Gruppen von LQ-Fragebögen und -konzeptionen, die entweder allein auf die erwartete oder allein auf die erlebte LQ abstellen. Vielmehr lassen sie sich auf einem Kontinuum anordnen (Abb. 2), das von einem radikal subjektiven Ansatz (Wilm et al. 2014) im einen Extrem bis hin zu einem Verständnis der LQ als Summe von (prinzipiell objektivierbaren) Beeinträchtigungsindikatoren im anderen Extrem reicht, wobei es zwischen diesen Polen verschiedenste Abstufungen geben kann.

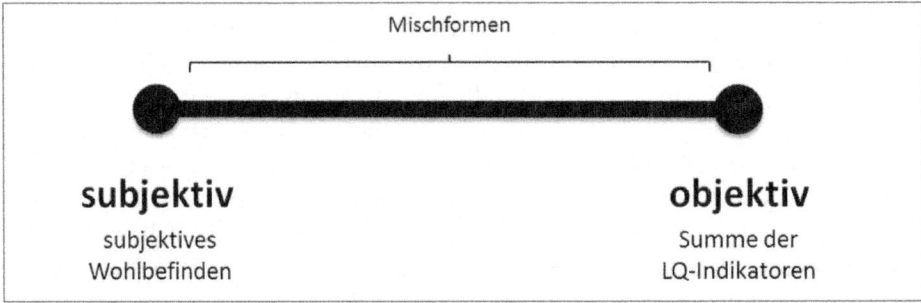

Abb. 2 Kontinuum möglicher Konzeptionen der Lebensqualität (LQ)

Der Pol des radikal subjektiven LQ-Verständnisses stellt ausschließlich auf das Wohlbefinden des einzelnen Menschen ab, unabhängig von objektiv vorliegenden Umständen wie zum Beispiel der Funktionsfähigkeit der Person. Welche Umstände im Einzelnen vorliegen – oder ob überhaupt objektivierbare beeinträchtigende Umstände vorliegen –, wird bei diesem Ansatz ausgeblendet. Für die LQ maßgeblich ist allein, ob ein Patient sich subjektiv wohlfühlt oder nicht. Dies ist weniger fernliegend, als es zunächst scheinen mag, etwa wenn man an Menschen denkt, die unter Depressionen leiden: Objektiv mögen die Lebensumstände bei einigen Erkrankten günstig sein und die Menschen erfreuen sich „eigentlich" bester (körperlicher) Gesundheit. Tatsächlich jedoch sind sie kaum mehr in der Lage, sich zu erfreuen, sondern haben unstrittig eine erheblich beeinträchtigte LQ.

Im anderen Extrem des Kontinuums werden ausschließlich Umstände erhoben, die vermutlich auf das Wohlbefinden wirken – also LQ-Prädiktoren. LQ wird hier definiert als die Gesamtheit aller Beeinträchtigungsprädiktoren. Diese Umstände sind insofern objektiv, als sie prinzipiell auch von außen feststellbar wären (wie z. B. das Gehvermögen) – auch wenn der Fragebogen vom Patienten selbst ausgefüllt wird. Wie diese Umstände vom Einzelnen dann tatsächlich wahrgenommen werden, wird bei diesem Ansatz ausgeblendet. Dass jedoch LQ-Prädiktoren und erlebte LQ nicht übereinstimmen müssen, mag das Beispiel gehörloser Menschen verdeutlichen. Viele von ihnen führen ein glückliches, erfülltes Leben und sind eingebunden in die Gehörlosenkultur. Andere hingegen, die z. B. durch eine Erkrankung im Verlauf ihres Lebens das Gehör verlieren, können darunter durchaus sehr leiden.

Die meisten Instrumente zur Lebensqualitätsmessung lassen sich zwischen diesen beiden Extrempolen einordnen. So wird in manchen Fragebögen nicht nur nach dem *Vorliegen* bestimmter Umstände gefragt, sondern auch nach dem Ausmaß, in dem diese subjektiv als *belastend* erlebt werden. Eine Frage kann zum Beispiel lauten: „Wie beeinträchtigt fühlen Sie sich durch Geldausgaben für Medikamente?" (RHINASTHMA-Skala (Mösges et al. 2007)). Weiterhin stellen viele Instrumente – wie der EQ-5D – Mischformen dar, die in einigen Items objektive Gegebenheiten und in anderen subjektives Empfinden erfragen. Ein weiteres Beispiel ist der weitverbreitete und auch vom IQWiG als valide anerkannte SF-36, der Fragen zum Befinden enthält wie „Wie oft waren Sie in den vergangenen 4 Wochen entmutigt und traurig?", aber auch Fragen zu objektiven Umständen wie beispielsweise der gesundheitsbedingten Einschränkung beim Treppensteigen (Bullinger et al. 1995).

Nun könnte man annehmen, dass es unerheblich ist, ob man LQ anhand von Prädiktoren oder anhand des Wohlbefindens misst, weil in beiden Fällen das gleiche Ergebnis resultiert. Dies ist aber nur dann der Fall, wenn folgende Prämissen zutreffen: (a) Die gleichen LQ-Prädiktoren haben bei jedem Patienten die gleiche Wirkung auf das Wohlbefinden; (b) diese Wirkung verändert sich nicht über die Zeit; und (c) es gibt keine weiteren maßgeblichen Einflüsse auf das Wohlbefinden als die gemessenen Prädiktoren.

Empirische Forschungsergebnisse sprechen allerdings dafür, dass der Zusammenhang zwischen beeinträchtigenden Umständen und subjektivem Wohlbefinden von weiteren Faktoren beeinflusst wird, insbesondere vom Phänomen der Adaptation und von individuellen Präferenzen (Abb. 1). Folglich ist zu vermuten, dass die oben genannten Prämissen nicht zutreffen.

4 Mechanismen der Adaptation

Adaptation bedeutet, dass unsere emotionale Reaktion auf neue Lebensumstände sich mit der Zeit verändert. Das gilt bei positiven Veränderungen wie zum Beispiel dem Umzug in eine größere Wohnung ebenso wie bei negativen Veränderungen wie zum Beispiel einer Erkrankung (Larsen und Prizmic 2008). Häufig belasten gleichbleibende Einschränkungen durch eine Erkrankung den Patienten mit der Zeit immer weniger (Frederick und Loewenstein 1999; Ubel 2006). Wenn jemand schwer oder chronisch erkrankt, ist er oder sie typischerweise zunächst niedergeschlagen, verzweifelt oder zornig. Diese Gefühle werden jedoch mit der Zeit meist schwächer.

Der Adaptation liegen verschiedene psychische Mechanismen zugrunde (Larsen und Prizmic 2008). Diese sollen am Beispiel von Frau Berg veranschaulicht werden. Frau Berg hat kürzlich die Diagnose „rheumatoide Arthritis" erhalten; diese Form der Arthritis äußert sich in Schmerzen und zunehmender Steifheit in ihren Gelenken.

Ein Mechanismus der Adaptation ist die praktische Bewältigung: Frau Berg findet Mittel und Wege, die Symptome zu kompensieren. Sie steht morgens eine halbe Stunde früher auf, damit noch Zeit ist, bis die Morgensteifigkeit ihrer Gelenke nachlässt und sie sich dann, wenn ihr kleiner Sohn aufwacht, wieder gut bewegen kann. Im Beruf geht sie dazu über, Texte ins Aufnahmegerät zu diktieren statt sie wie früher über die Tastatur einzugeben.

Weiterhin sucht Frau Berg sich soziale Unterstützung. Anfangs spricht sie sehr viel mit ihrem Mann und ihrer Freundin über die Erkrankung und darüber, wie sie damit zurechtkommen kann. So bekommt sie Zuspruch, aber auch ganz praktische Hilfe: Ihr Mann trägt nun allein die Einkäufe nach Hause und ihre Kollegin übernimmt ab und zu einen Termin, wenn Frau Bergs Beschwerden einmal besonders stark sind.

Darüber hinaus treten kognitive Bewältigungsmechanismen in Kraft. Anfangs denkt Frau Berg noch sehr häufig darüber nach, dass ausgerechnet sie nun Rheuma hat und welch ein Unglück dies für sie bedeutet. Nach und nach jedoch konzentriert sie sich wieder mehr auf die Bereiche ihres Lebens, die nicht beeinträchtigt sind. Die Gedanken an die Krankheit bestimmen immer weniger ihren Alltag.

Vielleicht kann Frau Berg sogar auch etwas Gutes an ihrer Lage sehen. Sie lässt es im Alltag zwangsläufig langsamer angehen und fühlt sich dadurch weniger gestresst als früher. Zudem ist ihr heute viel bewusster als früher, dass Gesundheit keine Selbstverständlichkeit ist; dadurch kann sie besser das genießen, was sie noch gut tun kann. Hiermit hängt der sogenannte soziale Abwärtsvergleich zusammen: Frau Berg vergleicht sich nicht mit Menschen, die völlig gesund sind, sondern mit solchen, die es noch schlechter getroffen haben als sie – Patienten, die stärker vom Rheuma beeinträchtigt sind, Menschen, die eine lebensbedrohliche Krankheit haben oder solche, die keine unterstützende Familie im Hintergrund haben.

Adaptation tritt auch nach positiven Ereignissen und Veränderungen auf. Sei es eine Heirat oder eine Gehaltserhöhung – über kurz oder lang lässt das anfängliche Glücksgefühl meist stark nach. Dies wird häufig als „hedonistische Tretmühle" beklagt (Larsen und Prizmic 2008). Bei negativen Ereignissen hingegen ist Adaptation etwas sehr Nützliches. Ein Wermutstropfen ist lediglich, dass Menschen nach positiven Veränderungen in der Regel schneller adaptieren als nach negativen (Larsen und Prizmic 2008).

5 Methodische Implikationen der Adaptation

Welche Folgen hat die Adaptation nun für die Messung der LQ? Auch wenn die beeinträchtigenden Umstände gleich bleiben, etwa Frau Bergs morgendliche Gelenksteifigkeit und die Tatsache, dass sie für viele Tätigkeiten länger braucht als früher: Durch die verschiedenen Mechanismen der Adaptation erhöht sich ihr subjektives Wohlbefinden langfristig wieder. Der Zusammenhang zwischen beeinträchtigenden Umständen und Wohlbefinden bleibt somit über die Zeit nicht konstant; die Umstände sind nicht gleichbleibend prädiktiv für die erlebte LQ.

Hinzu kommt, dass die Adaptation nicht bei jedem Menschen gleich stark zum Tragen kommt. Wir unterscheiden uns erheblich darin, wie schnell wir mit widrigen Umständen zurechtkommen. Dies hängt unter anderem mit bestimmten Persönlichkeitsmerkmalen zusammen. Zum Beispiel zeigen Menschen mit stark ausgeprägtem Neurotizismus (der emotionalen Labilität) eine weniger effektive Adaptation (Diener et al. 2006).

Das Ausmaß der Adaptation wird von den meisten Menschen unterschätzt. Dies zeigen Ergebnisse aus der Gesundheitsökonomie, in der für Kosten-Nutzwert-Analysen sogenannte „Health Utilitys" benötigt werden (hier kurz „Utilitys"). Eine Utility ist eine verhältnisskalierte Variable, die den Nutzwert eines Gesundheitszustandes bezeichnet (Dolan 2000), zum Beispiel den der mittelschweren rheumatoiden Arthritis. Um Utilitys zu ermitteln, werden meist gesunde Probanden befragt. Man legt ihnen die Beschreibung eines Gesundheitszustandes vor, dessen Nutzwert sie anhand verschiedener Methoden einschätzen sollen (Dolan 2000). Eine Möglichkeit ist, dass die Probanden den Gesundheitszustand auf einer Skala von 0 (für „schlechtest-denkbarer Gesundheitszustand" oder Tod) bis 100 (für „best-denkbarer Gesundheitszustand") bewerten. Oder die Probanden sollen angeben, wie viele Jahre ihres restlichen Lebens sie aufgeben würden, um den beschriebenen Gesundheitszustand zu vermeiden („Time-Trade-Off-Methode"). Statt mit Lebensjahren kann auch gegen eine sofortige Sterbewahrscheinlichkeit abgewogen werden („Standard-Gamble-Methode").

Diese Aufgabenstellungen sind für die Probanden natürlich völlig hypothetisch. Vielleicht geben die Probanden deshalb häufig Einschätzungen ab, die erheblich von der Beurteilung durch die Betroffenen selbst abweichen: Die Einschätzung der Patienten, die den beschriebenen Gesundheitszustand tatsächlich erleben, ist oft eine ganz andere (Dolan und Kahneman 2008). Zum Beispiel schätzen Menschen mit Querschnittslähmung ihre Lebensqualität im Durchschnitt erheblich besser ein, als es sich Nicht-Betroffene vorstellen können. Nichtsdestoweniger werden Utilitys meist mit Hilfe gesunder Probanden anstatt Patienten erhoben mit dem Argument, dass diejenigen den Nutzwert von Gesundheitszuständen einschätzen sollten, die über Krankenversicherung und Steuern die Kosten für die Versorgung tragen (Greiner und Klose 2014).

Menschen können recht gut vorhersehen, wie sie sich fühlen würden, wenn ihnen etwas Schlechtes widerführe. Die Verzweiflung, die zum Beispiel auf eine Krebsdiagnose folgen kann, können wir gut antizipieren. Was wir uns hingegen nur schlecht vorstellen können, ist, wie glücklich viele Menschen trotz schwerer objektiver Beeinträchtigungen langfristig sein können (Ubel et al. 2003) – wir können uns Adaptation nicht gut vorstellen. Dies ist aus evolutionspsychologischer Sicht vermutlich auch sinnvoll, weil antizipierte Gefühlsreaktionen uns zu einem vermeidenden und vorsorgenden Handeln veranlassen. Wenn hingegen eine Situation unabänderlich ist, scheint es evolutionär wenig zweckmäßig, dauerhaft niedergeschlagen zu sein (Ubel 2006).

Wie wird in der LQ-Messung mit Adaptationseffekten umgegangen? Zum Teil werden Adaptationsreaktionen als Messfehler angesehen, der aus längsschnittlichen LQ-Daten statistisch herausgerechnet werden sollte – nämlich dann, wenn die Effekte als „Response-Shift" interpretiert werden (Blome und Augustin 2015). Unter dem Begriff Response-Shift werden verschiedene Phänomene zusammengefasst. Zum einen ist da die Skalenrekalibrierung, die auftritt, wenn sich die Interpretation einer Antwortskala durch die Probanden über die Zeit verändert. Was für Frau Berg früher noch eine 7 auf der zehnstufigen Schmerzskala war, ist für sie heute nur noch eine 4, nachdem sie erfahren musste, wie stark Schmerzen sein können. Einen solchen Messfehler statistisch zu kontrollieren, ist sinnvoll.

Unter Response-Shift werden auch die Phänomene der Repriorisierung und Rekonzeptualisierung subsumiert. Beide implizieren, dass der Patient sein Verständnis von LQ verändert. Seit Frau Berg an Arthritis erkrankt ist, ist es ihr wichtiger geworden, tagtäglich entspannt und hilfsbereit mit ihren Mitmenschen umzugehen, während für sie früher Leistung um jeden Preis an erster Stelle stand. Wird Frau Berg nun in einem LQ-Bogen gefragt „Sind Sie in Ihrer Leistungsfähigkeit im Alltag eingeschränkt?" (ein LQ-Prädiktor), antwortet sie ebenso wie zu Beginn ihrer Erkrankung mit „ja, trifft zu". Auf die Frage „Wie bewerten Sie Ihre Lebensqualität insgesamt?" hingegen antwortet Frau Berg nun mit „gut" statt wie zu Beginn der Erkrankung mit „eher schlecht". Dieser Effekt sollte nicht statistisch kontrolliert werden, da sich die erlebte LQ von Frau Berg tatsächlich verbessert hat. Wer sich trotz widriger Umstände besser fühlt, hat – nach dem hier vertretenen LQ-Verständnis – auch eine höhere LQ, auch wenn die anhand der objektiven Umstände erwartete LQ möglicherweise niedriger ist.

6   Individuelle Präferenzen

Ein weiterer Faktor, der den Zusammenhang zwischen LQ-Prädiktoren und erlebter LQ beeinflusst, sind die unterschiedlichen Präferenzen von Patienten. Da Patienten unterschiedliche Aspekte wichtig sind, reagieren sie unterschiedlich auf bestimmte Beeinträchtigungen.

So kam unsere Arbeitsgruppe in einer Beobachtungsstudie zu chronischen Wunden und Psoriasis (Schuppenflechte) zu dem Ergebnis, dass die subjektiv wahrgenommene *Ausprägung* von LQ-Beeinträchtigungen sich deutlich von deren *Bedeutsamkeit* für die Patienten unterscheiden kann (Gosau 2012). Zum Beispiel war es manchen Patienten sehr wichtig, dass sich ihre Leistungsfähigkeit durch die medizinische Behandlung verbessert, während dies für andere eher nachrangig war – und zwar bei gleich starker Beeinträchtigung der Leistungsfähigkeit aus Sicht der Patienten. Die Ausprägung der Beeinträchtigung ist somit nicht gleichzusetzen mit der subjektiven Bedeutung, die sie für die Patienten hat.

Auch aufgrund der unterschiedlichen Präferenzen lässt sich die tatsächlich empfundene LQ nicht zuverlässig abbilden, wenn für alle Patienten dieselben LQ-Prädiktoren gemessen und zu einem Gesamtwert akkumuliert werden.

7 Subjektives Wohlbefinden messen

Eine Alternative zur gängigen LQ-Messung ist es, die erlebte LQ möglichst direkt zu messen, indem das subjektive Wohlbefinden erfasst wird. Dies ist zum einen mit Fragebögen zu positivem oder negativem Affekt möglich. In dem „Positive and Negative Affect Schedule" (PANAS) etwa beurteilen Probanden das Ausmaß einer Reihe positiver und negativer Emotionen (interessiert, ängstlich, enthusiastisch …) innerhalb z. B. der letzten 7 Tage. Aus diesen Angaben wird dann ein Gesamtwert berechnet (Watson et al. 1988).

Ein anderer Messansatz nennt sich „Experience Sampling" (Scollon und Kim-Prieto 2003). Hier werden Probanden in zufälligen Abständen über den Tag verteilt nach ihrem momentanen Befinden gefragt. Dies erfolgt heutzutage typischerweise über mobile Endgeräte, etwa dem privaten Mobiltelefon des Probanden. Die erfragten Emotionen können dieselben sein wie z. B. im PANAS-Fragebogen. Der maßgebliche Unterschied zur Verwendung von Fragebögen besteht darin, dass das Wohlbefinden für die jeweils aktuelle Situation erfragt wird. Dadurch ist es im Gegensatz zur Fragebogenmethode nicht erforderlich, dass die Probanden ihre Gefühlslage während eines längeren Zeitraums erinnern und zu einer Gesamteinschätzung kondensieren. Aus den einzelnen Rückmeldungen kann beim Experience-Sampling ein Gesamtwert gebildet werden, zum Beispiel als Prozentsatz der Momente in positiver Stimmung in Bezug auf die Gesamtheit aller Antworten der Person (so genannter „U-Index": Dolan und Kahneman 2008; Kahneman und Krueger 2006). Die erfragten Zeitpunkte werden dabei als eine repräsentative Zufallsstichprobe aller Momente verstanden, die die Person im Erhebungszeitraum erlebt hat. Ein mit dem Experience-Sampling erhobener Nutzwert eines Gesundheitszustands wird von den Gesundheitsökonomen Dolan und Kahneman (Dolan und Kahneman 2008) als „experienced utility" im Gegensatz zur herkömmlichen „decision utility" bezeichnet.

Eine verzerrungsarme Erhebung der erlebten LQ scheint somit möglich zu sein.

8 Konzeptuelle Probleme bei einem Verständnis der Lebensqualität als subjektives Wohlbefinden

Bei einem Verständnis der LQ als *erlebte* LQ und somit als subjektives Wohlbefinden können sich jedoch konzeptuelle und praktische Schwierigkeiten ergeben.

So kann eingewandt werden, dass ein gutes, gelungenes Leben nicht allein aus subjektivem Wohlbefinden erwächst. Ist LQ nicht mehr als die Summe unserer Empfindungen in jedem einzelnen Moment? Sprechen wir unserem Leben genau dann eine hohe Qualität zu, wenn wir uns oft wohlfühlen – oder ist dies eine zu einseitige Sicht, der ein egoistisch-hedonistisches Menschenbild zugrunde liegt?

Zwar streben wir danach, angenehme Momente zu erleben: Wir treffen uns gern mit Menschen, die wir mögen; wir gehen Tätigkeiten nach, die uns Freude machen. Aber wir begeben uns auch bewusst in Situationen, in denen wir uns zunächst wenig wohlfühlen. Ein Vater steht mehrmals in der Nacht auf, weil sein Kind weint. Eine Betriebswirtin lehnt ein lukratives Jobangebot aus der Tabakindustrie ab, weil die Ziele des Unternehmens aus ihrer Sicht die Gesundheit anderer Menschen schädigen. Der Eine lässt sich für einen Nierenkranken ein Organ entnehmen; die Zweite quält sich durch einen Marathon; der Dritte geht ins Kloster und übt dort Verzicht. All dies tun Menschen nicht nur, weil sie es müssen, sondern auch, weil sie es aus eigener Entscheidung so gewählt haben.

Der Grund für diese Verhaltensweisen ist, dass die Menschen damit Ziele verfolgen: Ein Kind trösten; einer sinnvollen beruflichen Tätigkeit nachgehen; einem Anderen ermöglichen, ohne Dialyse zu leben; einen sportlichen Erfolg erleben; innerlich wachsen. Dies muss jedoch nicht im Widerspruch zu einem Verständnis der LQ als subjektivem Wohlbefinden stehen. In einigen Fällen nehmen wir kurz- oder mittelfristig unangenehme Gefühle in Kauf, um in der Zukunft ein Ziel zu erreichen, dessen Erreichen unser Wohlbefinden steigert – zum Beispiel das intensive Glücksgefühl nach dem Erreichen des Berggipfels. Sobald wir unsere Ziele erreichen, werden wir mit angenehmen Gefühlen belohnt, und auch bereits auf dem Weg zum Ziel empfinden wir positive Gefühle, wenn wir registrieren, dass wir unseren Zielen näher kommen.

In anderen Fällen geht es uns jedoch nicht primär um das eigene Wohlbefinden, auch nicht um das zukünftige, sondern wir handeln altruistisch. Dieses Handeln für Andere lässt sich nicht damit erklären, dass wir damit unser eigenes Wohlbefinden zu einem späteren Zeitpunkt steigern wollen.

Es lässt sich jedoch einwenden, dass wir auch dann mit guten Gefühlen belohnt werden, wenn wir unseren eigenen Werten entsprechend handeln – auch wenn das eigene Wohlbefinden nicht primäres Ziel unseres Handelns war. Das Gefühl, „das Richtige" getan zu haben, löst dennoch Wohlbefinden aus. Ein konsistenter Befund der Glücksforschung ist, dass einer der wirksamsten Wege zur Steigerung positiver Gefühle darin liegt, anderen Menschen Gutes zu tun (Fredrickson 2008). Umgekehrt ist es vermutlich keine erfolgversprechende Strategie, ausschließlich nach kurzfristigem Wohlbefinden zu streben: Ob man nun gemütlich auf dem Sofa liegt, schmackhaft isst, einkaufen geht oder mit Freunden plaudert – der meisten kurzfristig angenehmen Tätigkeiten werden wir auf lange Sicht überdrüssig. Ein ewiger Urlaub ohne sinnvolle Aufgaben und langfristige Ziele würde die wenigsten Menschen glücklich machen. Dies ist wohl auch deshalb der Fall, weil das subjektive Wohlbefinden bzw. hier das Nicht-Wohlbefinden uns signalisiert, ob wir hinsichtlich unserer Ziele und Werte auf dem richtigen Weg sind. Ebenso fühlt sich Frau Berg unwohl, wenn sie den Eindruck hat, Anderen zur Last zu fallen; das subjektive Wohlbefinden ist in diesem Sinne auch ein altruistischer Parameter.

Nach dieser Hypothese wird sich alles, was für den Einzelnen ein gutes und gelungenes Leben ausmacht, kurz- oder langfristig im subjektiven Wohlbefinden niederschlagen. Ob diese These zutrifft, ist prinzipiell empirisch prüfbar. Hierzu bietet es sich zum Beispiel an, ein Experience-Sampling über einen längeren Zeitraum mit einem Protokoll dessen zu kombinieren, was die Probanden jeweils getan haben, welche Ziele sie damit verfolgten und wie erfolgreich sie dabei aus ihrer eigenen Sicht waren.

9 Praktische Probleme bei einer Konzeption der Lebensqualität als subjektives Wohlbefinden

Bei einer Konzeption der LQ als subjektives Wohlbefinden können jedoch auch praktische Schwierigkeiten auftreten – nämlich dann, wenn Daten zur erlebten LQ für Allokationsentscheidungen verwendet werden und gleichzeitig die erlebte LQ von der erwarteten LQ abweicht. Schon heute haben LQ-Daten Einfluss auf die Zuteilung finanzieller Mittel: In der frühen Nutzenbewertung in Deutschland gemäß § 35a SGB V ist der Zusatznutzen dann höher – und steigt in der Folge die Wahrscheinlichkeit für einen hohen Erstattungspreis des Arzneimittels –, wenn auch LQ-Effekte nachgewiesen werden (Lohrberg et al. 2014; Blome et al. 2014).

Welche Patienten tatsächlich am stärksten leiden, können wir uns nur schlecht vorstellen, weil wir Adaptationseffekte nicht gut vorhersehen können. Wenn nun LQ als subjektives Wohlbefinden definiert und entsprechend erhoben wird, kann sich daraus ein Konflikt ergeben. Diejenigen, die aus der Sicht von Nicht-Betroffenen am schwersten erkrankt sind, können eine bessere erlebte LQ aufweisen als andere, die wir als weniger schwer erkrankt ansehen. Als Beispiel ließe sich konstruieren, dass Menschen mit abstehenden Ohren empirisch gemessen ein geringeres Wohlbefinden aufweisen als Menschen mit rheumatoider Arthritis. Wenn nun Allokationen an die erlebte LQ geknüpft würden, ergäbe sich vermutlich aus Sicht vieler Menschen ein Gerechtigkeitsproblem. Die Mittel kämen aus ihrer Sicht nicht den Patienten mit dem höchsten Bedarf zugute.

Dieses Problem ergibt sich jedoch bereits dann, wenn LQ, wie heute üblich, auch anhand von Prädiktoren erhoben wird. Wenn jemand mit einer vermeintlich „leichten" Erkrankung starke Einschränkungen und Belastungen (und somit stark ausgeprägte LQ-Prädiktoren) angibt, kann auch dies der allgemeinen Einschätzung der Krankheitsschwere widersprechen. Im Beispiel mögen sich Menschen mit abstehenden Ohren als „unansehnlich" wahrnehmen und in der Folge soziale Ängste entwickeln, die wiederum als Beeinträchtigung des Soziallebens im LQ-Fragebogen als Prädiktor erfasst werden. Wollte man einen Widerspruch zwischen dem von der Allgemeinheit angenommenen und dem tatsächlichem Bedarf völlig vermeiden, müsste man die Mittelallokation an klinisch-objektiven Parametern festmachen, nicht jedoch an LQ-Daten. Oder aber man trifft Allokationsentscheidungen allein anhand der Einschätzungen von Gesunden, wie es bei den auf übliche Weise erhobenen Utilitys der Fall ist – und riskiert, dass diese Einschätzungen fundamental abweichen von der tatsächlich erlebten LQ der Betroffenen.

Ein weiterer problematischer Widerspruch kann entstehen, wenn Patienten nicht die medizinische Behandlung bevorzugen, die ihnen objektiv den größten Gewinn an Wohlbefinden ermöglicht. So verglichen Redelmeier und Kollegen 2 verschiedene Prozeduren der Koloskopie (Darmspiegelung): eine, die durchschnittlich etwa eine halbe Stunde dauerte und sehr schmerzhaft war, und eine andere, die ebenso lang sehr schmerzhaft war und im direkten Anschluss bis zu 3 Minuten auf weniger schmerzhafte Weise fortgesetzt wurde (Redelmeier et al. 2003). Im Nachhinein beurteilten die Patienten die verlängerte Prozedur als weniger belastend, obwohl sie objektiv zu mehr Schmerzen geführt hatte.

Diesem Befund liegt nach Vermutung der Studienautoren eine Erinnerungsverzerrung zugrunde, da unsere Einschätzung eines Ereignisses stark von seinem Ende beeinflusst ist („Recency-Effekt").

Wer beide Varianten der Koloskopie erlebt hat und später ein drittes Mal die Untersuchung benötigt, würde wohl die längere Variante wählen. Wäre es daher besser, schmerzhafte Prozeduren um einige etwas weniger schmerzhafte Minuten zu verlängern, weil dies den Präferenzen der Patienten entspricht – obwohl diese Verlängerung der Schmerzen medizinisch völlig überflüssig ist? Oder ist es wichtiger, nur so viel Schmerzen und somit Nicht-Wohlbefinden zuzufügen wie unbedingt nötig, indem die kürzere Prozedur durchgeführt wird?

Dieses Dilemma lässt sich womöglich auflösen, wenn konsequent auf subjektives Wohlbefinden abgestellt wird. Die kürzere Prozedur wird als schlimmer erinnert – und unangenehme Erinnerungen können auch noch einige Zeit nach der Prozedur das Wohlbefinden beeinträchtigen. Bezieht man auch das Wohlbefinden in den Tagen und Wochen nach der Untersuchung mit ein, könnte daher das subjektive Wohlbefinden in der Summe für die verlängerte Prozedur höher sein. Auch diese Annahme ließe sich empirisch mittels Experience-Sampling prüfen.

10   Fazit

Die gesundheitsbezogene Lebensqualität wird heute meist mit Fragebögen gemessen, die sowohl objektivierbare Umstände (die erwartete LQ) als auch Aspekte des subjektiven Wohlbefindens (die erlebte LQ) erfassen. Die Validität dieses Ansatzes ist fraglich, weil die tatsächlich erlebte LQ u. a. durch Adaptationseffekte nicht zuverlässig durch die erwartete LQ vorhergesagt werden kann.

Als mögliche Alternative kann LQ als rein subjektives Wohlbefinden verstanden und gemessen werden, zum Beispiel mit der Methode des Experience-Sampling. Ob sich auch ziel- und wertorientiertes Handeln im subjektiven Wohlbefinden abbildet, ist eine empirisch zu überprüfende Frage. Weiterhin stellt sich die Frage, welches Kriterium für medizinische Entscheidungen maßgeblich sein sollte – sei es für die Zulassung und Kostenerstattung neuer Medikamente, die Therapiewahl für den einzelnen Patienten oder die finanzielle Förderung von Arzneimittelentwicklungen. Sollten Interventionen bevorzugt werden, die objektiv vorliegende Beeinträchtigungen in verschiedenen Lebensbereichen am besten verringern können? Oder sollten Behandlungen gewählt und gefördert werden, die das tatsächlich erlebte Wohlbefinden der Patienten maximieren?

Literatur

Blome C, Augustin M (2015) Measuring Change in Quality of Life: Bias in Prospective and Retrospective Evaluation. Value in Health: 18:110–115

Blome C, Augustin M, Lohrberg D (2014) Methodological Requirements Regarding Quality of Life Measurement in the Early Assessment of Benefit In Germany. Value in Health 17(7):A437

Bullinger M, Kirchberger I, Ware J (1995) Der deutsche SF-36 Health Survey; Übersetzung und psychometrische Testung eines krankheitsübergreifenden Instruments zur Erfassung der gesundheitsbezogenen Lebensqualität. Z f Gesundheitswiss 3:21–36. doi:10.1007/BF02959944

Bullinger M (2014) Das Konzept der Lebensqualität in der Medizin – Entwicklung und heutiger Stellenwert. Zeitschrift für Evidenz, Fortbildung und Qualität im Gesundheitswesen 108:97–103. doi:10.1016/j.zefq.2014.02.006

Diener E, Lucas RE, Scollon CN (2006) Beyond the hedonic treadmill: revising the adaptation theory of well-being. Am Psychol 61:305–314. doi:10.1037/0003-066X.61.4.305

Diener E, Suh EM, Lucas RE, Smith HL (1999) Subjective well-being: Three decades of progress. Psychol Bull 125:276–302. doi:10.1037/0033-2909.125.2.276

Dolan P (2000) The measurement of health-related quality of life for use in resource allocation decisions in health care. In: Culver AJ, Newhouse JP (Hrsg) Handbook of health economics. Volume 1A. Elsevier, Amsterdam, New York, S 1723–1760

Dolan P, Kahneman D (2008) Interpretations of utility and their implications for the valuation of health. Econ J:215–234

Duden online (23.09.2014). http://www.duden.de/rechtschreibung/Beeintraechtigung

Frederick S, Loewenstein G (1999) Hedonic Adaptation. In: Kahneman D, Diener E, Schwarz N (Hrsg) Well-Being: Foundations of Hedonic Psychology. Russell Sage Foundation, New York, S 302–329

Fredrickson BL (2008) Promoting Positive Affect. In: Eid M, Larsen RJ (Hrsg) The Science of Subjective Well-Being. The Guilford Press, New York, S 449–468

Gosau R (2012) Veränderung der Wichtigkeit von Therapiezielen bei Patienten mit Psoriasis und Ulcus cruris in Abhängigkeit von der Zeit, der Ausprägung und der Zielerreichung. Dissertation, Hamburg

Greiner W, Claes C, Busschbach JJV, Schulenburg JG von der (2005) Validating the EQ-5D with time trade off for the German population. Eur J Health Econ 6:124–130

Greiner W, Klose K (2014) Lebensqualitätsbewertung und Utilities in der Gesundheitsökonomie. Zeitschrift für Evidenz, Fortbildung und Qualität im Gesundheitswesen 108:120–125. doi:10.1016/j.zefq.2014.02.004

Institut für Qualität und Wirtschaftlichkeit im Gesundheitswesen (2012) Fingolimod – Nutzenbewertung gemäß § 35a SGB V (Dossierbewertung). https://www.iqwig.de/de/projekte-ergebnisse/projekte/arzneimittelbewertung/a11-23-fingolimod-nutzenbewertung-gemass-35a-sgb-v-dossierbewertung.1451.html. Zugegriffen: 22. September 2014

Kahneman D, Diener E, Schwarz N (Hrsg) (1999) Well-Being: Foundations of Hedonic Psychology. Russell Sage Foundation, New York

Kahneman D, Krueger AB (2006) Developments in the measurement of subjective well-being. Industrial Relations Section, Princeton University, Princeton, N. J.

Koller M, Neugebauer EAM, Augustin M, Büssing A, Farin E, Klinkhammer-Schalke M, Lorenz W, Münch K, Petersen-Ewert C, von Steinbüchel N, Wieseler B (2009) Die Erfassung von Lebensqualität in der Versorgungsforschung – konzeptuelle, methodische und strukturelle Voraussetzungen. Gesundheitswesen 71:864–872. doi:10.1055/s-0029-1239516

Larsen RJ, Prizmic Z (2008) Regulation of Emotional Well-Being; Overcoming the Hedonic Treadmill. In: Eid M, Larsen RJ (Hrsg) The Science of Subjective Well-Being. The Guilford Press, New York, S 258–289

Lohrberg D, Augustin M, Blome C (2014). The Definition and Role of Quality of Life In Germany's Early Assessment of Drug Benefit. Value in Health 17(7):A444

Mösges R, Schmalz P, Köberlein J, Kaciran M, Baiardini I (2007) Die RHINASTHMA-Lebensqualitätsskala German Adapted Version. HNO 55:357-364. doi:10.1007/s00106-006-1453-0

Redelmeier DA, Katz J, Kahneman D (2003) Memories of colonoscopy: a randomized trial. Pain 104:187–194. doi:10.1016/S0304-3959(03)00003-4

Scollon CN, Kim-Prieto C (2003) Experience Sampling: Promises and Pitfalls, Strengths and Weaknesses. J Happiness Stud 4:5–34. doi:10.1023/A:1023605205115

The EuroQol Group (1990) EuroQol--a new facility for the measurement of health-related quality of life. Health Policy 16:199–208

Ubel P, Loewenstein G, Jepson C (2003) Whose quality of life? A commentary exploring discrepancies between health state evaluations of patients and the general public. Qual Life Res 12:599-607. doi:10.1023/A:1025119931010

Ubel PA (2006) You're stronger than you think: tapping into the secrets of emotionally resilient people. McGraw Hill Professional

Watson D, Clark LA, Tellegen A (1988) Development and validation of brief measures of positive and negative affect: The PANAS scales. J Pers Soc Psychol 54:1063–1070. doi:10.1037/0022-3514.54.6.1063

Wilm S, Leve V, Santos S (2014) Ist Lebensqualität das, was Patienten wirklich wollen? Einschätzungen aus einer hausärztlichen Perspektive. Lebensqualität im Gesundheitswesen: Wissen wir, was wir tun? 108:126–129. doi:10.1016/j.zefq.2014.03.003

Disability Weight – ein umstrittenes Maß zur Bewertung von Gesundheitsbeeinträchtigungen

Myriam Tobollik, Claudia Terschüren, Nadine Steckling, Timothy McCall und Claudia Hornberg

Zusammenfassung

Das Disability Adjusted Life Year (DALY) ist ein etabliertes Maß zur Darstellung der Krankheitslast von Bevölkerungen. Zur Quantifizierung des DALYs werden Gewichtungsfaktoren (Disability Weights) für Gesundheitszustände benötigt, um mit einer Erkrankung verlebte Lebensjahre mit durch vorzeitigen Tod verloren Lebensjahren aufsummieren zu können. Zur Bestimmung der Disability Weights wird ein Gesundheitszustand auf einer Skala zwischen 0 und 1 eingeordnet, wobei 0 vollkommene Gesundheit abbildet und 1 einen Zustand vergleichbar mit dem Tod beschreibt.

Die Bewertung von Erkrankungen mittels Gewichtungsfaktoren ist umstritten. Komplexe Informationen über die Qualität des Lebens werden in einer einzelnen Maßzahl zusammengefasst. Viele wichtige Informationen, wie z. B. soziale und individuelle Präferenzen, gehen dabei verloren. Methodische Entscheidungen, beispielsweise die Definition von Gesundheitszuständen, die Auswahl der Herleitungsmethoden und des Befragungspanels, beeinflussen die Bewertung der Disability Weights. Strittig ist auch ihre Universalität und Kontextunabhängigkeit. Dennoch werden sie zur Bestimmung der nationalen und internationalen Krankheitslast angewendet. Um die Krankheitslast in Deutschland angemessen darstellen zu können, befürworten wir die Herleitung von nationalen Disability Weights, in denen kulturelle und demografische Besonderheiten berücksichtigt werden.

Abkürzungen

BoD	Burden of Disease
DALY	Disability-Adjusted Life Year
DW	Disability Weight
EQ-5D	European Quality of Life – 5 Dimensions
GBD	Global Burden of Disease
HALE	Health-Adjusted Life Expectancy
ICD	International Classification of Disease
QALY	Quality-Adjusted Life Years
SMPH	Summary Measures of Population Health
YLD	Years Lived with Disability
YLL	Years of Life Lost

1 Einleitung

Gesundheit ist eines der wertvollsten Güter, sowohl auf individueller als auch auf gesellschaftlicher Ebene. Daher ist es eine gesamtgesellschaftliche Aufgabe, Gesundheitsrisiken zu reduzieren und gesundheitsförderliche Lebenswelten zu schaffen. Um dieser Aufgabe gerecht werden zu können, wird Wissen über den Erhalt von Gesundheit und die Entstehung von Krankheiten benötigt (Murray et al. 2002). Eine Schwierigkeit, die diese Aufgabe mit sich bringt, besteht darin, dass das komplexe Konstrukt Gesundheit auf gesellschaftlicher Ebene definiert werden muss, damit sich die zuvor genannte Zielvorstellung umsetzen lässt. Im Unterschied zum individuellen Patienten-Arzt-Gespräch kann auf Bevölkerungsebene nicht direkt nachgefragt werden, wie sich die oder der Betroffene fühlt und wie die Gesundheit und die damit verbundenen Einschränkungen bewertet werden.

Ein wissenschaftliches Instrument, das entwickelt wurde, um Auskünfte über die Krankheitslast einer Bevölkerung übersichtlich darzustellen, ist das *Disability-Adjusted Life Year* (DALY)-Konzept, welches zu den *Summary Measures of Population Health*[1] (SMPH) gehört. In diesem werden Mortalitäts- und Morbiditätsdaten in einem Summenmaß vereint und die Krankheitslast in Form verlorener gesunder Lebensjahre ausgedrückt. Das DALY-Konzept ermöglicht weitreichende Vergleiche über unterschiedliche Gesundheitsbeeinträchtigungen, zeitliche Veränderungen von Krankheitslasten, verschiedene Bevölkerungsgruppen und gesundheitliche Risikofaktoren (Murray & Lopez 1996; Murray et al. 2002). Bisher wurden neben globalen (Murray & Lopez 1996; Murray et al. 2012) und internationalen (z. B. Schwarzinger et al. 2003) auch vereinzelt nationale Studien (z. B. Stouthard et al. 1997) zur Bestimmung der Krankheitslast durchgeführt, um landeseigene Besonderheiten von Erkrankungen zu berücksichtigen. Bislang gibt es keine Studie für Deutschland (Plass et al. 2014).

Zur Darstellung der Krankheitslast in der Einheit DALY ist es notwendig, den Schweregrad von Erkrankungen vergleichbar zu quantifizieren, damit durch Erkrankungen beeinträchtigte und durch vorzeitigen Tod verlorene Lebensjahre aufsummiert werden können. Dies erfolgt durch den krankheitsspezifischen Gewichtungsfaktor *Disability Weight*[2], der den Schweregrad einer Erkrankung und die damit einhergehende gesundheitliche Beeinträchtigung darstellt (Murray 2002). Das *Disability Weight* ist ein grundlegender Teil des DALYs, der die Kombination von Mortalität und Morbidität in einem Summenmaß ermöglicht. Zugleich ist es durch die notwendige Bewertung von Erkrankungen eine kritisch diskutierte Komponente (Arnesen & Nord 1999; Fox-Rushby 2002).

Dieses Konzept aus den Gesundheitswissenschaften ist ein Beispiel dafür, wie Lebensqualität auf Bevölkerungsebene quantifiziert werden kann. Für die Herleitung der *Disability Weights* werden unter anderem Methoden zur Bewertung der Lebensqualität verwendet. Im vorliegenden Beitrag sollen Schnittmengen der beiden Konzepte aufgezeigt und es soll

---

1   In der deutschsprachigen Diskussion wird meist der englische Begriff Summary Measures of Population Health verwendet, weshalb der Terminus auch in dieser Arbeit beibehalten wird.
2   Für Disability Weight gibt es keine gleichbedeutende Übersetzung ins Deutsche. Daher wird in dieser Arbeit der englische Begriff verwendet.

dargestellt werden, inwiefern Ergebnisse aus der Lebensqualitätsforschung zur Herleitung von *Disability Weights* für Deutschland geeignet sind. Dazu wird zunächst das Konzept der SMPH erklärt (Kap. 2), um daraufhin das DALY einordnen zu können. Im Anschluss wird die Zusammensetzung des DALY erläutert (Kap. 3). Im anschließenden Kapitel erfolgt eine Vorstellung und kritische Auseinandersetzung mit den *Disability Weights* (Kap. 4). Im Fazit werden die Erkenntnisse aus der *Disability Weight*-Diskussion auf die Situation in Deutschland übertragen (Kap. 5).

2 Summary Measures of Population Health (SMPH)

Summary Measures of Population Health (SMPH) sind numerische Maßeinheiten, die Morbiditäts- und Mortalitätsdaten in einer Kennziffer kombinieren, um den Gesundheitszustand einer Bevölkerung umfassend darzustellen (Field & Gold 1998). Entsprechend konnte der traditionelle Blick auf Mortalität durch die Morbiditätskomponente erweitert werden. Dies ermöglicht eine umfassendere Identifikation von Gesundheitsproblemen, was die Verteilung von Ressourcen unterstützen kann. Darüber hinaus können SMPH aufgrund ihrer Eindimensionalität für weitreichende Vergleiche genutzt werden (Murray et al. 2002; Schöffski & Greiner 2008).

SMPH basieren auf Lebenszeit als Maß für die Darstellung von Gesundheit. Es gibt zwei komplementäre Ansätze zur Berechnung von SMPH: zu erwartende Lebensjahre (*Health Expectancy*) und verlorene Lebensjahre (*Health Gaps*) (Mathers et al. 2001b; Malsch et al. 2006). Der *Health Expectancy*-Ansatz ist darauf ausgerichtet, „Lebenszeiten unter der Berücksichtigung gesundheitsmindernder Ereignisse im Sinne einer Positivbilanz zu berechnen" (Malsch et al. 2006, S. 14). Die am häufigsten verwendeten Beispiele sind *Health-Adjusted Life* Expectancy (HALE) und *Quality-Adjusted Life Years* (QALY). Im *Health Gaps*-Ansatz wird das Gesundheitsdefizit abgebildet, das durch Mortalität und Morbidität entsteht. Es handelt sich hierbei um eine Negativbilanz, bei der von einer idealen Lebenserwartung die vorzeitigen Todesfälle und Lebensjahre in verminderter Lebensqualität subtrahiert werden. Das bekannteste Beispiel sind die DALYs. Schematisch sind beide Ansätze in Abbildung 1 dargestellt.

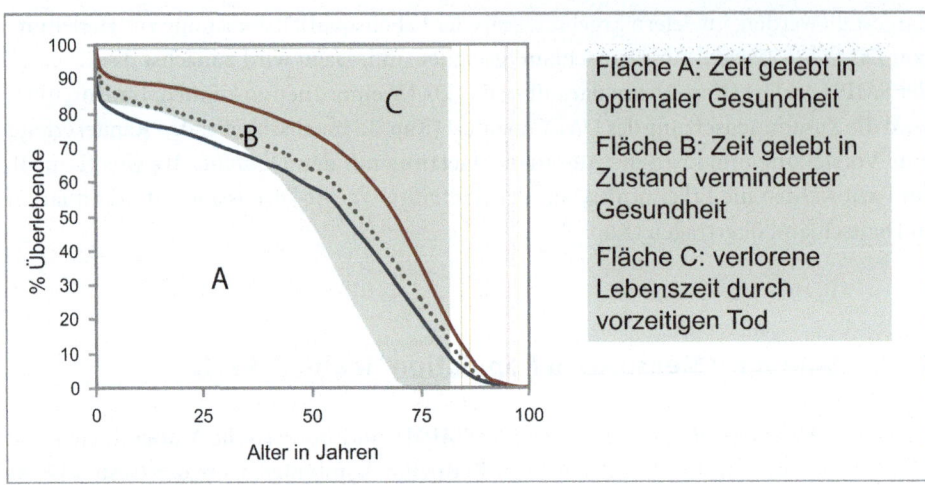

Abb. 1 Schematische Darstellung von SMPH

Quelle: Eigene Darstellung, modifiziert nach Malsch et al. (2006, S. 14)

Es wird von einer hypothetischen Kohorte ausgegangen, die bei voller Gesundheit durchschnittlich 100 Jahre alt wird. Da dies aber in keiner Gesellschaft der Fall ist, bildet die rote Linie eine realitätsnahe Überlebenskurve ab. Nachdem die Sterbekurve bei Geburt eine steile Neigung aufweist, verringern sich die Sterbefälle zunächst, bis im fortgeschrittenen Alter erneut die Sterblichkeit zunimmt. Die Fläche oberhalb der roten Linie ist die Lebenszeit, die aufgrund vorzeitiger Tode in Relation zur hier hypothetisch zu erreichenden Lebenserwartung von 100 Jahren für die gesamte Gesellschaft verloren geht (Fläche C). Allerdings wird nicht die vollständige Lebenszeit in vollkommener Gesundheit verlebt, was durch die blaue Linie abgebildet ist. Die Fläche A ist die Lebenszeit in vollkommener Gesundheit. Fläche B beschreibt die Lebenszeit, die in verminderter Gesundheit verbracht wird. Für die Berechnung von SMPH wird die Fläche B anteilig der gesunden bzw. verlorenen Lebenszeit zugeordnet. Die Zuordnung erfolgt anhand eines Gewichtsfaktors (z. B. *Disability Weight*), der den Schweregrad von Erkrankungen ausdrückt. Bei schwerwiegenden Erkrankungen (mit einem hohen Gewichtsfaktor) wird ein größerer Teil der Fläche B zur verlorenen Lebenszeit hinzugerechnet als bei einer weniger schwerwiegenden Erkrankung (niedriger Gewichtsfaktor). Dies wird dargestellt durch die gestrichelte Linie zwischen der blauen und der roten Linie. *Health Expectancies* werden durch die Kombination der Flächen A und dem unteren Teil von B bestimmt. *Health Gaps* (z. B. DALYs) fassen den oberen Teil der Fläche B und Fläche C zusammen.

3 Einführung in das Konzept der Disability-Adjusted Life Years (DALY)

Das DALY-Konzept wurde in den 1990er Jahren von der Weltgesundheitsorganisation zusammen mit der Weltbank und der *Harvard School of Public Health* im Rahmen der *Global Burden of Disease* (GBD)-Studie entwickelt. Das übergreifende Ziel bei der Entwicklung des *Burden of Disease* (BoD)-Ansatzes war es, nicht-tödlich verlaufende Krankheiten in internationale gesundheitspolitische Debatten verstärkt mit einzubeziehen (Murray 1996).

DALYs können für einzelne Erkrankungen oder Risikofaktoren berechnet und gegebenenfalls aufaddiert werden. Zu beachten ist dabei, dass sich die Maßeinheit immer auf eine bestimmte Bevölkerung bezieht und nicht für eine einzelne Person gilt. Für die DALY-Berechnung wird eine Vielzahl an Daten benötigt, die in verschiedenen Arbeitsschritten verwendet werden (Mathers et al. 2001b). Die zwei Berechnungsmöglichkeiten (GBD 1990 und GBD 2010) und dessen Datenbedarfe sind in Abbildung 2 dargestellt.

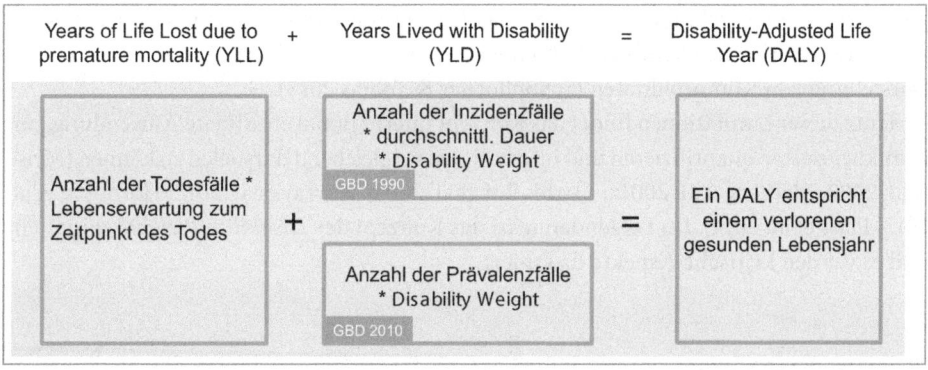

Abb. 2 Komponenten der DALY-Berechnung

Quelle: Eigene Darstellung, modifiziert nach Prüss-Üstün et al. (2003), Mathers et al. (2004) und Vos et al. (2012)

In der DALY-Berechnung werden die durch vorzeitigen Tod aufgrund einer Krankheit verlorenen Lebensjahre im Vergleich zur durchschnittlichen Lebenserwartung (*Years of Life Lost due to premature mortality*, YLL) und die Lebenszeit mit gesundheitlichen Beeinträchtigungen (*Years Lived with Disability*, YLD) addiert (Prüss-Üstün et al. 2003). Zur Berechnung der verlorenen Lebensjahre (YLL) wird die Anzahl der Todesfälle, die der betrachteten Erkrankung zuzuschreiben sind, mit der verbliebenen Standardlebenserwartung zum Zeitpunkt des Todes multipliziert. Die Lebensjahre in verminderter Lebensqualität (YLD) werden mithilfe von drei Faktoren ermittelt: Zunächst wird die Lebensdauer mit einer Erkrankung errechnet, indem die Anzahl der Inzidenzfälle mit der durchschnittlichen Dauer der Erkrankung multipliziert wird. Diese Zahl wird dann mit dem Gewichtungsfaktor für den Schweregrad der Krankheit (*Disability Weight*) multipliziert (Murray

2002). Alternativ kann die Prävalenz einer Erkrankung mit dem entsprechenden *Disability Weight* multipliziert und als YLD verwendet werden. Die zuletzt genannte Methode wird in aktuellen GBD-Studien angewendet (Vos et al. 2012).

Weitere Parameter, die in die Rechnung einfließen können, sind Altersgewichtungen und Diskontierungen zukünftiger Gesundheitseffekte. Bei der Altersgewichtung werden Personen im arbeitsfähigen Alter höher bewertet als jüngere und ältere Bevölkerungsmitglieder. Zukünftige Gesundheitseffekte fließen bei Anwendung der Diskontierung mit einem geringeren Wert in die Berechnung ein als aktuelle Gesundheitseffekte (Murray 1996). Beide Parameter werden kritisch diskutiert und in aktuellen Studien meist nicht mehr angewendet (z. B. Vos et al. 2012; Hornberg et al. 2013).

Das DALY-Konzept ist mit Annahmen, Festlegungen und Limitationen verbunden. Dies betrifft die normativen Setzungen zur Bestimmung der Krankheitslast durch Morbidität mittels *Disability Weights*, die im folgenden Kapitel erläutert werden. Es betrifft auch die Bewertung zukünftiger Gesundheitsgewinne (Diskontierung) sowie die produktivitätsgeleiteten Altersgewichtungen (u. a. Arnesen & Nord 1999). Zudem fließen Unsicherheiten durch die in die Berechnung eingehenden (ggf. unvollständigen) Daten ein, die die Vergleichbarkeit von Ergebnissen für unterschiedliche Erkrankungen und die Aussagekraft zur Priorisierung erheblich herabsetzen können. Eine weitere Unsicherheit ist die mangelhafte Darstellung von Komorbiditäten (Schopflocher & Tobias 2013).

Trotz dieser Limitationen findet das Konzept international eine breite Anwendung, um Krankheitslasten quantifizieren und international vergleichend darstellen zu können (Melse et al. 2000; Mathers et al. 2001a; Essink-Bot et al. 2002; Murray et al. 2012; Hornberg et al. 2013; Plass et al. 2014). Im Folgenden wird das Konzept der *Disability Weights* vorgestellt und es werden kritische Aspekte diskutiert.

4 Disability Weights als Gewichtungsfaktoren für DALY Berechnungen

Der Gewichtungsfaktor ermöglicht es, die nicht in vollständiger Gesundheit verlebte Zeit anteilig in die DALY-Berechnung einzubeziehen. Beispielsweise resultieren 8 Jahre mit einer bestimmten Erkrankung, die mit einem *Disability Weight* von 0,25 bewertet wird, in 2 verlorenen Lebensjahren.

Zur Bestimmung von *Disability Weights* wird ein Gesundheitszustand auf einer Skala zwischen 0 und 1 eingeordnet, wobei 0 vollkommene Gesundheit abbildet und 1 einen Zustand vergleichbar mit dem Tod beschreibt. Tabelle 1 beinhaltet einen Auszug der aktuellen *Disability Weights*, die im Rahmen der GBD 2010-Studie erstellt wurden.

Tabelle 1 Auszug aus „*Disability Weights* for 220 unique health states"

Disease	Estimate	95 % uncertainty interval
Asthma: controlled	0.009	0.004–0.018
Asthma: partially controlled	0.027	0.015–0.045
Asthma: uncontrolled	0.132	0.087–0.190
Cancer: diagnosis and primary therapy	0.294	0.199–0.411
Cancer: metastatic	0.484	0.330–0.643
Terminal phase: with medication (for cancers, end-stage kidney or liver disease)	0.508	0.348–0.670
Terminal phase: without medication (for cancers, end-stage kidney or liver disease)	0.519	0.356–0.683
Schizophrenia: acute state	0.756	0.571–0.894

Quelle: Salomon et al. (2012, S. 2135)

Im Rahmen der GBD-Studie wurden im Laufe der Jahre verschiedene *Disability Weights* für medizinisch behandelte und unbehandelte Erkrankungen entwickelt (Salomon et al. 2012), da sich eine medizinische Versorgung auf das Erleben sowie den Schweregrad einer Erkrankung auswirken kann (Reidpath et al. 2003). Zusätzlich gibt es für einige Erkrankungen unterschiedliche *Disability Weights* für verschiedene Altersgruppen und Geschlechtszugehörigkeiten (WHO 2008).

In der ersten GBD-Studie wurden die *Disability Weights* mit den folgenden Worten beschrieben: „Das für eine Erkrankung bzw. ein Krankheitsbild ermittelte *Disability Weight* bildet ausdrücklich nicht die Bewertung einer/s einzelnen Betroffenen ab. Die Gewichtung soll nicht den sozialen Wert eines Individuums in einem bestimmten Gesundheitszustand repräsentieren. Die Gewichtung versucht vielmehr, die gesellschaftliche Präferenz eines spezifischen Krankheitszustandes im Vergleich zum gesellschaftlichen Ideal von vollkommener Gesundheit auszudrücken" (Mathers et al. 2001b, S. 11). Trotz dieser Festlegung wird die ethische Vertretbarkeit der *Disability Weights* und der DALYs vielfach kritisch gesehen und angezweifelt. Die Kritik bezieht sich unter anderem auf die Frage, ob gesundheitliche Einschränkungen in einer Maßzahl gemessen werden sollen und können, denn in dem Konzept würden Menschen aufgrund ihrer funktionalen Leistung bewertet (Arnesen & Nord 1999). Dies sei unmoralisch und sozial ungerecht, weil soziale Determinanten, die ebenfalls von Erkrankungen und deren Schweregrad beeinflusst werden, nicht im DALY-Konzept berücksichtigt werden (Reidpath et al. 2003). Zudem wird kritisiert, dass die Krankheitslast nicht in einer Maßzahl ausgedrückt werden könne. Bei der Zusammenfassung von komplexen Informationen über die Qualität des Lebens und der Lebenszeit gingen zu viele wichtige Informationen, wie z. B. soziale Präferenzen und Verteilungen von Erkrankungen, verloren (Barker & Green 1996; Arnesen & Nord 1999; Rosenbrock & Michel 2007). Zudem handele es sich hierbei um einen statistischen Wert, der interpersonelle Differenzen vernachlässigt.

Kritik am *Disability Weight* bezieht sich darüber hinaus auf methodische Entscheidungen (Kap. 4.1) sowie auf die Frage der Universalität von *Disability Weights* (Kap. 4.2).

4.1 Methodische Entscheidungen bei der Herleitung von Disability Weights

Zur Herleitung von *Disability Weights* wurden in der Vergangenheit unterschiedliche Ansätze entwickelt und umgesetzt, wobei insbesondere drei methodische Entscheidungen zu treffen sind. Diese betreffen nach Haagsma et al. (2014) die Beschreibung der Gesundheitszustände (Kap. 4.1.1), die Auswahl der Herleitungsmethode (Kap. 4.1.2) und die Personengruppe, die zur Herleitung der *Disability Weights* befragt wird (Kap. 4.1.3).

4.1.1 Beschreibung von Gesundheitszuständen bei der Herleitung von Disability Weights

Für die Bewertung von Gesundheitszuständen wird eine eindeutige Definition des zu bewertenden Konstrukts benötigt (Mont 2007). Die unterschiedlichen Konstrukte, die es zu definieren gilt, sind der Verlust von Gesundheit oder der Verlust von Wohlbefinden (Voigt & King 2014). Für die Erstellung von *Disability Weights* muss somit festgelegt werden, ob alleine der Gesundheitszustand oder auch die sozialen und gesellschaftlichen Folgen einer Erkrankung bewertet werden. Das zuletzt Genannte kommt dem umfassenden Konstrukt der Lebensqualität sehr nah.

Zur eindeutigen Definition von Gesundheitszuständen können verschiedene Klassifikationen oder Beschreibungen verwendet werden. Weltweit verbreitet ist die Zuordnung von Erkrankungen und Krankheitsfolgen nach der *International Classification of Disease* (ICD). Einer Erkrankung wird ein eindeutiger alphanumerischer Code zugeordnet, der aus einem Buchstaben und zwei bis fünf Zahlen besteht. Je mehr Zahlen der Code aufweist, desto detaillierter ist die Erkrankung klassifiziert. In der ersten GBD-Studie wurden die ICD-Kodierung sowie eine rein klinische, kurze Beschreibung der Erkrankungen genutzt (vgl. WHO 2008). Krankheitsspezifische Einschränkungen, beispielsweise im Alltag, sowie mögliche Folgezustände, wurden nicht berücksichtigt. Aufgrund dieser Kritik wurden in der aktuellen GBD-Studie Gesundheitszustände mittels sogenannter Laienbeschreibungen definiert, die die wesentlichen funktionalen Einschränkungen und Symptome, die mit der Erkrankungen assoziiert sind, mit einem einfachen nicht-medizinischen Vokabular beschreiben (Salomon et al. 2012).

In einer niederländischen *Disability Weight*-Studie wurden erweiterte Beschreibungen der Gesundheitszustände verwendet, um Gewichtungsfaktoren zu ermitteln. Die Autorinnen und Autoren weisen darauf hin, dass ein Diagnoselabel nicht sicherstellen kann, dass den Befragten sämtliche Gesundheitszustände in vergleichbarem Level bekannt sind (Stouthard et al. 1997). Zur erweiterten Beschreibung der in die niederländische Studie einbezogenen Gesundheitszustände wurde daher der EQ-5D-Fragebogen (*European Quality of Life – 5 Dimensions*) zur Bestimmung der gesundheitsbezogenen Lebensqualität in einer erweiterten Variante verwendet (Greiner & Claes 2007). Der EQ-5D ist ein standardisiertes und generisches Messinstrument, welches von der EuroQol Gruppe mit dem Ziel entwickelt wurde, den Gesundheitszustand und die Lebensqualität in einer fünfstelligen Indexzahl festzuhalten (Brooks 1996). In der von Stouthard et al. (1997) verwendeten

Erweiterung werden sechs Gesundheitsdimensionen zur Abbildung der Lebensqualität verwendet: Mobilität, Körperpflege, allgemeine Tätigkeiten, Schmerz, Angst und – durch die Erweiterung eingeflossen – Kognition. In einem krankheitsspezifischen Fragebogen wird für jede Dimension unter drei Antwortmöglichkeiten ausgewählt (1: keine Probleme, 2: Probleme, 3: starke Probleme). Auf diese Weise wird die Bewertung von Gesundheitszuständen, besonders für Laien, einfacher (Schöffski 2008).

Die Beschreibung der Gesundheitszustände wird im folgenden Schritt in der ausgewählten Herleitungsmethode verwendet (Kap. 4.1.2). Die Art der Beschreibung von Gesundheitszuständen sollte dem befragten Personenkreis angepasst werden. Siehe hierzu Kapitel 4.1.3.

4.1.2 Herleitungsmethoden für Disability Weights

Für die Herleitung der *Disability Weights* werden unterschiedliche Verfahren, wie *Time Trade-Off*, *Person Trade-Off*, *Standard Gamble*, *Visual Analogue Scale* (Mathers et al. 2001b) und *Pairwise Comparison* (Salomon et al. 2012) angewendet. Diese verschiedenen Methoden können gegebenenfalls zu unterschiedlichen *Disability Weights* für einen Gesundheitszustand führen (Murray & Acharya 1997). Daher werden die Verfahren und ihre Besonderheiten im Folgenden näher erläutert.

Time Trade-Off

Bei der *Time Trade-Off*-Methode wird der Faktor Zeit als Messeinheit für die Gewichtung von Gesundheitszuständen verwendet (Buckingham et al. 1996). Die Probanden entscheiden zwischen Alternative A, einem Lebenszeitraum x mit einer Krankheit, und Alternative B, einer kürzeren Lebenszeit y in vollkommener Gesundheit. Die Zeitspanne in vollkommener Gesundheit wird solange verändert, bis die Probanden indifferent zwischen den beiden Alternativen sind (Buckingham et al. 1996; Mathers et al. 2001b). Das Verhältnis von y zu x gibt Aufschlüsse über die Bewertung der Erkrankung im Vergleich zu vollkommener Gesundheit (siehe Abbildung 3). Die *Time Trade-Off*-Methode misst insbesondere individuelle Präferenzen der befragten Probanden (Murray & Acharya 1997).

Berechnungsbeispiel: Bewertet ein Proband 5 Jahre in vollkommener Gesundheit und 10 Jahren mit einer bestimmten Erkrankung gleich, dann beträgt das *Disability Weight* 0,5 (=5/10) (Schöffski 2008). Dies ist eine von mehreren Varianten des *Time Trade-Off*-Ansatzes. Weitere Informationen zu *Time Trade-Off*-Varianten sind in der Publikation von Buckingham (1996) zu finden.

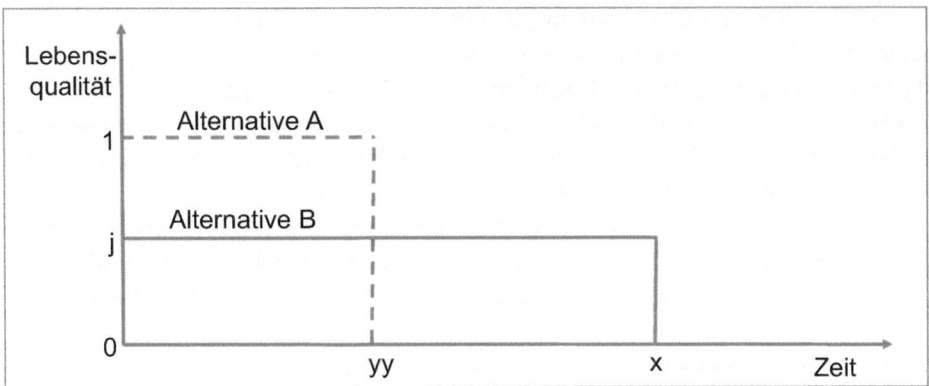

Abb. 3 Veranschaulichung der *Time Trade-Off*-Methode
Quelle: Eigene Darstellung

Ein Nachteil der *Time Trade-Off*-Methode ist, dass die Ergebnisse durch individuelle Zeitpräferenzen verzerrt werden können. Die Verzerrung bei positiven Zeitpräferenzen ist bei leichten Krankheiten am größten, denn die Erkrankungen werden als nicht so bedrohlich bzw. einschränkend empfunden. Zu einer Verfälschung der Ergebnisse kann es auch kommen, wenn die Dauer und der Schweregrad einer Erkrankung von den Befragten nicht klar getrennt betrachtet werden (Mathers et al. 2001b).

Person Trade-Off

Bei der *Person Trade-Off*-Methode geht es nicht wie beim *Time Trade-Off*-Verfahren um die Anzahl von Jahren, die in einem Gesundheitszustand verbracht werden, sondern um die Anzahl an Personen, die in einem ausgewählten Gesundheitszustand leben. In diesem Verfahren wird eine Gruppe A mit einer Gruppe B verglichen. Die Gruppen unterscheiden sich in ihrer Größe und ihrem Gesundheitszustand. Beispielsweise wird eine Gruppe A mit y erkrankten Personen einer Gruppe B gegenübergestellt, die aus x Patienten besteht. Die Anzahl der Personen in Gruppe A wird so lange variiert, bis der Proband indifferent zwischen den beiden Gruppen ist und die Person der Meinung ist, dass beide Gruppen den gleichen Anspruch auf beispielsweise eine Intervention haben, siehe Abbildung 4. Das Verhältnis der Gruppengrößen, bei denen der Befragte indifferent ist, gibt Aufschlüsse über das Verhältnis von einer Erkrankung zu einer anderen Erkrankung, vollkommener Gesundheit oder Tod (Mathers et al. 2001b).

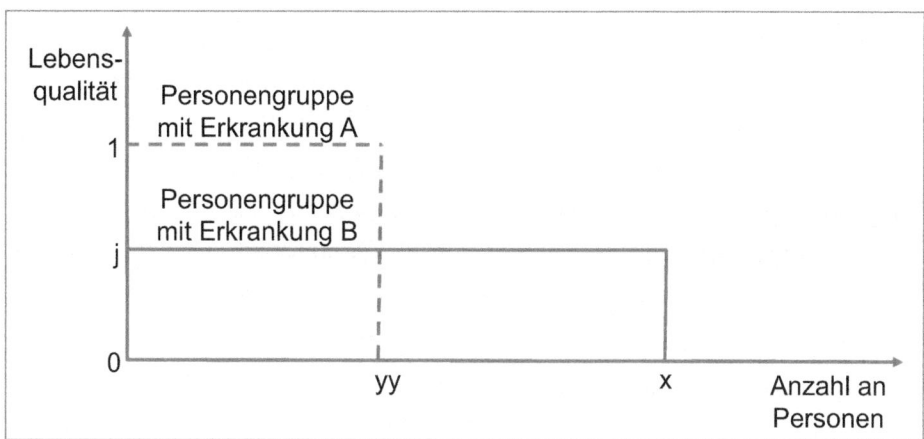

Abb. 4 Veranschaulichung der *Person Trade-Off*-Methode
Quelle: Eigene Darstellung

Bei dieser Methode entscheidet der Proband über den Gesundheitszustand von anderen Personen, was soziale Präferenzen widerspiegelt (Schöffski 2008).

Standard Gamble

Die *Standard Gamble*-Methode leitet sich von der Neumann/Morgenstern-Wohlfahrtstheorie ab (Schulenburg & Greiner 2007). Bei diesem Modell geht es darum, wie sich ein Individuum bei Entscheidungen unter Unsicherheit verhält. Es wird angenommen, dass sich ein Individuum jeweils für den größten erwarteten Nutzen entscheidet. Die Probanden entscheiden zwischen zwei hypothetischen Alternativen für ihre Gesundheitszustände. Alternative A ist die sichere Entscheidung für eine gewisse Anzahl an Jahren mit einer bestimmten chronischen Erkrankung. Alternative B ist die Entscheidung für einen unsicheren Ausgang, indem die Wahrscheinlichkeit 1-p vollkommene Gesundheit der Wahrscheinlichkeit p des sofortigen Todes gegenübersteht (siehe Abbildung 5). Die Wahrscheinlichkeiten für die beiden Ereignisse von Alternative B werden so lange variiert, bis die Probanden indifferent sind. Die Wahrscheinlichkeit, bei der sich die Probanden nicht mehr entscheiden, wird dann in eine Skala von 0 bis 1 überführt. Mit dieser Methode können kardinale Präferenzen gemessen werden (Mathers et al. 2001b).

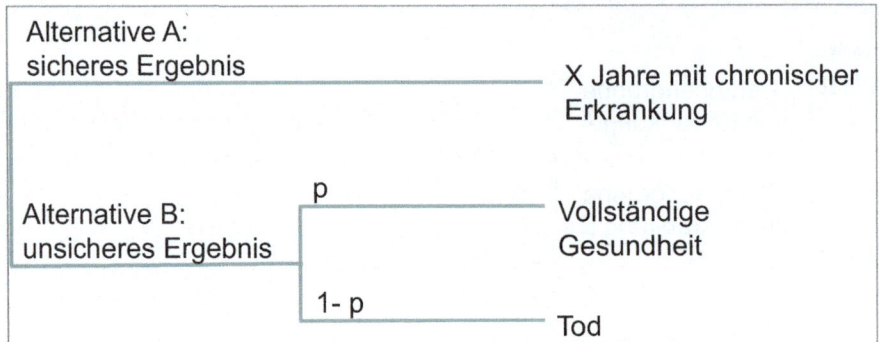

Abb. 5 Veranschaulichung der *Standard Gamble*-Methode-Entscheidungspfade

Quelle: Eigene Darstellung

Ein Nachteil dieser Methode ist, dass viele Probanden mit der Beurteilung von Wahrscheinlichkeiten überfordert sind. Außerdem überschatten gegebenenfalls Abneigungen oder Vorlieben gegenüber Risikoentscheidungen die Einschätzung nach dem Schweregrad einer Erkrankung (Schöffski 2008).

Rating Skala / Visual Analogue Scale

Bei dieser Methode wird eine Linie mit zwei exakt definierten Endpunkten (perfekte Gesundheit und Tod) als Hilfsmittel verwendet. Die Befragten ordnen auf dieser Skala Gesundheitszustände ein. Es gibt verschiedene Varianten der Rating Skala. Zum Beispiel wird die Linie zuvor in Kategorien unterteilt oder andere visuelle Hilfsmittel werden verwendet, siehe Abbildung 6 (Mathers et al. 2001b).

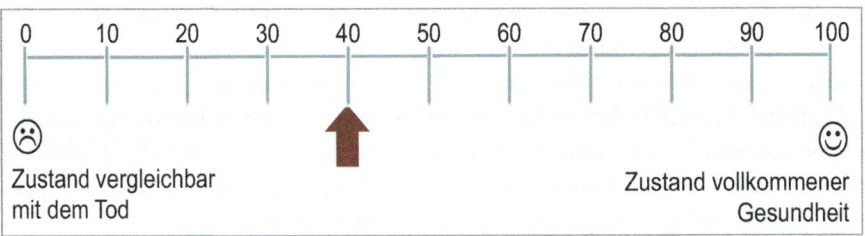

Abb. 6 Veranschaulichung der *Rating Skala/Visual Analogue Scale*-Methode

Quelle: Eigene Darstellung

Der Vorteil dieser Methode ist, dass sie praktikabel und einfach anzuwenden ist (Schulenburg & Greiner 2007). Es besteht wenig Erklärungsbedarf, sodass eine bevölkerungsbezogene Datenerhebung möglich ist. Nachteil der Methode ist, dass die Probanden dazu neigen, die gesamte Breite der Skala zu nutzen. Diesem Problem kann entgegengewirkt werden, indem eine ausreichende Anzahl an Gesundheitszuständen mit unterschiedlichen Schweregraden eingezeichnet ist, so dass eine Orientierung an den Unterschieden und Ähnlichkeiten der Gesundheitszustände möglich ist. Dadurch kann auch unterstützt werden, dass die Gesundheitszustände nicht nur ordinal geordnet werden, sondern dass die Abstände zwischen den Erkrankungen interpretiert werden können (Mathers et al. 2001b).

Pairwise Comparison-Methode

Da die hier vorgestellten Methoden diverse Nachteile aufweisen und teilweise nur schwierig umsetzbar sind, wurde in der aktuellen GBD-Studie ein neues Verfahren angewendet, die sogenannte *Pairwise Comparison*-Methode (Salomon et al. 2012). Probanden sollen entscheiden, welche von zwei Personen – jeder leidet an einer anderen Erkrankung – gesünder ist, siehe Abbildung 7. Die beiden Erkrankungen, die verglichen werden, werden dabei zufällig mithilfe eines Algorithmus ausgewählt.

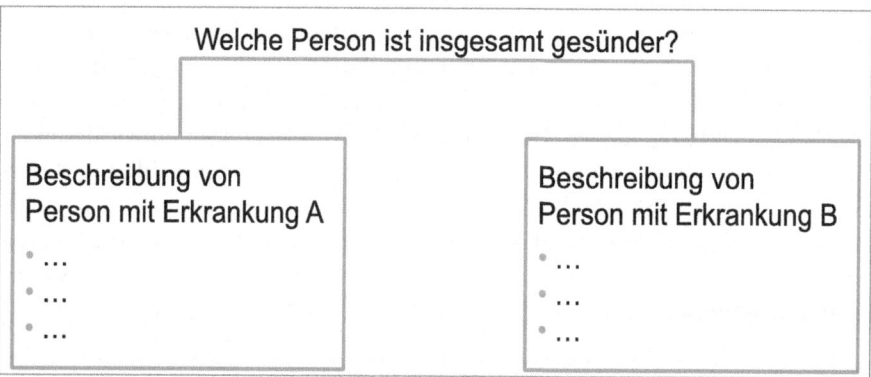

Abb. 7 Veranschaulichung der *Pairwise Comparison*-Methode

Quelle: Eigene Darstellung

Die Fragen basieren auf den in Kapitel 4.1.1 beschriebenen Laienbeschreibungen von Gesundheitszuständen, sodass die Befragten die Krankheit und dessen gesundheitlichen Folgen einschätzen können. Mithilfe dieser Methode können auch kleinere subjektive Unterschiede in der Bewertung von Gesundheitszuständen erfasst werden. Voraussetzung ist jedoch eine solide Kenntnis bezüglich unterschiedlicher Krankheitsbilder und ihrer Krankheitsverläufe. Zudem wird bei dieser Methode der Fokus alleine auf den Gesundheitszustand gelegt, da lediglich gefragt wird, welche der Personen als gesünder angesehen wird. Die sozialen und gesellschaftlichen Umstände, die eine wichtige Rolle für die Bewertung der Lebensqualität spielen, werden hier nicht abgefragt.

4.1.3 Befragte Personen

Neben der Entscheidung für eine Herleitungsmethode (Kap. 4.1.2) und Erkrankungsbeschreibung (Kap. 4.1.1) hat auch die Auswahl der Befragten einen Einfluss auf die Einschätzung und somit auf den Wert der *Disability Weights*. Befragt werden können z. B. Ärztinnen und Ärzte, politische Entscheidungsträgerinnen und -träger oder Patientinnen und Patienten sowie Angehörige oder eine Stichprobe der Gesamtbevölkerung (Üstün et al. 1999a; Mathers et al. 2001b). Die Ergebnisse können sich nach den Personengruppen unterscheiden, allerdings ist die ordinale Reihenfolge der Einschätzungen von Erkrankungen meist relativ stabil. Entsprechend bewerten die unterschiedlichen Personengruppen Erkrankungen in der gleichen Reihenfolge (Erkrankung x hat einen größeren Schweregrad als Erkrankung y), (Üstün et al. 1999a). Die Befragung von medizinischem Personal hat den zeitlichen Vorteil, dass fachliche Beschreibungen von Erkrankungen (z. B. ICD) verwendet werden können (Murray & Lopez 1996). Es gibt jedoch auch die Forderung, Personengruppen, die nicht medizinisch-wissenschaftlich ausgebildet sind, wie beispielsweise Betroffene, in die *Disability Weight*-Bestimmung einzubeziehen (Üstün et al. 1999b; Baltussen et al. 2002). Somit kann eine medizinische Sichtweise durch Alltagsperspektiven ergänzt werden. Diese zusätzlichen Einschätzungen sollten nach McIntosh et al. (2007) insbesondere dann einbezogen werden, wenn die Studienergebnisse für politische Entscheidungen genutzt werden. Daher wurde in der aktuellen GBD-Studie die Allgemeinbevölkerung von ausgewählten Ländern (Bangladesch, Indonesien, Peru, Tansania, USA) befragt. Den Entwicklerinnen und Entwicklern der Studie zufolge sind die Befragten zufällig ausgewählt und stellen damit eine repräsentative Stichprobe für die jeweiligen Länder dar (Salomon et al. 2012). Doch auch diese Vorgehensweise wird kritisch gesehen, da Gesunde die Beeinträchtigung einer Erkrankung nicht korrekt einschätzen könnten. Gründe hierfür sind beispielsweise Coping und Adaptionsprozesse.

4.2 Universalität von Disability Weights

Die *Disability Weights*, die in der GBD-Studie entwickelt wurden, sollen global gelten, um internationale Vergleiche zu ermöglichen (Murray & Acharya 1997). Jedoch wird in verschiedenen Veröffentlichungen diskutiert, ob Universalität und Kontextunabhängigkeit gegeben sind (James & Foster 1999; Üstün et al. 1999b; Reidpath et al. 2003). Daher haben einige Länder eigene *Disability Weights* erstellt, um nationale Besonderheiten zu berücksichtigen, wie z. B. Australien (Mathers et al. 1999; Vos & Mathers 2000; Mathers et al. 2001a; DHS 2005), Burkina-Faso (Baltussen et al. 2002), Estland (Lai et al. 2009) und die Niederlande (Stouthard et al. 1997; Stouthard et al. 2000). Für Westeuropa (Dänemark, England und Wales, Frankreich, die Niederlande, Spanien und Schweden) wurden ebenfalls *Disability Weights* ermittelt (Essink-Bot et al. 2002; Schwarzinger et al. 2003). Für Deutschland gibt es derzeit keine nationalen *Disability Weights* (Plass et al. 2014).

Um Aussagen über die Universalität der *Disability Weights* treffen zu können, sollte zunächst geprüft werden, welches Umfeld bei der Erstellung der *Disability Weights* zugrunde gelegt wurde. Bewertet werden sollte ein Gesundheitszustand in einem durchschnittlichen sozialen Umfeld (im Original: *„an average social milieu")* (Murray 1996). Jedoch wird nicht genau definiert, was dieses Milieu ist und worauf sich „sozial" bezieht (Reidpath et al. 2003). Durch das Ausblenden von kulturellen, ökonomischen, umweltbedingten, alters- und geschlechtsbezogenen Einflussfaktoren ist es fraglich, ob die *Disability Weights* für bestimmte Regionen oder Länder anwendbar sind, da entsprechende Faktoren einen wichtigen Einfluss auf die Krankheitslast ausüben können: Sie bestimmen, wie Individuen mit ihrer Erkrankung umgehen und welche Unterstützung sie erhalten (Barker & Green 1996; Priya 2001; Reidpath et al. 2003). Beispielsweise ist die Krankheitslast von Querschnittslähmungen in Entwicklungsländern kaum mit der in einem westlichen Land zu vergleichen, da Menschen, die an dieser Lähmung leiden, in manchen Entwicklungsländern vielfach vom sozialen Leben ausgeschlossen sind, keine technische Unterstützung erhalten und somit kaum mobil sind. Zudem sind sie in hohem Maße von ihrem direkten Umfeld abhängig. In westlichen Ländern hingegen ist ein Leben mit Querschnittslähmung gesellschaftlich stärker akzeptiert und die Infrastruktur ist oftmals dementsprechend gestaltet (Reidpath et al. 2003). Das teilweise Fehlen barrierefreier Umwelten aufgrund unzureichender räumlicher und infrastruktureller Bedingungen ist dennoch auch in Deutschland aus Sicht der Betroffenen ein zentrales Thema, wie sowohl in repräsentativen Haushaltsbefragungen von Frauen und Männern (Schröttle et al. 2012; Puchert et al. 2013) als auch im Rahmen einer Befragung körperbehinderter Frauen gezeigt werden konnte (Schröttle et al. 2012). Dies macht einmal mehr deutlich, wie wichtig es ist, Betroffene in die *Disability Weight*-Bestimmung einzubeziehen (Üstün et al. 1999b; Baltussen et al. 2002).

4.3   Aktuelle Entwicklungen des Disability Weights

In der Erhebung von Daten für die aktuelle GBD-Studie wurde versucht, der zuvor viel geäußerten Kritik an den *Disability Weights* sowie deren Herleitungsmethode entgegenzuwirken, indem einige Änderungen vorgenommen wurden, wie zum Beispiel die Laienbeschreibung der Gesundheitszustände (Kap. 4.1.1), die Entwicklung einer neuen und einfacheren Herleitungsmethode (Kap. 4.1.2) und Befragung der Allgemeinbevölkerung in unterschiedlichen Ländern (Kap. 4.1.3). Um mögliche Variationen abdecken zu können, wurden zudem *Disability Weights* mit Unsicherheitsintervallen entwickelt (siehe Tabelle 1). Dennoch bleibt einer der stärksten Kritikpunkte bestehen: die Universalität der *Disability Weights* (Voigt & King 2014). Auch wird beanstandet, dass die ausgewählte Stichprobe nicht global repräsentativ ist und dass daher der Kontext, in dem die *Disability Weights* erhoben wurden, beschränkt ist. Entsprechend ist es fraglich, ob international entwickelte *Disability Weights* für einzelne Länder wie Deutschland verwendet werden können.

Haagsma et al. (2014) haben in einem aktuellen Review *Disability Weight*-Studien umfangreich beleuchtet und deutliche Differenzen zwischen den vorhandenen *Disability Weight*-Sätzen festgestellt. Geschlussfolgert wird, dass, um eine Vergleichbarkeit der Krankheitslast in verschiedenen Nationen zu erreichen, globale *Disability Weights* verwendet werden sollten. Bei der Entwicklung entsprechender *Disability Weights* müssen neben interkulturellen Unterschieden auch praktikable Einschränkungen berücksichtigt werden. Wenn es jedoch nicht um die Vergleichbarkeit verschiedener Nationen geht, sondern vielmehr darum, die Krankheitslast eines Landes darzustellen und gegebenenfalls auch die verschiedenen Erkrankungen miteinander in Bezug zu setzen, ist die Verwendung von nationalen Disability Weights zu bevorzugen.

5   Fazit

Das DALY-Konzept wird international sowie national vermehrt angewendet, um den Gesundheitszustand von Bevölkerungen darzustellen, obwohl einige Kritikpunkte zu den *Disability Weights* vorliegen. Für Deutschland gibt es bislang keine nationale Studie zur Bestimmung der Krankheitslast; auch wurden bislang keine nationalen *Disability Weights* hergeleitet.

Aus der hier dargestellten Diskussion um das *Disability Weight* ergeben sich die folgenden Schlussfolgerungen für Deutschland: Das DALY ist ein etabliertes Maß zur Darstellung der Krankheitslast von Bevölkerungen. Für eine umfassende Beschreibung der nationalen Krankheitslast bietet eine nationale Krankheitslastenstudie Vorteile, indem kulturelle und demografische Besonderheiten berücksichtigt werden können. Um diese Berechnungen möglichst genau an die Verhältnisse und Gegebenheiten in Deutschland anzupassen, werden unter anderem *Disability Weights* für Deutschland benötigt.

Bei der Herleitung nationaler *Disability Weights* für Deutschland sollten die zuvor genannten Kritikpunkte berücksichtigt werden. Eine möglichst valide Herleitungsmethode sollte gewählt und ein breites Publikum (Erkrankte, medizinisches Personal, Allgemeinbevölkerung) befragt werden. Die Beschreibung von Gesundheitszuständen sollte den Befragten angepasst werden, indem von einer rein medizinischen Darstellung abgesehen und eine ergänzende Perspektive der Lebensqualität etabliert wird. Dies könnte eine umfassendere Beschreibung der gesundheitlichen und auch sozialen Einschränkungen einer Erkrankung ermöglichen und somit das Konstrukt Gesundheit umfassender im Sinne der Definition der Weltgesundheitsorganisation verstehen. Nichtsdestotrotz kann in bevölkerungsbasierten Umfragen die subjektive Sichtweise nur begrenzt erfasst werden, sodass die individuelle Sichtweise von Gesundheit und Lebensqualität nur eingeschränkt im Konzept der DALYs vorzufinden ist. Wobei zu betonen ist, dass die Darstellung von subjektiven Sichtweisen und individuellen Einschätzungen von Lebensqualität nicht das Ziel des vorgestellten Konzeptes ist. Um Aussagen und Vergleiche auf gesellschaftlicher Ebene zu ermöglichen, werden aggregierte Daten benötigt, die auf dem Meinungsbild von möglichst vielen Menschen einer Region basieren. Die Herleitung von *Disability Weights* in Deutschland anhand der vorgenannten Kriterien könnte die Basis für eine nationale Krankheitslastenstudie darstellen.

Literatur

Arnesen T, Nord E (1999) The value of DALY life: problems with ethics and validity of disability adjusted life years. BMJ 319(7222):1423–1425

Baltussen RM, Sanon M, Sommerfeld J, Wurthwein R (2002) Obtaining disability weights in rural Burkina Faso using a culturally adapted visual analogue scale. Health Econ 11(2):155–163

Barker C, Green A (1996) Opening the debate on DALYs (disability-adjusted life years). Health Policy Plan 11(2):179–183

Brooks R (1996) EuroQol: the current state of play. Health Policy 37(1):53–72

Buckingham JK, Birdsall J, Douglas JG (1996) Comparing three versions of the time tradeoff: time for a change? Med Decis Making 16(4):335–347

DHS (2005) Victorian Burden of Disease study: mortality and morbidity in 2001. Melbourne Victoria: Department of Human Services (DHS), Public Health Group. http://docs.health.vic.gov.au/docs/doc/6AEAFAB1BAE696B9CA257886000158A0/$FILE/bod_2001.pdf. Letzter Zugriff: 30. September 2014

Essink-Bot ML, Pereira J, Packer C, Schwarzinger M, Burstrom K (2002) Cross-national comparability of burden of disease estimates: the European Disability Weights Project. Bull World Health Organ 80(8):644–652

Field MJ, Gold MR (1998) Summarizing Population Health – Directions for the Development and Application of Population Metrics. Washington DC, National Academic Press

Fox-Rushby JA (2002) Disability Adjusted Life Years (DALYs) for decision-making? An overview of the literature. London, Office of Health Economics

Greiner W, Claes C (2007) Der EQ-5D der EuroQol-Gruppe. In: Schöffski O and Schulenburg JM v. d. (Hrsg) Gesundheitsökonomische Evaluationen: Springer, Berlin Heidelberg, S 403–414

Haagsma J, Polinder S, Cassini A, Colzani E, Havelaar A (2014) Review of disability weight studies: comparison of methodological choices and values. Popul Health Metr 12(1):20

Hornberg C, Claßen T, Steckling N, Samson R, McCall T, Tobollik M, Mekel O, Terschüren C, Schillmöller Z, Popp J, Paetzelt G, Schümann M (2013) Abschlussbericht des Projektes "Verteilungsbasierte Analyse gesundheitlicher Auswirkungen von Umwelt-Stressoren". Schriftenreihe Umwelt & Gesundheit (01/2013), Forschungskennzahl 3709 61 209. Dessau-Roßlau: Umweltbundesamt (UBA). Zugriff unter: http://www.umweltbundesamt.de/vegas-studie/. Letzter Zugriff: 06. März 2014

James KC, Foster SD. (1999) Weighing up disability. Lancet 354(9173):87–88

Lai T, Habicht J, Kiivet RA (2009) Measuring burden of disease in Estonia to support public health policy. Eur J Public Health 19(5):541–547

Malsch AKF, Pinheiro P, Krämer A, Hornberg C (2006) Zur Bestimmun von "Environmental / Burden of Disease" (BoD/ EBD) in Deutschland. Materialien „Umwelt und Gesundheit". Bielefeld, Landesinstitut für den Öffentlichen Gesundheitsdienst (lögd) NRW

Mathers CD, Bernard C, Iburg KM, Inoue M, Fat DM, Shibuya K, Stein C, Tomijima N, Xu H (2004) Global Burden of Disease in 2002: data sources, methods and results. Global Programme on Evidence for Health Policy Discussion Paper, 54. Geneva: World Health Organization (WHO). http://www.who.int/healthinfo/paper54.pdf. Zugegriffen: 28. Februar 2013

Mathers CD, Vos ET, Stevenson CE (1999) The burden of disease and injury in Australia. Canberra: Australian Institute of Health and Welfare. http://www.aihw.gov.au/publications/phe/bdia/bdia.pdf. Zugegriffen: 26. Juni 2012

Mathers CD, Vos ET, Stevenson CE, Begg SJ (2001a) The burden of disease and injury in Australia. Bull World Health Organ 79(11):1076–1084

Mathers CD, Vos T, Lopez A, Salomon J, Ezzati M (2001b) National Burden of Disease Studies: A Practical Guide. Geneva: World Health Organization (WHO). Zugriff unter: http://www.who.int/healthinfo/nationalburdenofdiseasemanual.pdf. Zugegriffen: 30. September 2014

McIntosh CN, Gorber SC, Bernier J, Berthelot JM (2007) Eliciting Canadian population preferences for health states using the Classification and Measurement System of Functional Health (CLAMES). Chronic Dis Can 28(1-2):29–41

Melse JM, Essink-Bot ML, Kramers PG, Hoeymans N (2000) A national burden of disease calculation: Dutch disability-adjusted life-years. Dutch Burden of Disease Group. Am J Public Health 90(8):1241–1247

Mont D (2007) Measuring health and disability. Lancet 369(9573):1658–1663

Murray CJ, Acharya AK (1997) Understanding DALYs. J Health Econ 16(6):703–730

Murray CJ, Vos T, Lozano R, Naghavi M, Flaxman AD, Michaud C, Ezzati M, Shibuya K, Salomon JA, Abdalla S, Aboyans V, Abraham J, Ackerman I, Aggarwal R, Ahn SY, Ali MK, Alvarado M, Anderson HR, Anderson LM, Andrews KG, Atkinson C, Baddour LM, Bahalim AN, Barker-Collo S, Barrero LH, Bartels DH, Basanez MG, Baxter A, Bell ML, Benjamin EJ, Bennett D, Bernabe E, Bhalla K, Bhandari B, Bikbov B, Bin Abdulhak A, Birbeck G, Black JA, Blencowe H, Blore JD, Blyth F, Bolliger I, Bonaventure A, Boufous S, Bourne R, Boussinesq M, Braithwaite T, Brayne C, Bridgett L, Brooker S, Brooks P, Brugha TS, Bryan-Hancock C, Bucello C, Buchbinder R, Buckle G, Budke CM, Burch M, Burney P, Burstein R, Calabria B, Campbell B, Canter CE, Carabin H, Carapetis J, Carmona L, Cella C, Charlson F, Chen H, Cheng AT, Chou D, Chugh SS, Coffeng LE, Colan SD, Colquhoun S, Colson KE, Condon J, Connor MD, Cooper LT, Corriere M, Cortinovis M, de Vaccaro KC, Couser W, Cowie BC, Criqui MH, Cross M, Dabhadkar KC, Dahiya M, Dahodwala N, Damsere-Derry J, Danaei G, Davis A, De Leo D, Degenhardt L, Dellavalle R, Delossantos A, Denenberg J, Derrett S, Des Jarlais DC, Dharmaratne SD, Dherani M, Diaz-Torne C, Dolk H, Dorsey ER, Driscoll T, Duber H, Ebel B, Edmond K, Elbaz A, Ali SE, Erskine H, Erwin PJ, Espindola P, Ewoigbokhan SE, Farzadfar F, Feigin V, Felson DT, Ferrari A, Ferri CP, Fevre EM, Finucane MM, Flaxman S, Flood L, Foreman K, Forouzanfar MH, Fowkes FG, Fransen M, Freeman MK, Gabbe BJ, Gabriel SE, Gakidou E, Ganatra HA, Garcia B, Gaspari F, Gillum RF, Gmel G, Gonzalez-Medina D, Gosselin R, Grainger R, Grant B, Groeger J, Guillemin F, Gunnell D, Gupta R, Haagsma J, Hagan H, Halasa YA, Hall W, Haring D, Haro JM, Harrison JE, Havmoeller R, Hay RJ, Higashi H, Hill C, Hoen B, Hoffman H, Hotez PJ, Hoy D, Huang JJ, Ibeanusi SE, Jacobsen KH, James SL, Jarvis D, Jasrasaria R, Jayaraman S, Johns N, Jonas JB, Karthikeyan G, Kassebaum N, Kawakami N, Keren A, Khoo JP, King CH, Knowlton LM, Kobusingye O, Koranteng A, Krishnamurthi R, Laden F, Lalloo R, Laslett LL, Lathlean T, Leasher JL, Lee YY, Leigh J, Levinson D, Lim SS, Limb E, Lin JK, Lipnick M, Lipshultz SE, Liu W, Loane M, Ohno SL, Lyons R, Mabweijano J, MacIntyre MF, Malekzadeh R, Mallinger L, Manivannan S, Marcenes W, March L, Margolis DJ, Marks GB, Marks R, Matsumori A, Matzopoulos R, Mayosi BM, McAnulty JH, McDermott MM, McGill N, McGrath J, Medina-Mora ME, Meltzer M, Mensah GA, Merriman TR, Meyer AC, Miglioli V, Miller M, Miller TR, Mitchell PB, Mock C, Mocumbi AO, Moffitt TE, Mokdad AA, Monasta L, Montico M, Moradi-Lakeh M, Moran A, Morawska L, Mori R, Murdoch ME, Mwaniki MK, Naidoo K, Nair MN, Naldi L, Narayan KM, Nelson PK, Nelson RG, Nevitt MC, Newton CR, Nolte S, Norman P, Norman R, O'Donnell M, O'Hanlon S, Olives C, Omer SB, Ortblad K, Osborne R, Ozgediz D, Page A, Pahari B, Pandian JD, Rivero AP, Patten SB, Pearce N, Padilla RP, Perez-Ruiz F, Perico N, Pesudovs K, Phillips D, Phillips MR, Pierce K, Pion S, Polanczyk GV, Polinder S, Pope CA 3rd, Popova S, Porrini E, Pourmalek F, Prince M, Pullan RL, Ramaiah KD, Ranganathan D, Razavi H, Regan M, Rehm JT, Rein DB, Remuzzi G, Richardson K, Rivara FP, Roberts T, Robinson C, De Leon FR, Ronfani L, Room R, Rosenfeld LC, Rushton L, Sacco RL, Saha S, Sampson U, Sanchez-Riera L, Sanman E, Schwebel DC, Scott JG, Segui-Gomez M, Shahraz S, Shepard DS, Shin H, Shivakoti R, Singh D, Singh GM, Singh JA, Singleton J, Sleet DA, Sliwa K, Smith E, Smith JL, Stapelberg NJ, Steer A, Steiner T, Stolk WA, Stovner LJ, Sudfeld C, Syed S, Tamburlini G, Tavakkoli M, Taylor HR, Taylor JA, Taylor WJ, Thomas B, Thomson WM, Thurston GD, Tleyjeh IM, Tonelli M, Towbin JA, Truelsen T, Tsilimbaris MK, Ubeda C, Undurraga EA, van der Werf MJ, van Os J, Vavilala MS, Venketasubramanian N, Wang M, Wang W, Watt K, Weatherall DJ, Weinstock MA, Weintraub R, Weisskopf MG, Weissman MM, White RA, Whiteford H, Wiebe N, Wiersma ST, Wilkinson JD, Williams HC, Williams SR, Witt E, Wolfe F, Woolf AD, Wulf S, Yeh PH, Zaidi AK, Zheng ZJ, Zonies D, Lopez AD, AlMazroa MA, Memish ZA (2012) Disability-adjusted life years (DALYs) for 291 diseases and injuries in 21 regions, 1990-2010: a systematic analysis for the Global Burden of Disease Study 2010. Lancet 380(9859):2197–2223

Murray CJL(1996) Rethink DALYs. In: Murray CJL, Lopez AD (Hrsg) The global burden of disease. Geneva: Harvard School of Public Health, S 1–89

Murray CJL(2002) Summary measures of population health. Geneva, WHO

Murray CJL, Lopez AD (1996) The global burden of disease: a comprehensive assessment of mortality and disability from diseases, injuries, and risk factors in 1990 and projected to 2020. Boston, Harvard School of Public Health on behalf of the World Health Organization and the World Bank

Murray CJL, Salomon JA, Mathers C D, Lopez AD (2002) Summary measures of population health: concepts, ethics, measurement and applications. Geneva: World Health Organization (WHO). http://files.dcp2.org/pdf/GBD/GBD03.pdf. Zugegriffen: 30. September 2014

Plass D, Vos T, Hornberg C, Scheidt-Nave C, Zeeb H, Krämer A (2014) Trends in disease burden in Germany – results, implications and limitations of the Global Burden of Disease Study. Dtsch Arztebl Int 111:629–638

Priya R (2001) Disability Adjusted Life Years as a tool for public health policy: A critical assessment. In: Qadeer IKSen, Nayar KR (Hrsg) Public Health and the poverty of reforms: the South Asian predicament. New Delhi: Sage Publications, S 154–173

Prüss-Üstün A, Mathers C, Campbell-Lendrum D, Corvalán C, Woodward A (2003) Introduction and methods. Assessing the environmental burden of disease at national and local levels. Environmental Burden of Disease Series, No. 1. Geneva: World Health Organization (WHO) 71. http://www.who.int/quantifying_ehimpacts/publications/en/9241546204.pdf. Zugegriffen: 30. September 2014

Puchert R, Jungnitz L, Schrimpf N, Schröttle M, Mecke D, Puhe H, Hornberg C (2013) Lebenssituation und Belastung von Männern mit Behinderungen und Beeinträchtigungen in Deutschland – Haushaltsbefragung. Bundesministerium für Arbeit und Soziales (BMAS). http://www.bmas.de/SharedDocs/Downloads/DE/PDF-Publikationen/Forschungsberichte/fb435-zusammenfassung.pdf?__blob=publicationFile Zugegriffen: 30. September 2014

Reidpath DD, Allotey PA, Kouame A, Cummins RA (2003) Measuring health in a vacuum: examining the disability weight of the DALY. Health Policy Plan 18(4):351-356

Rosenbrock R, Michel C (2007) Primäre Prävention. Berlin, Medizinisch Wissenschaftliche Verlagsgesellschaft (MWV)

Salomon JA, Vos T, Hogan DR, Gagnon M, Naghavi M, Mokdad A, Begum N, Shah R, Karyana M, Kosen S, Farje MR, Moncada G, Dutta A, Sazawal S, Dyer A, Seiler J, Aboyans V, Baker L, Baxter A, Benjamin EJ, Bhalla K, Bin Abdulhak A, Blyth F, Bourne R, Braithwaite T, Brooks P, Brugha TS, Bryan-Hancock C, Buchbinder R, Burney P, Calabria B, Chen H, Chugh SS, Cooley R, Criqui MH, Cross M, Dabhadkar KC, Dahodwala N, Davis A, Degenhardt L, Diaz-Torne C, Dorsey ER, Driscoll T, Edmond K, Elbaz A, Ezzati M, Feigin V, Ferri CP, Flaxman AD, Flood L, Fransen M, Fuse K, Gabbe BJ, Gillum RF, Haagsma J, Harrison JE, Havmoeller R, Hay RJ, Hel-Baqui A, Hoek HW, Hoffman H, Hogeland E, Hoy D, Jarvis D, Karthikeyan G, Knowlton LM, Lathlean T, Leasher JL, Lim SS, Lipshultz SE, Lopez AD, Lozano R, Lyons R, Malekzadeh R, Marcenes W, March L, Margolis DJ, McGill N, McGrath J, Mensah GA, Meyer AC, Michaud C, Moran A, Mori R, Murdoch ME, Naldi L, Newton CR, Norman R, Omer SB, Osborne R, Pearce N, Perez-Ruiz F, Perico N, Pesudovs K, Phillips D, Pourmalek F, Prince M, Rehm JT, Remuzzi G, Richardson K, Room R, Saha S, Sampson U, Sanchez-Riera L, Segui-Gomez M, Shahraz S, Shibuya K, Singh D, Sliwa K, Smith E, Soerjomataram I, Steiner T, Stolk WA, Stovner LJ, Sudfeld C, Taylor HR, Tleyjeh IM, van der Werf MJ, Watson WL, Weatherall DJ, Weintraub R, Weisskopf

MG, Whiteford H, Wilkinson JD, Woolf AD, Zheng ZJ, Murray CJ, Jonas JB (2012) Common values in assessing health outcomes from disease and injury: disability weights measurement study for the Global Burden of Disease Study 2010. Lancet 380(9859):2129–2143

Schöffski O (2008) Gesundheitsökonomische Evaluationen. Berlin Springer

Schöffski O, Greiner W (2008) Das QALY-Konzept als prominentester Vertreter der Kosten-Nutzwert-Analyse. In: Schöffski O, Schulenburg JM Graf v. d. (Hrsg) Gesundheitsökonomische Evaluationen. Springer, Berlin 3: 95–135

Schopflocher DP, Tobias M (2013) What difference does dependent comorbidity make in burden of disease studies? A survey analysis and simulation. Lancet 381: S130

Schröttle M, Hornberg C, Glammeier S, Sellach B, Kavemann B, Puhe H, Zinsmeister J (2012) Lebenssituation und Belastungen von Frauen mit Beeinträchtigungen und Behinderungen in Deutschland – Eine repräsentative Untersuchung im Auftrag des Bundesministeriums für Familie, Senioren, Frauen und Jugend (BMFSFJ). Journal Netzwerk Frauen- und Geschlechterforschung NRW 30, S 60–64

Schulenburg J-MG, Greiner W (2007) Gesundheitsökonomie. Tübingen Mohr Siebeck

Schwarzinger M, Stouthard ME, Burstrom K, Nord E (2003) Cross-national agreement on disability weights: the European Disability Weights Project. Popul Health Metr 1(1):9

Stouthard MEA, Essink-Bot M-L, Bonsel GJ (2000) Disability weights for diseases. A modified protocol and results for a Western European region. Eur J Public Health 10(1):24–30

Stouthard MEA, Essink-Bot M-L, Bonsel GJ, Barendregt JJ, Kramers PGN, van de Water HP, Gunning-Schepers LJ, van der Maas PJ (1997) Disability Weights for Diseases in The Netherlands. Rotterdam: Department of Public Health, Erasmus University Rotterdam. http://dare.uva.nl/document/174853 Zugegriffen: 26. Juni 2012

Üstün TB, Rehm J, Chatterji S, Saxena S, Trotter R, Room R, Bickenbach J (1999a) Multiple-informant ranking of the disabling effects of different health conditions in 14 countries. WHO/NIH Joint Project CAR Study Group. Lancet 354(9173):111–115

Üstün TB, Saxena S, Rehm J, Bickenbach J (1999b) Are disability weights universal? Lancet 354(9186):1306

Voigt K, King NB (2014) Disability weights in the global burden of disease 2010 study: two steps forward, one step back? Bull World Health Organ 92:226–228

Vos T, Flaxman AD, Naghavi M, Lozano R, Michaud C, Ezzati M, Shibuya K, Salomon JA, Abdalla S, Aboyans V, Abraham J, Ackerman I, Aggarwal R, Ahn SY, Ali MK, Alvarado M, Anderson HR, Anderson LM, Andrews KG, Atkinson C, Baddour LM, Bahalim AN, Barker-Collo S, Barrero LH, Bartels DH, Basanez MG, Baxter A, Bell ML, Benjamin EJ, Bennett D, Bernabe E, Bhalla K, Bhandari B, Bikbov B, Bin Abdulhak A, Birbeck G, Black JA, Blencowe H, Blore JD, Blyth F, Bolliger I, Bonaventure A, Boufous S, Bourne R, Boussinesq M, Braithwaite T, Brayne C, Bridgett L, Brooker S, Brooks P, Brugha TS, Bryan-Hancock C, Bucello C, Buchbinder R, Buckle G, Budke CM, Burch M, Burney P, Burstein R, Calabria B, Campbell B, Canter CE, Carabin H, Carapetis J, Carmona L, Cella C, Charlson F, Chen H, Cheng AT, Chou D, Chugh SS, Coffeng LE, Colan SD, Colquhoun S, Colson KE, Condon J, Connor MD, Cooper LT, Corriere M, Cortinovis M, de Vaccaro KC, Couser W, Cowie BC, Criqui MH, Cross M, Dabhadkar KC, Dahiya M, Dahodwala N, Damsere-Derry J, Danaei G, Davis A, De Leo D, Degenhardt L, Dellavalle R, Delossantos A, Denenberg J, Derrett S, Des Jarlais DC, Dharmaratne SD, Dherani M, Diaz-Torne C, Dolk H, Dorsey ER, Driscoll T, Duber H, Ebel B, Edmond K, Elbaz A, Ali SE, Erskine H, Erwin PJ, Espindola P, Ewoigbokhan SE, Farzadfar F, Feigin V, Felson DT, Ferrari A, Ferri CP, Fevre EM, Finucane MM, Flaxman S, Flood L, Foreman K, Forouzanfar MH, Fowkes FG, Franklin R, Fransen M, Freeman MK, Gabbe BJ, Gabriel SE, Gakidou E, Ganatra HA, Garcia B, Gaspari F, Gillum RF, Gmel G, Gosselin R, Grainger R, Groeger J, Guillemin F, Gunnell D, Gupta R, Haagsma J, Hagan H, Halasa YA, Hall W, Haring D, Haro JM, Harrison JE, Havmoeller R, Hay RJ, Higashi H, Hill C, Hoen B, Hoffman H, Hotez PJ, Hoy D, Huang JJ, Ibeanusi SE, Jacobsen

KH, James SL, Jarvis D, Jasrasaria R, Jayaraman S, Johns N, Jonas JB, Karthikeyan G, Kassebaum N, Kawakami N, Keren A, Khoo JP, King CH, Knowlton LM, Kobusingye O, Koranteng A, Krishnamurthi R, Lalloo R, Laslett LL, Lathlean T, Leasher JL, Lee YY, Leigh J, Lim SS, Limb E, Lin JK, Lipnick M, Lipshultz SE, Liu W, Loane M, Ohno SL, Lyons R, Ma J, Mabweijano J, MacIntyre MF, Malekzadeh R, Mallinger L, Manivannan S, Marcenes W, March L, Margolis DJ, Marks GB, Marks R, Matsumori A, Matzopoulos R, Mayosi BM, McAnulty JH, McDermott MM, McGill N, McGrath J, Medina-Mora ME, Meltzer M, Mensah GA, Merriman TR, Meyer AC, Miglioli V, Miller M, Miller TR, Mitchell PB, Mocumbi AO, Moffitt TE, Mokdad AA, Monasta L, Montico M, Moradi-Lakeh M, Moran A, Morawska L, Mori R, Murdoch ME, Mwaniki MK, Naidoo K, Nair MN, Naldi L, Narayan KM, Nelson PK, Nelson RG, Nevitt MC, Newton CR, Nolte S, Norman P, Norman R, O'Donnell M, O'Hanlon S, Olives C, Omer SB, Ortblad K, Osborne R, Ozgediz D, Page A, Pahari B, Pandian JD, Rivero AP, Patten SB, Pearce N, Padilla RP, Perez-Ruiz F, Perico N, Pesudovs K, Phillips D, Phillips MR, Pierce K, Pion S, Polanczyk GV, Polinder S, Pope CA, 3rd, Popova S, Porrini E, Pourmalek F, Prince M, Pullan RL, Ramaiah KD, Ranganathan D, Razavi H, Regan M, Rehm JT, Rein DB, Remuzzi G, Richardson K, Rivara FP, Roberts T, Robinson C, De Leon FR, Ronfani L, Room R, Rosenfeld LC, Rushton L, Sacco RL, Saha S, Sampson U, Sanchez-Riera L, Sanman E, Schwebel DC, Scott JG, Segui-Gomez M, Shahraz S, Shepard DS, Shin H, Shivakoti R, Singh D, Singh GM, Singh JA, Singleton J, Sleet DA, Sliwa K, Smith E, Smith JL, Stapelberg NJ, Steer A, Steiner T, Stolk WA, Stovner LJ, Sudfeld C, Syed S, Tamburlini G, Tavakkoli M, Taylor HR, Taylor JA, Taylor WJ, Thomas B, Thomson WM, Thurston GD, Tleyjeh IM, Tonelli M, Towbin JA, Truelsen T, Tsilimbaris MK, Ubeda C, Undurraga EA, van der Werf MJ, van Os J, Vavilala MS, Venketasubramanian N, Wang M, Wang W, Watt K, Weatherall DJ, Weinstock MA, Weintraub R, Weisskopf MG, Weissman MM, White RA, Whiteford H, Wiersma ST, Wilkinson JD, Williams HC, Williams SR, Witt E, Wolfe F, Woolf AD, Wulf S, Yeh PH, Zaidi AK, Zheng ZJ, Zonies D, Lopez AD, Murray CJ, AlMazroa MA, Memish ZA (2012) Years lived with disability (YLDs) for 1160 sequelae of 289 diseases and injuries 1990-2010: a systematic analysis for the Global Burden of Disease Study 2010. Lancet 380(9859):2163–2196

Vos T, Mathers CD (2000) The burden of mental disorders: a comparison of methods between the Australian burden of disease studies and the Global Burden of Disease study. Bull World Health Organ 78(4):427–438

WHO (2008) The Global Burden of Disease: 2004 update. Geneva: World Health Organization (WHO). http://www.who.int/healthinfo/global_burden_disease/GBD_report_2004update_full.pdf. Letzter Zugriff: 29. März 2012

C
Klinische Anwendungen und ihre ethischen Implikationen

Lebensqualität bewerten und Krankheit erfahren
Zur Problematik der prospektiven Einschätzung von Lebensqualität

Lukas Kaelin

Zusammenfassung

Dieser Beitrag stellt kritische Anfragen an die Bewertung der Lebensqualität, indem die radikale Unterschiedlichkeit von Innen- und Außen-, von Gesunden- und Krankenperspektive hervorgehoben wird. Anhand des fiktiven Beispiels der Krebserkrankung Walter Whites („Breaking Bad") wird die soziale, psychische und biographische Komplexität von Lebensqualitätseinschätzungen illustriert. Vor dem Hintergrund dieses Beispiels offenbart sich trotz der guten Gründe für eine Einschätzung der Lebensqualität, wie kritisch es zu bewerten ist, wenn aus der Perspektive Gesunder die Lebensqualität Kranker eingeschätzt wird, und wenn die Messung von Lebensqualität vermeintliche Objektivität für sich beansprucht. Instrumente zur Messung der Lebensqualität laufen dann Gefahr, statt das Arzt-Patienten-Gespräch zu erweitern, dieses durch mutmaßlich objektive Messung abzukürzen. Daher hebt dieser Beitrag die Unversöhnlichkeit der Perspektiven hervor und betont die gerade im Krankheits- und Krisenfall besonders bedeutsame deliberative Kommunikation zwischen Arzt und Patient.

1 Einleitung

Das Konzept der Lebensqualität gewinnt zunehmend an Bedeutung in der modernen Medizin. Angesichts der gewachsenen Möglichkeit der Lebensverlängerung, der Aufrechterhaltung der vitalen Lebensfunktionen auch bei schwerer Gehirnschädigung und angesichts sowohl invasiver als auch aggressiver Therapien, die die Lebensführung in hohem Grade beeinträchtigen können, stellt sich verstärkt die Frage, ob solche medizinischen Eingriffe auch im Sinne des Patienten sind, oder ob hier möglicherweise eine Lebensverlängerung um den Preis einer drastisch eingeschränkten Lebensqualität „erkauft" wird. Die Vielzahl der medizinischen Behandlungsmöglichkeiten wie auch die wachsende Menge an Behandlungsalternativen bringt es mit sich, dass die medizinische Behandlung sich nicht mehr nur auf die Verlängerung des Lebens richtet, sondern verstärkt auch die Qualität des Lebens in den Blick nehmen und berücksichtigen muss. Nur ist die Lebensqualität – wie die in diesem Band versammelten Beiträge zweifellos illustrieren – ein schwer zu fassendes Konzept, und die Instrumente, mit der sie gemessen werden soll, sind umstritten.

In meinem Beitrag möchte ich an das Konzept der Lebensqualität und seine Operationalisierung in der Medizin kritische Anfragen stellen, und zwar dahingehend, dass ich die objektivierende Erfassung der Lebensqualität mit der subjektiven Krankheitserfahrung konfrontiere. Dabei werde ich in einem ersten Schritt untersuchen, wozu die Lebensqualität erfasst werden soll, und damit detaillierter auf mein Anliegen – die Problematik der Übersetzung von Innen- auf Außenperspektive – eingehen (2). Zur Illustration der Innenperspektive dient sodann ein fiktives Beispiel aus der amerikanischen Erfolgs-Fernsehserie „Breaking Bad", das nicht nur die Bedeutungsfülle und -vielfalt einer aufgrund von Lebensqualitätseinschätzungen getroffenen Entscheidung zeigt, sondern auch deren Widersprüchlichkeit und Unauflösbarkeit (3). Der Fokus liegt dabei einerseits auf der irreduziblen Fülle von Aspekten, die in einer solchen Therapieentscheidung zum Tragen kommen, und andererseits auf der Krisenhaftigkeit der Situation, die sich nicht simulieren lässt und daher unvorhergesehene Entwicklungen und Tatsachen hervorbringt. In einem dritten Schritt wird eine Form der Lebensqualitätsbewertung vorgestellt und werden an sie drei kritische Anfragen gestellt (4). Abschließend wird unter Rückgriff auf das eingangs erwähnte Beispiel nochmals auf die Irreduzibilität der Perspektiven eingegangen (5).

2 Lebensqualität und die Frage der Perspektive

Wenn man sich die Frage nach der Lebensqualität im medizinischen Kontext stellt, so erscheint eine Folgefrage unausweichlich: Mit welchem Ziel und zu welchem Zweck wird die Lebensqualität erhoben? Hier kommt eine Reihe möglicher Antworten in Betracht: Die Lebensqualität kann erhoben werden, um den Fortschritt einer Behandlung zu überprüfen. Mittels kontinuierlicher Messung der Lebensqualität tritt somit neben die im engen Sinne medizinische Entwicklung die Selbsteinschätzung des Patienten über die Entwicklung seines Gesundheitszustandes. Daneben kann die Frage nach der Lebensqualität aber auch herangezogen werden, um bei einer anstehenden Entscheidung über Behandlungsalternativen eine Abwägung vorzunehmen. Schließlich kann die Messung von Lebensqualität auch auf der Public-Health-Ebene für administrative Entscheidungen genutzt werden, etwa darüber, wie die stets begrenzten Ressourcen im Gesundheitssystem verteilt werden sollen. Bei jedem dieser Zwecke der Erhebung von Lebensqualität ergeben sich Fragen bezüglich der Testmethoden, der Aussagekraft und der Übertragbarkeit der Ergebnisse auf Anwendungsfelder über den unmittelbaren Kontext hinaus, die in unterschiedlicher Art und Weise in den anderen Beiträgen dieses Sammelbandes zur Sprache kommen.

Ein deutlich erschwerter Fall von Lebensqualitätseinschätzung ist die Beurteilung der Lebensqualität anderer. Dabei sind unterschiedliche Aspekte, wie z. B. der mutmaßliche Wille des Patienten, die eigenen Hoffnungen und Ängste und jene des Patienten bzw. der Patientin, untrennbar miteinander vermengt. Würde mein Angehöriger unter bestimmten Umständen – Beispiel Wachkoma – weiter leben wollen (angenommen, es liegt keine vorherige Willensäußerung vor), d. h., würde das Leben genug Qualität aufweisen, um für lebenswert erachtet zu werden? Das ist eine Frage an der Grenze der Beantwortbarkeit. Angesichts der Vielschichtigkeit der eigenen Wünsche und Bedürfnisse und jener des anderen, und angesichts der Semi-Transparenz anderer Menschen sind Lebensqualitätseinschätzungen für andere (nahezu) unmöglich. Eine solche Frage für andere beantworten zu müssen, ist gleichermaßen *unzumutbar* wie oftmals *notwendig*. Mit anderen Worten: Wenn die Lebensqualität anderer beurteilt werden muss, so verkompliziert sich die ohnehin schon komplexe Frage zusätzlich, daher werde ich diesen (nicht so seltenen) Sonderfall nicht weiter verfolgen und mich auf die Einschätzung der Lebensqualität beim einsichts- und urteilsfähigen Patienten beschränken.

Das Anliegen des Erfassens der Lebensqualität ist also die Objektivierung eines subjektiven Lebensgefühls, entweder mit dem Ziel der *inter*-subjektiven oder der *intra*-subjektiven Vergleichbarkeit. Im einen Fall sollen durch die Erfassung der Lebensqualität bei einer bestimmten Erkrankung bzw. deren Therapie Rückschlüsse auf andere Patienten mit derselben Erkrankung und Therapie gezogen werden. Im anderen Fall dient die Erhebung der Lebensqualität dazu, den Behandlungsfortschritt nicht nur anhand von externen Parametern, sondern auch anhand der Selbsteinschätzung des Patienten zu dokumentieren. Es findet in beiden Fällen ein Übersetzungsprozess statt: vom subjektiven Erleben in einen häufig quantifizierten, skalierten und vergleichbaren Wert.

Lebensqualitätsmessungen, so könnte man zugespitzt sagen, destillieren in einem alchemistischen Verfahren die subjektive Erfahrungswirklichkeit in eine vergleichbare Zahl. Im Folgenden soll diesem Umwandlungsprozess nachgegangen werden. Es geht also um die Umwandlung von Innen- und Außenperspektive beziehungsweise – als These – um deren Inkommensurabilität. Wenn hier die Innenperspektive stark gemacht werden soll, so ist die methodische Bedingung zu berücksichtigen, dass sie immer nur exemplarisch anhand ausgewählter biographischer Krankheitsgeschichten und fiktiver Inszenierungen von Krankheiten dargestellt werden kann.

Die Bedeutung dieser Thematik, die auf die Irreduzibilität der Perspektiven des gesunden und des kranken Menschen, der abstrakten Vorstellung und der konkreten Erfahrung abhebt, zeigt sich beispielsweise dann, wenn allzu *selbst*sicher Urteile der Gesunden über ein Leben als Kranker gefällt werden. Es stellt sich grundlegend die Frage, ob wir uns aus der Perspektive der Gesunden das Leben aus der Perspektive des Kranken hinreichend vorstellen können. Um zu sehen, welche weitreichenden Konsequenzen und auch politische Sprengkraft diese Frage nach der Irreduzibilität der Perspektiven hat, genügt es beispielsweise, die Diskussion um den die Sterbehilfe thematisierenden Kinofilm „Hin und weg" von Christian Zübert (2014) zu verfolgen. Im Film unternimmt ein im Frühstadium an Amyotropher Lateralsklerose (ALS) erkrankter 36-Jähriger mit seinen Freunden eine Radtour durch Belgien und eröffnet ihnen dann seinen Wunsch, dort mittels assistiertem Suizid zu sterben. In einer Rezension gibt der für Behindertenrechte zuständige Nationalrat der österreichischen Volkspartei (ÖVP) Franz Huainigg zu bedenken, dass „Ängste und Befürchtungen oft zermürbender als die spätere tatsächliche Lebensrealität" sind, und dass „die Außenperspektive meist schlimmer als die Innenperspektive" ist (Huainigg

2014, 30). Dies soll vorerst nur einen ersten Einblick in die Tragweite der grundsätzlichen Frage nach der (Un-)Versöhnlichkeit der Perspektiven bieten, ohne sogleich in die Debatte um die Zulässigkeit des (ärztlich) assistierten Suizids abzugleiten, die von vielen anderen Fragen überschattet wird.

Vor dem Hintergrund der theoretischen Frage nach der möglichen Übersetzbarkeit von Innen- und Außenperspektive, von der Sicht der Kranken in die Sicht der Gesunden und umgekehrt, lassen sich auch praktische Anfragen an die Instrumente der Lebensqualitätsmessung stellen. Dient die Messung dazu, den Patienten verstärkt zu Wort kommen zu lassen, oder stellt sie sich zwischen Arzt und Patient wie ein technisches Instrument und schneidet Letzterem dadurch tendenziell das Wort ab? Einerseits können Instrumente zur Messung der Lebensqualität den Patienten zur Selbstreflexion anregen und dadurch dem medizinischen Personal die Möglichkeit geben, darüber mit ihm ins Gespräch zu kommen. Andererseits können sie sich auch zwischen Arzt und Patient schieben, indem der Arzt sich durch den Einsatz des Instruments die Auseinandersetzung mit dem Zustand des Patienten „erspart". Nach dieser zweiten Logik dient die Erfassung der Lebensqualität – beispielsweise mittels standardisiertem Fragebogen – einer schnelleren Bearbeitung des „Falls" und damit verbunden einer Zurückdrängung des Arzt-Patienten-Gesprächs. Nach dieser Logik würde – wie so häufig in der modernen Medizin – ein psycho-soziales Problem in eine instrumentelle Lösung überführt, bei der jedoch ein wichtiger Aspekt der medizinischen Tätigkeit auf der Strecke bleibt. Dies ist jedoch die pragmatische Frage, wie Instrumente zur Lebensqualitätsmessung in der klinischen Praxis angewandt werden. Angesichts von Kosten-, Leistungs- und Zeitdruck im Medizinsystem sei hier auf diese Gefahr in der *Anwendung* von Instrumenten zur Messung der Lebensqualität hingewiesen.

Soweit der Problemaufriss. Bei der Messung der Lebensqualität geht es also um ein Verfahren, bei dem die subjektive Erfahrung des Patienten in vergleichbare Messdaten übersetzt wird, wobei Ziel und Zweck des Verfahrens sich von Fall zu Fall als unterschiedlich darstellen können. Lebensqualität kann gemessen werden, um eine Behandlungsentscheidung zu treffen, um den Fortschritt einer Therapie zu überprüfen, oder um eine ärztliche Vorselektion der therapeutischen Optionen vorzunehmen. Daneben kann die Messung der Lebensqualität auch für Zielsetzungen im Public-Health-Bereich vorgenommen werden. Die Bedeutung der Übertragung von der Innen- auf die Außenperspektive veranschaulicht der erwähnte Sterbehilfe-Film „Hin und weg". Im Folgenden soll anhand eines Fallbeispiels auf eine Therapieentscheidung aufgrund einer Lebensqualitätseinschätzung eingegangen werden.

3 Walter Whites Therapieentscheidung („Breaking Bad") als Fallbeispiel

Um die soziale, psychologische und ethische Komplexität der Einschätzung der Lebensqualität beim einsichts- und urteilsfähigen Betroffenen zu veranschaulichen, soll im Folgenden auf einen inhaltlich umfassenden, wenn auch fiktiven, aber durchaus realitätsgetreuen Fall aus der amerikanischen TV-Serie „Breaking Bad" zurückgegriffen werden (Miori 2012). Die Hauptperson, der Chemielehrer Walter White, erhält die Diagnose Lungenkrebs. Der bei ihm diagnostizierte nicht-kleinzellige Lungenkrebs im Stadium 3b hat eine besonders schlechte Erfolgsaussicht, so dass sich für Walter White die Frage stellt, ob sich eine Therapie überhaupt lohnt.[1] Über längere Zeit behält er die Diagnose für sich, als er sich schließlich seiner Frau offenbart, kommt es darüber mit seiner Familie zum Konflikt. Diese familiäre Auseinandersetzung bildet nicht nur Anschauungsmaterial für die sozialen, physischen und psychischen Grenzen der Autonomie, sondern veranschaulicht auch die vielfältigen sozialen, psychologischen und ethischen Aspekte, die in eine Therapieentscheidung aufgrund der vermuteten Lebensqualität einfließen.

In der fünften Episode der ersten Staffel („Gray Matter") organisiert Skyler White, die Ehefrau des Betroffenen, eine Art Familienrat, um ihren Ehemann davon zu überzeugen, die Therapie in Angriff zu nehmen. Im Bemühen um eine Gesprächskontrolle in ihrem Sinne nimmt sie ein Kissen zur Hand. Nur wer dieses „Talking Pillow" in den Händen hält, darf das Wort ergreifen. Sie selbst argumentiert, dass nur die Therapie überhaupt *eine* Chance für das Überleben biete. Es gehe nicht darum, *welche* Zukunft ihr Ehemann habe, sondern *ob* er überhaupt eine Zukunft habe, wozu eine Therapie die Voraussetzung sei. Die Ablehnung einer solchen erscheint ihr als irrationaler Defätismus. Ihr gelingt es anfänglich, ihren Schwager und ihren Sohn für ihre Sicht auf die Krankheit und die Notwendigkeit der Therapie einzuspannen: Hank, der Schwager, versucht sich mit Sport- und Spielvergleichen eher schlecht als recht verständlich zu machen, der Sohn äußert seinen Ärger („I'm pissed off") und vermutet, dass der Vater Angst vor der Chemotherapie hat. Sobald Walter anfänglich etwas sagen will, sagt seine Frau resolut, dass er noch zu warten hat, bis er an der Reihe ist, bis jeder zu Wort gekommen ist. Während am Anfang Skylers Absicht (geschlossen mit der ganzen Familie gegen Walters Therapieablehnung vorzugehen) aufzugehen scheint, kippt die Diskussion mit der Wortmeldung ihrer Schwägerin. Ihr nüchtern geäußertes Einverständnis mit Walter, macht Skyler rasend vor Wut, da sie ihre Fürsprache für illoyal (ihr gegenüber) hält. Hank ändert seine Meinung („Maybe Walter wants to die like a man") und die verschiedenen mittlerweile sehr emotionalisierten Wortmeldungen gehen im allgemeinen Durcheinander unter. Schließlich und endlich sorgt der betroffene Walter White selbst, der bis jetzt noch nichts sagen konnte, durch einen lauten Pfiff für Ruhe („I have the talking pillow now"). Er, dessen Zukunft hier von allen (und *vor* allen) verhandelt wird, erklärt seine Gründe für die Therapieablehnung. Nicht das Gesund-Werden oder die Länge des Lebens stellt er in den Vordergrund, sondern die Art und Weise, wie er die letzten Monate (oder vielleicht Jahre) seines Lebens verbringen will, kurzum, es geht ihm um das, was nach seinem Dafürhalten die Qualität des Lebens ausmacht; es geht ihm um seine Lebensqualität. Angesichts der wenig erfolgversprechenden Zahlen ziehe er es vor, die Zeit, die ihm bleibe, in einem „normalen" Zustand in vertrauter

---

1 Die 5-Jahres-Überlebenschancen werden mit 2 % angegeben und auch die 1-Jahr-Überlebenschancen sind gering. Vgl. www.lungenkrebs.de/therapie-von-lungenkrebs/heilungschancen und www.medicaldaily.com/breaking-bad-walter-whites-inoperable-lung-cancer-throughout-all-5-seasons-250167 (2.11.2014).

Umgebung zu verbringen, ohne von Ärzten nach Belieben zu der einen oder anderen Therapie gebracht zu werden und nur noch ein Schatten seiner selbst zu sein. Dieser Monolog, der aus dramaturgischen Gesichtspunkten entscheidend für die Entwicklung der Figur aus seiner passiven Rolle heraus ist, wird eingeleitet mit der Verbalisierung seines Gefühls, seit langem nicht mehr Herr über sein eigenes Leben zu sein, das vom Wunsch begleitet wird, dann wenigstens über sein eigenes Sterben selbstbestimmt entscheiden zu können. Es geht ihm um die Rückgewinnung der Autorschaft über sein Leben, auch wenn es „nur" um die Art des Sterbens geht. In seinem bewegenden Votum gegen eine Therapie überlagern sich unterschiedliche Impulse von Selbstbestimmung, von Vorstellungen eines guten Sterbens und von Ängsten in Bezug darauf, wie er in Erinnerung bleiben wird.

Dass er sich letztendlich am nächsten Morgen dann doch für die Therapie entscheidet, wird am Ende dieses Beitrags nochmals aufzugreifen sein, ebenso wie die biographischen Gründe, die entscheidungsleitend waren und bis zu diesem Zeitpunkt, auch für die Familienmitglieder, im Dunkeln blieben. Dieses Beispiel aus dem Fundus der Populärkultur zeigt zum einen, wie komplex eine solche Entscheidung ist, was die sozialen und psychologischen Faktoren betrifft, und wie sich diese Faktoren mit der medizinischen Diagnose, die keine Gewissheit geben, sondern immer nur Wahrscheinlichkeitsaussagen machen kann, zu einer vielschichtigen Gemengelage verdichten. Zum anderen zeigt das Beispiel auch die Irreduzibilität der Betroffenenperspektive auf: Konfrontiert mit der fatalen Diagnose kommt Walter White mit einer verdrängten, überlagerten, bisher verborgenen Ebene seiner Persönlichkeit in Berührung. Die durch die Krankheit akut gewordene Lebenskrise eröffnet ihm eine neue und andere Sicht auf sein Leben, aus der heraus er seine Entscheidungen trifft. Durch die schwere Krankheit, die immer auch eine Krise ist, verschiebt sich sein Blick auf alle Aspekte seines Lebens – seine Familie, seine Arbeit, seine Moralvorstellungen. Mit diesem Beispiel im Hintergrund soll nun ein Blick auf die Messung der Lebensqualität in prospektiver Absicht geworfen werden.

4 Lebensqualität messen – drei kritische Anfragen

Diese existentielle Betroffenenperspektive des Kranken, die ich mit dem Beispiel aus *Breaking Bad* veranschaulicht habe, unterscheidet sich radikal von derjenigen medizinischen bzw. medizinethischen Perspektive, die aus der Distanz nüchterne Überlegungen und Abwägungen darüber anstellt, welche Form des Lebens eine bessere Lebensqualität mit sich bringe und mit welchen Methoden diese zu erheben sei. Dabei steht die Art und Weise, wie die Frage der Lebensqualität diskutiert wird, in einem spürbaren Gegensatz zur Dringlichkeit und Existentialität der zu treffenden Entscheidung. Nun kann die Lebensqualität, wie schon eingangs gesagt, zu unterschiedlichen Zwecken gemessen werden, wobei mein Anliegen die prospektive Bewertung der Lebensqualität betrifft.

Nun gibt es gute Gründe, den Versuch einer prospektiven Einschätzung der Lebensqualität zu unternehmen, denn für gewöhnlich ziehen wir die Gesundheit der Krankheit vor, und folglich ist es naheliegend, die Frage zu stellen, was uns unser gesundes Leben wert ist und wie viel Lebensdauer wir dafür abzugeben bereit wären. Damit werden Lebensqualität und Lebensquantität in einen einzigen Bezugsrahmen gesetzt. Konfrontiert mit einer Krankheitsdiagnose und mit Blick auf die Zukunft stehen dann unterschiedliche Behandlungsmöglichkeiten offen, die eine unterschiedliche Balance zwischen zu erwartender Lebenslänge und -qualität haben. Wir sollen uns entscheiden – und Instrumente zur Messung von Lebensqualität sollen hier eine Hilfe liefern können. Hier stellt sich die Frage, ob diese Hilfestellung erfolgversprechend ist, oder ob nicht eine dialogische Form der Existenzialität der Situation angemessener wäre. Wenn Lebensqualität und Lebensdauer in einen einzigen Evaluationsrahmen gebracht werden, so kann dies in unterschiedlicher Form passieren: (a) als Tausch von Zeit gegen Gesundheit, (b) als das Risiko (z. B. Operationsrisiko), nach einem Eingriff entweder gesund oder tot oder weiter krank zu sein, oder (c) indem eine visuelle Analogskala als Einschätzung der eigenen momentanen Lebensqualität zugrunde gelegt wird, um den Therapiebedarf nicht nur anhand medizinischer Parameter, sondern auch anhand persönlicher Lebensqualitätseinschätzungen zu evaluieren. Problematisch erscheint mir die Operationalisierung von Lebensqualitätseinschätzung in prospektiver Absicht, worauf sich die folgenden kritischen Anfragen richten. Denn aus der Tatsache, dass man ein gesundes Leben einem kranken vorzieht, muss nicht notwendigerweise folgen, dass die faktische Angabe, wie viel Lebenszeit man für eine verbesserte Lebensqualität zu opfern bereit ist, mit der gelebten Realität übereinstimmt. Jedoch sollen – bevor die grundsätzliche Frage nach der Vereinbarkeit der Perspektiven gestellt wird – drei Anfragen an die Messung von Lebensqualität gerichtet werden.

Erstens sind Modelle der Lebensqualität kritisch zu betrachten, die anhand von Kategorien geformt sind, nach welchen das Leben für gesunde Menschen lebenswert ist. Aus der Position des Gesunden wird dann beurteilt, wie viel weniger ein Leben mit gesundheitlicher Beeinträchtigung lebenswert wäre. Doch verkennt eine solche Einschätzung aus der Perspektive des Gesunden die Adaptionsfähigkeit im Krankheitsfall. Wie Untersuchungen an Patienten mit Locked-in-Syndrom (LIS) – einer fast vollständigen Lähmung des Körpers bei vollem Bewusstsein – zeigen, gibt (entgegen der Erwartungen) eine beträchtliche Anzahl dieser Patienten die Lebensqualität als so gut oder fast so gut an wie zu den besten Zeiten vor dem LIS.[2] Wichtig ist dabei festzuhalten, dass diese unerwartet positive Einschätzung der Lebensqualität erst nach einer Anpassungszeit an die neue Situation auftritt. Wenn also davon ausgegangen wird, dass diese Patienten bald sterben werden oder sterben wollen, dann hat dies viel mit der Perspektive des Gesunden auf eine weitgehend unbekannte Lebensform des Kranken zu tun. Dies liegt an der Schwierigkeit, sich das Leben mit schweren Einschränkungen im Zustand völliger Gesundheit vorstellen zu können (Bruno 2011, Lule 2009). Es sind Beispiele wie dieses, welche die Problematik der Einschätzung der Lebensqualität aus einer Perspektive des Gesunden veranschaulichen. Natürlich spielen diese Überlegungen für Fragen nach der Sinnhaftigkeit oder den Bedingungen eines Widerrufs einer Patientenverfügung eine außerordentlich wichtige

---

2 Dass die Interpretation der erhobenen Zahlen in der Studie nicht unproblematisch ist, zeigt jedoch die Tatsache, dass die Hälfte der Befragten eine Wiederbelebung bei Herzstillstand ablehnen, obwohl viele sich als glücklich einschätzen,.

Rolle. Auch darin zeigt sich, wie problematisch es ist, aus der Perspektive des Gesunden die Lebensqualität als Kranker einzuschätzen.

Zweitens stellen sich in diesem Zusammenhang Fragen bezüglich der Aussagekraft solcher Abwägungen von Qualität und Quantität. In einer Studie von B.J. McNeil et al. ging bei gesunden Probanden die Option, die Stimme zu erhalten (Lebensqualität) im hypothetischen Szenario einer Erkrankung an Kehlkopfkrebs mit der Inkaufnahme einer Minderung der Lebensdauer einher, dennoch war hier niemand bereit, eine Reduktion der Lebenszeit um mehr als fünf Jahre in Kauf zu nehmen (McNeil et al 1981). Wenn man nun die gleiche Frage jungen Rauchern stellen würde (und natürlich könnte man hierfür fast beliebiges gesundheitsschädliches Verhalten heranziehen), so würde wahrscheinlich – rationalisierend – der veranschlagte Benefit des „Vergnügens" Rauchen höher angesetzt werden als die verlorene Lebenszeit. Dieses Gedankenexperiment veranschaulicht die Unwägbarkeiten eines solchen Vorgriffs. Wenn Kranke im existentiellen Moment zu entscheiden haben, sieht das Bild anders aus. Dafür stehen die verschiedenen aus einer persönlichen Betroffenheitsperspektive geschriebenen Krankheitsschilderungen, in denen sämtlich von der unerwarteten Verschiebung dessen, was im Leben für bedeutend erachtet wurde, durch die Diagnose berichtet wird (Langbein 2012, Schlingensief 2009, Dubiel 2008). Diese Krisenerfahrung lässt sich nicht simulieren. Folglich ist eine vorgreifende Quantifizierung der Lebensqualität überflüssig und in der Krisensituation nicht adäquat. Es ist also in hohem Maße fragwürdig, ob Einschätzungen von Gesunden bezüglich einer Minderung von Lebensdauer für eine gesteigerte Lebensqualität aussagekräftig sind. Diese Einschätzungen scheinen mehr Ausdruck von Ängsten und Befürchtungen zu sein, die in den Zustand des Krank- oder Behindert-Seins hineinprojiziert werden, als akkurate Einschätzungen der Minderung der Lebensqualität.

Drittens sind solche Abwägungen (wobei das Wort *Trade-Off* dann nochmals einen stärkeren ökonomischen Beiklang hat) immer auch abhängig davon, wie (und von wem) der Sachverhalt dargestellt wird. Aufklärungs- und Informationsgespräche sind nie ethisch neutral und spielen sich in der Wechselwirkung von mindestens zwei, in der Regel mehreren Individuen ab, wobei nicht nur Arzt und Patient, sondern auch Angehörige und andere *medical professionals* eine Rolle spielen. Wie in der Psychoanalyse, in der nach offizieller Lehrmeinung nicht nur die Übertragung von Gefühlen des Patienten auf den Analytiker, sondern auch die Gegenübertragung vonseiten des Analytikers auf den Patienten zum Prozess dazugehört und nicht etwa einen therapeutischen Fehler darstellt, finden diese Formen der Beeinflussung auch im Kontext des Aufklärungs- und Therapiegesprächs statt, und hier möglicherweise noch stärker. Was dann für den jeweiligen Patienten Lebensqualität bedeutet, kann sich gegebenenfalls erst in einem fast schon psychotherapeutisch angelegten Aufklärungsgespräch zeigen. Lebensqualität wäre hier nicht der Anfang, sondern das Resultat eines *deliberativen* Arzt-Patienten-Gesprächs. Der Lebensqualitäts-Diskurs läuft Gefahr, die dialogische Form der Autonomie bzw. der Arzt-Patienten-Beziehung nicht hinreichend zu berücksichtigen (Emanuel und Emanuel 1992). Vielmehr scheint er einer instrumentellen Logik zu gehorchen, die versucht, rational verrechenbar zu machen, was sich in der subjektiven Sicht des Kranken (wenn überhaupt) nur im persönlichen und diskursiv unterstützen Prozess klären lässt.

Diese drei kritischen Anfragen an die Messung der Lebensqualität richten sich gegen einen Gestus des Im-Griff-haben-Wollens. Was weder einer einfachen noch einer allgemeinen Entscheidung oder Berechnung zugänglich ist, soll verrechenbar gemacht werden. Verknappt dargestellt sollen ethische Abwägungsprozesse und Dilemmasituationen durch einen Berechnungsmodus von Lebensqualität abgelöst werden. Die drei kritischen Anfragen weisen darauf hin, dass sich die Frage der Lebensqualität – so berechtigterweise sie sich stellt, ja aufdrängt – der Berechnung entzieht. Das liegt zum einen an der Schwere und Tragweite der Entscheidung im Kontext von Leben und Tod, von Gesundheit und Krankheit. Das liegt zum anderen aber vor allem an der Unterschiedlichkeit der Welt der Gesunden und der Welt des Kranken. Schließlich sind schwere Krankheiten immer Krisen, die häufig Ebenen der Persönlichkeit freilegen, welche uns im Normalzustand nicht ohne weiteres zugänglich sind. Eine spannende Möglichkeit böte hier krankheitsspezifische Instrumente explizit anhand von Berichten von Patienten zu entwickeln, wobei stets in Erinnerung gehalten werden muss, dass die gleiche Krankheit sehr unterschiedlich erlebt und verarbeitet werden kann.[3] Es ist diese Pluralität der Perspektiven von Gesundheit und Krankheit, auf die ich als letzten Punkt noch ausführlicher eingehen will.

5   Die Unversöhnlichkeit der Perspektiven

Die drei oben formulierten kritischen Anfragen an die prospektive Bewertung von Lebensqualität verweisen auf ein tiefer liegendes Problem, nämlich auf jenes der Unversöhnlichkeit der Perspektiven von Gesunden und Kranken. Wenn es bei Ludwig Wittgenstein gegen Ende des *Tractatus* heißt, dass die Welt des Glücklichen eine andere als die Welt des Unglücklichen sei (Wittgenstein 1996, Tractatus 6.43), so kann das Gleiche über die Welt des Gesunden und jene des Kranken gesagt werden. Diese bei Wittgenstein – wie im *Tractatus* üblich – nur apodiktisch vorgetragene These der Unterschiedlichkeit der Welt findet sich auch andernorts wieder. Sie steht beispielsweise am Anfang von Jean Amérys Buch über den Suizid, wo es heißt, den Suizidanten könne man nicht dadurch verstehen, dass man ihn in der Außenperspektive nach psychologischen Kategorien analysiert, sondern nur dadurch, dass man versucht, gleichsam die Innenperspektive einzunehmen, um die Welt (und das Leiden daran) mit seinen Augen zu sehen (Améry 1976). Wenn also die Entscheidung zum Suizid verständlich werden soll, so kann dies nicht objektiv verstehbar gemacht werden, sondern nur über ein Einfühlen in die Welt des Suizidanten. Sofern Verständnis für den Suizidanten überhaupt möglich ist, woran Améry Zweifel äußert, könne dies nur durch die Übernahme seiner Weltsicht geschehen.

---

3   Vgl. den Beitrag von Martin Dichter et al. in diesem Band.

Was bei Wittgenstein die Welt des Glücklichen und jene des Unglücklichen und bei Améry das Aus-der-Welt-fallen des Suizidanten ist, wird bei Nietzsche mehr implizit als explizit in der Vorrede zur *Fröhlichen Wissenschaft* unter dem Stichwort der kathartischen Bedeutung der Krankheit für die Philosophie behandelt (Nietzsche 1999). Nicht nur wären die darin formulieren Gedanken ohne den Schmerz und die Krankheit, die diese Ideen hervorgebracht haben, nicht entstanden, auch zieht Nietzsche gleich am Anfang in Zweifel „ob Jemand, ohne Aehnliches erlebt zu haben, dem *Erlebnisse* dieses Buches [...] näher gebracht werden kann" (Nietzsche 1999, 345). Das ganze Buch sei aus dem Geist eines Wieder-Genesenen geschrieben, und dieser Gemütszustand sei für jene kaum verständlich, die den Schmerz und die Krankheit nicht durchgemacht haben. Dies ist Nietzsches Version des Satzes, dass die Welt des Gesunden eine andere ist als diejenige des Kranken. Auch die Welt bzw. Weltsicht des Gesund-Gewordenen ist eine andere als jene des Nie-krank-Gewesenen.

Wenn also die Welt des Kranken aus der Perspektive des Gesunden nicht oder nur schwer zugänglich ist, so verweist das unter anderem auf eine Persönlichkeitsschicht, die in Krisensituationen zum Tragen kommt. Wenn nun von außen Lebensqualitäts-Messinstrumente angelegt werden, so wird die in Krankheiten und Krisen zum Tragen kommende Persönlichkeitsschicht mit den diesbezüglichen existentiellen Fragen nicht hinreichend berücksichtigt. Der zum Ausdruck kommende Anspruch, eine rationale Entscheidung und Abwägung zu Lebensqualität und -dauer zu treffen, bleibt so unverknüpft mit dem persönlichen Erleben in der eigenen Lebenskrise. Die vielschichtigen Fragen, Sorgen und Ängste angesichts von Krankheit lassen sich eher in langwierigen dialogischen Prozessen ansprechen als in technischen Erhebungen rational lösen. Die praktische Gefahr in der Anwendung von Instrumenten der Messung der Lebensqualität besteht darin, dass sie eine objektive Abwägung vortäuschen, welche jedoch persönliche Ängste, Sorgen und Hoffnungen außer Acht lässt. Die Erhebung der Lebensqualität kann dann den zur Herausarbeitung der Präferenzen des Patienten und zur abschließenden Behandlungsentscheidung bedeutsamen Deliberationsprozess eher abschneiden als fördern. Dies scheint dann der Fall zu sein, wenn die Erhebung der Lebensqualität für eine Rationalisierung der Patientenkommunikation („dann weiß ich auf einen Blick, wie es dem Patienten geht") eingesetzt wird. Das Beispiel von Walter Whites Krebserkrankung soll zum Abschluss nochmals die Unhintergehbarkeit und Vielschichtigkeit des Krankheitserlebens veranschaulichen.

Walter White lehnt die Behandlung so vehement ab, wie seine Ehefrau diese für ihn einfordert. Erst in der weiteren Folge der Serie lernen wir seine biographisch verwurzelten Gründe für die Behandlungsablehnung kennen. Diese liegen in der Erfahrung des Sterbens seines Vaters an Chorea Huntington, als er selbst ein kleines Kind war, und von dem er nur die physische und psychische Degeneration und den Geruch des Krankenhauses in Erinnerung hat. Und so häufig ihm auch erzählt wurde, was für ein fürsorglicher und liebevoller Mann sein Vater gewesen sei, er konnte sich doch nur an diese negativen Eindrücke erinnern, die sein Bild von seinem Vater prägten. So wollte er selbst nicht in Erinnerung bleiben. Das ist seine große Angst. Unter Lebensqualität versteht er, dass die Erinnerung an ihn nicht durch eine längere Phase der Degeneration und Abhängigkeit kontaminiert wird. Keine quantifizierbaren oder operationalisierbaren Überlegungen zur Lebensqualität würden ihn davon abbringen können.

Nun steckt in jedem von uns ein Walter White, in jedem von uns unbewusste und/oder geheime Ängste, die dazu führen, dass Gespräche verschieden verlaufen, Informationen ganz unterschiedlich aufgenommen werden und Behandlungsentscheidungen bei gleicher Diagnose doch ganz verschieden sein können. Diese Ängste drängen in Krisensituationen, in denen es um nichts weniger als um das eigene Leben geht, verstärkt ins Bewusstsein. Die Perspektive von der Lebensqualität als Berechenbarkeit wird in solchen Krisensituationen wenig helfen können; es ist gleichsam der Versuch, dort eine Vogelperspektive einzunehmen, wo der Betroffene durch die Existenzialität der Krisensituation eine Wurmperspektive einnimmt. Die Vogelperspektive wird ihm kaum helfen, Orientierung zu finden.

Der Beitrag ist den entgegengesetzten Perspektiven von distanzierten medizinischen und medizinethischen Lebensqualität-Überlegungen und der existentiellen Frage nach der Lebensqualität nachgegangen. Selbstredend zeichnen sich diese Perspektiven durch ein unterschiedliches Anliegen aus. Zum Abschluss sei – die medizinische und medizinethische Diskussion zur Lebensqualität gegen sich selbst gewendet – zumindest die Frage gestellt, ob nicht der rationalistische Ansatz zur Lebensqualität psychoanalytisch gesehen als eine Abwehr, ja Verdrängung einer Dimension der Medizinethik zu deuten ist – einer Dimension, die sich der Eindeutigkeit und Klarheit entzieht, weil es um die radikalen Fragen von Leben und Tod geht, die mit Ohnmachtserfahrung einhergehen. In der Folge stellt sich die Frage, ob die Erfahrung von Paradoxien in medizinethischen Entscheidungen, also das Akzeptieren der Ohnmacht und der Unfassbarkeit des Lebens, nicht einen größeren theoretischen Stellenwert erhalten sollte.

Literatur

Améry J (1976) Hand an sich legen. Diskurs über den Freitod. Stuttgart, Klett-Cotta
Beauchamp T, Childress J (2009) Principles of Biomedical Ethics (Sixth Edition). Oxford University Press, New York/Oxford
Bruno MA et al. (2011) A survey on self-assessed well-being in a cohort of chronic locked-in syndrome patients: happy majority, miserable minority. BMJ Open. doi:10.1136/bmjopen-2010-000039
Dubiel H (2008) Tief im Hirn. Mein Leben mit Parkinson. München, Goldmann.
Emanuel E, Emanuel L (1992) Four Models of the Physician-Patient Relationship. JAMA 267 (16):2221–2226
Huainigg F (2014) „Wir haben es besprochen, jetzt geht es ganz schnell". Falter 44/14:30
Langbein K (2012) Radieschen von oben. Über Leben mit Krebs. Ecowin
Lule D et al (2009) Life can be worth living in locked-in syndrome. In: Laureys S. et al. (Hrsg) Progress in Brain Research (Vol. 177). Elsevier, S 339–351
Mann T (1991) Der Zauberberg. Frankfurt, Fischer
McNeil BJ, Weichselbaum R, Pauker SG (1981) Speech and Survival: Trade-offs between Quality and Quantity of Life in Laryngeal Cancer. New England Journal of Medicine 305 (Oct 22):982–987

Miori D (2012) Was Skyler's Intervention Ethical? Hell, It Shouldn't Even Be Legal! In: Kopsell R und Arp R (Hrsg) Breaking Bad and Philosophy. Open Court, Chicago/La Salle, S 27–40

Nietzsche F (1999) Die fröhliche Wissenschaft (Kritische Studienausgabe, Band 3, S 343–652) München, Deutscher Taschenbuch Verlag

Schlingensief C (2009) So schön wie hier kanns im Himmel gar nicht sein! Tagebuch einer Krebserkrankung. Köln, Kiepenheuer & Witsch

Wittgenstein L (1996) Wittgenstein, ausgewählt und vorgestellt von Thomas Macho. Göttingen, Vandenhoek & Ruprecht

Alzheimer-Demenz und Lebensqualität – ein Widerspruch?
Ein narrativer Zugang zur Lebensqualität von Menschen mit Demenz[1]

Martina Schmidhuber

Zusammenfassung

Alzheimer-Demenz und Lebensqualität werden selten miteinander in Verbindung gebracht, da die Erkrankung vielmehr als Schreckgespenst wahrgenommen wird. Es wird gezeigt, dass es in allen Phasen der Erkrankung auch positive Momente geben kann. Die Herausforderung für Pflegende und Angehörige ist, diese positiven Momente wahrzunehmen und sie als Lebensqualität der Betroffenen anzuerkennen und in einem weiteren Schritt zu unterstützen. Die Auseinandersetzung mit Literatur in Form von Romanen und Erfahrungsberichten kann eine Sensibilisierung und Reflexion auf den eigenen Umgang mit Menschen mit Demenz bewirken und darüber hinaus auch eine Veränderung im Handeln. Textausschnitte, u. a. von Arno Geiger, Katharina Hacker und Gabriela Zander-Schneider sollen exemplarisch zur Sensibilisierung für diese Thematik dienen.

1 Einleitung: Alzheimer-Demenz als Schreckgespenst

Die in unserer Gesellschaft stark zunehmende Erkrankung Alzheimer-Demenz wird vor allem mit Schmerz, Leid, dem Verlust der eigenen Persönlichkeit und der Abnahme von Lebensqualität in Verbindung gebracht. Alzheimer-Demenz ist eine Erkrankung, die als „Schreckgespenst" kursiert, von der jeder und jede hofft, dass die Angehörigen und man selbst von ihr verschont bleiben.[2] Nicht nur für die Erkrankten selbst, sondern auch für die (pflegenden) Angehörigen ist Alzheimer eine große Herausforderung und Belastung. Der nahestehende an Demenz erkrankte Mensch verändert sich und kann sich immer weniger

---

1 Ich danke für die Unterstützung aus der Forschergruppe des Projekts „Emerging Fields – Human Rights in Health Care" an der Universität Erlangen-Nürnberg.
2 Der britische Premierminister bezeichnete beim G8-Demenzgipfel die Demenz als „die Pest des 21. Jahrhunderts". Vgl. Drzezga et al. 2014, S. 1208.

an die eigene Lebensgeschichte und die für ihn wichtigen Personen erinnern. Manchmal wird deswegen von einem Verlust der Identität gesprochen (vgl. Maier et al. 2011, S. 110).

Der Verlauf der Erkrankung wird grob in drei Stadien eingeteilt: (1) Im Frühstadium nimmt die Gedächtnisleistung kontinuierlich ab, Gegenstände werden verlegt, starke Stimmungsschwankungen fallen auf und die Orientierungsfähigkeit lässt nach. Die Probleme im Alltag werden von den Betroffenen selbst als belastend wahrgenommen, was in weiterer Folge zur Depression führen kann. (2) Im mittleren Stadium verstärken sich die Probleme in der selbständigen Lebensführung. Im Alltag wird Hilfe zum Einkaufen, Kochen, Benutzen von Verkehrsmitteln etc. benötigt, was auf Seiten der Betroffenen angesichts der eigenen Hilflosigkeit Aggressionen auslösen kann (vgl. Maier et al. 2011, S. 120). (3) Im schweren Stadium verlieren Menschen mit Demenz ihre verbalen und motorischen Fähigkeiten, sodass sie gewaschen, gefüttert und angekleidet werden müssen. Vertraute Personen werden nicht mehr erkannt und/oder ihre Namen vergessen. Die Patienten werden oftmals sogar bettlägerig und müssen künstlich ernährt werden (vgl. Maier et al. 2011, S. 33-39).

Die Tagesverfassung der Betroffenen kann in den ersten Stadien sehr stark schwanken. Sogar innerhalb eines Tages kann sich sowohl die Laune als auch das Gedächtnis des Erkrankten von sehr gut bis ganz schlecht verändern (vgl. Maier et al. 2011, S. 35). Die Erkrankung ist in jener Phase, in der jemand merkt, dass er immer mehr vergisst, seine Orientierungsfähigkeit abnimmt und er mit seinem Alltag überfordert ist, besonders bedrückend. Als „gnädige Schwelle" wird jener Punkt der Erkrankung bezeichnet, ab dem der Betroffene vergisst, dass er vergisst. Für die Angehörigen jedoch, die den Betroffenen in allen Phasen der Erkrankung begleiten, endet damit das Leid keineswegs. Bis hin zur letzten Phase der Erkrankung ist der Verlauf für sie schmerzhaft. Die Lebensqualität sowohl der Alzheimer-Patienten, die primär betroffen sind, als auch der pflegenden Angehörigen, die sekundär betroffen sind, nimmt insgesamt ab.[3]

Im folgenden Beitrag soll diesem Bild eines Schreckgespenstes etwas entgegengesetzt werden. Es soll gezeigt werden, dass es in allen Phasen der Erkrankung auch positive Momente geben kann. Sich dies vor Augen zu führen, ist besonders für jene Menschen wichtig, die mit demenziell erkrankten Menschen zu tun haben, wie Pflegende und Angehörige. Die Herausforderung liegt darin, diese positiven Momente wahrzunehmen und sie als Lebensqualität der primär Betroffenen anzuerkennen und in einem weiteren Schritt zu unterstützen. Romane und Erfahrungsberichte über Menschen mit Demenz sind Narrationen[4], die Probleme und Widersprüchlichkeiten der Erkrankung sprachlich aufarbeiten und „einen Umgang mit den abnehmenden Fähigkeiten eines Demenzkranken lebbar machen" (Gräßel/Niefanger 2012, S. 99). Über diesen narrativen Zugang zur Erkrankung kann sowohl die Lebensqualität der Betroffenen als auch die der Angehörigen und Pflegenden verbessert werden. Denn „die Auseinandersetzung mit Demenz bleibt – zumindest auf Seiten der Angehörigen – trotz der zunehmenden Sprachlosigkeit der primär Betroffenen

---

3   Die Bezeichnung primär und sekundär Betroffene ist übernommen von Gräßel/Niefanger 2012, S. 100.
4   Der Begriff „Narration" soll hier im weitesten Sinne als Erzählung verstanden werden.

an sprachliche Erklärungen gebunden" (Gräßel/Niefanger 2012, S. 99). In diesem Sinne können Narrationen sekundär Betroffenen in der Auseinandersetzung und mittels Erklärungen helfen, mit der Erkrankung besser zurechtzukommen, sie besser zu verstehen, im Umgang mit den primär Betroffenen sensibel zu sein und sich als Angehörige/r und Pflegende/r unterstützt zu fühlen.

Im vorliegenden Beitrag soll in den folgenden Schritten gezeigt werden, inwiefern dies konkret möglich ist. Im ersten Schritt wird erläutert, wie subjektiv das Konzept von Lebensqualität ist und wie Lebensqualität bei Demenz gefasst werden kann. In einem weiteren Schritt wird deutlich gemacht, warum aktuelle Ansätze nicht die Lebensqualität von Menschen mit Demenz erfassen können. Danach wird erläutert, warum Narrationen ein gewinnbringender Zugang zur Lebensqualität von Menschen mit Demenz sind. Beispiele für Narrationen sollen im darauffolgenden Abschnitt diese Überlegungen stützen.

2   Alzheimer-Demenz und Lebensqualität

Solange es noch keine Therapie gibt, die Alzheimer heilen kann, muss versucht werden, als Betroffene/r und Angehörige/r möglichst gut mit der Erkrankung zu leben. Es soll deshalb gezeigt werden, dass es auch Momente und Phasen im Verlauf der Erkrankung – selbst in späteren Stadien – gibt, die durch das Empfinden von Lebensqualität gekennzeichnet sind.[5] Dabei ist freilich wesentlich, welcher Begriff von Lebensqualität zugrunde gelegt wird. In unserer westlichen Gesellschaft wird Lebensqualität von gesunden Menschen unter anderem mit Selbstbestimmung verbunden. Ein gutes Leben ist eines, das wir so leben, wie wir es aufgrund unserer Entscheidungen planen und leben wollen. Gesundheit gilt dafür als wesentliche Voraussetzung (vgl. Nussbaum 2010, S. 103-119), Erfolg im Beruf und Privatleben werden häufig als weitere Komponenten eines guten Lebens erachtet. Auch das Bedürfnis, dass das, was man in seinem Leben macht, Sinn hat, gilt für viele Personen als Teil des guten Lebens (vgl. Steinfath 2001, S. 286). Mit den Worten Peter Bieris: „Selbstbestimmt ist unser Leben, wenn es uns gelingt, es innen und außen in Einklang mit unserem Selbstbild zu leben – wenn es uns gelingt, im Handeln, im Denken, Fühlen und Wollen der zu sein, der wir sein möchten." (2011, S. 13)

Bei Menschen mit Demenz ist all das zweifelsohne nicht mehr möglich. Das hohe Reflexionsniveau, von dem hier die Rede ist, ist abhandengekommen. Sie können ihr Leben nicht mehr planen und so leben, wie sie es vielleicht zu einem früheren Zeitpunkt für gut und sinnvoll hielten. Dennoch liegt auch bei Menschen mit Demenz Lebensqualität vor, die auf anderen, nicht ratio-zentrierten Pfeilern fußt, zu denen wir oftmals wenig Zugang haben. Die Erkrankung soll keineswegs beschönigt werden. Allerdings wird versucht, eine neue, andere Perspektive einzunehmen, die zeigt, dass auch Menschen mit Alzheimer in manchen Phasen der Erkrankung Lebensqualität empfinden können. Für diese Überlegungen

---

5   Menschen, die Demenzbetroffene pflegen, verstehen Lebensqualität und Demenz tatsächlich häufig als Widerspruch.

muss grundsätzlich berücksichtigt werden, dass Lebensqualität „ein vages und komplexes Konzept" (Schöne-Seifert 2007, 64) ist. Ob jemand über Lebensqualität verfügt, ist nicht an objektiven Parametern messbar, sondern im Gegenteil, sehr subjektiv:

> „Da mag z. B. jemand weitgehend funktionsfähig, aber sozial isoliert, ein anderer todkrank, aber heiter sein. Da leiden zwei Patienten mit exakt denselben Befunden subjektiv in höchst unterschiedlichem Maße; und da geht es schließlich einem Kranken, der sich zunächst hat aufgeben wollen, trotz gleich gebliebener Behinderung Monate später leidlich gut. Sind hier Gesamtbeurteilungen der Lebensqualität überhaupt möglich, sinnvoll und legitim?" (Schöne-Seifert 2007, S. 65)[6]

Wenn von Lebensqualität bei Alzheimer-Demenz die Rede ist, geht es vor allem um positive emotionale und sinnliche Erlebnisse. Menschen mit Alzheimer leben aufgrund des Vergessens und des Nicht-Planen-Könnens ganz im Moment. Dass sie die für sie schönen Momente schnell wieder vergessen, darf dabei keine Rolle spielen, weil eben diese Momente wichtig sind. Es kann also nicht darum gehen, Lebensqualität objektiv zu messen, denn das objektive Erfassen ist in diesem Fall gar nicht wesentlich. Vielmehr muss die subjektive Lebensqualität von Menschen mit Demenz wahrgenommen werden, um individuell auf ihre Bedürfnisse eingehen zu können. Da Lebensqualität als stark subjektiver Parameter zu verstehen ist, müssen auch nicht-medikamentöse Therapien, die zur Lebensqualität des Betroffenen beitragen sollen, individuell abgestimmt werden (vgl. Füsgen 1995, S. 44). Dafür bedarf es freilich besonderer Sensibilität und einer Methode, die einen Zugang zur subjektiven Sicht Betroffener erlaubt. Lebensqualität bei Demenz soll im Folgenden als individuelles Wohlbefinden verstanden werden. Narrationen helfen, ein Gespür für diese Lebensqualität zu entwickeln. Bevor auf Narrationen als Zugang zur Lebensqualität Betroffener eingegangen wird, soll aber noch gezeigt werden, warum Lebensqualität von Menschen mit Demenz von den meisten Theorien nicht adäquat erfasst werden kann.

3   Die Schwierigkeit der Erfassung von Lebensqualität bei Demenz

Die meisten Konzepte zur Messung von Lebensqualität lassen sich entweder objektiven oder subjektiven Theorien zuordnen. Auch wenn subjektive Theorien verstärkt auf das individuelle Wohlbefinden abzielen, lassen sie sich dennoch selten auf Menschen mit Demenz anwenden. So ist beispielsweise Lennart Nordenfelts Verständnis von Lebensqualität gesundheitsbezogen. Gesundheit versteht er als Fähigkeit zur Erfüllung individueller Präferenzen (vgl. Nordenfelt 1995). Damit werden Lebensziele in den Blick genommen, die

---

6   Schöne-Seifert plädiert dafür, bei der Beurteilung von Lebensqualität vor allem den Entscheidungskontext in Betracht zu ziehen und sich dabei die „mangelnde Schärfe und Objektivität des medizinischen Begriffs der Lebensqualität ständig in Erinnerung zu rufen". Schöne-Seifert 2007, S. 65f

aus individueller Sicht erreicht werden sollten. Auch wenn dieser Ansatz damit schon viel berücksichtigt, ist Nordenfelts Theorie im Kontext von Alzheimer-Demenz problematisch. Denn Menschen mit Demenz, so wurde bereits deutlich, können keine Lebensziele mehr formulieren und etwas anstreben. Sie leben im Moment und nur das, was ihnen in diesem Moment gut tut, kann als Lebensqualität gewertet werden.

Der Rechtsphilosoph Ronald Dworkin betont die Wichtigkeit der wertebezogenen Interessen eines Individuums. Lebensziele und Wertvorstellungen sind es, die etwas über die Lebenseinstellung und die Identität einer Person aussagen (vgl. Dworkin 2006). Die Lebensqualität eines Individuums würde sich nun daran zeigen, wie sehr es ihm gelingt, seine Ziele zu erreichen. Demenzbetroffene können aber keine Interessen dieser Art mehr ausbilden, das ist aufgrund des Krankheitsbildes klar. Umso wichtiger ist es, herauszufinden, was ihnen Freude bereitet. Es zeigt sich also, dass selbst subjektive Theorien in ihrer Anwendung auf die Lebensqualität von Menschen mit Demenz problematisch sind, weil sie meistens eine Zukunftsperspektive berücksichtigen. Deshalb muss für die Lebensqualität von Menschen mit Demenz ein anderer Zugang gewählt werden.

Nun könnte man meinen, dass objektive Messinstrumente geeigneter sind als subjektive, weil Menschen mit Demenz ihre Zukunft nicht mehr antizipieren können und die Lebensqualität deshalb von außen beurteilt werden muss. Ein weit verbreitetes Instrument ist das QALY-Konzept (Quality Adjusted Life Years). Damit erlangt man Messergebnisse, die häufig als objektive Lebensqualität interpretiert werden. Mittels dieses Konzeptes wird versucht, eine aktuelle Einschätzung der Lebensqualität über die (restliche) Lebensspanne mit der statistisch prognostizierbaren Lebenserwartung zu verbinden. Die Messung der Lebensqualität reicht von Null bis Eins. Null bezeichnet einen mit dem Tod vergleichbaren Zustand, Eins völlige Gesundheit. Bei der Demenzerkrankung kann nun festgestellt werden, inwieweit eine Therapie die Lebensqualität des Patienten erhöht bzw. ob er sich eher dem Tod oder der Gesundheit nähert. Anhand des QALY-Konzeptes soll veranschaulicht werden, wie sinnvoll es aus ökonomischer Sicht ist, Ressourcen einzusetzen, um die Lebensqualität einer Person zu erhöhen. Die Verwendung von QALYs zur Feststellung der Kosteneffektivität ist jedoch problematisch, weil das individuelle Wohlbefinden von Menschen mit unheilbaren Krankheiten nicht oder zu wenig in den Blick genommen wird (vgl. dazu Schmidhuber et al. 2014, S. 99-132). Aufgrund dieser Vorgangsweise werden alte Menschen stark benachteiligt, denn sie werden nie so viele QALYs erlangen können wie ein junger Mensch, der wegen einer Erkrankung eine Therapie in Anspruch nimmt (vgl. Peintinger 2008, S. 25). Das subjektive Empfinden des Patienten wird hierbei völlig außer Acht gelassen, weil ein probabilistischer Wert eines Patientenkollektivs betrachtet wird. Das QALY-Maß wird unter gesundheitsökonomischen Gesichtspunkten häufig für Kosten-Nutzwert-Analysen herangezogen, in denen die Effizienz verschiedener Maßnahmen miteinander verglichen werden soll. Wenn also die Lebensqualität laut QALY sehr gering ist, spricht dies gegen den Einsatz weiterer medizinischer Interventionen. Aber angesichts der immer älter werdenden Gesellschaft ist es wesentlich, Lebensqualität auch jenseits von

Wirtschaftlichkeit zu betrachten.[7] Es kann also nicht genügen, Lebensqualität anhand einer Skala zu messen, denn dabei würde der Mensch als Individuum zu kurz kommen. Vielmehr geht es darum, den Menschen und sein individuelles Wohlbefinden in den Blick zu nehmen.

4 Narrationen als Zugang zur subjektiven Lebensqualität von Menschen mit Demenz

Die Literaturwissenschaftlerin Ulrike Vedder konstatiert, dass „Demenz in mehrfacher Hinsicht eine ‚literarische' Krankheit" (Vedder 2012, S. 288) ist. „So zählt zu ihren Symptomen der Verlust von Sprach-, Erinnerungs- und Erzählfähigkeit, der wiederum sprachlich-narrativ beschrieben werden muss." (Vedder 2012, S. 288) Der Zugang zu Menschen mit Demenz und ihrer Lebensqualität kann in diesem Sinne über Literatur zugänglich gemacht werden. Dennoch ergibt sich speziell bei dieser Erkrankung in der literarischen Darstellung eine besondere Herausforderung: Es besteht die Schwierigkeit, sich in die Perspektive des Kranken hineinzubegeben. Kein nicht von Demenz betroffener Autor weiß, wie es ist, dement zu sein und Menschen mit Demenz können ab einem gewissen Zeitpunkt der Erkrankung nicht mehr davon berichten. Dadurch ist sowohl die Ich-Perspektive in einer Erzählung als auch eine Außenperspektive keine einfache literarische Aufgabe (Vedder 2012, S. 276).

Wie ist nun, angesichts dieser literarischen Herausforderungen, die Auswahl an Texten zu treffen, die etwas über die Lebensqualität von Menschen mit Demenz aussagen? Am meisten Einblick in die Biographie von Menschen mit Demenz haben pflegende Angehörige. Sie sind es, die den Betroffenen meist gut kennen, seine Gewohnheiten, seine Vorlieben und an ihm auch die Veränderungen durch die Erkrankung miterleben. Die Textgattung der Erfahrungsberichte ist deshalb jene, die einen Zugang zur Lebensqualität von Menschen mit Demenz ermöglicht (z. B. Geiger 2011; Jens 2009; Zander-Schneider 2011)[8]. Den Autoren gelingt es aufgrund des persönlichen Nahverhältnisses meist, die verschiedenen Gesichter der Erkrankung eindrücklich darzustellen.

Aber auch Romane, die aufgrund ihres „eigenen Erkenntniszugangs zur Wirklichkeit" (Wetzstein 2012, S. 190) sensibel das Thema behandeln, geben Einblick in den Verlauf der Erkrankung, in das Leben der primär Betroffenen – vor und nach Beginn der Erkrankung – und berücksichtigen auch die Perspektive der Angehörigen (z. B. Suter 1999; Genova

---

7 Freilich ist Wirtschaftlichkeit keine unwesentliche Komponente in der Versorgung von Menschen mit Demenz, dennoch muss das Wohlbefinden der Menschen im Mittelpunkt stehen. Vgl. dazu: Schmidhuber et al. 2014.

8 Als Söhne von an Demenz erkrankten Vätern beschreiben Geiger und Jens den Verlauf der Erkrankung aus sehr persönlicher Perspektive. Gabriela-Zander-Schneider erzählt vom gemeinsamen Leben mit ihrer demenzkranken Mutter.

2009; Hacker 2010)⁹. Romane reflektieren das Leben und Erleben der Erkrankten und ihr Umfeld, wie es in kaum einem anderen Kontext möglich ist. Das regt zum Nach- und Umdenken an und gibt Aufschluss darüber, was Lebensqualität bei Demenz ausmachen kann.

Sowohl pflegende Angehörige als auch professionell Pflegende können durch die Auseinandersetzung mit Romanen und Erfahrungsberichten sensibilisiert werden, erlebte Situationen in der Literatur wiedererkennen und sich motiviert fühlen, sich selbst mit der Biographie des Betroffenen auseinanderzusetzen, um zu erfahren, was ihm wichtig war und aktuell noch wichtig sein könnte. Aber auch Brüche in der Biographie werden in den literarischen Erzählungen deutlich. So kommt es immer wieder vor, dass sich Vorlieben im Zuge der Erkrankung verschieben.

Die Auseinandersetzung mit Literatur in Form von Romanen und Erfahrungsberichten kann also eine Reflexion auf das eigene Handeln im Umgang mit Menschen mit Demenz bewirken und in einem weiteren Schritt auch eine Veränderung im Handeln, nämlich in dem Sinne, dass keine Standardbehandlungen in der Pflege eingesetzt werden, sondern jeder Mensch als Individuum mit seinen Bedürfnissen ernst genommen und entsprechend behandelt wird.

Für die beiden Literaturformen spricht, dass sie für die Perspektive auf Lebensqualität von Menschen mit Demenz sensibilisieren und das eigene Verhalten im Umgang mit ihnen positiv verändern. Der feinfühlige Zugang von Literatur zur Wirklichkeit (vgl. Wetzstein 2012, S. 190) kann das Erleben der Erkrankten besser erfassen als jedes „objektive" Messinstrument für Lebensqualität. Darüber hinaus gewinnt der narrative Zugang selbst in der Praxis unter ärztlichem Personal zunehmend an Bedeutung. Es geht darum, den einzelnen Menschen mit seinen je eigenen Geschichten wahrzunehmen (vgl. Montello 2014):

> "By carefully reading or listening to other people' stories, we can begin to recognize what matters – matters overwhelmingly – to those who tell them, to unique individuals, living within their own particular moral worlds, now faced with difficult choice. Asking how these people and the members of these families came to be where they are now, we focus our moral energy on compassion, aiming to understand how they might choose the best way to go forward at this moment in their lives." (Montello 2014, S. 6)

Dass das Zuhören und die Berücksichtigung von Biographien wichtig für die Förderung der Lebensqualität von Betroffenen sein können, wird in den erwähnten literarischen Werken deutlich. Insofern kann die Auseinandersetzung mit Literatur für einen sensibleren Zugang zur individuellen Lebensqualität von Menschen mit Demenz dienen. Es wird in literarischen Werken, sowohl in Romanen als auch in Erfahrungsberichten gezeigt, dass es jedoch kein Patentrezept für die gute Behandlung von Menschen mit Demenz gibt.

---

9   Martin Suter verbindet hier die Geschichte eines an Demenz erkrankten Mannes mit einem Kriminalfall; Lisa Genova, Neurowissenschaftlerin, erzählt die Geschichte einer Universitätsprofessorin, die an der frühen Alzheimer-Demenz erkrankt; Katharina Hacker, die selbst auch Erfahrung mit Menschen mit Demenz hat, beschreibt in ihrem Roman „Die Erdbeeren von Antons Mutter" die Situation einer Frau, die an Demenz erkrankt ist und immer wieder klare Momente hat, in denen sie merkt, dass sie vergisst.

Aufgrund der Erkrankung schwankt die Stimmung der Betroffenen sehr und ehemals geliebte Tätigkeiten können plötzlich uninteressant geworden sein. Die Uneindeutigkeiten und Widersprüchlichkeiten, die im Umgang mit Menschen mit Demenz erlebt werden, werden in der Literatur immer wieder eindrücklich beschrieben, was wiederum für die Lebensnähe der Erzählungen spricht. Die erzählten Geschichten sind weder wahr noch falsch, sie zeichnen lediglich nach, wie Menschen mit Demenz auf verschiedene Situationen reagieren, was ihnen gut tun kann und mit welchen Enttäuschungen auch Pflegende trotz aller Bemühungen zu rechnen haben könnten. Die Erzählungen zeigen, dass das Erleben sehr individuell ist und darüber hinaus sehr stark von der Tagesverfassung und vom Stadium der Erkrankung abhängt. Eine eindeutige Antwort darauf, wie die Lebensqualität von Menschen mit Demenz gefördert werden kann, gibt die Literatur also genauso wenig wie andere Konzepte von Lebensqualität. Aber die Auseinandersetzung mit erzählten Geschichten allein kann bereits sensibilisieren und deutlich machen, worauf in der Pflege und Betreuung geachtet werden kann und welche Probleme sich ergeben können. Erzählungen können sehr eindrücklich auf Menschen wirken, sodass man sie mit sich im Alltag mitträgt, denn sie wirken eindrücklicher als Zahlen und Fakten zur Lebensqualität. Darüber hinaus können vor allem die literarisch verarbeiteten Erfahrungsberichte von Angehörigen den Lesern, die sich in einer ähnlichen Situation befinden, eine Form der Unterstützung bieten, indem sie diesen zeigen, dass sie nicht allein sind, und indem beschrieben wird, welche Möglichkeiten es im Umgang mit den Betroffenen gibt (vgl. Gräßel/Niefanger 2012, S. 99).

Bevor nun im nächsten Abschnitt auf konkrete Beispiele in der Literatur eingegangen wird, soll noch der größte Widerspruch, der in den Biographien von Menschen mit Demenz immer wieder auffällt, erwähnt werden. Einerseits ist es hilfreich, die Lebensgeschichten von Menschen mit Demenz zu kennen, um daran im Rahmen der Betreuung anknüpfen zu können. Lieder, die sie aus ihrer Kindheit kennen, können selbst Menschen im späteren Stadium meistens noch vollkommen auswendig mitsingen (vgl. z. B. Student 2005). Daran anzuknüpfen kann das Wohlbefinden der Betroffenen erheblich steigern. Andererseits darf an der Biographie und an dem, was einmal gemocht wurde, nicht dogmatisch festgehalten werden. Denn so, wie auch gesunde Menschen ihre Vorlieben im Laufe des Lebens ändern können, ist dies auch bei Menschen mit Demenz der Fall. Auch die Demenz ist ein Teil der Lebensgeschichte, auf deren Basis sich gewisse bevorzugte Tätigkeiten verschieben können (vgl. z. B. Jens 2009). Dies herauszufinden und darauf einzugehen, ist eine große Herausforderung für die Betreuenden und Pflegenden. Dass gerade bei diesen Schwierigkeiten literarische Werke hilfreich sein können, wird im Folgenden an exemplarischen Stellen gezeigt.[10]

---

10 Es ließen sich noch viel mehr Zitate aus Romanen und Erfahrungsberichten heranziehen. Für den hier begrenzten Umfang sollten diese exemplarischen Auszüge genügen.

5 Beispiele: Narrative Zugänge

Menschen mit Demenz können ihre Zukunft nicht mehr planen, sie leben im Moment und können die für sie schönen Momente oft auch sehr intensiv, scheinbar kindlich intensiv, genießen. In Lisa Genovas Roman *Mein Leben ohne gestern* wird das Sich-gut-fühlen im Augenblick der an Demenz erkrankten Frau aus der Innenperspektive beschrieben:

„Sie sah über das dunkle Wasser hinaus. Ihr Körper, kräftig und gesund, hielt sie Wasser tretend an der Oberfläche, kämpfte mit jedem Instinkt um ihr Leben. Na schön, sie konnte sich nicht erinnern, heute Abend mit John gegessen zu haben oder was er gesagt hatte, wohin er noch wollte. Und es konnte gut sein, dass sie sich morgen früh nicht mehr an diese Nacht erinnern würde, aber in diesem Augenblick fühlte sie sich nicht verzweifelt. Sie fühlte sich lebendig und glücklich." (Genova 2009, S. 162)

Auch Gabriela Zander-Schneider zeigt in ihrem Bericht über die Pflege ihrer demenzkranken Mutter, dass kleine Aufgaben und Tätigkeiten das Wohlbefinden der demenzkranken Person positiv beeinflussen können:

„Mutter schält lächelnd die Kartoffeln, während ich mich anderen Vorbereitungen widmen kann. Im Hintergrund läuft das Radio, und Mutter summt die Melodie richtig mit. Sie ist gut gelaunt. [...] Ich nehme mir daraufhin vor, sie sooft wie möglich in Zukunft an den Tätigkeiten in der Küche teilhaben zu lassen. Sie scheinen ihr ein Stück Selbstbewusstsein zurückzugeben. Nur muss ich mich immer wieder daran erinnern, ihr etwas zuzutrauen und sie nicht ständig wie ein kleines Kind zu beaufsichtigen." (Zander-Schneider 2011, S. 174)

Die Interpretation von Mimik und Gestik von Menschen mit Demenz ist eine besondere Herausforderung. Angehörige, die den Erkrankten und seine Lebensgeschichte meistens gut kennen und ihn auch ohne Worte verstehen, können möglicherweise besser verstehen, was er meint und wie er sich fühlt. So kann dies beispielsweise bei Kindern von Demenzerkrankten der Fall sein:

„Oft sehe ich in dem armen, seines Verstandes beraubten Menschen den Vater früherer Tage. Wenn die Augen klar blicken und er mich anlächelt, was ja zum Glück sehr oft geschieht, dann weiß ich, dass sich auch für ihn mein Besuch gelohnt hat. Oft ist es, als wisse er nichts und verstehe alles." (Geiger 2011, S. 186)

Ähnlich wie Geiger beobachtet auch Tilman Jens seinen Vater Walter Jens, den einst großen Rhetoriker und belesenen Mann, und erlebt, wie dieser ein immer kindlicheres Verhalten an den Tag legt. Sein Vater hat lesen und schreiben verlernt, beschäftigt sich, anstatt mit Büchern, am liebsten mit Tieren am Bauernhof und erfreut sich an Orangenlimonade und Kuchen (vgl. Jens 2009, S. 141). Sein Sohn, Tilman Jens, schreibt: „Ich möchte weinen. Er aber fühlt sich wohl." (Jens 2009, S. 141)

Der Bruch, wie er in Jens' Biographie besonders drastisch ist – vom Intellektuellen zum alten Mann mit kindlichem Verhalten – ist für Angehörige häufig sehr schmerzhaft. Auch die Förderung der Lebensqualität wird damit schwieriger. Denn die Orientierung an dem, was der Erkrankte einmal mochte, kann völlig falsch sein, wie auch Zander-Schneider erfahren muss, als sie mit ihrer Mutter spazieren geht und sie zu ermuntern versucht, an einem duftenden Flieder zu riechen:

> „'Mutter, komm, riech doch auch mal.' Ich weiß, dass sie solche Gerüche immer gemocht hat, weiß aber auch, dass der Verlust des Geschmacks- und Geruchssinns zu Alzheimer dazugehören kann. Mutter steht neben mir und schaut mir zu. So stecke ich selbst demonstrativ die Nase noch einmal tief in den Flieder hinein. ‚Komm, probier es mal.' – ‚Ja', sagt sie und lacht mich verständnislos an. Es hat keinen Zweck. Sosehr ich ihr auch eine Freude machen will, sie versteht nicht, was ich meine." (Zander-Schneider 2011, S. 195)

Die Änderung von Vorlieben muss jedoch nicht unbedingt als schmerzhaft empfunden werden, sie kann teilweise lediglich sehr überraschen, wie Zander-Schneider in einem Urlaub mit ihrer Mutter erlebt:

> „Beim Abendessen im Hotel stellte ich zum wiederholten Male fest, dass die Mahlzeiten meiner Mutter eine ganz besondere Freude bereiteten. Sie ließ keine der angebotenen Speisen am Büfett aus und probierte gleich mehrmals hintereinander. Sie, die sonst immer so sehr darauf bedacht war, nicht zuzunehmen, schien hier sämtliche Kalorien außer Acht zu lassen. Der Rotwein am Abend schien ihr ebenfalls sehr zu entsprechen, und zu meinem Erstaunen saß sie zwischendurch öfter mal am Pool und löffelte eine riesige Portion Eis. Aber meine Mutter mochte gar kein Eis!" (Zander-Schneider 2011, S. 31)

Andererseits kann aber genau die Orientierung an der Vergangenheit, an dem, was Menschen mit Demenz auch noch in ihrem gesunden Zustand mochten, nach wie vor einen hohen Stellenwert für ihr Wohlbefinden haben. Dies erlebt Zander-Schneider, als sie und ihr Bruder ihre Mutter während eines Konzerts in dem Heim besuchen, in das sie ihre Mutter schweren Herzens gebracht hat:

> „Eine Frau tanzt. Unsere Mutter. Mitten in dem großen Raum tanzt sie alleine zu der Musik. Sie dreht sich im Kreis. Hält die Arme in die Luft und ist ganz in ihrem Element. Für einen ganz kurzen Augenblick erinnert sie uns an Zeiten, in denen sie bei irgendeinem der vielen Feste, die in unserem Elternhaus stattfanden, genauso getanzt hat." (Zander-Schneider 2011, S. 209f)

Auch der Besuch beim Friseur, der für die Mutter früher ein Genuss war, ist dies auch noch während der Erkrankung:

> „Sie liebt es immer noch, sich schön zu machen, und genießt die Behandlung; selbst das Haarefärben lässt sie gern über sich ergehen." (Zander-Schneider 2011, S. 128)

Zu erkennen, was Menschen mit Demenz wirklich brauchen, damit sie sich wohl fühlen, ist ein ständiges Ausprobieren und Versuchen, stets mit dem Wissen, dass es der falsche Weg sein könnte. In Katharina Hackers Roman *Die Erdbeeren von Antons Mutter* wird diese Herausforderung anschaulich beschrieben. Antons demenzkranker Mutter wird eines Tages mit Schrecken bewusst, dass sie vergessen hat, Erdbeeren zu pflanzen. Das hat sie bisher jedes Jahr gemacht, um die Erdbeeren anschließend zu Marmelade zu verarbeiten und ihren beiden Kindern zu schenken. Es ist ihr trotz der Erkrankung nach wie vor wichtig, diese Aufgabe zu erledigen. Anton will sie nun glauben machen, dass sie die Erdbeeren gar nicht vergessen hat und setzt nachträglich welche ein, allerdings mit der großen Ungewissheit, ob das der richtige Weg ist, weil er auf diese Weise immerhin seine Mutter zu täuschen versucht. Im Gespräch mit einem Freund wird seine Unsicherheit deutlich:

> „Deine Erdbeeren kannst du vergessen, hat dir das dein Gärtner nicht gesagt? Du kannst doch eine Pflanze nicht einfach aus- und wieder eingraben, wenn sie schon Früchte angesetzt hat. Rechne mal lieber damit, dass du die Erdbeeren dieses Jahr im Supermarkt kaufst!' ‚Darum geht es doch nicht', sagte Anton, ‚Mutter hat am Telefon geweint, weil sie vergessen hatte, ihre Erdbeeren zu pflanzen.' ‚Ja, so ist das nun. Willst du ihr vormachen, sie sei nicht vergesslich?' ‚Ich weiß nicht', sagte Anton." (Hacker 2010, S. 41)

Auch das häufige Gefühl, an die eigenen Grenzen zu stoßen und Wut auf den Erkrankten zu empfinden, ist nicht ungewöhnlich, wie in den Erfahrungsberichten eindrücklich geschildert wird:

> „Mit Mutter zusammen brauche ich mehr als das Doppelte an Zeit. Das zerrt ganz schön an den Nerven und macht mich wütend. Egal, welche Belastung für mich selbst besteht, ihre Bedürfnisse stehen ständig im Vordergrund." (Zander-Schneider 2011, S. 152)

Auch Arno Geiger gibt in dem Buch *Der alte König in seinem Exil* über seinen Vater offen zu:

> „Meine ganze Kindheit lang war ich stolz gewesen, sein Sohn zu sein. Jetzt hielt ich ihn zunehmend für einen Schwachkopf." (Geiger 2011, S. 23)

Reimer Gronemeyer greift den Bericht einer Frau auf, die am gemeinsamen Alltag mit ihrer pflegebedürftigen Mutter leidet (vgl. Gronemeyer 2013, S. 209–212). Die pflegende Angehörige ist alleinstehend und konnte sich von ihrer Berufstätigkeit freistellen lassen, um ihre Mutter täglich selbst zu pflegen. Die Pflege ihrer Mutter ist für sie v. a. auch psychisch belastend:

> „Meine Mutter lebt in ihrer Welt, sie spricht den ganzen Tag so gut wie überhaupt nichts, steht zum Essen auf, abends zum Fernsehen, und das ist für mich natürlich so gut wie unerträglich geworden." (Gronemeyer 2013, S. 209)

Obwohl sie die Situation so unerträglich findet und nie ein gutes Verhältnis zu ihrer Mutter hatte, kann sie sich nicht überwinden, ihre Mutter in ein Heim zu geben. Ihre sozialen Kontakte sind abgerissen, sie fühlt sich einsam und hat das Gefühl, außerhalb der Gesellschaft zu leben. Die Mutter hingegen liegt den ganzen Tag herum, isst offenbar noch gerne und schaut gerne fern. Sie scheint das Nichtstun zu genießen. Gronemeyer gibt zu bedenken, dass „das Leiden an der Demenz oft die pflegenden Angehörigen stärker trifft als die Betroffenen." (Gronemeyer 2013, S. 211) Denn die für gesunde Menschen unangebracht erscheinenden Verhaltensweisen von Menschen mit Demenz zu akzeptieren und das, was individuelles Wohlbefinden auszulösen scheint, als Lebensqualität zu sehen, ist für die sekundär Betroffenen oft schwierig, weil es ihnen so fremd ist.

Doch selbst im schweren Stadium, in dem die verbalen Fähigkeiten nicht mehr vorhanden sind, lässt sich noch Lebensqualität erkennen:

> „Der Frühling beginnt. Morgens singen bereits die ersten Vögel. Aber Mutter nimmt es nicht mehr wahr. Doch manchmal, wenn man sie in ihrem Rollstuhl in die Sonne schiebt, glaube ich ein Lächeln auf ihrem Gesicht zu erkennen." (Zander-Schneider 2011, S. 214)

Ähnlich ergeht es auch einer Frau, die ihren schwer dementen Mann pflegt und berichtet:

> "if you'd said to me ten years ago at the beginning of this illness, in ten years' time my husband will become immobile, speechless, doubly incontinent, unable to do anything for himself, and really has only got his music and nourishment and human touch as the three pleasures. He's also practically blind as well... And if somebody said to me, 'Does somebody in that state have any quality of life?' I think ten years ago I'd have said, 'No'. But working with him now, caring for him now, there is still quality of life there, there are still things that he appreciates. He likes the feel of the sun on his hands, he likes to see what he probably distinguishes as bright colours, but what they are he has no idea. He likes his music, he likes to be sung to, he likes to be played with in a way that you play with a small child and he loves human contact and cuddles and tickles and all these sorts of things. And yes, there is still a quality of life there." (Hughes/Baldwin 2006, S. 100f.)

6 Schlussüberlegungen

Die Lebensqualität von Menschen mit Demenz zu fördern und überhaupt erst zu erkennen, was für sie Lebensqualität sein kann, ist eine enorme Herausforderung für die sekundär Betroffenen. Die Lektüre von Romanen und Erfahrungsberichten von Menschen, die Wissen von und Erfahrung mit Demenzbetroffenen haben, kann helfen, die Krankheit mit ihren Problemen, aber auch ihre positiven Seiten besser wahrzunehmen und zu verstehen. Literatur über Demenz kann ein Wegweiser für pflegende Angehörige und professionell Pflegende in der Betreuung von Menschen mit Demenz sein. Ein Patentrezept zur Förderung von Lebensqualität von Menschen mit Demenz gibt es nicht, das kann auch Literatur nicht bereitstellen. Aber, so konnte im Beitrag gezeigt werden, das individuelle Eingehen auf den Betroffenen und das Wahrnehmen seiner Bedürfnisse in allen Phasen der Erkrankung ist ein Schritt in die richtige Richtung, der mittels Literatur unterstützt werden kann.

Nicht zuletzt geht es aber auch um die Lebensqualität der sekundär Betroffenen. Vor allem die Erfahrungsberichte von Angehörigen können Kraft geben und zeigen, dass man als Pflegender mit den Sorgen im Umgang mit dem Demenzerkrankten nicht alleine ist. Möglicherweise lassen sich auch Coping-Strategien von Pflegenden, die in den Erfahrungsberichten erläutert werden, übernehmen und tragen so zur Verbesserung der eigenen Lebensqualität bei.

Alzheimer-Demenz und Lebensqualität sind also nicht per se ein Widerspruch, aber es ist nicht immer einfach, Lebensqualität bei Demenz zu erkennen. Narrative Zugänge können für dieses Erkennen sensibilisieren.

Literatur

Bieri P (2011) Wie wollen wir leben? dtv, St. Pölten
Drzezga A, Sabri O, Fellgiebel A (2014) Amyloid-Bildgebung: Reif für die Routine? Deutsches Ärzteblatt 26/2014:1206–1210
Dworkin R (2006) Autonomy and the demented self. In: Green S./Bloch S. (Hrsg) An anthology of psychiatric ethics. Oxford University Press, New York, S 293–296
Füsgen I (1995) Demenz. Praktischer Umgang mit der Hirnleistungsstörung. Urban + Vogel GmbH, München
Geiger A (2011) Der alte König in seinem Exil. dtv, München
Genova L (2009) Mein Leben ohne Gestern. Bastei Lübbe, Köln
Gräßel E, Niefanger D (2012) Angehörige erzählen. Vom Umgang mit Demenz: Einige sozialmedizinische und narratologische Beobachtungen. In: Freiburg R, Kretzschmar D (Hrsg) Alter(n) in Literatur und Kultur der Gegenwart, Würzburg, S 99–116
Gronemeyer R (2013) Das 4. Lebensalter. Demenz ist keine Krankheit. Pattloch, München
Hacker K (2010) Die Erdbeeren von Antons Mutter. Fischer, Frankfurt/Main
Hughes JC, Baldwin C (2006) Ethical Issues in Dementia Care. Jessica Kingsley Publishers, London, Philadelphia
Jens T (2009) Demenz. Abschied von meinem Vater. Goldmann Verlag, Gütersloh
Maier W, Schulz J, Weggen S, Wolf S (2011) Alzheimer & Demenzen verstehen. Diagnose, Behandlung, Alltag, Betreuung. Trias, Stuttgart
Montello M (Hrsg) (2014) Narrative Ethics: The Role of Stories in Bioethics. A Hastings Center Special Report. January/February 2014
Nordenfelt, L (1995) On the nature of health: An action-theoretic approach, Kluwer Academic Publishers, Dodrecht u.a.
Nussbaum M (2010) Die Grenzen der Gerechtigkeit. Behinderung, Nationalität und Spezieszugehörigkeit. Suhrkamp, Berlin
Peintinger M (2008) Ethische Grundfragen in der Medizin. Facultas, Wien
Schmidhuber M, Bergemann L, Legal F (2014) Sinnvolle Vergütung für gute Behandlung und Pflege? Zum Zusammenhang ökonomischer und ethischer Überlegungen am Beispiel der frühen Demenzdiagnose. In: Jahrbuch Ethik in der Klinik 2014, S 99–132
Schöne-Seifert B (2007) Grundlagen der Medizinethik. Kröner, Stuttgart
Steinfath H (2001) Orientierung am Guten. Praktisches Überlegen und die Konstitution von Personen. Suhrkamp, Frankfurt/Main
Student K (2005) Biographische Ansätze in der Sozialen Arbeit mit demenzkranken Menschen: http://www.katrin-student.homepage.t-online.de/41426.html. Zugegriffen 25. November 2014
Suter M (1999) Small World. Diogenes, Zürich
Vedder U (2012) Erzählen vom Zerfall. Demenz und Alzheimer in der Gegenwartsliteratur. In: Zeitschrift für Germanistik XXII 2/2012, S 274–289

Wetzstein V (2012) Demenz als Ende der Personalität? Plädoyer für eine Ethik der Relationalität. In: Schicktanz S, Schweda M (Hrsg) Pro-Age oder Anti-Aging? Altern im Fokus der modernen Medizin. Campus, Frankfurt/Main, S 179–195

Zander-Schneider G (2011) Sind Sie meine Tochter? Leben mit meiner alzheimerkranken Mutter. Rororo, Reinbek bei Hamburg

Die Lebensqualität von Menschen mit Demenz
Eine Metasynthese basierend auf den Selbstäußerungen von Menschen mit Demenz

Martin N. Dichter, Rebecca Palm, Margareta Halek, Sabine Bartholomeyczik und Gabriele Meyer

Zusammenfassung

Ziel der Metasynthese ist die Entwicklung eines Modells der demenzspezifischen Lebensqualität, basierend auf den Selbstäußerungen von Menschen mit Demenz. Das methodische Vorgehen erfolgte in vier Schritten: Systematische Datenbankrecherche, Analyse der Charakteristika der eingeschlossenen Studien, Qualitätsbewertung der eingeschlossenen Publikationen und Synthese der Selbstäußerungen von Menschen mit Demenz. Anhand der neun für die Metasynthese berücksichtigten qualitativen Studien konnten insgesamt 14 Dimensionen der LQ herausgearbeitet werden: *Familie, soziale Kontakte und Beziehungen, Selbstbestimmung und Freiheit, Wohnumfeld, positive Emotionen, negative Emotionen, Privatheit, Sicherheit, Selbstwertgefühl, physische und mentale Gesundheit, Glaube/Spiritualität, Pflegebeziehung, Freude an Aktivitäten* und *Zukunftsaussichten*. Diese Dimensionen unterstreichen die Bedeutung psychosozialer Dimensionen der Lebensqualität. Daneben liefern sie eine Orientierung für die zukünftige Entwicklung von Lebensqualitätsinstrumenten, sowie zur Entwicklung und Überprüfung von nicht-pharmakologischen oder psychosozialen Interventionen für die Versorgung von Menschen mit Demenz.

Hintergrund

Mit der demographischen Entwicklung in Europa wird auch die Anzahl von Menschen mit Demenz in den kommenden Jahren deutlich zunehmen. Schätzungen zufolge wird die Anzahl von Menschen mit der häufigsten Form des Demenzsyndroms, der Alzheimer Krankheit, in Europa von ca. 6 Millionen bis zum Jahr 2040 auf ca. 13 Millionen steigen (Ferri et al. 2005). Weltweit wird bis zum Jahr 2050 sogar mit einem Anstieg auf 106 Millionen Menschen mit einer Alzheimer Krankheit gerechnet (Brookmeyer et al. 2007).

Die Demenz ist keine einheitliche Krankheit, sondern ein Syndrom, welches einen bedeutsamen Verlust der geistigen Leistungsfähigkeit aufgrund einer ausgeprägten und längerfristigen Funktionsstörung des Gehirns beinhaltet. Diagnosekriterien sind nach der Internationalen Klassifikation psychischer Störungen (ICD-10-R) das mindestens sechsmonatige Vorhandensein von Gedächtnisstörungen, mindestens eine weitere kognitive Beeinträchtigung (z. B. Beeinträchtigung des Urteilsvermögens) und Störungen des Erlebens und Verhaltens (z. B. verändertes Sozialverhalten wie Reizbarkeit, Apathie). Hierbei müssen die beschriebenen Symptome so schwerwiegend sein, dass sie zu einer erheblichen Beeinträchtigung des Alltags der Betroffenen führen (Förstl und Lang 2011).

Die Kombination aus Gedächtnisstörung und Beeinträchtigung des Erlebens und Verhaltens legt nahe, dass klassische Endpunkte, wie z. B. die Kognition, in Interventionsstudien zu kurz greifen, da sie die benannten Beeinträchtigungen nicht reflektieren. Unter Endpunkt wird hierbei ein Merkmal verstanden, mit dem ein Unterschied in der Wirksamkeit zwischen Interventionen gemessen werden kann. Der Endpunkt Kognition für die Evaluation von Interventionen für Menschen mit Demenz ist von fragwürdiger Relevanz, da die Progression des Gedächtnisverlustes bislang nicht durch Therapie oder Prävention beeinflussbar ist. Dies bedeutet, dass die Demenz nicht heilbar ist. Es muss demnach ein Interventionsziel definiert werden, das trotz bestehender Krankheit positiv beeinflusst werden kann. Dafür bietet sich das Konstrukt Lebensqualität an, weil diese sich auch positiv entwickeln kann bei gleichzeitig voranschreitender Krankheit. Hinter dem Konstrukt Lebensqualität steht die Idee, einen Endpunkt zu definieren, der die Bedeutung einer Krankheit für den Betroffenen in seiner gesamten Lebenssituation berücksichtigt (Dichter et al. 2014). Aus diesen Gründen wird die Aufrechterhaltung und Steigerung der Lebensqualität als das zentrale Ziel der pflegerischen (Moyle et al. 2007) und medizinischen Versorgung von Menschen mit Demenz betrachtet und in Interventionsstudien als Endpunkt genutzt.

Lebensqualität ist ein komplexes, multidimensionales Konzept welches von der Weltgesundheitsorganisation als die *„subjektive Wahrnehmung einer Person über ihre Stellung im Leben in Relation zur Kultur und den Wertsystemen, in denen sie lebt, und in Bezug auf ihre Ziele, Erwartungen, Standards und Anliegen"* definiert wird (WHO 1995). Ein erstes und häufig genutztes theoretisches Modell der Lebensqualität von Menschen mit Demenz definiert diese anhand objektiver und subjektiver Faktoren (Lawton 1991; Lawton 1994). Verhaltenskompetenzen (wie kognitive sowie funktionelle Fähigkeiten) und die Umwelt werden als objektive Faktoren verstanden, während das Wohlbefinden und die wahrgenommene Lebensqualität als subjektive Faktoren gelten. Basierend auf diesem theoretischen Ansatz entwickelten Jonker et al. ein hierarchisches Modell, welches das wahrgenommene Wohlbefinden als Ausgangspunkt und zentralen Indikator demenzspezifischer Lebensqualität definiert (Jonker et al. 2004). Die Autoren benennen zusätzlich zu der Umwelt und den kognitiven und funktionellen Fähigkeiten nicht-demenzspezifische Dimensionen der Lebensqualität wie persönliche Merkmale (z. B. Religion, Einkommen, Alter).

Eine aktuelle Definition versteht die Lebensqualität von Menschen mit Demenz, die in stationären Altenpflegeeinrichtungen leben, als „multidimensionale Evaluation des individuellen Person-Umwelt Systems vor dem Hintergrund der Adaption an die wahrgenommenen Konsequenzen der Demenzerkrankung" (Ettema et al. 2005). Diese auf einer Literaturanalyse basierende Definition rekurriert stark auf die sieben Anpassungsaufgaben des Adaption Coping Models (Droes 1991) als Dimensionen der Lebensqualität. Diese sind: (1) mit der eigenen Behinderung umgehen, (2) eine adäquate Pflegebeziehung mit dem Pflegepersonal entwickeln, (3) eine emotionale Balance erhalten, (4) ein positives Selbstbild erhalten, (5) sich auf eine ungewisse Zukunft vorbereiten, (6) soziale Beziehungen entwickeln und erhalten und (7) mit dem Umfeld der Pflegeeinrichtung umgehen. Dieses Modell unterstreicht die Bedeutung von psychosozialen Dimensionen für die Lebensqualität von Menschen mit Demenz.

Auf der Grundlage dieser theoretischen Ansätze sowie ihrer unterschiedlichen Interpretation wurden zahlreiche standardisierte Instrumente zur Erfassung demenzspezifischer Lebensqualität entwickelt (Perales et al. 2013). Diese Instrumente variieren jedoch stark hinsichtlich ihrer inhaltlichen Operationalisierung der Lebensqualität sowie der testtheoretischen Evaluation (Dichter, et al. 2014). Dies ist auf das Fehlen einer allgemein anerkannten Definition zurückzuführen. Einigkeit besteht lediglich darin, dass es sich um ein multidimensionales Konzept handelt, das aus subjektiven und objektiven Dimensionen besteht. Zur weiteren theoretischen Klärung sind Modelle notwendig, die auf den Selbstäußerungen von Menschen mit Demenz als Goldstandard der Lebensqualitätseinschätzung basieren und deren Abstraktionsniveau eine Operationalisierung in Instrumenten und inhaltliche Hilfestellung bei der Gestaltung von Interventionen erlauben.

Ziel und Fragestellung

Ziel dieser Metasynthese (PROSPERO 2013:CRD 42013005014) ist die Entwicklung eines Modells der demenzspezifischen Lebensqualität, basierend auf den Selbstäußerungen von Menschen mit Demenz. Hierbei waren die beiden folgenden Fragen handlungsleitend:

1. Welche Dimensionen der Lebensqualität werden von Menschen mit Demenz beschrieben?
2. Welche Beziehungen bestehen zwischen diesen Dimensionen der Lebensqualität von Menschen mit Demenz?

Das so entwickelte und auf Selbstäußerungen von Menschen mit Demenz basierende Modell leistet einen Beitrag zur empirischen Klärung des Konzepts demenzspezifischer Lebensqualität. Zusätzlich bietet es einen theoretischen Rahmen zur Entwicklung und Evaluation von Instrumenten zur Erfassung der Lebensqualität und von psychosozialen Interventionen in der Versorgung. Zu berücksichtigen ist, dass im Rahmen dieses Beitrags vor allem Antworten in Bezug auf die erste Fragestellung präsentiert werden, während zur zweiten Fragestellung nur ein Ausblick gegeben wird.

Methode

Anhand einer systematischen Literaturrecherche wurde das Ziel verfolgt, publizierte qualitative Studien in deren Rahmen Menschen mit Demenz zu ihrer Lebensqualität befragt wurden, möglichst vollständig zu identifizieren. Hierzu erfolgte im Juni 2014 eine Recherche in den Datenbanken Medline [PubMed], CINAHL [EBSCO], PsychINFO [EBSCO] und Embase [EBSCO]. Die Begriffe Demenz und Lebensqualität sowie deren Synonyme wurden mit einer validierten sensitiven Suchstrategie für qualitative Studien der McMaster University (Health Information Research Unit 2011) logisch kombiniert. Im Anschluss an die Datenbankrecherche erfolgte in einem zweiten Schritt ein umfangreiches vorwärts und rückwärts gerichtetes Nachverfolgen der Zitierung (forward und backward citation tracking) der bis dahin eingeschlossenen sieben Studien. Somit werden die Referenzlisten der innerhalb der Datenbankrecherche eingeschlossenen qualitativen Studien hinsichtlich weiterer – die Einschlusskriterien dieser Arbeit erfüllenden Studien – überprüft (backward citation tracking). Daran anschließend wurden mit Hilfe der Metadatenbanken Google Scholar, Web of Science und Scopus alle Publikationen identifiziert und hinsichtlich ihrer Relevanz für die vorliegende Arbeit geprüft, die bis Juni 2014 mindestens eine der bis dahin eingeschlossenen Studien zitiert haben.

Eingeschlossen wurden empirische qualitative Studien, deren Ziel die Identifizierung oder Beschreibung von Dimensionen der Lebensqualität von Menschen mit Demenz war und die ohne Zeitlimit in deutscher oder englischer Sprache veröffentlicht wurden. Ausgeschlossen wurden Studien, die diese Kriterien nicht erfüllten oder in deren Rahmen eine Datenerhebung ausschließlich anhand prädefinierter Lebensqualitätsdimensionen erfolgte.

Daran anschließend wurden die Charakteristika der eingeschlossenen Publikationen anhand des Qualitative Assessment Review Instruments extrahiert sowie eine Qualitätsbewertung anhand der Kriterien des Critical Appraisal Skills Programm (Critical Appraisal Skills Programme (CASP) 2006) durchgeführt. Mit Hilfe dieser Kriterien wurde ein Punktwert zwischen 11 und 24 Punkten ermittelt, höhere Werte entsprechen einer höheren methodischen Qualität (Feder et al. 2006). Wichtig ist hierbei, dass die Studien unabhängig von ihrer Qualität in die Metasynthese eingeschlossen wurden, ihre methodische Güte aber bei den weiterführenden Analysen berücksichtigt werden soll (in diesem Beitrag nicht dargestellt). Die Literaturrecherche, Datenextraktion und Qualitätsbewertung wurden von zwei unabhängigen Wissenschaftlern durchgeführt.

Abschließend erfolgte die Synthese der Selbstäußerungen von Menschen mit Demenz basierend auf den Prinzipien der Grounded Theory. Hierzu wurden die Ergebniskapitel der eingeschlossenen Primärstudien offen kodiert. Dies heißt, dass auf ein vordefiniertes Kodierschema verzichtet wurde und stattdessen das Datenmaterial Kodierungen zugeordnet wurde, die ad hoc entwickelt wurden. Hierbei wurde je nach Inhalt eine Informationseinheit (z. B. ein Satz) auch mehr als einem Code zugeordnet, wenn in dieser Einheit mehrere Aussagen enthalten waren. Das offene Kodieren bezieht sich auf den Inhalt beziehungsweise die „Fakten" der jeweiligen Informationseinheit und nicht auf deren Interpretation. Hierdurch wird einer möglichen Verzerrung der Analyse (aufgrund einer möglichen Voreingenommenheit des Forschers) entgegengewirkt (Morse und Field 1996). Die so gewonnenen Codes wurden nach ihrem Sinngehalt geordnet und zu Kategorien (Dimensionen der Lebensqualität) zusammengefasst.

Für die Analyse wurde die gesamte Berichterstattung in den Ergebniskapiteln der eingeschlossenen Studien berücksichtigt. Neben direkten Zitaten von Selbstäußerungen von Menschen mit Demenz umschließt dies auch Paraphrasierungen und Zusammenfassungen der Selbstäußerungen, die von den jeweiligen Autoren der Studien formuliert wurden. Das offene Kodieren wurde von zwei Wissenschaftlern unabhängig voneinander durchgeführt, die Kodierungen wurden anschließend miteinander verglichen und aufeinander abgestimmt. In einem nächsten, hier noch nicht dargestellten Schritt erfolgt ein axiales und selektives Kodieren (ab Dezember 2014). Ziel des axialen Kodierens ist es, Verbindungen zwischen den Dimensionen der Lebensqualität herauszuarbeiten und hieraus mit Hilfe des selektiven Kodierens eine Struktur zwischen den Dimensionen der Lebensqualität zu ermitteln. Im Rahmen des axialen und selektiven Kodierens erfolgt eine Analyse der Dimensionen vor dem Hintergrund unterschiedlicher Demenzschweregrade, Versorgungssettings und der methodischen Qualität der Primärstudien. Die methodischen Schritte des axialen und selektiven Kodierens sind noch nicht abgeschlossen, weshalb diese Ergebnisse nicht in den vorliegenden Text einfließen können.

Ergebnisse

Anhand der prädefinierten Kriterien wurden erstens die Abstracts von 2716 Publikationen und zweitens 58 Volltexte gesichtet. Neun Studien aus sieben Ländern erfüllten die Einschlusskriterien (Tabelle 1).

Tabelle 1 Charakteristika der eingeschlossenen Primärstudien

Referenz/Land	Ziel	Studienteilnehmer/Wohnumfeld
(Byrne-Davis et al. 2006) Vereinigtes Königreich	Exploration von LQ-Dimensionen von MmD Entwicklung eines Modells zur LQ-Entscheidungen von MmD	Gelegenheitsstichprobe n = 50 zu Hause lebender MmD Ausschluss: Personen mit starken Schluckbeschwerden, funktionellen Einschränkungen & zu hohen Belastungen durch mögliche Studienteilnahme
(Cahill & Diaz-Ponce 2011) Irland	Exploration der subjektiven Sichtweisen von MmD bzgl. ihrer LQ in Pflegeheimen Exploration von Unterschieden in der Einschätzung von LQ von MmD mit unterschiedlichen kognitiven Fähigkeiten	Gelegenheitsstichprobe n = 61 MmD in Pflegeheimen lebend Ausschluss: fehlende kognitive Einschränkung, deutlich eingeschränkte Kommunikationsfähigkeit
(Dröes et al. 2006) Niederlande	Exploration der Selbst- & Fremdeinschätzung der LQ von MmD sowie Übereinstimmungen beider Perspektiven mit existierenden LQ-Modellen & LQ-Instrumenten	Gelegenheitsstichprobe n = 143 MmD zu Hause oder im Pflegeheim lebend Keine Ausschlusskriterien berichtet
(Gallrach 2006) Deutschland	Exploration von LQ-Dimensionen aus der Perspektive von MmD & pflegenden Angehörigen	Gelegenheitsstichprobe n = 32 MmD zu Hause lebend Keine Ausschlusskriterien berichtet
(Jonas-Simpson 2005) Kanada	Beschreibung der Bedeutung von LQ sowie damit verbundenen Hoffnungen & Muster	Gelegenheitsstichprobe n = 17 MmD in Pflegeheimen lebend Keine Ausschlusskriterien berichtet
(Matano 2000) USA	Exploration & Verstehen der LQ von MmD aus der Eigenperspektive Exploration von mit der LQ von MmD verbundenen Faktoren	Gelegenheitsstichprobe n = 23 MmD zu Hause und in Pflegeheimen lebend Einschluss: MMSE ≥ 18, Personen, die an englischsprachigen Interviews teilnehmen konnten
(Moyle et al. 2011) Australien	Exploration von Faktoren, die LQ von MmD in der Langzeitpflege beeinflussen Exploration, inwieweit Faktoren der LQ die wahrgenommene Wertschätzung beeinflussen	Gelegenheitsstichprobe n = 32 MmD in Pflegeheimen lebend Einschluss: ≥ 65 Jahre, Demenzdiagnose, Fähigkeit zur Interviewteilnahme
(Rizzo-Parse 1996) USA	Exploration der Bedeutung der LQ von MmD	Gelegenheitsstichprobe n = 25 MmD zu Hause lebend Keine Ausschlusskriterien berichtet
(Smith et al. 2005b) Vereinigtes Königreich	Exploration von Determinanten der LQ von MmD Untersuchung von Unterschieden zwischen der LQ Selbst- & Fremdeinschätzungen von MmD	Gelegenheitsstichprobe n = 19 MmD zu Hause lebend Keine Ausschlusskriterien berichtet

LQ = Lebensqualität, MmD = Menschen mit Demenz, MMSE = Mini Mental Status Examination

Datenerhebung	Datenanalyse	Ergebnisse/LQ-Dimensionen	CASP-Wert
Fokusgruppen Interviews Dauer: 30 – 60 Min.	Inhaltsanalyse kombiniert mit Analyse angelehnt an Grounded Theory	Soziale Interaktion, wahrgenommenes Wohlbefinden, Spiritualität, Freiheit, finanzielle Unabhängigkeit, Gesundheit	18
Einzelinterviews Dauer: 20 – 30 Min.	Thematische Analyse	Sozialer Kontakt, Zugehörigkeitsgefühl, Aktivitäten, Affekt	19
65 Einzelinterviews und Gruppendiskussionen mit insg. 78 MmD Dauer: 10 – 15 Min. (Einzel), 30 – 60 Min (Gruppe)	Analyse angelehnt an Grounded Theory	Affekt, Selbstbild, Zugehörigkeitsgefühl, Sozialer Kontakt, Freude an Aktivitäten, physische & psychische Gesundheit, finanzielle Sicherheit, Sicherheit & Privatheit, Unabhängigkeit, Selbstwertgefühl, Spiritualität	15
Einzelinterviews Dauer: 10 Min. durchschnittlich	Inhaltsanalyse	Soziale Beziehungen, Lebensumfeld, Glaube, Partnerschaft, Freizeit, finanzielle Situation, Gesundheit	11
12 Einzelinterviews & 1 Gruppeninterview mit Hilfe von Musik und Kunsttherapie Dauer: 15 – 60 Min.	Datenanalyse nach Parse et al. 1996	Zufriedenheit, Bedeutung von Beziehungen, Lebenseinstellung, Würde, Leben mit Verlusten, Unabhängigkeit, Einschränkungen in der Kommunikation, Aufrechterhaltung des bisherigen Lebens	15
2 – 5 Einzelinterviews pro Teilnehmer Dauer: 20 – 90 Min.	Qualitative Datenanalyse nach Miles & Huberman 1994 und Knafl & Webster 1988	Kontrolle haben, Sicherheit, Einschränkungen und Verluste im Leben	19
Einzelinterviews Dauer: nicht berichtet	Computerunterstützte thematische Analyse	Familie, soziale Kontakte/Personen, Dinge	15
Einzelinterviews Dauer: 15 – 30 Min.	Datenanalyse nach Rizzo-Parse et al. 1996	Vertrauen – Schwierigkeiten, Freiheit – Restriktionen, Sicherheit – Unsicherheit, Zusammen – Alleinsein	14
Einzelinterviews Dauer: 30 – 60 Min.	Inhaltsanalyse	Tgl. Aktivitäten, Gesundheit & Wohlbefinden, kognitive Funktionen, soziale Beziehungen, Selbstverständnis	16

Nach dem offenen Kodieren der neun Ergebniskapitel konnten 14 Dimensionen der Lebensqualität ermittelt werden. Diese weisen positive und negative Ausprägungen auf. Die Lebensqualitätsdimension und ihre Ausprägungen werden im Folgenden zusammengefasst und mit Originalzitaten aus den Primärstudien vorgestellt.

1. Als eine Dimension der Lebensqualität wurde von den Menschen mit Demenz die *Familie* genannt. Hierbei wird vor allem die jeweilige Rolle und Bedeutung des Menschen mit Demenz in der Familie, die Quantität und Qualität von Kontakten und Aktivitäten mit Familienangehörigen sowie der Verlust von Angehörigen thematisiert. Daneben stellt das Vorhandensein der Familie einen Wert an sich dar, auch wenn dies nicht immer nur mit positiven Gefühlen verbunden ist, wie die nachfolgenden Aussagen zeigen:
    "Things have changed a lot (...) but I do have family (...) they're the only ones I have to go to, and yet, they get me mad at times." (Rizzo-Parse 1996)
    "Probably if I didn't have my family, I would be in a real problem." (Rizzo-Parse 1996)
2. Zusätzlich zur *Familie* wurden *soziale Kontakte und Beziehungen* als relevante Dimension der Lebensqualität beschrieben. Thematisiert wird hierbei die Möglichkeit des sozialen Austauschs im Rahmen von Beziehungen mit Freunden, Nachbarn und Mitbewohnern. Berichtet wird die Relevanz von erfüllenden Gesprächen oder aber das Fehlen dieser durch den Verlust von Freunden oder sozialen Beziehungen.
    "(...) meaningful conversations. These helped them to recall previous memories, and helped link them to the community, as well as to remind them of their existence in the world outside of the care setting." (Moyle, et al. 2011)
    "Lack of friends or relations, loneliness, all these things take away the quality of life." (Byrne-Davis et al. 2006)
3. Das Treffen und Umsetzen eigenständiger Entscheidungen, wurde von den Menschen mit Demenz ebenfalls als wichtig für ihre Lebensqualität beschrieben. Ein Aspekt davon ist die finanzielle Unabhängigkeit. Dies erfasst die Dimension *Selbstbestimmung und Freiheit*.
    "Some participants described the importance of being free and others wished to be free-to move around, to walk, to be outdoors, to say what you want. They identified living with opportunities amid the restrictions that come with the routines and safety measures of institutional life. One participant exclaimed that he went to war to free Canada and now he is locked up in Canada." (Jonas-Simpson 2005)
    "I know, there's [sic!] some things I could do better around the house, but I don't like it anymore. Who needs housework? (...)." (Rizzo-Parse 1996)
4. Als eine weitere relevante Dimension der Lebensqualität wurde das *Wohnumfeld* der Menschen mit Demenz beschrieben. Hierunter fallen sowohl Emotionen bezüglich des aktuellen oder neuen Wohnumfelds (zum Beispiel bei Menschen mit Demenz, die in eine stationäre Altenpflegeeinrichtung gezogen sind) als auch positive und negative Erinnerungen, die mit früheren Wohnumfeldern verbunden sind. Daneben wurde von

den Menschen mit Demenz über das Gefühl, sich aktuell zu Hause zu fühlen und hier selbstbestimmt leben zu können, gesprochen.

"I'm quite happy as long as I'm in my own home." (Byrne-Davis et al. 2006)

"I was wondering if I would, but I'm satisfied (...). It's better than being alone, like I was at home, in my own house. I was alone, and it wasn't good. I couldn't drive anymore, and I'd have to ask my neighbors all the time." (Rizzo-Parse 1996)

"He always wants the TV on and wouldn't change the channel. I just let him go there is no point in fighting." (Cahill & Diaz-Ponce 2011)

5. *Positive Emotionen* im täglichen Leben wurden als weitere wichtige Dimension der Lebensqualität von Menschen mit Demenz beschrieben. Gemeint sind hiermit sowohl Momente, in denen ein Mensch mit Demenz glücklich oder dankbar ist, sowie Erinnerungen, die positive Emotionen hervorrufen. Beispiele für positive Emotionen sind Glück und Hoffnung.

"Since sometimes if you're happy and that's more or less all you really want." (Byrne-Davis et al. 2006)

"Another participant said, 'There's nothing important. I'm just living from day-to-day and I'm quite happy, I seem to have good health, I have a good appetite, nice friends and that, so I'm quite satisfied and nothing else." (Jonas-Simpson 2005)

6. Neben *positiven* werden auch *negative Emotionen* als relevant in Bezug auf die Lebensqualität bezeichnet. Auch diese beziehen sich sowohl auf die aktuelle Lebenssituation als auch auf Erinnerungen und Erfahrungen aus dem bisherigen Leben. An negativen Emotionen wurden zum Beispiel Angst, Traurigkeit, Einsamkeit Resignation und das Gefühl von Verlust genannt.

"I got totally disoriented there and I got so and got very scared because I kept walking and I couldn't see how I could get back to civilisation." (Smith et al. 2005b)

"I'm afraid to ask this question; I'm afraid of the answer. How long this early stage last? You don't have to be exact but (...)." (Matano 2000)

"Sometimes I wish I was dead cause there's nothing in life for me at all." (Cahill und Diaz-Ponce 2011)

7. *Privatheit* stellt eine wichtige Dimension der Lebensqualität für Menschen mit Demenz dar. Je nach Wohnumfeld (eigene Häuslichkeit oder stationäre Altenpflegeeinrichtung) und Demenzschweregrad (beispielsweise im Rahmen einer beginnenden oder bestehenden Urininkontinenz) kann die Privatheit anders ausgelebt werden.

"Having a private single room and being able to enjoy some privacy helped many residents to feel at home." (Dröes et al. 2006)

8. Neben *Privatheit* stellt *Sicherheit* eine weitere Dimension der Lebensqualität dar. Hierunter wurde ein Gefühl von Kontrolle über das eigene Leben bzw. Teilbereiche dessen verstanden. Unsicherheit wird aufgrund fehlenden Wissens zum Beispiel in Bezug auf die eigenen medizinischen Diagnosen und deren Konsequenzen erlebt.

"(...) one of the main reasons that I do so well is that I know I have my family behind me ... I think that's important that you know that they're there (...) then that makes you take a bit of the depression off yourself (...) that's the way I feel (...) as I say I got

we (...) we two boys and a girl feel as though I got some backing on their back you know (...) and everybody in my family has been 100% supportive (...) so what else can I ask for (...). I know that if anything should happen that I would be frightened or something, that all I would have to do is just call (...). I would hope (...) anybody else that has the same illness has that kind of feeling toward their family. That they know that they are going to get their strong support." (Matano 2000)

9. Eine weitere von Menschen mit Demenz beschriebene Dimension der Lebensqualität ist das *Selbstwertgefühl*. Die Angaben hierzu beziehen sich sowohl auf das eigene Selbstbild, welches eher positiv oder eher negativ ausfällt, als auch auf das Gefühl, von anderen wertgeschätzt zu werden. Als positiv für das eigene Selbstwertgefühl werden der Erhalt von Fähigkeiten und die Möglichkeit, Aufgaben weiterhin wahrnehmen zu können, beschrieben.

"[What would change my quality of life is] just that I enjoy myself a little more." (Rizzo-Parse 1996)

"We don't look after our old people like we should." (Byrne-Davis et al. 2006)

10. Die *wahrgenommene physische und mentale Gesundheit* ist eine weitere Dimension der Lebensqualität. Sie wird benannt als die wahrgenommene Gedächtnisfunktion, das Vorhandensein oder Nichtvorhandensein von Schmerzen, Einschränkungen in der Kommunikationsfähigkeit oder die Gesundheit insgesamt. Die Wahrnehmung bezieht sich hierbei neben der aktuellen Situation auch auf wahrgenommene Veränderungen gegenüber früheren Zeitpunkten.

"(...) but it seems to get less and less all the time and it's my fault because I'm the one who has a bad memory." (Smith, et al. 2005b)

"I've had a good life. I've been lucky enough to have good health.", (2) "There's one thing – your health. You need that more than anything, really. I am getting older and taking tablets but if anyone asked me for a walk I could." (Byrne-Davis et al. 2006)

11. Auch der *religiöse Glaube* wird von Menschen mit Demenz als bedeutsam in Bezug auf ihre Lebensqualität beschrieben. Der religiöse Glaube stellt eine Stütze beim Umgang mit Verlusten dar und vermittelt ein Gefühl von Stärke oder Dankbarkeit.

"I am a Christian. That is very important to me. I believe it. Beyond that, I don't think there is much." (Byrne-Davis et al. 2006)

"When I wake up I say, 'Thank you God, I'm still here.' You have to ... you have to be grateful for the many things you have in life." (Matano 2000)

12. Die *Pflegebeziehung* wird als eine weitere Dimension der Lebensqualität angesehen. Gemeint ist hiermit ein respektvoller Umgang des Pflegepersonals mit der eigenen Person oder eine positive Kommunikation zwischen Menschen mit Demenz und Pflegenden. Als negative Ausprägung dieser Dimensionen werden beispielsweise Restriktionen durch Pflegepersonen (begrenzte oder zeitlich gebundene Unterstützungsmaßnahmen) oder der stationären Altenpflegeeinrichtung verstanden (feste Tagesstruktur).

"So the girl in the office this morning said 'I'll fix that up during the day'. But I still haven't got it and I'm terrified of losing it. She said 'it'll turn up. But it hasn't turned up. I'm frightened somebody else will grab it and hide it. It's just little things in your

life that don't mean anything when you're younger but little things mean a lot to me now." (Moyle et al. 2011)
"(Staff) won't let me out as I am not fit to walk." (Cahill und Diaz-Ponce 2011)
13. Als eine weitere Dimension der Lebensqualität wird die *Teilnahme an sozialen Aktivitäten* genannt. Als relevant erachtet wird die Möglichkeit zur Teilnahme an Aktivitäten bzw. der Verlust von Möglichkeiten zur Teilnahme. Aktivitäten sind mit Freude und einem gesteigerten Wohlbefinden verbunden.
"I love being outside, because I feel different, I feel free, course inside you got to make the best of it." (Jonas-Simpson 2005)
"It's a bit boring just sitting here, I'll be sitting here now until tea time." (Moyle et al. 2011)
14. Die *Zukunftsaussichten* von Menschen mit Demenz stellen ebenfalls eine Dimension der Lebensqualität dar. Sie können beschrieben werden als die Mutmaßungen über die Entwicklung der eigenen Situation in der Zukunft.
"So far, [it's going] very nicely. For my future, I hope that everything goes well. Let's hope that I continue to function properly." (Rizzo-Parse 1996)
"I very well know that I have Alzheimer's. And I'm afraid of the future (...) because I've seen how people (...) begin to go down instead of remaining the same (...) and that's very frightening. VERY frightening." (Matano 2000)

Anhand dieser kurzen Beschreibung der unterschiedlichen Dimensionen (zur Übersicht siehe Tabelle 2) der Lebensqualität von Menschen mit Demenz werden bereits erste Verbindungen zwischen den Dimensionen deutlich. So ist beispielsweise ein Zusammenhang zwischen den Dimensionen *Privatheit* und *Wohnumfeld* in der zusammenfassenden Beschreibung als auch in den Originalzitaten erkennbar. Gleiches gilt auch für die Dimensionen *Sicherheit* und *Pflegebeziehung*, sowie *Sicherheit* und *Zukunftsaussichten* oder *Freude an Aktivitäten* und *positive Emotionen*. Im Gegensatz zu den anderen Dimensionen wurden positiver und negativer Affekt im Rahmen des offenen Kodierens bisher nicht in einer Dimension „Emotionen" zusammengefasst. Dies wäre möglich, erscheint jedoch vor dem Hintergrund der noch ausstehenden Analyseschritte nicht sinnvoll. Die genaue Ausarbeitung dieser Verbindungen und eine eventuelle weitere Zusammenfassung der aktuell 14 Dimensionen zu Kernkategorien/-dimensionen der Lebensqualität von Menschen mit Demenz erfolgt ab Dezember 2014 anhand des axialen und selektiven Kodierens.

In der bisherigen Analyse (offenes Kodieren) konnte keine Hierarchie beziehungsweise unterschiedliche Wertigkeit der identifizierten Lebensqualitätsdimensionen festgestellt werden. Ein Unterschied in den Aussagen, der auf den Schweregrad der Demenzerkrankung oder des Versorgungssettings beziehungsweise Wohnumfeldes, zurückzuführen ist, zeigte sich bisher nicht.

Tabelle 2 Zusammenfassung der Lebensqualitätsdimensionen nach dem offenen Kodieren

Dimension	Kurzbeschreibung
Familie	• Die Rolle und Bedeutung des Menschen mit Demenz in der Familie • Kontakt und Aktivitäten mit Familienangehörigen • Verlust von Angehörigen
Soziale Kontakte und Beziehungen	• Kontakte, Austausch und Beziehungen zu Freunden, Nachbarn, Mitbewohnern • Wichtigkeit von bedeutsamen Gesprächen • Verlust von Beziehungen zu Freunden
Selbstbestimmung und Freiheit	• Möglichkeit, eigenständig Entscheidungen zu treffen und diese auch umzusetzen • Finanzielle Möglichkeiten/Unabhängigkeit
Wohnumfeld	• Sich zu Hause fühlen • Positive/negative Erinnerungen an ehemaliges Wohnumfeld • Bedeutung des neuen Wohnumfelds
Positive Emotionen	• Z. B. Dankbarkeit, Erinnerungen, die glücklich machen, Zufriedenheit
Negative Emotionen	• Z. B. Angst, Traurigkeit, Einsamkeit, Resignation, Gefühl von Verlust
Privatheit	• Verlust oder Aufrechterhaltung von Intimität • Möglichkeit zum Rückzug im Wohnumfeld
Sicherheit	• Gefühl von Kontrolle • Unsicherheit aufgrund von fehlendem Wissen, z. B. über die eigene medizinische Diagnose
Selbstwertgefühl	• Sich wertgeschätzt durch andere fühlen • Positives Selbstwertgefühl durch den Erhalt von Fähigkeiten
Physische und mentale Gesundheit	• Wahrgenommene Gedächtnisfunktion • Vorhandensein von Schmerzen • Einschränkungen in der Kommunikation
Glaube (religiös)	• Religiöser Glaube als Stütze beim Umgang mit Verlusten • Glaube der Stärke und Dankbarkeit vermittelt
Pflegebeziehung	• Den gewünschten Respekt vom Pflegepersonal zu erhalten • Positive Kommunikation zwischen Menschen mit Demenz und Pflegenden • Restriktionen
Freude an Aktivitäten	• Möglichkeit zur Teilnahme an Aktivitäten • Verlust bisheriger Möglichkeiten für Aktivitäten/Beschäftigung
Zukunftsaussichten	• Mutmaßungen darüber, was in der Zukunft passiert

Diskussion

Im Rahmen dieser Metasynthese konnten die Selbstaussagen von Menschen mit Demenz bezüglich ihrer Lebensqualität aus neun empirischen Studien zusammengefasst werden. Auch wenn die abschließenden methodischen Schritte zur Synthese der Selbstäußerungen noch nicht erfolgt sind, zeigen die Ergebnisse die Bedeutung psychosozialer Dimensionen der Lebensqualität. Somit unterstützen die Ergebnisse die bisherige Entwicklung in der theoretischen Diskussion zur Lebensqualität von Menschen mit Demenz. Ältere Operationalisierungen interpretierten das Modell von Lawton (Lawton 1991; Lawton 1994) häufig mit einer Betonung objektiver, also von außen beobachtbarer gesundheitsbezogener Kriterien. Dies zeigt sich beispielhaft an den häufig genutzten Instrumenten Qol-AD (Logsdon et al. 1999; Logsdon et al. 2002) und DEMQOL (Smith et al. 2005a). Beide Instrumente bestehen zu einem hohen Anteil aus Fragen, mit deren Hilfe die physische Gesundheit sowie kognitive Fähigkeiten und Fähigkeiten, welche zur Ausübung der Aktivitäten des täglichen Lebens notwendig sind, als Dimensionen der Lebensqualität erfasst werden. Psychosoziale Dimensionen der Lebensqualität werden zwar erfasst, nehmen im Verhältnis jedoch eine untergeordnete Rolle ein. Demgegenüber fokussieren neuere theoretische Ansätze auf die psychosozialen Dimensionen der Lebensqualität (Ettema et al. 2005; Jonker et al. 2004; Scholzel-Dorenbos et al. 2010), was sich auch in dem jüngeren demenzspezifischen Instrument QUALIDEM (Dichter et al. 2013; Ettema et al. 2007) durch eine starke Betonung eben dieser psychosozialen Dimensionen der Lebensqualität widerspiegelt.

Konkret kann das Modell eine Orientierung für die zukünftige Entwicklung von Lebensqualitätsinstrumenten liefern. Bisher wurden sowohl bei der Entwicklung als auch bei der testtheoretischen Evaluation von Lebensqualitätsinstrumenten eher gesundheits- und krankheitsbezogene Dimensionen prominent berücksichtigt (Perales et al. 2013), was vor dem Hintergrund der hier vorgestellten Ergebnisse angepasst werden muss. Speziell für die Überprüfung der Inhalts- und Konstruktvalidität von Lebensqualitätsinstrumenten bieten die ermittelten Dimensionen der Lebensqualität einen wichtigen Orientierungsrahmen. So besteht zukünftig die Möglichkeit, relevante Vergleichskonstrukte zur Überprüfung der Konstruktvalidität vor dem Hintergrund der ermittelten Lebensqualitätsdimensionen auszuwählen.

Das aus den analysierten Dimensionen abzuleitende Modell kann zur Entwicklung und Überprüfung von nicht-pharmakologischen oder psychosozialen Interventionen für die Versorgung von Menschen mit Demenz genutzt werden. Deren Entwicklung und Erforschung steht in der Versorgungsforschung noch am Anfang: methodisch hochwertige Studien (Hermans et al. 2007; Neal & Barton Wright 2003) und Wirksamkeitsnachweisstudien fehlen (Cooper et al. 2012). Ein Modell der Lebensqualität von Menschen mit Demenz kann hier bei der inhaltlichen Entwicklung von einzelnen Interventionskomponenten helfen. Zusätzlich liefert es eine Grundlage für die Operationalisierung messbarer Endpunkte zur Überprüfung der Wirksamkeit von Interventionen.

Mit dem hier beschriebenen Vorgehen einer Metasynthese konnten nur die Selbstäußerungen von Menschen mit leichter bis mittelschwerer Demenz berücksichtigt werden.

Studien, in deren Rahmen anhand von qualitativen Beobachtungen oder Interviews die Perspektive von Menschen mit schwerer Demenz ermittelt wurde, konnten anhand der Literaturrecherche nicht identifiziert werden. Folglich bleibt offen, inwieweit relevante Dimensionen der Lebensqualität für Menschen mit schwerer bis sehr schwerer Demenz von den Ergebnissen abweichen. Daneben muss einschränkend festgehalten werden, dass für die vorliegende Metasynthese nur relativ wenige Studien eingeschlossen werden konnten. Dies liegt vor allem daran, dass zahlreiche qualitative Studien, die im Vorfeld von Instrumentenentwicklungen durchgeführt wurden, nicht publiziert sind. Für die Zukunft wären weitere qualitative Studien zu Selbstäußerungen von Menschen mit Demenz bezüglich ihrer Lebensqualität wichtig, um die Haltbarkeit der hier ermittelten Ergebnisse zu untersuchen.

Literatur

Brookmeyer R, Johnson E, Ziegler-Graham K, Arrighi, H M (2007) Forecasting the global burden of Alzheimer's disease. Alzheimers Dement 3(3):186–191

Byrne-Davis L M T, Bennett P D, Wilcock G K (2006) How are quality of life ratings made? Toward a model of quality of life in people with dementia. Quality of Life Research 15(5):855–865

Cahill S, Diaz-Ponce A M (2011) 'I hate having nobody here. I'd like to know where they all are': Can qualitative research detect differences in quality of life among nursing home residents with different levels of cognitive impairment? Aging Ment Health 15(5):562–572

Cooper C, Mukadam N, Katona C, Lyketsos C G, Ames D, Rabins P et al (2012) Systematic review of the effectiveness of non-pharmacological interventions to improve quality of life of people with dementia. Int Psychogeriatr 24(6):856–870

Critical Appraisal Skills Programme (CASP) (2006) 10 questions to help you make sense of qualitative research. www.sph.nhs.uk/sph-files/casp-appraisal-tools/Qualitative%20Appraisal%20Tool.pdf. Zugegriffen: 30. September 2014

Dichter M, Schwab C, Meyer G, Bartholomeyczik S, Dortmann O, Halek M (2014) Measuring the quality of life in mild to very severe dementia: Testing the inter-rater and intra-rater reliability of the German version of the QUALIDEM. International Psychogeriatrics doi:10.1017/S1041610214000052

Dichter M N, Dortmann O, Halek M, Meyer G, Holle D, Nordheim J et al (2013) Scalability and internal consistency of the German version of the dementia-specific quality of life instrument QUALIDEM in nursing homes – a secondary data analysis. Health Qual Life Outcomes 11:91

Dröes R-M, Boelens-Van Der Knoop E C C, Bos J, Meihuizen L, Ettema T P, Gerritsen D L et al (2006) Quality of life in dementia in perspective. An explorative study of variations in opinions among people with dementia and their professional caregivers, and in literature. Dementia 5(4):533–558

Droes R M (1991) In movement; on psychosocial care for elderly with dementia [In beweging: over psychosocial hulpverlening an demente ouderen]. Vrije Universiteit Amsterdam

Ettema T P, Droes R M, de Lange J, Mellenbergh G J, Ribbe M W (2007) QUALIDEM: development and evaluation of a dementia specific quality of life instrument – validation. Int J Geriatr Psychiatry 22(5):424–430

Ettema T P, Droes R M, de Lange J, Ooms M E, Mellenbergh G J, Ribbe M W (2005) The concept of quality of life in dementia in the different stages of the disease. Int Psychogeriatr 17(3):353–370

Feder G S, Hutson M, Ramsay J, Taket A R (2006) Women exposed to intimate partner violence: expectations and experiences when they encounter health care professionals: a meta-analysis of qualitative studies. Arch Intern Med 166(1):22–37

Ferri C P, Prince M, Brayne C, Brodaty H, Fratiglioni L, Ganguli M et al (2005) Global prevalence of dementia: a Delphi consensus study. Lancet 366(9503):2112–2117

Förstl H, Lang C (2011) Was ist Demenz? In: Förstl H (Hrsg) Demenzen in Theorie und Praxis. Springer, Berlin – Heidelberg, S 4–9

Gallrach F (2006) Lebensqualität von Demenz-Patienten und ihren Caregivern. Eine methodische und begriffliche Studie. Ernst-Moritz-Arndt-Universität Greifswald, Greifswald

Health Information Research Unit (2011) Search Filters for MEDLINE in Ovid Syntax and the PubMed translation. McMaster University: http://hiru.mcmaster.ca/hiru/HIRU_Hedges_MEDLINE_Strategies.aspx#Qualitative. Zugegriffen: 29. Juni 2012

Hermans D G, Htay U H, McShane R (2007) Non-pharmacological interventions for wandering of people with dementia in the domestic setting. Cochrane Database Syst Rev(1) CD005994

Jonas-Simpson C (2005) Giving voice to expressions of quality of life for persons with dementia through story, music and art. Alzheimer's Care Quarterly 6(1):52–61

Jonker C, Gerritsen D L, Bosboom P R, Van Der Steen J T (2004) A model for quality of life measures in patients with dementia: Lawton's next step. Dement Geriatr Cogn Disord 18(2):159–164

Lawton M P (1991) A Multidimensional View of Quality of Life in Frail Elders. In: Birren E J, Lubben E J, Rowe C J, Deutchman E D (Hrsg) The Concept and Measurement of Quality of Life in the Frail Elderly. Academic Press, San Diego, S 3–23

Lawton M P (1994) Quality of life in Alzheimer disease. Alzheimer Dis Assoc Disord 8 Suppl 3 138–150

Logsdon R G, Gibbons L E, McCurry S M, Teri L (1999) Quality of life in Alzheimer's Disease: Patient and caregiver reports. J Ment Health Aging 5(1):21–32

Logsdon R G, Gibbons L E, McCurry S M, Teri L (2002) Assessing quality of life in older adults with cognitive impairment. Psychosom Med 64(3):510–519

Matano T (2000) Quality of Life of persons with alzheimer's disease. University of Illinois at Chicago, Chicago

Morse M, Field P (1996) Qualitative Pflegeforschung. Anwendung qualitativer Ansätze in der Pflege. Ullstein Medical, Wiesbaden

Moyle W, Mcallister M, Venturato L, Adams T (2007) Quality of life and dementia. dementia 6(2):175–191

Moyle W, Venturto L, Griffiths S, Grimbeek P, McAllister M, Oxlade D et al (2011) Factors influencing quality of life for people with dementia: a qualitative perspective. Aging Ment Health 15(8):970–977

Neal M, Barton Wright P (2003) Validation therapy for dementia. Cochrane Database Syst Rev(3) CD001394

Perales J, Cosco T D, Stephan B C, Haro J M, Brayne C (2013) Health-related quality-of-life instruments for Alzheimer's disease and mixed dementia. Int Psychogeriatrics 25(5):691–706

Rizzo-Parse R (1996) Quality of life for persons living with Alzheimer's disease: the human becoming perspective. Nurs Sci Q 9(3):126–133

Scholzel-Dorenbos C J, Meeuwsen E J, Olde Rikkert M G (2010) Integrating unmet needs into dementia health-related quality of life research and care: Introduction of the Hierarchy Model of Needs in Dementia. Aging Ment Health 14(1):113–119

Smith S C, Lamping D L, Banerjee S, Harwood R H, Foley B, Smith P et al (2005a) Measurement of health-related quality of life for people with dementia: development of a new instrument (DEMQOL) and an evaluation of current methodology. Health Technology Assessment NHS R&D HTA Programme 9(10):1–110

Smith S C, Murray J, Banerjee S, Foley B, Cook J C, Lamping D L et al (2005b) What constitutes health-related quality of life in dementia? Development of a conceptual framework for people with dementia and their carers. Int J Geriatr Psychiatry 20(9):889–895

WHO (1995) The World Health Organization Quality of Life assessment (WHOQOL): position paper from the World Health Organization. Soc Sci Med 41(10):1403–1409

Erfassung der gesundheitsbezogenen Lebensqualität im Rahmen der Behandlung und Unterstützung onkologischer Patienten
Möglichkeiten und Herausforderungen

Heike Schmidt

Zusammenfassung

Dieses Kapitel behandelt das Konzept „gesundheitsbezogene Lebensqualität" im Rahmen der klinischen Behandlung von Krebspatienten. Es werden methodische und anwendungsbezogene Aspekte der Erfassung der gesundheitsbezogenen Lebensqualität wie krankheitsspezifische Fragebögen, Voraussetzungen auf Anwenderseite sowie Möglichkeiten der Dokumentation der Ergebnisse aufgezeigt. Die Sicht der Betroffenen wird anhand von Definitionen von Krebspatienten zur gesundheitsbezogenen Lebensqualität einbezogen. An ausgewählten Forschungsarbeiten und konkreten Anwendungsmöglichkeiten wird gezeigt, welche Funktionen das Konzept für die Behandlung von Krebspatienten haben könnte. Abschließend wird diskutiert, welche möglichen Barrieren einer Implementierung in den klinischen Alltag entgegenstehen.

1 Einleitung

In diesem Kapitel wird diskutiert, ob und wie die Erfassung der gesundheitsbezogenen Lebensqualität (Health related quality of Life, HRQoL) die klinische Behandlung von Krebspatienten unterstützen kann. Dazu wird zunächst darauf eingegangen, wie HRQoL verstanden und erfasst werden kann. Am Beispiel der Onkologie werden anschließend ausgewählte Forschungsarbeiten vorgestellt, die zeigen sollen, welche Funktionen die Erfassung der HRQoL für die Behandlung von Krebspatienten haben könnte.

1.1 Hintergrund

Freiheit oder Verfolgung, Verfügbarkeit sauberen Wassers und Zugang zu Bildung und medizinischer Versorgung sind nur einige Beispiele, die Lebenswirklichkeit und Lebensmöglichkeiten beeinflussen können. Wodurch Glück, Zufriedenheit und Lebensqualität für den Einzelnen definiert sind, kann individuell sehr unterschiedlich sein und sich in Abhängigkeit von der aktuellen Situation, erlebten Einschränkungen und deren persönlicher

Bewertung verändern. Gesundheit als Grundvoraussetzung, um Nahrung aufnehmen zu können, schmerzfrei zu sein, kommunizieren und Tätigkeiten nachgehen zu können, ist dabei häufig so lange selbstverständlich, wie sie gegeben ist. Darauf weist bereits Aristoteles hin, wenn er sagt, der Mensch erkennt sein Glück in der Gesundheit, wenn er krank wird (vgl. Aristoteles NE 1095a). Für den Einzelnen kann Gesundheit als Teilaspekt der gesamten Lebensqualität situationsabhängig an Bedeutung gewinnen, wobei unser heutiges Verständnis von Gesundheit durch die sehr weit reichende Begriffsbestimmung der WHO als *Zustand des vollständigen körperlichen, geistigen und sozialen Wohlergehens* geprägt wurde. Diese Definition lieferte auch die Grundlage für das Konzept der HRQoL (Bullinger und Quitmann 2014) und ist als Auftrag an das Gesundheitssystem zu verstehen, diese in der Behandlung und Versorgung zu berücksichtigen.

Das Konzept der HRQoL zieht in Betracht, dass akute und chronische Erkrankungen und deren Behandlung das aktuelle Wohlbefinden beeinträchtigen können. Die Ausführung und das Ausmaß körperlicher Aktivitäten, die psychische Funktionsfähigkeit, die Arbeitsfähigkeit und Teilhabe am sozialen Leben, die Möglichkeiten der eigenen Rolle, z. B. als Mutter oder Vater, gerecht zu werden sowie die Möglichkeiten, eigene Pläne zu verfolgen, können durch eine Erkrankung und deren Behandlung plötzlich oder schleichend verändert oder limitiert werden. HRQoL umfasst also als multidimensionales Konstrukt den potentiellen Einfluss von Symptomen und Einschränkungen der Funktionalität auf das subjektiv wahrgenommene Wohlbefinden und die Möglichkeiten zur Lebensgestaltung. Art und Ausmaß dieser Beeinflussung sind allerdings individuell sehr unterschiedlich. Wichtig ist, dass sowohl die Wahrnehmung der Symptome als auch die Bedeutung, die ihnen von den Betroffenen zugeschrieben wird, von vielen Faktoren abhängen und daher individuell sehr unterschiedlich sind. Die Auswirkungen von Symptomen und Einschränkungen der Funktionalität und somit die individuelle Krankheitslast sind abhängig von Möglichkeiten und Ressourcen zur Behandlung, Kompensation und Bewältigung. Möglichkeiten zur Krankheitsbewältigung wiederum hängen nicht nur von der medizinischen Versorgung, sondern besonders von persönlichen Ressourcen, familiären und sozialen Kontextfaktoren (ICF 2002) und nicht zuletzt von subjektiven Krankheitstheorien ab (Lang und Faller 2010). Sie beeinflussen das Krankheitsverhalten und die subjektiv wahrgenommene HRQoL. Im Rahmen der Krankheitsbewältigung kann es dazu kommen, dass Bereiche, die zuvor als unabdingbar für ein gutes und zufriedenes Leben, für eine gute Lebensqualität eingeschätzt wurden, wie beispielsweise Tanzen oder sportliche Aktivitäten, im Falle einer Lähmung nach einiger Zeit durch andere Bereiche ersetzt werden, sodass die Betroffenen wieder über eine mit der gesunden Bevölkerung vergleichbar gute Lebensqualität berichten. In Abhängigkeit vom aktuellen Gesundheitszustand und der Krankheitsbewältigung können sich folglich nicht nur die Inhalte ändern, die Menschen mit guter Lebensqualität verbinden, sondern auch deren Bewertung – ein Phänomen, das auch als response shift bezeichnet wird (Lowy und Bernhard 2004). So kann auch bei eingeschränkter Gesundheit mit hoher Symptombelastung oder Einschränkungen der Funktionalität durch Erweiterung und Umbewertung wieder eine insgesamt gute Lebensqualität erreicht werden. Medizinische Betreuung zielt darauf, die Betroffenen dabei zu unterstützen, eine möglichst gute HRQoL mit hoher Funktionalität und Möglichkeiten zur selbstbestimmten Lebensgestaltung wiederzuerlangen. Bei „verlorener Gesundheit", chronischer Erkrankung und Verlust an Funktionsfähigkeit werden die Betroffenen bei Optimierung verbliebener Fähigkeiten, dem Finden neuer Ziele und der Krankheitsbewältigung unterstützt. Um Patienten dabei bedarfsgerecht begleiten und unterstützen zu können, ist es notwendig, die medizinischen Befunde und die „objektive" fachliche Beurteilung des Gesundheitszustandes durch direkte Angaben der Patienten zu ihren subjektiv wahrgenommenen Beschwerden und Einschränkungen sowie deren Bewertung im Sinne der HRQoL zu ergänzen. Hierzu wurden in den vergangenen Jahrzehnten zahlreiche Fragebögen entwickelt, auf die im Folgenden kurz eingegangen werden soll (vgl. auch den Beitrag von M. Bullinger in diesem Band).

1.2 Erfassung gesundheitsbezogener Lebensqualität

Die subjektive Wahrnehmung von Symptomen und Einschränkungen der Funktionalität, also den Kernbestandteilen des Konstrukts der gesundheitsbezogenen Lebensqualität, kann je nach Erkrankung und Behandlung differieren. Während z. B. Einschränkungen der Funktionalität auch anhand objektivierbarer Parameter z. B. Länge der Gehstrecke oder der Fähigkeit, Treppen zu steigen, erhoben werden können, ist, wie zuvor erläutert, die Bedeutung dieser Einschränkungen für das Leben und die subjektiv wahrgenommene Lebensqualität Einzelner äußerst unterschiedlich (ICF 2002). Instrumente zur Erhebung der HRQoL erfassen folglich patientenberichtete Angaben zu diesen Bereichen und können krankheitsübergreifend oder krankheitsspezifisch sein (Bullinger 2014; Kohlmann 2014). Sie werden eingesetzt, um Einblicke in Auswirkungen einer Erkrankung auf die HRQoL einer Gruppe von Betroffenen im Langzeitverlauf zu gewinnen. Es bleibt jedoch eine große methodische Herausforderung, diese Einblicke in belastbare verallgemeinerbare Aussagen zu überführen, wie die vorangegangenen Ausführungen zur Bedeutung des Individuums mit seiner persönlichen Lebens- und Krankheitsgeschichte sowie der aktuellen Situation zeigen sollten. Diese interindividuellen Unterschiede und methodischen Herausforderungen tragen u. a. auch dazu bei, dass die Lebensqualität als Basis von Therapieentscheidungen bislang kaum Eingang in die klinische Praxis gefunden hat. Welche Chancen die Erfassung der gesundheitsbezogenen Lebensqualität trotzdem für die gezielte und individuelle Behandlung und Unterstützung Erkrankter bieten kann, soll im Folgenden anhand von Beispielen aus der Onkologie näher beleuchtet werden.

2 Erfassung der krankheitsspezifischen gesundheitsbezogenen Lebensqualität im Rahmen der Behandlung und Unterstützung onkologischer Patienten

Die Weiterentwicklung onkologischer Therapieverfahren hat zu verbesserten Überlebenschancen, aber auch zu längeren Behandlungszeiten geführt. Rezidive und komplizierte Verläufe sind nicht ausgeschlossen. Tumorpatienten erleben je nach Krankheits- und Behandlungsstadium unterschiedliche Symptome, z. B. Übelkeit, Erbrechen, Appetitlosigkeit, Schmerzen, Fatigue, Schlafstörungen, Traurigkeit, Ängste und Sorgen. Da diese Symptome die Behandlung gefährden und die HRQoL einschränken können (Cleeland, Mendoza et al. 2000; Cleeland and Reyes-Gibby 2002; Cleeland 2007; Bennion and Molassiotis 2013; Kroenke, Johns et al. 2013), hat die Erfassung krankheitsspezifischer HRQoL mit Symptomen und Einschränkungen der Funktionalität in der Onkologie in den letzten Jahrzehnten zunehmend an Bedeutung gewonnen. Es wurde erreicht, dass die krankheitsspezifische HRQoL als Kriterium zur Beurteilung der Wirksamkeit neuer Therapieverfahren, die häufig nur geringe oder keine Unterschiede in der Überlebenszeit mit sich bringen, einbezogen wird (FDA Guidance for Industry Patient-Reported Outcome Measures; Efficace, Bottomley et al. 2003). Zu wünschen wäre, dass populationsbezogene Daten zur HRQoL auch im Langzeitverlauf gesammelt werden, um Wirksamkeit und Nebenwirkungen zu beurteilen und bedarfsgerechte Maßnahmen zur Unterstützung und Nachsorge zu entwickeln. Die aktuelle Herausforderung liegt darin, patientenberichtete Angaben zur Lebensqualität auch im klinischen Alltag für die Verbesserung der Behandlung zu nutzen. Dies wird empfohlen, da z. B. die Einschätzung der Intensität der Symptombelastung im Verhältnis zwischen Arzt und Patient unterschiedlich sein kann (Basch, Iasonos et al. 2006; Quinten, Maringwa et al. 2011). Patienten berichten aus unterschiedlichen Gründen selten ungefragt umfassend über ihre Symptome und die Wahrnehmung ihrer Lebensqualität. Sie möchten nicht „klagen", keine Arbeit machen, haben Angst, dass die Symptome eine Verschlimmerung der Erkrankung anzeigen, oder sie kennen die Bedeutung der Symptome für Therapieentscheidungen nicht, um nur einige Gründe zu nennen (Jacobsen, Moldrup et al. 2009). Daher sollten die klinischen Untersuchungsbefunde durch die strukturierte Erfassung patientenberichteter Angaben zu Symptomen, Einschränkungen der Funktionalität und der Lebensqualität ergänzt werden (Howell, Mayo et al. 2012; Muller and Geyh 2014). Im internationalen Sprachgebrauch hat sich für alle direkt von den Patienten erhobenen Angaben der Überbegriff patient reported outcomes, PROs etabliert. Internationale Forschergruppen arbeiten intensiv daran, PROs für ein systematisches Assessment im klinischen Alltag der Onkologie zu nutzen (Detmar, Muller et al. 2002; Velikova, Booth et al. 2004; Osoba 2007; Hilarius, Kloeg et al. 2008; Greenhalgh 2009; Snyder, Blackford et al. 2010; Velikova, Keding et al. 2010; Snyder, Blackford et al. 2011; Dudgeon, King et al. 2012; Mitchell, Lord et al. 2012; Snyder, Aaronson et al. 2012; Snyder, Blackford et al. 2013; Huebner, Rose et al. 2014; Muller and Geyh 2014). HRQoL als PRO soll bei der Behandlungsplanung berücksichtigt werden. Während z. B. für jüngere Patienten, die Kinder haben, eine Lebenszeitverlängerung von großer Bedeutung sein kann, sind ältere Patienten evtl. nicht bereit, Einschränkungen der HRQoL für eine längere Überlebenszeit in Kauf zu nehmen. Daher sollen im Rahmen der gemeinsamen Entscheidungsfindung mit den Patienten mögliche Auswirkungen der Behandlung auf die HRQoL unter Beachtung der aktuellen Lebenssituation, der Lebensziele und der Alltagsfunktionalität besprochen werden

2.1 Erfassung der HRQoL von Krebspatienten

Bevor näher auf mögliche klinische Anwendungen eingegangen wird, soll kurz erläutert werden, wie die krankheitsspezifische HRQoL für Krebspatienten erfasst werden kann. Auch im Kontext der Onkologie wird unter gesundheitsbezogener Lebensqualität ein multidimensionales Konstrukt verstanden, das Symptombelastung und Dimensionen der Funktionalität (z. B. körperliche, emotionale, soziale- und Rollenfunktion) beinhaltet. Die Erfassung kann auch bei Krebspatienten mittels krankheitsübergreifender (generischer) oder krankheitsbezogener Instrumente erfolgen. Für die Anwendung eines generischen Instrumentes (z. B. SF36) spricht, dass die Patienten häufig zu Beginn der Erkrankung und vor der Behandlung noch nicht unter den therapieinduzierten Symptomen leiden, die einen wesentlichen Inhalt der krankheitsspezifischen Instrumente ausmachen. Um diese Symptome und deren mögliche Auswirkungen auf die krankheitsspezifische HRQoL erfassen zu können, werden in der Onkologie häufig z. B. die international entwickelten und validierten Instrumente der European Organisation for Research und Treatment of Cancer (EORTC) angewandt. Der Kernfragebogen, EORTC QLQ C 30, umfasst 28 auf die letzte Woche bezogene Fragen zu krankheitsspezifischen Symptomen und Einschränkungen der Funktionalität, die zu Skalen zusammengefasst werden sowie zwei Globalfragen zum Gesundheitszustand und zur gesundheitsbezogenen Lebensqualität (Aaronson et al. 1993). Die aus mehreren Items berechneten Skalen zu den Symptomen und Funktionsbereichen umfassen Beeinträchtigungsindikatoren („Hatten Sie Schmerzen?") und die subjektive Einschätzung der Beeinträchtigung („Fühlten Sie sich durch Schmerzen in Ihrem alltäglichen Leben beeinträchtigt?"), beruhen also auf einer Mischform von Fragen nach objektiven Gegebenheiten und subjektivem Empfinden. Die Skalen umfassen Einzeldimensionen des Konstruktes HRQoL, während die Gesamtbeurteilung der gesundheitsbezogenen Lebensqualität aus den Globalfragen abgeleitet wird. Besondere Belastungen spezieller Patientengruppen, z. B. ein künstlicher Darmausgang, können mittels ergänzender diagnosespezifischer Module erfasst werden (Gujral, Conroy et al. 2007). Ein Modul zur Erfassung spezieller Aspekte der HRQoL älterer Tumorpatienten wurde kürzlich validiert (Wheelwright, Darlington et al. 2013).

2.2 Einsatz von Fragebögen zur Erfassung der gesundheitsbezogenen Lebensqualität im klinischen Alltag zur Behandlung onkologischer Patienten

Zahlreiche Studien zeigen, dass Fragebögen zur HRQoL bei der Behandlung onkologischer Patienten auf individueller Ebene zum Screening, zur Verlaufskontrolle (Takeuchi, Keding et al. 2011; Bennett, Jensen et al. 2012; Snyder, Aaronson et al. 2012) und zur Behandlungssteuerung verwendet werden können (Klinkhammer-Schalke, Koller et al. 2012). Außerdem zeigte sich, dass die Arzt-Patienten-Kommunikation, die Symptomkontrolle und die Patientenzufriedenheit während der Therapie verbessert werden können (Chen, Ou et al. 2013; Kotronoulas, Kearney et al. 2014). Trotz dieser Forschungsergebnisse hat die Erfassung der HRQoL noch keinen Eingang in die klinische Routine gefunden. Ein Grund dafür mag sein, dass HRQoL bislang keinen Eingang in klinische Leitlinien gefunden hat und es keine Richtlinien für Auswahl und Einsatz von Fragebögen in der klinischen Anwendung gibt. Nach Empfehlungen internationaler Arbeitsgruppen (Patient Centered Outcomes Research Institute [PCORI], International Society for Quality of Life Research [ISOQOL] und Assessing the Symptoms of Cancer using Patient-Reported Outcomes [ASCPRO]) sollte sich die Auswahl der Instrumente nach den jeweiligen klinischen Fragestellungen und organisatorischen Gegebenheiten richten (Barsevick, Cleeland et al. 2010; Cleeland and Sloan 2010; Howell, Mayo et al. 2012; Snyder, Aaronson et al. 2012). Aufgrund der Studienlage kann angenommen werden, dass die Erfassung der gesundheitsbezogenen Lebensqualität nur dann sinnvoll in bestehende Behandlungsroutinen einbezogen werden kann, wenn die folgenden Voraussetzungen erfüllt sind, auf die im Folgenden näher eingegangen werden soll:

1. Die Anwender haben klinische Fragestellungen, die durch Einsatz der ausgewählten Instrumente beantwortet werden können.
2. Die Anwender sind mit den Inhalten und Limitationen der ausgewählten Instrumente vertraut.
3. Die Anwender haben die Ressourcen, kompetent zu reagieren, wenn die Ergebnisse der ausgewählten Instrumente Unterstützungs- bzw. Behandlungsbedarfe zeigen.

Zusätzlich sollten auch die betroffenen Patienten dieses Verfahren als geeignet erachten, um die Behandelnden über ihren Zustand zu informieren

2.3 Bedeutung klinischer Fragestellungen

Die Erhebung der HRQoL ist in der Onkologie noch keine Routine, wird aber als sinnvolle Möglichkeit wahrgenommen, Patienten einzubeziehen: *„Bevor ich entscheide, ob der Patient eine Drittlinientherapie bekommt, will ich wissen, wie seine Lebensqualität ist"*. Um von diesem übergreifenden Anliegen zum klinischen Einsatz zu gelangen, sollten klinische Fragestellungen konkretisiert werden. Wenn Einigkeit (z. B. in der Klinik, im Team) darüber besteht, welche ergänzenden Informationen vom Einsatz eines Instrumentes erwartet werden, kann geklärt werden, welches der bestehenden validierten Instrumente dies leisten kann. Mögliche Fragestellungen, Anwendungen und Konsequenzen können beispielsweise im Rahmen von strukturierten interdisziplinären Fokusgruppen diskutiert werden. Ergänzend kann ein ausgewähltes Instrument vor Implementierung im entsprechenden Setting mit

Behandelnden und Patienten pilotiert und bewertet werden, um mögliche Limitationen der praktischen Anwendung zu erkennen

2.4 Wissen der Anwender um Inhalte und Limitationen der Instrumente

Inhalte der Instrumente sollten den Anwendern vertraut sein, um die Patienten auf Fragen vorzubereiten, die möglicherweise als inadäquat wahrgenommen werden (z. B. Fragen nach körperlicher Funktionalität bei einem offensichtlich Schwerkranken). Zudem sollten die Anwender das im Fragebogen abgebildete Konstrukt in Bezug auf die klinische Anwendung kritisch reflektieren d. h. sich bewusst machen, welche Möglichkeiten und Limitationen das Instrument hat. Dazu kann ergänzend zur theoretischen Auseinandersetzung auch ein qualitativer Ansatz mit stichprobenartigen Befragungen von Patienten der angestrebten Zielgruppe dienen, wie an dem folgenden Beispiel einer eigenen, noch unveröffentlichten Pilotstudie (PRO-ONKO) erläutert werden soll. Mit dem Ziel, das Verständnis der Patienten von gesundheitsbezogener Lebensqualität mit dem viel verwendeten Kernfragebogen der EORTC abzugleichen, wurden n=71 erwachsene Tumorpatienten heterogener Diagnosen gebeten, zu erklären, was sie unter Lebensqualität verstehen. Mittels qualitativer Inhaltsanalyse wurden aus den Angaben die folgenden Kategorien gebildet: Gesundheit, Wohlbefinden, Alltagsfunktionalität, Beziehungen (Familie und soziales Umfeld), finanzielles Auskommen und Sinn finden. Äußerungen der Patienten zeigten die Bedeutung der Belastung durch Symptome und der unterschiedlichen Funktionsbereiche, die sich auch in den Items der EORTC Fragebögen finden. Die Möglichkeiten, ein selbstbestimmtes Leben zu führen, zu genießen, am Leben teilzuhaben, schmerzfrei zu sein, können durch die Erkrankung verlorengehen und die HRQoL einschränken. Auch die finanzielle Situation kann durch die Erkrankung massiv verschlechtert werden, was wiederum zu einer Verschlechterung der HRQoL führen kann. Neben den belastenden Aspekten und Unterstützungsbedürfnissen zeigte sich auch, woraus die Betroffenen Kraft schöpfen, und welche Möglichkeiten sie gefunden haben, um in ihrer Situation trotzdem zufrieden zu sein. *„Wenn man seine kleinen Ziele erreicht. Große Schritte, Träume sind schon lange weg."* Einige Äußerungen sind beispielhaft in Tabelle 1 zusammengefasst.

Während die meisten benannten Inhalte der Definitionen der Lebensqualität in den Items der Funktionsskalen des Kernfragebogens der EORTC zu finden sind, ist die Kategorie „Sinn finden" nur im ergänzenden Fragebogen für ältere Tumorpatienten (EORTC ELD 14) vertreten. Der Aspekt des „Versorgtseins" findet sich gar nicht in den Fragebögen der EORTC. Diese Äußerungen einer kleinen Gruppe von Patienten sind nicht repräsentativ, geben aber einen Einblick in das breite Spektrum der individuellen Definitionen und Schwerpunktsetzungen bezüglich der HRQoL. Sie lassen darauf schließen, dass ein standardisiertes Instrument, so ausführlich es auch sein mag, kaum umfassend und vollständig alle individuellen Aspekte der HRQoL abdecken kann. Der Fragende wird dies bei der Auswahl des Instrumentes berücksichtigen und einen Kompromiss zwischen Standardisierung, Zumutbarkeit bezüglich der Anzahl der Fragen und der Erfassung individuell persönlicher Aspekte finden müssen. Wenn ein Fragebogen für die klinische Anwendung eingesetzt wird, ist es wichtig, den Patienten zu erklären, dass die Ergebnisse die Grundlage für ein persönliches Gespräch bilden sollen. Patienten können eingeladen werden, nicht explizit abgefragte Aspekte, die ihnen eventuell bei der Bearbeitung der Fragen bewusst werden, im Gespräch zu thematisieren. Gleiches gilt für die Interpretation der individuellen Angaben zur wahrgenommenen Symptombelastung und zu Einschränkungen der Funktionalität. Wie zuvor erläutert wurde, werden diese durch diverse Wechselwirkungen und Zusammenhänge beeinflusst. Das heißt, dass z. B. die subjektiv schlechte Bewertung der HRQoL bei objektiv medizinisch unauffälligem Befund Gesprächsgrundlage sein sollte, um diese Bewertung zu verstehen und den Patienten entsprechend zu unterstützen.

Tabelle 1 Definitionen der Lebensqualität durch Tumorpatienten (n=71)

Benannte Themenbereiche	Äußerungen der Patienten
Gesundheit, Wohlbefinden Symptomfreiheit Symptomkontrolle	„Lebensqualität ist für mich Gesundheit", „Bewegungsfreiheit, Vitalität" „Keine Einschränkungen, dass ich essen kann, was ich möchte." „Dass es einem auch gut geht zu Hause, dass die Krankheit erträglich ist, z. B. völlig schmerzfrei durchs Leben gehen. Dies ist schon seit Jahren nicht mehr so"
Alltagsfunktionalität Teilhabe	„Bewältigung des Alltags" „Dass es so weiter geht, wie es vorher war, Gartenarbeiten, einkaufen gehen, unabhängig sein" „Dass ich meine Arbeit machen kann und mit der Familie Zeit zu verbringen" „Tagesabläufe wie gewohnt weiter zu machen, nicht im Bett liegen zu müssen" „Jeden Tag raus gehen, einkaufen, spazierengehen – geht nicht mehr, miserabel" „Dass es besser geht, dass ich nach Hause komme, einkaufen gehen, Schwätzchen machen" „Uneingeschränkt agieren können, dass ich das machen kann, worauf ich Lust habe" „Am öffentlichen Leben teilnehmen" „Keine Bettlägerigkeit (…) Keine externe Pflege" „langfristiges Planen"
Beziehungen (Familie und soziales Umfeld)	„Freude am Leben, Freunde, Umfeld, Familie" „Familie, will sie damit aber nicht belasten" „Teilhabe am Leben, Freunde, Bekannte, Verwandte treffen" „Dass es die Umgebung mitbekommt, wie es um mich steht"
Sinn finden	„Ich bin engagiert, ich werde gefragt, dass ich merke, dass meine Meinung wichtig ist, gebraucht werden" „Wenn man seine kleinen Ziele erreicht. Große Schritte, Träume sind schon lange weg" „Annehmbare Gesundheit, gute Partnerschaft, gemeinsame Ziele anvisieren und auch erreichen. Nicht alleine durchs Leben gehen. Nicht nur annehmen, sondern auch geben können"
Finanzielles Auskommen	„Allgemeiner Zustand wie man lebt, was man sich leisten kann, soziale Absicherung" „Das ich mir das leisten kann, was ich möchte"
Versorgt sein, sich ausruhen können	„Hier in der Klinik keine Sorgen, Essen, alle kümmern sich, sind freundlich"

3 Darstellung und Dokumentation der Ergebnisse

Für eine übersichtliche Darstellung der Ergebnisse sind die mittlerweile gut entwickelten und von Patienten aller Altersgruppen gut angenommenen Möglichkeiten der elektronischen Erfassung der HRQoL hilfreich (Stukenborg, Blackhall et al. 2014). Eine grafisch aufbereitete Zusammenfassung mehrerer Befragungszeitpunkte könnte zur Darstellung der gesundheitsbezogenen Lebensqualität über den Krankheitsverlauf genutzt werden. Abb. 1 zeigt beispielhaft Angaben zur krankheitsspezifischen HRQoL die mit dem Kernfragebogen der EORTC erhoben wurden. Die Ergebnisse sind nach Funktionsskalen und Symptomen aufbereitet und nach dem Ampelprinzip hinterlegt, sodass ersichtlich ist, in welchen Bereichen ein Patient Probleme angibt und wo nicht (im Beispiel aus Abb. 1 sind die soziale Funktion und Rollenfunktion reduziert, starke Belastung durch Appetitlosigkeit, Übelkeit und Erbrechen). Wie oben bereits ausgeführt, ersetzen diese Angaben nicht das Gespräch mit dem Patienten, können es aber leiten. Studien haben gezeigt, dass es Patienten leichter fällt, im Gespräch ihre Bedürfnisse zu artikulieren, wenn sie vorher einen Fragebogen zur Lebensqualität ausgefüllt haben, und dass Inhalte der gesundheitsbezogenen Lebensqualität im Gespräch häufiger thematisiert werden (Detmar, Muller et al. 2002; Velikova, Booth et al. 2004; Hilarius, Kloeg et al. 2008; Velikova, Awad et al. 2008; Velikova, Keding et al. 2010). Problembereiche, aber auch Bereiche, die keine Schwierigkeiten machen, können gezielt thematisiert werden.

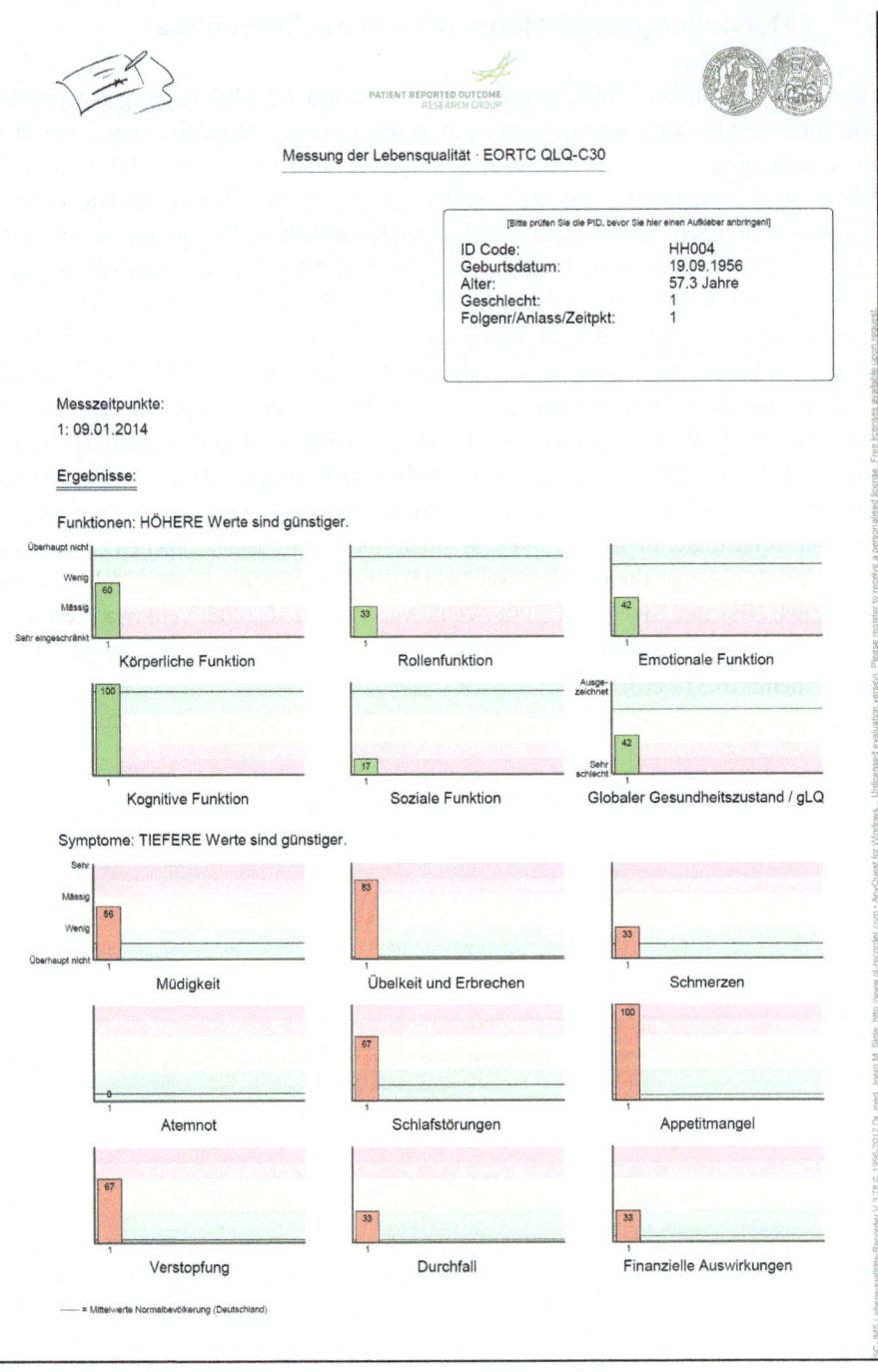

Abb. 1 Grafische Darstellung der Angaben zur gesundheitsbezogenen Lebensqualität erfasst mit dem EORT QLQ C 30 © bei der Autorin

3.1 Ergebnisse der patientenberichteten Lebensqualität als Indikator für Unterstützungs- bzw. Behandlungsbedarfe und Mittel zur Therapiesteuerung

Wenn die Ergebnisse der patientenberichteten Lebensqualität relevante Einschränkungen oder Verschlechterungen zeigen (Osoba 1999), kann dies auf konkrete Unterstützungs- bzw. Behandlungsbedarfe hinweisen. Um Patienten in diesen Fällen adäquat unterstützen zu können, sollten die entsprechenden Ressourcen und Behandlungspfade vorhanden sein. Eine kontrolliert-randomisierte Interventionsstudie der Universität Regensburg zeigt beispielhaft, wie die Erfassung patientenberichteter gesundheitsbezogener Lebensqualität in die Nachsorge von Krebspatienten eingebunden werden kann, wenn es gezielte entsprechende Behandlungsangebote gibt. In Vorarbeiten wurde eine komplexe Intervention entwickelt, die Angebote zu psychotherapeutischer Begleitung, Physiotherapie, Lymphdrainage, Sozialberatung, Schmerztherapie, Sport und Ernährungsberatung umfasst und Behandlungspfade definiert, wann diese Angebote zu verordnen sind. Im Rahmen der Studie wurde bei teilnehmenden Brustkrebspatientinnen zu definierten Messzeitpunkten in der Nachsorgezeit die HRQoL mittels des EORTC QLQ C 30 und mit dem ergänzenden Modul für Brustkrebs erhoben. Patientinnen der Interventionsgruppe, die Einschränkungen in Bereichen der Lebensqualität angaben, z. B. emotionale Funktionalität, körperliche Funktionalität oder Beeinträchtigungen des Körperbildes, wurden entsprechende medizinisch-therapeutische Behandlungen verordnet. Im Beobachtungszeitraum von sechs Monaten zeigten sich deutliche Verbesserungen der gesundheitsbezogenen Lebensqualität bei der Interventionsgruppe (Klinkhammer-Schalke, Koller et al. 2012). Diese Ergebnisse weisen darauf hin, dass konkrete, aus Angaben zur Lebensqualität abgeleitete Therapieempfehlungen und entsprechend gezielte Therapien die Lebensqualität von Patienten positiv beeinflussen können

3.2 HRQoL in der Klinik – inhaltliche und organisatorische Aspekte

Damit die Antworten der Patienten bezüglich ihrer Lebensqualität handlungsleitend sein können, sollten vor einer Implementierung in die klinische Routine Überlegungen zu folgenden inhaltlichen und strukturell-organisatorischen Punkten angestellt werden (vgl. auch Snyder, Aaronson et al. 2012; Hughes, Wu et al. 2012; Greenhalgh, Abhyankar et al. 2013):

- Ziel des Assessments, konkrete Fragestellungen
  - Zielgruppe (Welche Patienten sind nicht in der Lage, einen Fragebogen zur Lebensqualität auszufüllen?)
- Durchführung des Assessments
  - Verantwortlichkeit, Zeitpunkt, Art (Papier, Tablet)
  - Erklärung der Bedeutung der Fragen für die Patienten
- Dokumentation der Ergebnisse
- Interpretation des Assessments

- Interpretation der Angaben der Patienten (Wie kann nachgefragt werden, um die Antworten individuell einzuschätzen?)
- Cutt-off Werte
• Konsequenzen
  - Welche Pfade zur weiteren Diagnostik und Behandlung gibt es?
  - Was kann belasteten Patienten angeboten werden?
  - Wie kann im Gespräch und mit Maßnahmen auf die Antworten der Patienten reagiert werden?

3.3 Patientenberichtete Lebensqualität in der gemeinsamen Entscheidungsfindung

Um Angaben zur HRQoL in die gemeinsame Entscheidungsfindung einzubeziehen, muss geklärt werden, welche Bereiche für den Einzelnen aktuell von Bedeutung sind. Dazu ist der Ansatz, der mit dem Instrument Schedule for the Evaluation of Individual Quality of Life (SEIQoL) (Joyce, Hickey et al. 2003) umgesetzt wird, geeignet. Im Gegensatz zu standardisierten Instrumenten wie dem EORTC QLQ C 30 benennen und werten beim SEIQoL die Befragten selbst die Dimensionen der Lebensqualität, die aktuell für sie bedeutsam sind. Dieser Ansatz kann auch in der Onkologie hilfreich sein, um gemeinsame und tragfähige Entscheidungen zu erarbeiten. Nicht jeder Patient ist im gleichen Maß gewillt, Nebenwirkungen zu ertragen und jeder hat Bereiche, die ihm besonders wichtig sind. Um diese Einschätzung in die Entscheidungsfindung einzubeziehen, können Bereiche der HRQoL, die evtl. durch die Therapie beeinflusst werden, erklärt und die darauf bezogenen Behandlungserwartungen von den Patienten nach Wichtigkeit geordnet werden (Abb. 2) (Huebner, Rose et al. 2014).

Bedeutung	Bereich
Am wichtigsten	Schmerzfreiheit
	Alltägliche Aufgaben bewältigen
	Arbeitsfähigkeit
	...
	...
	...
Am unwichtigsten	

Abb. 2 Nach Hübner et al. 2014 ecc12095-sup-0oo1-si-Huebner_Appendix1

3.4 Wunsch und Wirklichkeit

Trotz Einsicht in die Bedeutung patientenberichteter Angaben gibt es neben dem Mangel an Ressourcen und geeigneten Weiterbildungen bei vielen Behandelnden noch ein gewisses Misstrauen bezüglich der Validität und Verlässlichkeit dieser Angaben. Die subjektive Einschätzung der Patienten als wahr anzunehmen und ergänzend zur eigenen Expertise für einen offenen Austausch in dem Streben nach gemeinsamen Entscheidungen zu nutzen, wird von vielen Behandelnden angesichts der vorherrschenden Zeitnot und mangelnder eigener Unterstützung z. B. durch Supervision als schwierig empfunden. Patientenberichtete Lebensqualität und diesbezügliche Präferenzen mit aller Konsequenz in Behandlungsplanung und Entscheidungsfindungsprozesse einzubeziehen, kann bedeuten, dass als medizinisch sinnvoll erachtete Behandlungsangebote infrage gestellt oder gar abgelehnt werden und erfordert eine Auseinandersetzung mit eigenen Werten ggf. auch der eigenen Lebensqualität.

4 Zusammenfassung und Ausblick

Trotz positiver Studienlage und zahlreichen internationalen Initiativen hat die Erfassung von patientenberichteter gesundheitsbezogener Lebensqualität noch keinen Platz im klinischen Alltag. Studien zeigen, dass die HRQoL durch Einbindung in die medizinische Behandlungsplanung und gezielte medizinisch-therapeutische Maßnahmen verbessert werden kann. Werte und Präferenzen der Patienten könnten strukturierter in die gemeinsame Entscheidungsfindung einbezogen werden. Eine Verlaufsdokumentation der gesundheitsbezogenen Lebensqualität könnte auf individueller wie auf Kohorten-Ebene Behandlungsbedarfe und -erfolge erfassen und einer Analyse zugänglich machen. Um eine Einbindung in die klinische Praxis mit einer Integration der gesundheitsbezogenen Lebensqualität in klinische Behandlungsleitlinien zu erreichen, fehlen jedoch noch prospektive Daten und Erkenntnisse dazu, welche konkreten Maßnahmen zu einer Verbesserung der gesundheitsbezogenen Lebensqualität beitragen können sowie weitere Daten zur Definition von klinisch relevanten Cutt-off Werten. Hierbei handelt es sich um Forschungsvorhaben, die, wie eingangs beschrieben, aufgrund der zahlreichen Einflussfaktoren und Wechselwirkungen methodisch sehr anspruchsvoll sind.

Literatur

Aaronson NK, Ahmedzai S, Bergman B, Bullinger M, Cull A, Duez N J, Filiberti A, Flechtner H, Fleishman SB, de Haes J C et al (1993) The European Organization for Research and Treatment of

Cancer QLQ-C30: a quality-of-life instrument for use in international clinical trials in oncology. J Natl Cancer Inst 85(5):365–376

Aristoteles (1969) Nikomachische Ethik. Reclam, Stuttgart

Barsevick AM, Cleeland CS et al (2010) ASCPRO recommendations for the assessment of fatigue as an outcome in clinical trials. J Pain Symptom Manage 39(6):1086–1099

Basch E, Iasonos A et al (2006) Patient versus clinician symptom reporting using the National Cancer Institute Common Terminology Criteria for Adverse Events: results of a questionnaire-based study. Lancet Oncol 7(11):903–909

Bennett AV, Jensen RE et al (2012) Electronic patient-reported outcome systems in oncology clinical practice. CA Cancer J Clin

Bennion AE, Molassiotis A (2013) Qualitative research into the symptom experiences of adult cancer patients after treatments: a systematic review and meta-synthesis. Support Care Cancer 21(1):9–25

Bullinger M, Quitmann J (2014) Quality of life as patient-reported outcomes: principles of assessment. Dialogues Clin Neurosci 16(2):137–145

Chen J, Ou L et al (2013) A systematic review of the impact of routine collection of patient reported outcome measures on patients, providers and health organisations in an oncologic setting. BMC Health Serv Res 13:211

Cleeland CS (2007) Symptom burden: multiple symptoms and their impact as patient-reported outcomes. J Natl Cancer Inst Monogr(37):16–21

Cleeland CS, Mendoza TR et al (2000) Assessing symptom distress in cancer patients: the M.D. Anderson Symptom Inventory. Cancer 89(7):1634–1646

Cleeland CS, Reyes-Gibby CC (2002) When is it justified to treat symptoms? Measuring symptom burden. Oncology (Williston Park) 16(9 Suppl 10):64–70

Cleeland CS, Sloan JA (2010) Assessing the Symptoms of Cancer Using Patient-Reported Outcomes (ASCPRO): searching for standards. J Pain Symptom Manage 39(6):1077–1085

Detmar SB, Muller MJ et al (2002) Health-related quality-of-life assessments and patient-physician communication: a randomized controlled trial. Jama 288(23):3027–3034

Dudgeon DS, King S et al (2012) Cancer Care Ontario's experience with implementation of routine physical and psychological symptom distress screening. Psychooncology 21(4):357–364

Efficace F, Bottomley A et al (2003) Beyond the development of health-related quality-of-life (HR-QOL) measures: a checklist for evaluating HRQOL outcomes in cancer clinical trials--does HRQOL evaluation in prostate cancer research inform clinical decision making? J Clin Oncol 21(18):3502–3511

Greenhalgh J (2009) The applications of PROs in clinical practice: what are they, do they work, and why? Qual Life Res 18(1):115–123

Greenhalgh J, Abhyankar P et al (2013) How do doctors refer to patient-reported outcome measures (PROMS) in oncology consultations? Qual Life Res 22(5):939–950

Gujral S, Conroy T, et al (2007) Assessing quality of life in patients with colorectal cancer: an update of the EORTC quality of life questionnaire. Eur J Cancer 43(10):1564–1573

Hilarius DL, Kloeg PH et al (2008) Use of health-related quality-of-life assessments in daily clinical oncology nursing practice: a community hospital-based intervention study. Cancer 113(3):628–637

Howell D, Mayo S et al (2012) Psychosocial health care needs assessment of adult cancer patients: a consensus-based guideline. Support Care Cancer

Huebner J, Rose C et al (2014) Integrating cancer patients' perspectives into treatment decisions and treatment evaluation using patient-reported outcomes – a concept paper. Eur J Cancer Care (Engl) 23(2):173–179

Hughes EF, Wu AW et al (2012) What can I do? Recommendations for responding to issues identified by patient-reported outcomes assessments used in clinical practice. J Support Oncol 10(4):143–148

Jacobsen R, Moldrup C et al (2009) Patient-related barriers to cancer pain management: a systematic exploratory review. Scand J Caring Sci 23(1):190–208

Joyce CR, Hickey A et al (2003) A theory-based method for the evaluation of individual quality of life: the SEIQoL. Qual Life Res 12(3):275–280

Klinkhammer-Schalke M, Koller M et al (2012) Direct improvement of quality of life using a tailored quality of life diagnosis and therapy pathway: randomised trial in 200 women with breast cancer. Br J Cancer 106(5):826–838

Kotronoulas G, Kearney N et al (2014) What is the value of the routine use of patient-reported outcome measures toward improvement of patient outcomes, processes of care, and health service outcomes in cancer care? A systematic review of controlled trials. J Clin Oncol 32(14):1480–1501

Kroenke K, Johns SA et al (2013) Somatic symptoms in cancer patients trajectory over 12 months and impact on functional status and disability. Support Care Cancer 21(3):765–773

Mitchell AJ, Lord K et al (2012) How feasible is implementation of distress screening by cancer clinicians in routine clinical care? Cancer 118(24):6260–6269

Muller R, Geyh S (2014) Lessons learned from different approaches towards classifying personal factors. Disabil Rehabil 26:1–9

Osoba, D., *Interpreting the meaningfulness of changes in health-related quality of life scores: lessons from studies in adults.* Int J Cancer Suppl, 1999. 12: p. 132-7.

Osoba D (2007) Translating the science of patient-reported outcomes assessment into clinical practice. J Natl Cancer Inst Monogr(37):5–11

Quinten C, Maringwa J et al (2011) Patient self-reports of symptoms and clinician ratings as predictors of overall cancer survival. J Natl Cancer Inst 103(24):1851–1858

Snyder CF, Aaronson NK et al (2012) Implementing patient-reported outcomes assessment in clinical practice: a review of the options and considerations. Qual Life Res 21(8):1305–1314

Snyder CF, Blackford AL et al (2011) Can patient-reported outcome measures identify cancer patients' most bothersome issues? J Clin Oncol 29(9):1216–1220

Snyder CF, Blackford AL et al (2010) Needs assessments can identify scores on HRQOL questionnaires that represent problems for patients: an illustration with the Supportive Care Needs Survey and the QLQ-C30. Qual Life Res 19(6):837–845

Snyder CF, Blackford AL et al (2013) Feasibility and value of PatientViewpoint: a web system for patient-reported outcomes assessment in clinical practice. Psychooncology 22(4):895–901

Stukenborg GJ, Blackhall L et al (2014) Cancer patient-reported outcomes assessment using wireless touch screen tablet computers. Qual Life Res 23(5):1603–1607

Takeuchi EE, Keding A et al (2011) Impact of patient-reported outcomes in oncology: a longitudinal analysis of patient-physician communication. J Clin Oncol 29(21):2910–2917

Velikova G, Awad N et al (2008) The clinical value of quality of life assessment in oncology practice – a qualitative study of patient and physician views. Psychooncology 17(7):690–698

Velikova G, Booth L et al (2004) Measuring quality of life in routine oncology practice improves communication and patient well-being: a randomized controlled trial. J Clin Oncol 22(4):714–724

Velikova G, Keding A et al (2010) Patients report improvements in continuity of care when quality of life assessments are used routinely in oncology practice: secondary outcomes of a randomised controlled trial. Eur J Cancer 46(13):2381–2388

Wheelwright S, Darlington AS et al (2013) International validation of the EORTC QLQ-ELD14 questionnaire for assessment of health-related quality of life elderly patients with cancer. Br J Cancer 109(4):852–858

Acknowledgement

Förderung der Studie PRO-ONKO: Wilhelm Roux Programm der Medizinischen Fakultät der Martin-Luther Universität Halle Wittenberg, aktive Kooperationspartner der Studie: Universitätsklinikum Halle Innere Medizin IV Hämatologie, Onkologie, PD Karin Jordan, Universitätsklinikum Halle, Klinik für Strahlentherapie Prof. Dirk Vordermark, Dipl. Psych. Michael Köhler, Universitätsklinik für Hämatologie und Onkologie, Otto-von-Guericke-Universität Magdeburg, Dipl. Psych. Daniela Merkel, Institut für Gesundheits- und Pflegewissenschaft, Medizinische Fakultät der Martin-Luther Universität Halle Wittenberg.

Lebensqualität als integraler Bestandteil der Therapieentscheidung
Darstellung am Beispiel alter Patienten

Regine Bölter, Antje Miksch und Katja Krug

Zusammenfassung

Wesentliche Therapieziele der Behandlung von alten Patienten bleiben Erhalt des Lebens sowie Erhalt der individuellen Lebensqualität mit Autonomie und gesellschaftlicher Teilhabe. Das nominelle Lebensalter ist kein geeignetes Kriterium für oder gegen eine Therapie. Angesichts häufig fehlender eindeutiger oder gar alleiniger Therapieoptionen werden Patienten und professionelle Akteure unter Unsicherheit entscheiden müssen. In einem transparenten Therapieentscheidungsprozess im Sinne der evidenzbasierten Medizin ist die individuelle Lebensqualität, mit Lebenszielen und Präferenzen des Patienten, integraler Bestandteil. Der krankheitsorientierte Ansatz sollte durch eine personenzentrierte Perspektive mit Einbezug der Auswirkungen der Krankheit auf die Funktionalität im Alltag ergänzt werden. Daher bleibt anzustreben, dass Patienten sich mehr mit ihren eigenen Vorstellungen von Lebensgestaltung auseinandersetzen, um ihre Präferenzen in Therapieentscheidungsprozesse einbringen zu können. Wünschenswert wäre es, die Auseinandersetzung der Ärzte und anderer Gesundheitsberufe mit weiteren Therapiezielen wie der Lebensqualität zu unterstützen. Ein sektorenübergreifender Austausch zwischen Generalisten (Hausärzten) und Spezialisten sowie ein interdisziplinärer Austausch zwischen Pflegenden bzw. Therapeuten, Sozialarbeitern und Ärzten bleiben für diese personenorientierte Versorgung notwendig.

1 Einleitung

Die demographische Entwicklung bringt eine der wesentlichsten gesellschaftlichen Herausforderungen für das 21. Jahrhundert mit sich. Das deutsche Gesundheitssystem steht dabei vor der Aufgabe, eine adäquate und bedarfsgerechte Versorgung älterer und alter, häufig chronisch kranker und multimorbider Patienten gewährleisten zu müssen. Ziel dieses Beitrages ist es, die Bedeutung der Lebensqualität des Patienten bei der Therapieentscheidung am Beispiel alter Patienten zu verdeutlichen.

Studienergebnisse zeigen, dass ein „inverses Verhältnis zwischen Lebensqualität und Multimorbidität einer älteren Person besteht" (Hodek et al. 2009). Wesentliche Therapieziele bleiben der Erhalt des Lebens sowie der Erhalt der individuellen Lebensqualität mit Autonomie und gesellschaftlicher Teilhabe. Neben den Outcomeparametern Morbidität und Mortalität bedarf es in Anbetracht dieser therapeutischen Ziele weiterer patientenrelevanter Outcomeparameter (Hodek et al. 2009), um auch in Studien für den älteren Menschen subjektiv relevante Aspekte adäquat berücksichtigen zu können.

Lebensqualität ist ein Outcomeparameter von hoher Relevanz für Patienten. Es gibt diverse Definitionen von Lebensqualität (Radoschewski 2000). Im Folgenden werden wir uns auf die WHO-Definition beziehen:

> „Lebensqualität ist die subjektive Wahrnehmung einer Person über ihre Stellung im Leben in Relation zur Kultur und den Wertesystemen, in denen sie lebt, und in Bezug auf ihre Ziele, Erwartungen, Standards und Anliegen." (Schumacher et al. 2003)

Die Definition spiegelt insbesondere die Verankerung des individuellen Patienten in seinem sozialen Kontext wider.

Im therapeutischen Prozess stehen Arzt und Patient immer wieder vor der Herausforderung, zwischen verschiedenen Behandlungsmöglichkeiten und therapeutischen Alternativen die für die jeweilige Situation bestmögliche zu wählen. Dieser Prozess sollte dabei einerseits aus medizinisch/wissenschaftlicher Perspektive adäquat sein, aber andererseits auch die subjektiven Vorstellungen des Patienten berücksichtigen. Goldstandard für Entscheidungen im medizinischen Kontext ist das Modell der evidenzbasierten Medizin (Sackett et al. 1996; Haynes et al. 2002; Deutsches Netzwerk Evidenzbasierte Medizin 2014). Die Lebensqualität ist in diesem Modell bereits integriert: Die Patientenpräferenzen berücksichtigen die Lebensziele des Patienten, seine Vorstellungen von Gesundheit, Krankheit, seine Erwartungen und Standards. Im Bereich der externen Evidenz kann die Lebensqualität bei den patientenrelevanten Outcomeparametern in Studien ebenfalls ihre Berücksichtigung finden.

Im weiteren Verlauf des Artikels werden Beispiele aufgeführt, die die Umsetzung der Integration der Lebensqualität in die Therapieentscheidung fördern können. So bleibt es anzustreben, dass Patienten sich mehr mit ihren eigenen Vorstellungen von Lebensgestaltung auseinandersetzen, um ihre Präferenzen in Therapieentscheidungsprozesse einbringen zu können. Wünschenswert wäre es, die Auseinandersetzung der Ärzte und anderer Gesundheitsberufe mit weiteren Therapiezielen wie der individuellen Lebensqualität zu unterstützen. Ziel ist es, den Patienten, und nicht die einzelne Erkrankung zu behandeln, dabei jedoch die Auswirkungen der Erkrankungen mit den funktionalen Einschränkungen im Alltag zu berücksichtigen, um die individuelle Lebensqualität zu erhalten.

Ein sektorenübergreifender interdisziplinärer Austausch zwischen Generalisten (Hausärzten) und Spezialisten sowie ein multiprofessioneller Austausch zwischen Pflegenden bzw. Therapeuten, Sozialarbeitern und Ärzten stellen für diese Versorgung eine elementare Voraussetzung dar, da alle Akteure eine unterschiedliche Perspektive auf den Patienten haben. Schließlich argumentieren wir, dass die synergistische Vereinigung dieser Perspektiven die Grundlage einer guten patientenorientierten Versorgung bildet.

2 Lebensqualität als Therapieziel bei älteren und alten Patienten

Erst langsam beginnen sich neue Ansätze zur Versorgung chronisch kranker und multimorbider Patienten wie zum Beispiel das Chronic Care Modell zu etablieren (Wagner et al. 1996; Wagner et al. 2001; Tsai et al. 2005; Wagner et al. 2005; Coleman et al. 2009).

Die gegenwärtige Struktur des deutschen Gesundheitssystems ist hauptsächlich auf die Behandlung akuter medizinischer Probleme ausgerichtet (Gerlach et al. 2006a; Gerlach et al. 2006b). Eine kontinuierliche und strukturierte medizinische Versorgung chronisch kranker Menschen ist bisher in Deutschland nicht flächendeckend umgesetzt (Gerlach et al. 2006a; Gerlach et al. 2006b; Gensichen und Donner-Banzhoff 2007).

Das Gesundheitssystem steht vor der Aufgabe, eine adäquate und bedarfsgerechte Versorgung dieser häufig älteren und alten Patienten zu gewährleisten (Scheidt-Nave et al. 2010). Nach Berechnungen der Weltgesundheitsorganisation werden 2020 etwa 60 Prozent der Weltbevölkerung von chronischen Krankheiten betroffen sein (Starfield et al. 2005; World Health Organization 2005; Sachverständigenrat zur Beurteilung der Entwicklung im Gesundheitswesen 2009). In den westlichen Industrienationen treten dabei besonders häufig Diabetes, Herzkreislauferkrankungen und Depressionen auf (Saß et al. 2010).

Chronische Erkrankungen und Multimorbidität, die häufig im Alter auftreten, wirken sich negativ auf die Lebensqualität, den subjektiven Gesundheitszustand sowie die körperliche Funktionsfähigkeit aus (Sachverständigenrat 2001; Miksch et al. 2009).

Die WHO beschäftigt sich ausführlich mit der Definition von Alter weltweit. Dabei spielen chronologische, funktionale und soziale Aspekte eine Rolle (World Health Organization 2014). So ist in Industrienationen der Eintritt ins Rentenalter für den Altersbegriff entscheidend. Die Deutsche Gesellschaft für Geriatrie sieht ihr Aufgabengebiet in der Behandlung alter Patientinnen und Patienten, die häufig älter als 65 Jahre und multimorbide sind. Die Mehrzahl der Patienten, die von geriatrischer Medizin profitiert, gehört der Altersgruppe der über 80-Jährigen an (Deutsche Gesellschaft für Geriatrie 2014).

Ärzte stehen bei dieser Patientengruppe vor komplexen Therapieentscheidungen. „Unterschiedliche Arten und Phasen von Kranksein und Behinderung stehen gleichzeitig nebeneinander. Außerdem gibt es immer zugleich gesunde Anteile und verbleibende oder erweiterungsfähige Potenziale selbstkompetenten Handelns" (Steinhagen-Thiessen und Bochelt 1996). Die Aufgaben der Ärzte und anderer Gesundheitsberufe verlagern sich besonders in dieser Patientengruppe von der kurativen Behandlung zur kontinuierlichen, dauerhaften Begleitung und zur symptomatischen Behandlung von Krankheitsleid.

Aktuell wird die Lebenserwartung häufig als alleiniges Kriterium einer Therapieentscheidung zugrunde gelegt. Die noch verbleibende Lebenszeit ist in der bezüglich ihres Gesundheitszustandes sehr heterogenen Gruppe der geriatrischen Patienten alleine kein gutes Entscheidungskriterium für oder gegen eine Behandlung. Therapieindikationen allein wegen des nominellen Alters zu treffen, kann zu einer Unterversorgung beispielsweise in der onkologischen Therapie führen. Außerdem kann bei fehlender Berücksichtigung der Multimorbidität und der Lebenserwartung des alten Patienten eine Überversorgung stattfinden.

In Anbetracht der komplexen Lebenssituation sind zusätzliche Therapieziele für die Bewertung von Therapievorschlägen notwendig. Die Betrachtung der Lebensqualität erweitert die Bewertungsmaßstäbe in Anbetracht der begrenzten absoluten Lebenserwartung des alten und hochbetagten multimorbiden Patienten um wesentliche Aspekte (Walker 2004; Low und Molzahn 2007).

Studien zeigen, dass eine hohe Lebensqualität im Alter aus Sicht der Patienten durch den Erhalt der Autonomie, der Mobilität sowie der gesellschaftlichen Teilhabe gekennzeichnet ist. Zusätzlich wird die Lebensqualität bei ausreichender sozialer Unterstützung und dem individuell als sinnhaft erlebten Leben positiv beurteilt (Walker 2004).

Die Berücksichtigung patientenrelevanter Outcomeparameter wie der Lebensqualität und dafür vorhandene validierte Messinstrumente werden dringend als Basis für eine gelingende partizipative Entscheidungsfindung im Sinne des „shared decision making" benötigt (Loh et al. 2007; Hermann et al. 2014). In der idealtypischen Umsetzung könnte dies im Sinne der evidenzbasierten Medizin wie im Folgenden beschrieben aussehen.

3 Lebensqualität im Modell der evidenzbasierten Medizin

Als Einstieg stellen wir in diesem Kapitel das Modell der evidenzbasierten Medizin (EbM) dar, das Inhalte für eine Entscheidungsfindung im medizinischen Bereich beschreibt.

Die Definition der EbM lautet: „EbM ist der gewissenhafte, ausdrückliche und vernünftige Gebrauch der gegenwärtig besten externen, wissenschaftlichen Evidenz für Entscheidungen in der medizinischen Versorgung individueller Patienten. Die Praxis der EbM bedeutet die Integration individueller klinischer Expertise mit der bestverfügbaren externen Evidenz aus systematischer Forschung". (Das Deutsche Cochrane Zentrum 2014)

Die Graphik (Abb. 1) soll das EbM-Modell veranschaulichen. Die Therapieentscheidung im Sinne der EbM integriert den medizinisch-klinischen Befund, die Patientenperspektive, wissenschaftliche Forschungsergebnisse und die klinische Expertise des behandelnden Arztes (Sackett et al. 1996; Haynes et al. 2002; Bölter et al. 2010). Lebensqualität mit den Patientenpräferenzen, mit individuellen Lebenszielen, wird dadurch integraler Bestandteil der Therapieentscheidung. Unser besonderes Augenmerk gilt der obligaten Einbindung der Patienten mit ihrer individuellen Krankheitsverarbeitung und ihren Präferenzen im Leben.

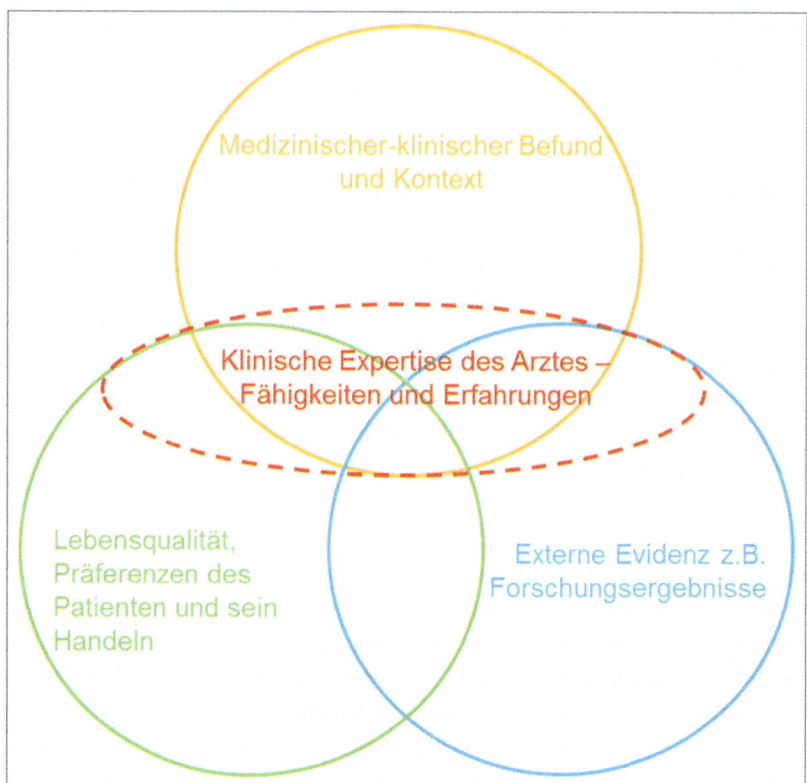

Abb. 1 Modell der evidenzbasierten Medizin

Quelle: nach Haynes et al. (2002)

3.1 Präferenzen des Patienten als Teil der individuellen Lebensqualität

Präferenzen und Handeln des Patienten sind zentraler Bestandteil von Therapieentscheidungen. Rechtlich ist es der Patient, der entscheidet. Es geht um seine Gesundheit, um seine körperlichen Einschränkungen, es geht um sein Leben und Weiterleben mit seinen Krankheiten und auf diese Weise um Teile seiner gesundheitsbezogenen Lebensqualität. Multimorbide Patienten leiden an mehreren Erkrankungen gleichzeitig. Das subjektive Befinden eines Patienten ist häufig abweichend vom klinisch objektiven Befund. Eine plurale Gesellschaft fordert auch medizinische Entscheidungen auf Basis des individuellen Wertesystems der Patienten (Marckmann 2010; Bölter 2012). So können Therapien eine Erkrankung positiv beeinflussen, eine andere Erkrankung dagegen verschlechtern. Die Therapiefolgen der Behandlung sind für das Individuum schwer absehbar, da für diese vielschichtigen Entscheidungssituationen keine oder wenig externe Evidenz vorliegt oder diese uneindeutig ist. In Anbetracht der chronischen Erkrankungen sind auch psycho-soziale Ressourcen und individuelle Copingstrategien im Behandlungsprozess wichtig. Damit Selbstwirksamkeit und Compliance gelingen können, ist es wichtig, dass dieses subjektive Empfinden mit dem Ziel, Lebensqualität zu erhalten und zu fördern, einbezogen wird.

3.2 Medizinisch-klinischer Befund und Kontext des Patienten

Es liegt bei den alten chronisch kranken und multimorbiden Patienten häufig eine lange Krankheitsgeschichte mit Vorerkrankungen, Residuen und Risikofaktoren für weitere Behandlungen vor. Damit eine Therapie langfristig und nachhaltig wirksam ist, ist es maßgeblich, den Lebenskontext, das familiäre bzw. soziale Umfeld etc. einzubeziehen. Die Therapieentscheidungen können Auswirkungen, wie z. B. langfristige Pflegebedürftigkeit, als Krankheits- und/oder Therapiefolge auf das soziale Umfeld haben. Menschen sind soziale Wesen und entscheiden bestenfalls selbstbestimmt. Patienten entscheiden nicht unabhängig von ihrer sozialen (z. B. familiären) und kulturellen Einbettung sowie biographischen Lebenserfahrung. Entscheidungsprozesse werden bei Patienten, die gleichzeitig an mehreren Krankheiten leiden, schwieriger (Marengoni et al. 2009; Valderas et al. 2009).

Schwere Krankheiten können zusätzlich die Entscheidungsfähigkeit der Patienten beeinträchtigen oder aufheben. Entscheidungen müssen dann von ihren gesetzlichen Stellvertretern (Vorsorgebevollmächtigte, Betreuer) an ihrer Stelle und in ihrem Sinne getroffen werden. Die gesetzlichen Stellvertreter haben die Aufgabe, den Willen des Patienten umzusetzen, der beispielsweise in einer Patientenverfügung schriftlich festgehalten wurde, bzw. den mutmaßlichen Willen des Patienten zu ermitteln und danach zu handeln.

3.3 Externe Evidenz

Als Grundlage für eine Therapieentscheidung sollten Informationen über das Für und Wider einer Therapie zur Verfügung stehen (Bölter 2012).

In den Entscheidungsprozess sollten wissenschaftliche Forschungsergebnisse zum aktuellen Krankheitsgeschehen mit einbezogen werden. Dabei sollten Veröffentlichungen des bestverfügbaren Evidenzgrades (Deutsches Netzwerk Evidenzbasierte Medizin 2014) berücksichtigt werden. Als höchster wissenschaftlicher Level gelten randomisiert kontrollierte Studien. Komprimierte Zusammenfassungen von wissenschaftlichen Erkenntnissen (externe Evidenz) zu bestimmten Krankheitsbildern sind Leitlinien medizinischer Fachgesellschaften.

Studien oder Leitlinien geben Kenntnisse über Risiken und Chancen von Therapien als Wahrscheinlichkeiten für das eine oder andere Therapieergebnis an. Studiendaten zu Therapien bei älteren und alten multimorbiden Patienten liegen aktuell nur in geringer Zahl vor. Vermehrt werden Studien mit patientenrelevanten Outcomeparametern wie Lebensqualität benötigt. Wesentlich bleibt es – unter Berücksichtigung der wissenschaftlichen Evidenz – den Entscheidungsprozess nachvollziehbar zu gestalten, um nicht dem Verdacht der Beliebigkeit ausgesetzt zu werden.

3.4 Arzt mit klinischer Expertise und persönlicher Erfahrung – integrative Therapieentscheidung mit dem Patienten

Ein patientenzentriertes ärztliches Gespräch über unterschiedliche Therapieoptionen mit den vorhersehbaren Folgen soll dem Patienten ermöglichen, eine selbstbestimmte Therapieentscheidung zu treffen. Handeln, Tun und Unterlassen, benötigt im Kontext der ärztlichen Behandlung eine nachvollziehbare Begründung. Diagnostizieren, Operieren oder medikamentöse Therapie sind nicht zutreffender als ein im Hinblick auf ein Therapieziel begründeter Verzicht (Wagner et al. 2005; Starfield 2009; Taylor 2009; Kühlein et al. 2013). Die Person des Arztes und die jeweilige ärztliche Expertise fließen in den Entscheidungsprozess mit ein. Bei multimorbiden Patienten sind die Folgen der Therapieoptionen häufig nicht klar vorhersehbar. Die Ergebnisse von Studien (externe Evidenz) müssen für die individuelle Therapieentscheidung auf Relevanz geprüft werden (Boyd et al. 2005). Eine vertrauensvolle Beziehung zwischen Patient und behandelndem Arzt ermöglicht eine Entscheidung in dieser Situation, die von Unsicherheit über das Therapieergebnis (Outcome) geprägt ist. Im Rahmen der Versorgung älterer und alter Patienten wird eine gute Therapieentscheidung zwischen Arzt und Patient in einem diskursiven Ringen stattfinden müssen (Marckmann 2010).

Mehrere chronische Krankheiten und körperliche Einschränkungen, wie sie bei alten multimorbiden Patienten häufig vorkommen, erschweren eindeutige Entscheidungen für eine mögliche Therapieoption. Aus dieser Konstellation ergeben sich oft Unsicherheit und Angst, die zu Ambivalenz führen können. Diese Ambivalenz zeigt sich besonders deutlich bei Therapieentscheidungen, die gravierende Folgen im weiteren Leben haben. Ein Beispiel kann diese Ambivalenz verdeutlichen: Die meisten Patienten möchten trotz bereits bestehender schwerer Erkrankung und Behinderung weiterleben. Weiterleben beinhaltet für die Meisten Mobilität, kognitive Leistungsfähigkeit und weitestgehende Selbstbestimmung. Die Möglichkeit einer geistigen Einschränkung und der Immobilität mit Schwerstpflegebedürftigkeit nach einer Therapie führt zu Spannungen. Die antizipierte Lebensqualität nach einer möglichen Therapie soll daher in den gemeinsamen Entscheidungsprozess mit einfließen. Dafür müssen geeignete für den Patienten nachvollziehbare Messkriterien zur Verfügung stehen.

4 Barrieren für die Integration der Lebensqualität in den Therapieentscheidungsprozess

Die Umsetzung dieses komplexen Therapieentscheidungsprozesses wird in den vorgegebenen Rahmenbedingungen des Gesundheitssystems immer schwerer. Medizinische Versorgung wird zunehmend fragmentiert und spezialisiert. Die Liegezeiten im Krankenhaus sind deutlich kürzer als noch vor 20 Jahren. Die verdichtete und ökonomisierte Arbeitswelt im Gesundheitswesen lässt u. a. für die Bewertung der externen Evidenz für den individuellen Patienten und die Einbindung der Patienten mit ihren Patientenpräferenzen wenig Raum

(Marckmann und in der Schmitten 2014). Die Lebenswirklichkeit der Patienten mit deren sozialer Einbindung und die Präferenzen des Patienten sind dem Personal in Krankenhäusern oder Spezialpraxen in Anbetracht der kurzen und/oder seltenen Kontaktzeiten sowie der kurzen Verweildauer von durchschnittlich 7,5 Tagen im Krankenhaus (Statistisches Bundesamt 2013) häufig wenig bekannt. Eine Therapieentscheidung im Sinne der EbM – mit shared decision-making – benötigt Zeit und eine tragfähige Arzt-Patienten-Beziehung, um unterschiedliche Therapieoptionen mit fehlender oder uneindeutiger externer Evidenz zu besprechen und die beschriebene Ambivalenz der Patienten auszuhalten und dann eine gemeinsame Therapieentscheidung zu fällen. Trotz vieler Forderungen nach Einbezug der Lebensqualität in die Versorgung sind die notwendigen Rahmenbedingungen für die Integration der Lebensqualität in die Versorgung nur in ausgewählten Bereichen vorhanden, wie zum Beispiel in der Palliativmedizin mit erweitertem Personalschlüssel und einem interdisziplinären Team.

5 Ansätze zur Verbesserung der Integration der Lebensqualität in die Therapieentscheidungen

5.1 Förderung selbstbestimmten Handelns der Patienten

Selbstbestimmung und (Mit-)Verantwortung für Therapieentscheidungen können Patienten nur wahrnehmen, wenn sie genug Zeit für Reflexion erhalten und zur Übernahme ihrer Eigenverantwortung befähigt wurden. Patienten benötigen dafür Informationen und Beratung zu ihrer Gesundheit und zur aktuellen Krankheit mit Therapieoptionen, um ihre Rolle bei Therapieentscheidungen im Sinne des shared decision-making wahrnehmen zu können. Eine Chance, Lebensqualität in die Therapieentscheidung zu integrieren, wäre die Erfassung der individuellen Lebensqualität im Vorfeld akuter Erkrankungen oder Verschlechterungen bestehender Erkrankungen. Beispielsweise könnten Hausärzte im Behandlungsverlauf systematisch die Präferenzen des Patienten mit Lebenszielen und Vorstellungen vom weiteren Leben erfassen. Der Hausarzt als Generalist und im Idealfall Koordinator der Versorgung mit einer Langzeitperspektive hat die Möglichkeit, langfristig und wiederholt die Lebensqualität im persönlichen Gespräch oder auch durch Instrumente wie den SF-36 oder den EQ-5D zu erheben. In Hinblick auf ein weitgehend selbstbestimmtes Leben und Lebensende gehören auch die Beratung bezüglich einer Patientenverfügung und deren Erarbeitung dazu. Ebenfalls könnte die Erhebung der Lebensqualität und die Förderung der Selbstbestimmung in neuere und umfangreiche Vorsorgeplanungen wie dem „Advance care planning" integriert werden (Hayhoe und Howe 2011; Canadian Hospice Palliative Care Association CHPCA inc. 2014). Ein Ziel zur Realisierung müsste es sein, Gespräche im Sinne des „Advance Care Planning" für den Arzt als Beratungsleistung im Leistungskatalog der Gesetzlichen Krankenkassen zu berücksichtigen, damit eine adäquate Honorierung möglich wird. Eine nicht vorhandene oder von Ärzten als unzureichend erlebte Vergütung stellt andernfalls eine deutliche Barriere für die Implementierung von Beratung und partizipativer Entscheidung dar (Pruefer et al. 2013).

5.2 Schulung der Akteure in evidenzbasierter Medizin und Aufklärung über die Bedeutung der Lebensqualität in diesem Modell

Ziel der Schulung sollte es sein, den unterschiedlichen Akteuren (z. B. Ärzten, Pflegenden, Therapeuten, Sozialarbeitern, usw.) die Bedeutung der Lebensqualität für Therapieentscheidungen chronisch kranker multimorbider und alter Patienten bewusst zu machen. Es gibt wenige hochrangige Studien, die diese Patienten einschließen. Das führt dazu, dass es kaum hochrangige externe Evidenz als Entscheidungshilfe im Sinne der EbM gibt. Wie bereits erwähnt, werden eindeutige Therapieempfehlungen durch diese unzureichend vorhandene Evidenz erschwert. Die Akteure sollen daher darin geschult werden, sich mit den daraus folgenden Unsicherheiten bei der Therapieentscheidung auseinanderzusetzen.

Neben Überleben und Lebenszeit sind die individuelle Lebensqualität und Reduktion von Krankheitsleid als wesentliche Zielkriterien von Therapien daher zu berücksichtigen. Die persönlichen Präferenzen der Patienten helfen den Akteuren, die individuelle Lebensqualität des Patienten in die Therapieentscheidung zu integrieren. Ziel der Schulung ist es, den Fokus von der einzelnen Erkrankung auf den ganzen Menschen mit den individuellen Auswirkungen der Erkrankungen auf seine funktionalen Möglichkeiten und sein soziales Leben zu verlegen (Starfield 2009; Deutsche Gesellschaft für Allgemeinmedizin und Familienmedizin 2011). Inhalt der Schulung bleibt zusätzlich der Umgang mit Ambivalenzen der Patienten, insbesondere bei Therapieentscheidungen am Lebensende. Außerdem sollen mögliche ethische Konflikte thematisiert und der Umgang mit einhergehenden Spannungen erarbeitet werden.

Multiprofessionelle Teams werden zunehmend in Entscheidungsprozesse mit einbezogen. Kompetenzen in interdisziplinärer und multiprofessioneller Kommunikation (Mahler et al. 2012) sollen daher erarbeitet werden. Neben einer Berücksichtigung der individuellen Situation und der Präferenzen des Patienten entsteht dabei die Grundlage einer strukturierten und systematischen Implementierung der EbM.

5.3 Sektorenübergreifender Austausch zwischen Generalist und Spezialisten

90 Prozent der Bevölkerung und 96 Prozent der Menschen mit chronischen Erkrankungen haben einen Hausarzt (van den Bussche et al. 2007). Patienten haben zu ihrem Hausarzt häufig eine langjährige, vertrauensvolle Arzt-Patienten-Beziehung. Als Generalist hat er idealerweise Kenntnisse über den Patienten, seine Krankheitsgeschichte, seinen sozialen Kontext sowie seine Art der Krankheitsverarbeitung über die so genannte erlebte Anamnese. Erlebte Anamnese bedeutet für den Hausarzt „(…) eine Sammlung von Information

durch mit dem Patienten erlebte Geschichten von Krankheit und Gesundheit" (Fischer und Abholz 2012). Idealtypisch hat der Hausarzt Kenntnisse über Vorerkrankungen der Patienten und deren funktionale Beeinträchtigungen. Wünschenswert wären, wie oben erwähnt, hausärztliche Kenntnisse der Versorgung auch außerhalb der hausärztlichen Praxis oder sogar die explizite Erfassung der Patientenpräferenzen und Lebensziele. Im Folgenden werden drei Möglichkeiten der Umsetzung beispielhaft verdeutlicht.

5.3.1 Institutionalisierter telefonischer Kontakt

Therapieentscheidungen im stationären Setting könnten über den Austausch zwischen Hausarzt und den behandelnden Fachspezialisten um Kenntnisse der Lebensqualität ergänzt werden. Ziel ist, dass der vertraute Arzt des Patienten sich mit dem behandelnden Fachspezialisten des Krankenhauses, z. B. dem behandelnden Oberarzt einer Krankenhausabteilung, über schwierige Therapieentscheidungen austauscht. Ärzte sowie Pflegende in Krankenhäusern und Spezialpraxen haben, wie erwähnt, häufig nur kurze und seltene Kontakte mit den Patienten, meist in akuten Krankheitssituationen; außerdem kennen sie das Lebensumfeld der Patienten kaum bzw. nur unzureichend. Der Hausarzt hätte in einem Gespräch die Möglichkeit, seine Kenntnisse aus der Langzeitbetreuung mit einzubringen. Damit der Kontakt zwischen Generalist und Spezialist regelhaft erfolgt, wäre es sinnvoll, diese Kommunikation institutionell zu implementieren, beispielsweise durch einen telefonischen Kontakt am zweiten stationären Tag.

5.3.2 Kontinuierliche Behandlung

Die Lebensqualität des Patienten kann im Rahmen der bio-psycho-sozialen Versorgung durch eine kontinuierliche Behandlung, die durch Beteiligung des Hausarztes ermöglicht wird, unterstützt werden. Für schwierige Therapieentscheidungen könnte die klinische Perspektive um die ambulante Sichtweise entscheidend ergänzt werden. Hypothetisch und idealtypisch wäre bei ausgewählten Patienten zum Beispiel eine Oberarztvisite am Mittwochnachmittag mit dem Hausarzt zu erwägen. Technisch wäre ggf. auch eine Visite per Skype denkbar. Eine solche strukturell verankerte sektorenübergreifende Kommunikation würde es ermöglichen, die aktuelle Situation im Krankenhaus um die Perspektive der Lebensrealität außerhalb zu ergänzen und bereits vor dem Treffen von therapeutischen Entscheidungen eine spätere Realisierung im individuellen Lebenskontext zu diskutieren.

5.3.3 Stationäre hausärztliche Belegbetten für Allgemeinmedizin

Auf einer Station für Allgemeinmedizin mit mehreren Hausärzten als Belegärzten im Krankenhaus könnte die kontinuierliche ärztliche Behandlung erhalten bleiben.

Die professionelle Pflege ermöglicht eine engere Patientenbeobachtung und Überwachung. Eine Krankenbeobachtung ist bei Alleinlebenden oder bei Patienten mit betagten Angehörigen in der ambulanten häuslichen Umgebung oft nicht in der Qualität und dem nötigen Umfang zu gewährleisten. Eine stationäre Behandlung wird nötig, jedoch in Anbetracht der Multimorbidität nicht zwingend die einer spezifischen Fachabteilung.

Für den Patienten und die Angehörigen bleibt auf der Station für Allgemeinmedizin der vertraute Arzt zuständig. Der Hausarzt kann auf die erlebte Anamnese des Patienten mit sozialem, aber auch medizinischem Kontext für seine Therapieentscheidungen zurückgreifen. Die Nutzung der Einrichtungen des Krankenhauses würde neben der Diagnostik die umfassende Versorgung erweitern, beispielsweise könnte der Sozialarbeiter zur weiteren ambulanten Versorgung hinzugezogen werden. Konsilien mit Spezialisten der Fachabteilungen könnten eine interdisziplinäre Behandlung ermöglichen. Einige Aspekte dieses Versorgungsmodells wurden zum Beispiel bei der interdisziplinären Notfall- und Kurzlieger-Aufnahmestation des Albertinen-Krankenhauses in Hamburg zur Versorgung älterer Notfallpatienten (Groening et al. 2013) berücksichtigt.

6 Ausblick/Schlussfolgerung

Wesentliche Therapieziele sollten Erhalt des Lebens sowie Erhalt der Lebensqualität mit Autonomie und gesellschaftlicher Teilhabe bleiben. Die individuelle Lebensqualität muss daher eine gleichberechtigte Größe im Rahmen des Therapieentscheidungsprozesses werden. Auch ältere und alte chronisch kranke sowie multimorbide Patienten haben Anspruch auf eine medizinisch adäquate Versorgung. Das nominelle Lebensalter ist kein geeignetes Kriterium für oder gegen eine Therapie. Angesichts fehlender eindeutiger oder gar alleiniger Therapieoptionen werden Patienten und professionelle Akteure unter Unsicherheit entscheiden müssen. Die Therapieentscheidung sollte im Sinne der beschriebenen EbM erfolgen. In einem transparenten Therapieentscheidungsprozess sollte der krankheitsorientierte Ansatz um eine personenzentrierte Perspektive unter Einbezug der Auswirkungen der Krankheit auf die Funktionalität im Alltag, der individuellen Lebensqualität, Lebensziele und Präferenzen des Patienten ergänzt werden. Daher bleibt anzustreben, dass Patienten sich mehr mit ihren eigenen Vorstellungen von Lebensgestaltung auseinandersetzen, um ihre Präferenzen in Therapieentscheidungsprozesse einbringen zu können. Wünschenswert wäre es, die Auseinandersetzung der Ärzte und anderer Gesundheitsberufe mit weiteren Therapiezielen wie der Lebensqualität zu unterstützen. Die Notwendigkeit eines sektorenübergreifenden Austauschs zwischen Generalisten (Hausärzten) und Spezialisten sowie eines interdisziplinären Austauschs zwischen Pflegenden bzw. Therapeuten, Sozialarbeitern und Ärzten bleibt für diese personenorientierte Versorgung bestehen. Für die Realisierung dieses Therapieentscheidungsprozesses bedarf es einer Abbildung sowohl im Zeitbudget der Akteure wie auch in der Vergütung.

Literatur

Bölter R, Kühlein T, Ose D, Götz K, Freund T, Szecsenyi J, Miksch A (2010) Barrieren der Hausärzte gegen Evidenzbasierte Medizin – ein Verständnisproblem? Eine qualitative Studie mit Hausärzten. Z Evid Fortbild Qual Gesundhwes 104(8–9):661–666

Bölter, R (2012) Implementierung des Chronic Care Modells in die Hausarztpraxis am Beispiel der Hüft- und Kniegelenksarthrose, Chancen und Barrieren aus Sicht von Hausärzten und Medizinischen Fachangestellten. Eine qualitative Studie. Doktorarbeit, Heidelberg

Boyd CM, Darer J, Boult C, Fried LP, Boult L, Wu AW (2005) Clinical practice guidelines and quality of care for older patients with multiple comorbid diseases: implications for pay for performance. JAMA 294(6):716–724

Canadian Hospice Palliative Care Association CHPCA inc. (2014) Advance care planning. Stand 04.09.2014, URL: http://www.advancecareplanning.ca/about-advance-care-planning.aspx

Coleman K, Austin BT, Brach C, Wagner EH (2009) Evidence on the Chronic Care Model in the new millennium. Health Aff (Millwood) 28(1):75–85

Das Deutsche Cochrane Zentrum. (2014) Evidenzbasierte Medizin. Stand 16.12.2014, URL: http://www.cochrane.de/de/ebm

Deutsche Gesellschaft für Allgemeinmedizin und Familienmedizin. (2011) Allgemeinmedizin – spezialisiert auf den ganzen Menschen, Positionen zur Zukunft der Allgemeinmedizin und der hausärztlichen Praxis, URL: http://www.degam.de/files/Inhalte/Degam-Inhalte/Ueber_uns/Positionspapiere/DEGAM_Zukunftspositionen.pdf

Deutsche Gesellschaft für Geriatrie. (2014) Was ist Geriatrie? Stand 16.12.2014, URL: http://www.dggeriatrie.de/nachwuchs/91-was-ist-geriatrie.html

Deutsches Netzwerk Evidenzbasierte Medizin. (2014) Evidenzklassen. Stand 23.09.2014, URL: http://www.ebm-netzwerk.de/was-ist-ebm/images/evidenzklassen.jpg/view

Fischer T, Abholz H-H (2012) Anamnese, körperliche Untersuchung und Dokumentation. In: Kochen MM, Allgemeinmedizin und Familienmedizin. Stuttgart, Thieme, S 21–29

Gensichen J, Donner-Banzhoff N (2007) Betreuung von Menschen mit chronischen Krankheiten. Deutsche Gesellschaft für Allgemein- und Familienmedizin e.V. Positionspapier. Z Allg Med 83:316–320

Gerlach F, Beyer M, Muth C, Saal K, Gensichen J (2006a) Neue Perspektiven in der allgemeinmedizinischen Versorgung chronisch Kranker. Wider die Dominanz des Dringlichen. Teil 1: Chronische Erkrankungen als Herausforderung für die hausärztliche Versorgungspraxis. Z Evid Fortbildung Qual Gesundheitswes 100:335–343

Gerlach F, Beyer M, Saal K, Saal S, Gensichen J (2006b) Neue Perspektiven in der allgemeinmedizinischen Versorgung chronisch Kranker. Wider die Dominanz des Dringlichen. Teil 2: Chronic Care-Modell und Casemanagement als Grundlage einer zukünftigen Versorgung. Z Evid Fortbild Qual Gesundhwes 100:345–352

Groening M, Schwarz S, Lock G (2013) Hightouch statt Hightech. Deutsches Ärzteblatt 10:262–265

Hayhoe B, Howe A (2011) Advance care planning under the Mental Capacity Act 2005 in primary care. Br J Gen Pract 61(589):e537–e541

Haynes RB, Devereaux PJ, Guyatt GH (2002) Clinical expertise in the era of evidence-based medicine and patient choice. ACP J Club 136(2):A11–A14

Hermann K, Kraus K, Herrmann K, Joos S (2014) A brief patient-reported outcome instrument for primary care: German translation and validation of the Measure Yourself Medical Outcome Profile (MYMOP). Health and Quality of Life Outcomes:12:112

Hodek JM, Ruhe A, Greiner W (2009) Gesundheitsbezogene Lebensqualität bei Multimorbidität im Alter. Bundesgesundheitsblatt Gesundheitsforschung Gesundheitsschutz 52(12):1188–1201

Kühlein T, Freund T, Joos S (2013) Von der Kunst des Weglassens. Deutsches Ärzteblatt 110(48):2312–2314

Loh A, Simon D, Bieber C, Eich W, Harter M (2007) Patient and citizen participation in German health care--current state and future perspectives. Z Arztl Fortbild Qualitatssich 101(4):229–235

Low G, Molzahn AE (2007) Predictors of quality of life in old age: a cross-validation study. Res Nurs Health 30(2):141–150

Mahler C, Karstens S, Roos M, Szecsenyi J (2012) Interprofessionelle Ausbildung für eine patientenzentrierte Versorgung der Zukunft. Die Entwicklung eines Kompetenzprofils für den Bachelor-Studiengang Interprofessionelle Gesundheitsversorgung. Z Evid Fortbild Qual Gesundhwes 106(7):523–532

Marckmann G (2010) Präventionsmaßnahmen im Spannungsfeld zwischen individueller Autonomie und Allgemeinwohl. Ethik Med 22:207–220

Marckmann G, in der Schmitten J (2014) Kostenbewusste ärztliche Entscheidungen, Normative Orientierung im Spannungsfeld zwischen Ethik und Ökonomie. Der Unfallchirurg 117:406–412

Marengoni A, Rizzuto D, Wang HX, Winblad B, Fratiglioni L (2009) Patterns of chronic multimorbidity in the elderly population. J Am Geriatr Soc 57(2):225–230

Miksch A, Hermann K, Rölz A, Joos S, Szecsenyi J, Ose D, Rosemann T (2009) Additional impact of concomitant hypertension and osteoarthritis on quality of life among patients with type 2 diabetes in primary care in Germany – a cross-sectional survey. Health and Quality of Life Outcomes. 7: 19

Pruefer F, Joos S, Miksch A (2013) What do resource-oriented approaches mean to general practitioners and how can they be facilitated in primary care? A qualitative study. Evid Based Complement Alternat Med doi:10.1155/2013/187641

Radoschewski M (2000) Gesundheitsbezogene Lebensqualität – Konzepte und Maße. Bundesgesundheitsblatt Gesundheitsforschung Gesundheitsschutz 43(3):165–189

Sachverständigenrat für die Konzertierte Aktion im Gesundheitswesen (2001). Versorgung chronisch Kranker. In. Bedarfsgerechtigkeit und Wirtschaftlichkeit, Band III: Über-, Unter- und Fehlversorgung. Stand 14.01.2014, URL: http://www.svr-gesundheit.de/index.php?id=309

Sachverständigenrat zur Beurteilung der Entwicklung im Gesundheitswesen. (2009) Das Sondergutachten 2009 des Rates: Koordination und Integration – Gesundheitsversorgung in einer Gesellschaft des längeren Lebens. URL: http://www.svr-gesundheit.de/index.php?id=14

Sackett DL, Rosenberg WM, Gray JA, Haynes RB, Richardson WS (1996) Evidence based medicine: what it is and what it isn't. BMJ 312(7023):71–72

Saß AC, Wurm S, Scheidt-Nave C (2010) Alter und Gesundheit: Eine Bestandsaufnahme aus Sicht der Gesundheitsberichterstattung. Bundesgesundheitsblatt Gesundheitsforschung Gesundheitsschutz 53(5):404–416

Scheidt-Nave C, Richter S, Fuchs J, Kuhlmey A (2010) Herausforderungen an die Gesundheitsforschung für eine alternde Gesellschaft am Beispiel Multimorbidität. Bundesgesundheitsblatt Gesundheitsforschung Gesundheitsschutz 53(5):441–450

Schumacher J, Klaiberg A, Brähler E (2003) Diagnostik von Lebensqualität und Wohlbefinden – Eine Einführung. In: Schumacher J, Klaiberg A, Brähler E (Hrsg) Diagnostische Verfahren zu Lebensqualität und Wohlbefinden. Göttingen, Hogrefe

Starfield B, Shi L, Macinko J (2005) Contribution of primary care to health systems and health. Milbank Q 83(3):457–502

Starfield B (2009) Family medicine should shape reform, not vice versa. Fam Pract Manag 16(4):6–7

Statistisches Bundesamt (2013) 18,6 Millionen Patienten 2012 stationär im Krankenhaus behandelt. Pressemitteilung Nr. 286 vom 28.08.2013. URL: https://www.destatis.de/DE/PresseService/Presse/Pressemitteilungen/2013/08/PD13_286_231.html

Steinhagen-Thiessen E, Bochelt M (1996) Morbidität, Medikation und Funktionalität im Alter. In: Mayer K, Baltes P (Hrsg) Die Berliner Altersstudie (BASE). Berlin, Akademieverlag, S 151–183

Taylor K (2009) Paternalism, participation and partnership – the evolution of patient centeredness in the consultation. Patient Educ Couns 74(2):150–155

Tsai AC, Morton SC, Mangione CM, Keeler EB (2005) A meta-analysis of interventions to improve care for chronic illnesses. Am J Manag Care 11(8):478–488

Valderas JM, Starfield B, Sibbald B, Salisbury C, Roland M (2009) Defining comorbidity: implications for understanding health and health services. Ann Fam Med 7(4):357–363

van den Bussche H, Eisele M, Schäfer I, Bachmann C, Kaduszkiewicz H (2007) Die chronisch Kranken und ihre speziellen Versorgungsprobleme. In: Böcken J, Braun B, Amhof R (Hrsg) Gesundheitsmonitor 2007. Gütersloh, Bertelsmann Stiftung, S 54–75

Wagner E H, Austin B T, Von Korff M (1996) Organizing care for patients with chronic illness. Milbank Q 74(4):511–544

Wagner EH, Austin BT, Davis C, Hindmarsh M, Schaefer J, Bonomi A (2001) Improving chronic illness care: translating evidence into action. Health Aff (Millwood) 20(6):64–78

Wagner EH, Bennett SM, Austin BT, Greene SM, Schaefer JK, Vonkorff M (2005) Finding common ground: patient-centeredness and evidence-based chronic illness care. J Altern Complement Med 11 Suppl 1, S 7-15

Walker A (2004) Introducing the Growing Older Programme on Extending Quality of Life. In: Hagan Hennessy C, Walker A (Hrsg) Growing older: Quality of Life in Old Age. New York, Open University Press

World Health Organization (2005) Preventing chronic diseases: a vital investment, URL: http//www.who.int/chp/chronic_disease_report/contents/foreword.pdf

World Health Organization (2014) Definition of an older or elderly person. Stand 16.12.2014, URL: http://www.who.int/healthinfo/survey/ageingdefnolder/en/

Lebensqualität als Medikamentennutzen
Ein Vergleich von Werturteilen im AMNOG-Verfahren mit den Bewertungen onkologisch tätiger Ärzte

Sebastian Wäscher, Jochen Vollmann und Jan Schildmann

Zusammenfassung

Die Lebensqualität ist neben Mortalität und therapieassoziierten Beschwerden und Komplikationen ein Kriterium, das entsprechend der Arzneimittelnutzenverordnung für die Bestimmung des Nutzens von Medikamenten herangezogen wird. Der vorliegende Beitrag untersucht empirische und ethische Fragen der Bestimmung der Lebensqualität im Kontext der Behandlung von an Krebs erkrankten Patienten. Im Mittelpunkt steht der Vergleich der Operationalisierung des Medikamentennutzens durch das Institut für Qualität und Wirtschaftlichkeit im Gesundheitswesen (IQWiG) mit Ergebnissen einer qualitativen Interviewstudie mit onkologisch tätigen Ärzten zum Nutzen neuer Therapieverfahren. Im Rahmen der empirisch-ethischen Analyse der beiden Perspektiven auf die Bestimmung der Lebensqualität werden unterschiedliche normative Setzungen aufgezeigt, die für die Bewertung des Arzneimittelnutzens von Bedeutung sind.

> *We cannot seek or attain health, wealth, learning, justice, or kindness in general. Action is always specific, concrete, individualized, unique. [...] How to live healthily or justly is a matter which differs with every person."*
> (Dewey 2004, S. 96)

1 Einführung

Lebensqualität ist ein wichtiges und gleichzeitig schwierig zu definierendes Kriterium für die Bewertung des Nutzens von Arzneimitteln (AM NutzenV §2 Abs 3; Kohlmann 2011). Die konzeptionellen und methodischen Herausforderungen bei der Bestimmung von Lebensqualität waren Gegenstand des 2013 abgehaltenen Herbstsymposiums des Instituts für Qualität und Wirtschaftlichkeit im Gesundheitswesen (IQWiG) (IQWiG 2013; Windeler und Lange 2014). Dabei wurde unter anderem deutlich, dass die Bearbeitung des Themas in der Medizin, besonders im Vergleich zu anderen Disziplinen, ein Desiderat darstellt. So heißt es in dem Editorial eines anlässlich des Symposiums herausgegebenen Themenhefts „Man darf also ein beklagenswertes Desinteresse der medizinischen Wissenschaft an diesem Thema feststellen, in großem Gegensatz etwa zu Psychologie und Sozialwissenschaften." (Windeler und Lange 2014, S. 96)

Die Lebensqualität ist, neben Mortalität und therapieassoziierten Beschwerden und Komplikationen ein zentrales Kriterium für die Bestimmung des Nutzens von Medikamenten. Dies gilt auch für die mit dem Arzneimittelneuordnungsgesetz (AMNOG) eingeführte *frühe Nutzenbewertung* neuer Medikamente. Die Bestimmung der Lebensqualität als ein Bestandteil des Nutzens von Arzneimitteln erfolgt mit Hilfe eines heterogenen Sets von Methoden und führt zum Teil zu unterschiedlichen Ergebnissen (Kohlmann 2014). Daraus folgt, dass die Nutzenbewertung eines Medikaments hinsichtlich der Lebensqualität auch vom gewählten methodischen Vorgehen bei der Bestimmung der Lebensqualität abhängt (Götte 2011).

Der vorliegende Beitrag untersucht empirische und ethische Fragen der Bestimmung der Lebensqualität im Kontext der Behandlung von an Krebs erkrankten Patienten. Um sich dem Phänomenbereich der Lebensqualität möglichst ohne definitorische Engführung anzunähern, wird die breite Definition der World Health Organisation (WHO) zur Einbettung der Ergebnisse zu Grunde gelegt:

„Lebensqualität ist die subjektive Wahrnehmung einer Person über ihre Stellung im Leben in Relation zur Kultur und den Wertesystemen, in denen sie lebt und in Bezug auf ihre Ziele, Erwartungen, Maßstäbe und Anliegen. Es handelt sich um ein breites Konzept, das in komplexer Weise beeinflusst wird durch die körperliche Gesundheit einer Person, den psychischen Zustand, die sozialen Beziehungen, die persönlichen Überzeugungen und ihre Stellung zu den hervorstechenden Eigenschaften der Umwelt." (Renneberg und Lippke 2006, S. 29, WHO 1997)

Im Mittelpunkt des Beitrags steht eine vergleichende Untersuchung unterschiedlicher Perspektiven auf Lebensqualität. Verglichen werden die strukturelle Makroperspektive, wie sie im Rahmen der frühen Nutzenbewertung geprägt wird, und die individuelle Mikroperspektive von Ärzten auf die Lebensqualität von an Krebs erkrankten Patienten[1]. Normativen Setzungen, die im Zuge einer empirischen Operationalisierung vollzogen werden müssen (Radoschewski 2000), um einem komplexen und mehrdimensionalen Begriffskonstrukt wie Lebensqualität einen semantischen Gehalt zu geben, stehen im Zentrum der medizinethischen Analyse.

Im ersten Abschnitt dieses Beitrags wird der patientenrelevante Endpunkt „Lebensqualität" als Bestandteil der Methodik des IQWiG zur frühen Nutzenbewertung dargestellt. In einem zweiten Schritt erfolgt auf Grundlage von qualitativen Experteninterviews eine Rekonstruktion des Verständnisses von Lebensqualität aus der Perspektive onkologisch tätiger Ärzte als ein Nutzen der Arzneimitteltherapie. Im abschließenden Teil dieses Artikels werden diese beiden Beurteilungsebenen des Medikamentennutzens miteinander in Bezug gesetzt. Zudem wird diskutiert, wie Beiträge aus der qualitativen Sozialforschung den quantifizierenden Ansatz des IQWiG im Rahmen der frühen Nutzenbewertung auch in ethisch relevanter Weise ergänzen können.

---

1   Im vorliegenden Beitrag wird aus Gründen der gebotenen Kürze und Lesbarkeit zur Bezeichnung gemischtgeschlechtlicher Gruppen die männliche Form verwendet. Gemeint sind stets beide Geschlechter, hier z. B. Ärztinnen und Ärzte.

2 Frühe Nutzenbewertung und Lebensqualität

Am 1. Januar 2011 ist das Arzneimittelneuordnungsgesetz (AMNOG) in Deutschland in Kraft getreten. Ein zentraler Bestandteil dieser gesetzlichen Neuordnung ist die sogenannte *frühe Nutzenbewertung* von Arzneimitteln. Diese Neuerung lässt sich aus zwei Perspektiven rekonstruieren: einerseits als ein Instrument für die Regulierung des pharmazeutischen Marktes (Hess 2011; Strech 2011) und andererseits als ein Instrument zur transparenten Nachvollziehbarkeit des Arzneimittelnutzens neuartiger, patentgeschützter Medikamente (Dingermann 2013; Windeler et al. 2010). Dieser Beitrag thematisiert im Weiteren nur die Bestimmung des Arzneimittelnutzens.

In einem ersten Schritt muss das pharmazeutische Unternehmen ein Dossier beim Gemeinsamen Bundesausschuss (G-BA) einreichen, aus dem der Zusatznutzen des neuen Medikaments im Vergleich zu einer bereits auf dem Markt befindlichen zweckmäßigen Vergleichstherapie hervorgeht (G-BA 2014). Für die Durchführung der frühen Nutzenbewertung wird dann im Regelfall das IQWiG durch den G-BA beauftragt (Henschke et al. 2013). Das IQWiG prüft das Dossier und bewertet den Zusatznutzen des neuen Medikaments nach folgendem abgestuften Schema (Runge 2012; IQWiG 2014):

1. Erheblicher Zusatznutzen
2. Beträchtlicher Zusatznutzen
3. Geringer Zusatznutzen
4. Nicht quantifizierbarer Zusatznutzen
5. Kein Zusatznutzen belegbar
6. Geringerer Zusatznutzen als bei der zweckmäßigen Vergleichstherapie

Zentral für das Verständnis des Zusatznutzens ist die Definition eines Arzneimittelnutzens. Diese ist rechtlich geregelt und in der Arzneimittelnutzenverordnung festgeschrieben.

> „Der Nutzen eines Arzneimittels im Sinne dieser Verordnung ist der patientenrelevante therapeutische Effekt insbesondere hinsichtlich der Verbesserung des Gesundheitszustands, der Verkürzung der Krankheitsdauer, der Verlängerung des Überlebens, der Verringerung von Nebenwirkungen oder einer Verbesserung der Lebensqualität." (AM NutzenV §2 Abs 3)

Um eine Nutzenbewertung vorzunehmen, werden die im obigen Zitat aufgeführten Aspekte als sogenannte *patientenrelevante Endpunkte* miteinander in Bezug gesetzt. Als Endpunkte in klinischen Studien werden vorher festgelegte Studienziele bezeichnet (Böger 2002). Patientenrelevant bedeutet in diesem Kontext, dass die festgelegten Ziele als ein potenzieller Nutzen für den Patienten aufgefasst werden (IQWiG 2014a).

Das IQWiG operationalisiert den Nutzen eines Arzneimittels in den drei Endpunkten (1) *Überlebenszeit (Mortalität)*, (2) *Morbidität (Beschwerden und Komplikationen)* und (3) *Lebensqualität* (IQWiG 2014; Ruof et al. 2013). Diese Einteilung bedeutet, dass der Nutzen eines Medikamentes sich aus der Realisierung dieser Punkte ableitet. Je höher die

Überlebenszeit, je weniger Nebenwirkungen und/oder je höher die Lebensqualität, umso größer wird auch der Nutzen des Medikamentes eingeschätzt.

In Bezug auf die Bestimmung der Lebensqualität als Endpunkt verweist das IQWiG auf etablierte Instrumente: „Zur Erfassung der Lebensqualität und der Patientenzufriedenheit sollen nur Instrumente eingesetzt werden, die für den Einsatz in klinischen Studien geeignet und entsprechend evaluiert sind." (IQWiG 2014, S. 39). Im Rahmen der Operationalisierung des äußerst komplexen und heterogen bestimmten Konzepts der Lebensqualität in ein quantitatives Schema müssen eine Vielzahl von Setzungen vorgenommen werden, von denen im Rahmen dieses Beitrags nur einige exemplarisch benannt werden können. Die Operationalisierung multidimensionaler Konstrukte erfordert stets eine Selektion in Anbetracht des Untersuchungsfokus (Radoschewski 2000). Es muss dabei unter anderem geprüft werden, welche Elemente (z. B. emotionale, soziale oder verhaltensbezogene) der Lebensqualität im Vordergrund der Messung stehen sollen. Die vorstehend skizzierte und weitere theoretische Setzungen (Nottrodt 2009) im Rahmen der Lebensqualitätsmessung sind nicht zuletzt mit Blick auf die damit verbundene Bewertung des Nutzens eines Medikaments auch aus ethisch normativer Perspektive relevant. Zur Verdeutlichung dieser ethischen Dimension soll zunächst eine zweite Perspektive auf die Lebensqualität als Nutzen von Medikamenten eröffnet werden. Dies erfolgt anhand der Zusammenfassung von Ergebnissen einer qualitativen Interviewstudie, in deren Rahmen onkologisch tätige Ärzte zu ihren Wahrnehmungen und Bewertungen des Arzneimittelnutzens „personalisierter Medizin" befragt wurden.

3 Medikamentennutzen in der Onkologie. Eine qualitative Interviewstudie mit onkologisch tätigen Ärzten

Die empirische Untersuchung wurde im BMBF-Verbundforschungsprojekt *„Personalisierte Medizin" in der Onkologie. Ethische, medizinische, gesundheitsökonomische und rechtliche Aspekte* durchgeführt. Insbesondere in der Onkologie stellt das Konzept einer „personalisierten Medizin" einen maßgeblichen Treiber für die Entwicklung neuer Medikamente dar (Vollmann 2013), die aktuell Gegenstand von Verfahren zur frühen Nutzenbewertung sind. Die Evaluation der Lebensqualität im Kontext neuer „personalisierter Ansätze" war kein Schwerpunkt des Forschungsvorhabens (Wäscher et al. 2013). Allerdings finden sich in den Forschungsinterviews spontane Aussagen der Interviewpartner zum Thema Medikamentennutzen, auf deren Grundlage wir das Verständnis von Lebensqualität aus Perspektive der Befragten versucht haben zu rekonstruieren.

3.1 Untersuchungsgruppe und Methodik

Die Forschungsinterviews wurden mithilfe eines semistrukturierten Leitfadens geführt. Der Leitfaden ist in unterschiedliche Abschnitte gegliedert, von denen der erste dem Intervieweinstieg dient (Helfferich 2011). Die anderen Abschnitte thematisieren verschiedene Teilbereiche der „personalisierten Medizin", wie z. B. die aktuelle Implementierung oder zukünftige Entwicklung einer „personalisierten Medizin". Bei der Formulierung der Fragen wurde Wert darauf gelegt, dass auch eine normative Perspektive der Interviewteilnehmer erfasst werden kann, um später eine ethisch-empirische Einordnung vornehmen zu können.

Die Interviews wurden nach ausgewählten Prinzipien der „Grounded Theory" analysiert (Corbin und Strauss 1996). Im Rahmen eines iterativen Prozesses von Datenerhebung und Dateninterpretation wurden die Interviews in einem ersten Schritt kodiert. Im Zuge eines weiteren Analyseschrittes wurden thematisch ähnliche oder sich aufeinander beziehende Konzepte in übergeordneten Kategorien zusammengefasst. Die auf der Grundlage der ersten durchgeführten Interviews gebildeten vorläufigen Kategorien wurden in mehreren Workshops von den Autoren vor dem Hintergrund ausgewählter Transkriptabschnitte diskutiert und im Anschluss als Ausgangspunkt für die qualitative Auswertung aller Interviews verwendet. Im Zuge dieser induktiven analytischen Herangehensweise stellte sich heraus, dass auch der Aspekt des Medikamentennutzens häufig von den Interviewpartnern angesprochen wurde. Nach der ersten Analyse, die bereits publiziert wurde (Wäscher et al. 2013), folgte daher eine zweite Datenanalyse, angelehnt an die Methodik einer qualitativen Inhaltsanalyse nach Mayring (2000). Das Verfahren der qualitativen Inhaltsanalyse bietet sich insofern an, als das empirische Material mit Hilfe bestimmter festgelegter Analysekategorien interpretiert wird und somit die beschriebenen Vorarbeiten sinnvoll genutzt werden konnten. Als Analysekategorien wurden die Nutzenaspekte der Arzneimittelnutzenverordnung verwendet (siehe oben), um dadurch einen Bezug der Interviewdaten zu der Methodik des IQWiG herzustellen.

Der Fokus der Ergebnisdarstellung liegt auf den Wahrnehmungen und Bewertungen der Ärzte in Bezug auf Lebensqualität und unerwünschte Anwendungswirkungen bei der Behandlung von an Krebs erkrankten Patienten.

3.2 Ergebnisse

Es wurden 11 Forschungsinterviews mit Ärzten durchgeführt (Wäscher et al. 2013). Die Länge beträgt durchschnittlich 49 Minuten (mindestens 17 Minuten, maximal 66 Minuten). Die Mehrheit (N=9) der befragten Ärzte war zum Zeitpunkt der Interviews sowohl klinisch als auch in der medizinischen Forschung tätig. Tabelle 1 fasst die sozialdemografischen Daten der Interviewteilnehmer zusammen.

Tab. 1 Sozialdemografische Daten der Studienteilnehmer

Studien-teilnehmer	Alter	Geschlecht	Stellung	Tätigkeits-ort	Bundesland
PM01	42	m	Facharzt Hämatologie und Onkologie	Klinik	Niedersachsen
PM02	45	w	Facharzt Hämatologie und Onkologie	Praxis	Berlin
PM03	35	m	Facharzt Hämatologie und Onkologie	Klinik	Nordrhein-Westfalen
PM04	43	m	Oberarzt Hämatologie und Onkologie	Klinik	Niedersachsen
PM05	40	m	Oberarzt Hämatologie und Onkologie	Klinik	Berlin
PM06	39	m	Facharzt Hämatologie und Onkologie	Klinik	Sachsen
PM07	30	w	Arzt in Weiterbildung	Klinik	Sachsen
PM08	41	m	Oberarzt Hämatologie und Onkologie	Klinik	Sachsen
PM09	45	w	Oberarzt Hämatologie und Onkologie	Klinik	Nordrhein-Westfalen
PM10	53	m	Oberarzt Hämatologie und Onkologie	Klinik	Bayern
PM11	45	m	Oberarzt Hämatologie und Onkologie	Klinik	Bayern

Quelle: Eigene Darstellung

Bei der Analyse der Forschungsinterviews haben sich besonders zwei Kategorien herausgestellt, die in einen engen Zusammenhang mit Lebensqualität gebracht werden können. Im Kontext der „personalisierten Medizin" wird deutlich, dass aus ärztlicher Perspektive häufig keine klare Grenze zwischen einer auf Kuration ausgerichteten und einer palliativen Therapie existiert. Es ginge viel mehr darum, „Langfristig den Tumor unter Kontrolle zu halten" (Kategorie 1)[2], was letztlich einer *Chronifizierung der Erkrankung* entspricht. Auf Grundlage dieser Feststellung verändere sich die Perspektive auf den Nutzen von Medikamenten und Therapien. Sobald nicht (mehr) primär die Heilung im Mittelpunkt stehe, trete das „Management der Kleinigkeiten" (Kategorie 2) stärker hervor. Mit dieser Metapher wurde zum Ausdruck gebracht, dass für Patienten ein Geflecht aus Nebenwirkungen und anderen medizinischen Faktoren die subjektive Lebensqualität bei der Behandlung wesentlich bestimmen würden. Häufig komme es in diesem Zusammenhang auf das Zusammenspiel vieler kleiner Aspekte an.

---

2 Die Bezeichnung der Kategorien beruht auf direkten Zitaten der Interviewpartner. Solche Kategorien werden als „in vivo"-Kategorien bezeichnet.

Kategorie 1 „Langfristig den Tumor unter Kontrolle halten". Palliation und Chronifizierung

Die Interviewpartner heben zunächst hervor, dass bei der Behandlung von Krebserkrankungen mit den neuen „personalisierten" Medikamenten in den meisten Fällen keine Heilung erfolgt, was in vielen Fällen ein Versterben aufgrund der Erkrankung bedeutet. Auch vor diesem Hintergrund steht die Lebensqualität häufig im Mittelpunkt der Therapie. Gleichzeitig sei sie als Nutzen der neuen Arzneimittel schwer zu fassen.

> „Man hat zwar vielleicht eine Verbesserung der Therapie, weil die Lebensqualität damit besser ist und wir weniger Nebenwirkungen machen, aber die Patienten leben zum Teil genauso lange. Obwohl wir ganz gezielt rein gehen und nur die behandeln, die eine spezielle Mutation haben oder sowas. Wo ist da der Vorteil? Der lässt sich schwer wirklich dann quantifizieren, weil Lebensqualität ist schwierig zu fassen." (PM4)[3]

Eine zusätzliche Schwierigkeit aus Perspektive der Interviewpartner entsteht dadurch, dass die Medikamente zwar zum Teil eine erhebliche Verlängerung des Überlebens, im Vergleich zu bisherigen auf dem Markt befindlichen Therapien, ermöglichen, eine genaue Quantifizierung dieser gewonnenen Lebensjahre allerdings für den Einzelfall nicht möglich ist. An dieser grundsätzlichen Unsicherheit der Prognose im Einzelfall hat sich auch durch die Umsetzung einer „companion diagnostic" nichts Grundlegendes verändert. Statt eindeutiger Aussagen verwenden Ärzte sprachliche Metaphern, die diese Unsicherheit demonstrieren.

> „Langzeitüberlebensdaten von mehreren Jahren – fünf bis acht Jahre – kann schon sein; nicht häufig, aber kann sein. Insofern tut man sich schwer, dem Patienten zu sagen, dass er nicht geheilt werden kann, sondern wir – also ich persönlich spreche dann eher von langfristig den Tumor unter Kontrolle halten." (PM9)

Ein Resultat der verlängerten Überlebenszeiten und den stetig neu auf den Markt kommenden Medikamenten ist, dass bei vielen Krebserkrankungen eine Chronifizierung stattfindet, wie es bereits von anderen Krankheitsbildern bekannt ist. Chronifizierung bedeutet allerdings auch, dass Medikamente dauerhaft eingenommen werden müssen, was verschiedene Konsequenzen nach sich zieht, die im Folgenden dargestellt werden.

Kategorie 2 „Management der Kleinigkeiten". Lebensqualität und Nebenwirkungen

Das von einem Interviewpartner als „Management der Kleinigkeiten" bezeichnete Austarieren von Therapieoptionen unter Berücksichtigung von erwünschten und unerwünschten Anwendungswirkungen stellt die zentrale Kategorie für das Verständnis der ärztlichen Perspektive auf Lebensqualität dar. Auch wenn in den Interviews nur selten explizit der Begriff Lebensqualität von den Ärzten selbst verwendet wurde, geht aus dem Gesamtkon-

---

3 Die zitierten Passagen sind aus Gründen der besseren Lesbarkeit normalisiert.

text, der hier nur schwerlich abzubilden ist, hervor, dass die folgenden Darstellungen eine ärztliche Perspektive auf Aspekte von Lebensqualität abbilden. Die Ärzte machen besonders auf einen komplexen Zusammenhang zwischen den sogenannten Nebenwirkungen und den tatsächlich erwünschten Medikamentenwirkungen aufmerksam. Es zeigt sich, dass eine eindeutige Bewertung von Nebenwirkungen nur im spezifischen, individuellen Fall stattfinden kann. Sie führen verschiedene Unterscheidungskriterien an, die berücksichtigt werden müssen, um tatsächlich die Tragweite von nicht erwünschten Medikamentenwirkungen zu evaluieren. Nebenwirkungen seien nicht per se als stark oder schwach zu kennzeichnen, vielmehr käme es auf die Umstände an, unter denen sie auftreten. Ein Teil der Nebenwirkungen lasse sich beispielsweise mit anderen Medikamenten abschwächen. Allerdings hänge deren Behandelbarkeit wiederum vom Gesamtzustand des Patienten und anderen Faktoren wie möglichen Wechselwirkungen, Komorbiditäten etc. ab. Besonders betont wurde in diesem Zusammenhang die Dauer bestimmter nicht intendierter Wirkungen. Über einen bestimmten Zeitraum seien viele der unerwünschten Medikamentenwirkungen für Patienten zu ertragen. Allerdings könne eine dauerhafte Belastung zu einem schweren Problem werden, sowohl aus Sicht der Patienten als auch aus medizinischer Perspektive.

> „Dieses Management der Kleinigkeiten ist ja nicht immer nur, ob das hilft oder nicht, sondern auch Nebenwirkungen, oft auch gar nicht dramatische Nebenwirkungen, sondern nur unangenehme Nebenwirkungen, aber die den Patienten sehr belasten können. Vor allem weil diese Therapien jetzt oft Dauertherapien sind und weil sie oft erfolgreich sind, nehmen die die Patienten jetzt nicht nur über vier Wochen ein, sondern über Jahre und da können dann auch eigentlich milde Nebenwirkungen ein Problem sein für die Patienten." (PM 11)

Die Ärzte betonen in den Interviews sehr stark die Seite der Patienten und deren Präferenzen in Bezug auf die Behandlung. Die Interviews machen deutlich, dass aufgrund der Entwicklung neuer Medikamente in der Krebstherapie auch eine erhöhte Auswahl an Therapiemöglichkeiten für Patienten zur Verfügung steht. Diese Therapien haben unterschiedliche Vor- und Nachteile, die nicht in einem objektiven Sinne kalkulierbar seien. Vielmehr müsse der Arzt die Patienten nach ihren Präferenzen befragen.

> „Ich sag mal so, es gibt drei verschiedene Therapien, sie können würfeln, sie können mit dem blinden Finger drauf zeigen. Das ist egal; das ist wurscht, was man macht. Dann muss man einfach mal von dem Patienten hören, was er haben will. Es gibt da ein bisschen Vor- und Nachteile bei den Nebenwirkungen vielleicht ja; der eine will partout keine Spritzen, dann fällt das eh weg. Man braucht Patienten, die mitarbeiten, orale Therapien heißt ja auch, chronische Exposition, tägliche Einnahme meistens und damit auch chronische Nebenwirkung mit jeder Einnahme und da braucht man Patienten, die wirklich fit sind, die mitmachen." (PM4)

Neben spezifischen unerwünschten Medikamentenwirkungen betonen die Ärzte die allgemeine Belastung im Alltag durch die Behandlung. In Bezug auf einen großen Teil neuer Krebsmedikamente seien hier vor allem der Ort der Behandlung und die Form der Applikation zu nennen. Viele dieser Medikamente seien nicht mehr in Form einer Infusion zu verabreichen, sondern lassen sich als Tabletten einnehmen. Einerseits geht hiermit einher, dass Patienten für die Verabreichung nicht mehr in die Klinik oder Ambulanz kommen müssen. Andererseits erfordert die Einnahme der Arzneimittel zuhause auch die Übernahme von mehr Verantwortung für die Behandlung auf Seiten des Patienten.

> „Welche Methoden hab ich also zur Verfügung, also konventionelle Chemotherapie oder eben auf die spezifischen Veränderungen zielgerichtete Therapiemechanismen, die ja im Übrigen ja eben teilweise auch von der Anwendung und von der Handhabung deutliche Vorteile bringt, weil die meisten oder viele Medikamente können als Tablettenform zum Beispiel eingenommen werden. Also sie müssen nicht einmal mehr an irgend 'n Infusionssystem oder in irgend ne Klinik oder in ne Ambulanz." (PM8)

Schließlich kann festgehalten werden, dass die erweiterten Auswahlmöglichkeiten für Patienten, ebenso wie für die Ärzte, nicht in einem notwendigen Zusammenhang mit einer „personalisierten Medizin" stehen. Allerdings wird eine Reihe von Fragen, nicht zuletzt durch diese Entwicklungen (neu) aufgeworfen und/oder unter anderen Umständen gestellt.

> „Auf seine Situation zugeschnitten heißt: Möchte er noch arbeiten gehen? Ist er berufstätig? Wie ist seine persönliche Situation? Möchte er ambulant, stationär? Wie sind die Nebenwirkungen? Will er die Haare verlieren, ja oder nein? [...] Oder ist er persönlich so, dass er sagt ich [...] will jetzt immer alle acht Wochen drei Wochen Urlaub machen. Das ist mein Ding und deswegen möchte ich das so. Also bestimmte Therapien fallen dann einfach raus und das ist dann eben seine individuelle Behandlung, die mit molekular gar nichts zu tun hat." (PM09)

4 Diskussion

Im Folgenden werden zunächst die Ergebnisse unserer Interviewstudie unter besonderer Berücksichtigung der Lebensqualität diskutiert. Im zweiten Teil der Diskussion erfolgt eine vergleichende Analyse der Interviewdaten mit der IQWiG-Operationalisierung von Medikamentennutzen unter besonderer Berücksichtigung der Kategorien „Morbidität" und „Lebensqualität". Abschließend wird das Ergebnis der komparativen Analyse mit Blick auf den möglichen Beitrag qualitativer Sozialforschung zur Bestimmung von Lebensqualität als Medikamentennutzen diskutiert.

4.1 Lebensqualität als Medikamentennutzen aus der Perspektive onkologisch tätiger Ärzte

Die von uns befragten Ärzte thematisieren die Lebensqualität zumeist indirekt und vage. Allerdings lassen sich ein Teil der Aussagen zum Medikamentennutzen und zu den Patientenpräferenzen bei Behandlungsentscheidungen mit dem eingangs eingeführten Konzept der Lebensqualität der WHO (WHO 1997) in Verbindung bringen. Die auf die Lebensqualität bezogenen Aussagen sind vor allem auf die Veränderungen der Lebensumstände bezogen, die durch das Medikament beeinflusst werden. In Bezug auf die interviewten

Ärzte könnte man also behaupten, dass sie vor allem eine Art *medikamentenbezogene Lebensqualität* im Blick haben.

Die Interviews illustrieren weiterhin, dass im klinischen Alltag die Abwägung von erwünschten und unerwünschten Medikamentenwirkungen ein zentraler Bestandteil der Bewertung von Lebensqualität ist. Die Bewertung von Medikamentenwirkungen und deren Einordnung im Sinne einer *medikamentenbezogenen Lebensqualität* erfolgt mithilfe intensiver Gespräche mit den Patienten zu ihren Erfahrungen mit der Behandlung und ihren Präferenzen. Man kann zusammenfassend festhalten, dass Gespräche über Lebensqualität aus der ärztlichen Perspektive durch das Abwägen von erwünschten und unerwünschten Wirkungen von Medikamenten geprägt sind, in denen die Präferenzen von Patienten einen entscheidenden Stellenwert haben.

In Bezug auf die empirische Rekonstruktion des Verständnisses von Lebensqualität muss an dieser Stelle limitierend hervorgehoben werden, dass keine Patienten interviewt worden sind. Dennoch leisten die Wahrnehmungen der Ärzte nach unserer Einschätzung einen Beitrag zur Bestimmung patientenrelevanter Endpunkte und der Einordnung von Lebensqualität in diesem Kontext. Auf Grundlage der in diesem Beitrag beschriebenen Vorgehensweise wären Interviews mit betroffenen Patienten eine notwendige weitere Quelle, um eine umfassendere Sicht auf empirisch und ethisch relevante Aspekte der Bestimmung von Lebensqualität vornehmen zu können (Wilm et al. 2014).

4.2 Gegenüberstellung der Nutzenbewertung durch das IQWiG und onkologisch tätiger Ärzte

In der Operationalisierung der Arzneimittelnutzenverordnung durch das IQWiG wird eindeutig zwischen Überleben (Mortalität), Nebenwirkungen (Morbidität) und Lebensqualität unterschieden. In Bezug auf diese Kategorisierung kann letztlich nur die Mortalität eindeutig erfasst werden. Dagegen ist die Morbidität eine vergleichsweise unscharf bestimmte Sammelkategorie für „Beschwerden und Komplikationen" (IQWiG 2014). Das Verständnis der dritten Kategorie „Lebensqualität" wird letztlich von den verwendeten methodischen Verfahren geprägt. Bei der Bestimmung des Nutzens von Medikamenten aus der Perspektive der befragten onkologisch tätigen Ärzte lassen sich die Kategorien weniger eindeutig abgrenzen als im Methodenvorschlag des IQWiG. Es geht deutlich aus den Forschungsinterviews hervor, dass eine allgemeine, über den einzelnen Patienten hinausgehende (wie es z. B. in standardisierten Verfahren geschieht) Beurteilung der Intensität von unerwünschten Wirkungen bzw. der persönlichen Belastung durch die Nebenwirkungen problematisch ist. Es wird beispielsweise betont, dass bei einer auf Dauer gestellten Medikation auch vermeintlich sehr geringfügige Nebenwirkungen äußerst belastend für Patienten sein können. Auch in der Lebensqualitätsforschung besteht ein grundsätzlicher Konsens darüber, dass subjektives Empfinden und Erleben einzelner Individuen zentral für die Beurteilung selbiger ist (Bullinger 2014). Weiterhin wird von den befragten Ärzten eine Verlängerung des Überlebens zwar grundsätzlich als wünschenswert beurteilt, allerdings zeigen die Interviewergebnisse auch, dass eine Verlängerung der Lebenszeit häufig einhergeht mit einer weiteren kontinuierlichen Einnahme von Medikamenten und den entsprechenden Belastungen für den Patienten. Durch diese Feststellungen der Interviewpartner kann die Perspektive auf die Multidimensionalität von Lebensqualität erweitert werden.

Die vorstehende Analyse verdeutlicht die Bedeutung theoretischer Rahmung für die Bestimmung des Nutzens von Medikamenten und diesbezügliche Unterscheidungen, wie sie anhand von Mortalität, Morbidität und Lebensqualität vorgenommen werden. Die entsprechenden theoretischen Rahmungen des Medikamentennutzens enthalten wenigsten implizit normative Urteile. Dies wird zum einen deutlich, wenn verschiedene Kategorien im Rahmen einer Nutzenbewertung miteinander „verrechnet" werden, wie bei der frühen Nutzenbewertung (Witte und Greiner 2013). Hier ist beispielsweise zu beobachten, dass bei der Behandlung von Patienten in der letzten Lebensphase der Lebensqualität ein höheres Gewicht zugebilligt wird, als dies bei der Bewertung des Medikamentennutzens in anderen klinischen Kontexten der Fall ist (IQWiG 2014). Zum anderen enthält auch die Operationalisierung der Lebensqualität im Rahmen quantitativer Nutzenbewertung normativ relevante Setzungen, die unter Bezugnahme auf die mit Hilfe qualitativer Methoden erhobenen individuellen Perspektiven der befragten Ärzte problematisiert werden können.

Tabelle 2 fasst die unterschiedlichen Konzeptualisierungen des Medikamentennutzens, der Arzneimittelnutzenverordnung, der Operationalisierung dieser durch das IQWiG und die Perspektive der Forschungsinterviews zugespitzt zusammen.

Tab. 2 Gegenüberstellung Kriterien der Nutzenbewertung

Nutzenkriterium AMNOG	Operationalisierung IQWiG	Interviews Ärzte
Verlängerung des Überlebens	Mortalität	Chronifizierung, Palliation
Verringerung von Nebenwirkungen	Morbidität (Beschwerden und Komplikationen)	Nebenwirkungen, subjektive Beurteilung der Patienten
Verbesserung der Lebensqualität	Lebensqualität	Enger Zusammenhang von Lebensqualität und Nebenwirkungen

Quelle: Eigene Darstellung

4.3 Der Beitrag qualitativer Forschung zur Nutzenbewertung. Empirische und ethische Aspekte

Die vergleichende Analyse macht deutlich, dass die Rekonstruktion des Verständnisses von Lebensqualität, wie sie auf der Grundlage der Forschungsinterviews mit den Ärzten und in Anbetracht der weiten Definition der WHO ermittelt werden konnte, nur begrenzt im Rahmen quantitativer Verfahren zur Nutzenbewertung abgebildet werden kann. Aus theoretischen und empirischen Gründen scheint eine gänzliche Überwindung dieser Differenz nicht möglich. Die statistische Operationalisierung erfordert die Reduktion individueller Aspekte der Bewertung von Lebensqualität.

„Da es hier aber um Entscheidungen geht, die das Gesundheitswesen betreffen, müssen die Präferenzen so erhoben werden, dass sie repräsentativ für die betroffenen Patienten sind." (IQWiG 2014a)

Aus ethisch normativer Perspektive ist allerdings zu fragen, welche der individuellen Aspekte von Lebensqualität mit guten Gründen übergangen werden können, um zu einer *Repräsentativität* zu gelangen. Es scheint zumindest erforderlich, dass auch im Rahmen von Quantifizierungen (wie z. B. mithilfe des SF-36 oder WHO-QoL) individuelle Präferenzen und Wahrnehmungen soweit wie möglich Berücksichtigung finden (Bullinger 2000, Saxena et al. 2001). Konkret sollte geprüft werden, inwieweit quantitative Operationalisierungen durch Ergebnisse aus qualitativen Verfahren angereichert werden können. In diesem Zusammenhang stellt sich die methodologische Frage, „ob es einen Weg gibt, die ethischen Stärken des subjektivistischen Ansatzes mit den methodischen Vorteilen des objektivistischen Ansatzes zu verbinden, wenn es beispielsweise um die Bewertung eines Zusatznutzens und damit ja auch letztlich um eine Allokationsentscheidung geht." (Woopen 2014, S. 144). Verfahren der qualitativen Sozialforschung in Verbindung mit einer kritischen ethischen Analyse könnten einen solchen Dialog unterstützen. In diesem Kontext könnten Ärzte, die sowohl den einzelnen Patienten vor Augen haben als auch über die Summe ihrer klinischen Erfahrungen in Bezug auf die Auswirkungen von Medikamenten auf die Lebensqualität verfügen, möglicherweise als Intermediäre fungieren, die zwischen den individuellen (Patienten-)Präferenzen und den auf einer strukturellen Ebene ansetzenden Operationalisierungen vermitteln.

Danksagung

Die Arbeit wurde mit Mitteln des BMBF-Forschungsverbundes „Personalisierte Medizin in der Onkologie. Ethische, medizinische, gesundheitsökonomische und rechtliche Aspekte" gefördert (Förderkennzeichen:01 GP 1001A).

Literatur

Böger R H (2002) Endpunkte klinischer Studien: Surrogatparameter oder „harte klinische Endpunkte"? Internist 2002 43:493–497
Bullinger M (2000) Erfassung der gesundheitsbezogenen Lebensqualität mit dem SF-36-Health Survey. Bundesgesundheitsblatt – Gesundheitsforschung – Gesundheitsschutz 3, 43:190–197
Bullinger M (2014) Das Konzept der Lebensqualität in der Medizin —Entwicklung und heutiger Stellenwert. Zeitschrift für Evidenz, Fortbildung und Qualität im Gesundheitswesen. Volume 108 2-3:97–103

Bundesgesetzblatt (2010) Gesetz zur Neuordnung des Arzneimittelmarktes in der gesetzlichen Krankenversicherung (Arzneimittelmarktneuordnungsgesetz – AMNOG)

Bundesgesetzblatt (2010a) Verordnung über die Nutzenbewertung von Arzneimitteln nach § 35a Absatz 1 SGB V für Erstattungsvereinbarungen nach § 130b SGB V (Arzneimittel-Nutzenbewertungsverordnung – AMNutzenV)

Dewey J (2004) Reconstruction of Philosophy. Dover Publications, Mineola

Götte D (2012) Arzneimittelmarktneuordnungsgesetz: Bedeutung für die Identifizierung von Zielparametern zum Nachweis klinischer Wirksamkeit innovativer Arzneimittel. Dtsch Med Wochenschr 137: 274–280

G-BA (2014) Die Nutzenbewertung von Arzneimitteln gemäß § 35a SGB V https://www.g-ba.de/institution/themenschwerpunkte/arzneimittel/nutzenbewertung35a/ Zugegriffen: 16. Oktober 2014

Helfferich C (2011) Die Qualität qualitativer Daten. VS Verlag für Sozialwissenschaften, Wiesbaden

Henschke C, Sundmacher L, Busse R (2013) Structural changes in the German pharmaceutical market: Price setting mechanisms based on the early benefit evaluation. Health Policy 109:263–269

Hess R (2011) Die Frühbewertung des Nutzens neu zugelassener Arzneimittel. Herausforderungen für den Gemeinsamen Bundesausschuss und das Institut für Qualität. GGW, Jg. 11 1:8–14

IQWiG (2013) IQWiG Herbst-Symposium 2013.https://www.iqwig.de/de/veranstaltungen/herbst-symposium/symposium-2013.3730.html. Zugegriffen: 16. Oktober 2014

IQWiG (2014) Allgemeine Methoden. Entwurf für Version 4.2 https://www.iqwig.de/download/IQWiG_Methoden_Entwurf-fuer-Version-4-2.pdf. Zugegriffen: 16. Oktober 2014

IQWiG (2014a) Hintergrund: Was sind Patientenpräferenzen? https://www.iqwig.de/de/methoden/grundsatze/hintergrund-was-sind-patientenpraferenzen.3757.html. Zugegriffen: 16. Oktober 2014

Kohlmann T (2011) Messung der Lebensqualität als Methode der Nutzen-Schaden-Abwägung? In Zeitschrift für Evidenz, Fortbildung und Qualität im Gesundheitswesen. Volume 105 3:157–162

Kohlmann T (2014) Messung von Lebensqualität: So einfach wie möglich, so differenziert wie nötig. Zeitschrift für Evidenz, Fortbildung und Qualität im Gesundheitswesen. Volume 108 2–3:104–110

Mayring P (2000) Qualitative Inhaltsanalyse. Forum: Qualitative Sozialforschung. Volume 1. No. 2. Art. 20.

Nottrodt H (2009) Beeinflussung der gesundheitsbezogenen Lebensqualität durch ein systematisches Interventionsprogramm bei Patienten mit majorer Depression in der Primärversorgung. Dissertation an der Medizinischen Fakultät Charité – Universitätsmedizin Berlin http://www.diss.fu-berlin.de/diss/servlets/MCRFileNodeServlet/FUDISS_derivate_000000006426/Heike_Nottrodt_Dok.pdf. Zugegriffen: 16. Dezember 2014

Ruof J, Schwartz FW, Schulenburg JM, Dintsios CM (2014) Early benefit assessment (EBA) in Germany: analysing decisions 18 months after introducing the new AMNOG legislation. Eur J Health Econ 15:577–589

Radoschewski M (2000) Gesundheitsbezogene Lebensqualität – Konzepte und Maße. Entwicklungen und Stand im Überblick. Bundesgesundheitsbl -Gesundheitsforsch – Gesundheitsschutz 2000 43:165–189

Renneberg B, Lippke S (2006) Lebensqualität. In: Renneberg B, Hammelstein P (Hrsg) Gesundheitspsychologie. Springer Medizin Verlag Heidelberg S. 29–33

Runge, C (2012) Seperating the wheat from the chaff. Eur J Health Econ 13:121–126

Saxena S, Carlson D, Billington R, Orley J (2001) The WHO quality of life assessment instrument (WHOQOL-Bref). The importance of its items for cross-cultural research. Quality of Life Research 10:711–721

Strauss A, Corbin J (1996) Grounded Theory: Grundlagen qualitativer Sozialforschung. Psychologie Verlags Union, Weinheim

Strech, D (2011) Priorisierung und Rationierung im Gesundheitswesen. In: Hensen P, Kölzer C (Hrsg) Die gesunde Gesellschaft. Sozioökonomische Perspektiven und sozialethische Herausforderungen. VS Verlag, Wiesbaden, S 63–78

Vollmann J (2013) Personalized medicine and priority setting in future European healthcare. In: Judd S, Rienstra D (Hrsg) Justice & solidarity in priority setting in healthcare. Identifying and discussing the ethical and societal issues in resource allocation. KING BAUDOUIN FOUNDATION, S 77-85

Wäscher S, Schildmann J, Brall C, Vollmann J (2013) „Personalisierte Medizin" in der Onkologie: Ärztliche Einschätzungen der aktuellen Entwicklung in der Krankenversorgung. Ergebnisse einer qualitativen Interviewstudie. In: Ethik in der Medizin. Band 25 3:205–214

Wilm S, Leve V, Santos S (2014) Ist Lebensqualität das, was Patienten wirklich wollen? Einschätzungen aus einer hausärztlichen Perspektive. Zeitschrift für Evidenz, Fortbildung und Qualität im Gesundheitswesen Volume 108 2-3:126–129

Windeler J, Koch K, Lange S, Ludwig WD (2010) Zu guter Letzt ist alles selten. Deutsches Ärzteblatt. Jg. 107 42:A2032–A2034

Windeler J, Lange S (2014) Editorial. Zeitschrift für Evidenz, Fortbildung und Qualität im Gesundheitswesen. Volume 108 2-3:95–96

Witte J, Greiner W (2013) Problembefunde der Quantifizierung des Zusatznutzens im Rahmen der frühen Arzneimittelnutzenbewertung. Gesundh ökon Qual manag 18(5): 226–234

Woopen C (2014) Die Bedeutung von Lebensqualität – aus ethischer Perspektive. In; Zeitschrift für Evidenz, Fortbildung und Qualität im Gesundheitswesen. Volume 108 2-3:140–145

WHO (World Health Organization) (1997) WHOQOL. Measuring Quality of Life.

Ist Lebensqualität ein angemessener Wert im Rahmen einer ethischen Entscheidungsfindung im Palliative Care Setting?
Exemplarische Reflexion

Annette Riedel

Zusammenfassung

Lebensqualität stellt im Palliative Care Setting ein anerkanntes Kriterium im Kontext von Therapieentscheidungen und -begründungen dar. Im Fokus steht hierbei insbesondere die Abwägung potenzieller Auswirkungen einer indizierten Intervention auf die zukünftige Lebensqualität des Patienten. Inwieweit Lebensqualität indes als ethisches Entscheidungskriterium im Palliative Care Setting opportun ist, ist Gegenstand der nachfolgenden Reflexion und Analyse. Angesichts der sich hier konkretisierend stellenden Frage, ob und unter welchen Voraussetzungen Lebensqualität als Bezugspunkt im Rahmen ethischer Abwägungs- und Entscheidungsprozesse ein angemessener Wert darstellt, werden die relevanten Dimensionen wie auch der spezifische Gegenstandsbereich von Lebensqualität beleuchtet. Die Analyse und Konzeptualisierung von Lebensqualität erfolgt mittels einer exemplarischen ethischen Fragestellung im Palliative Care Setting und wird entsprechend praxisbezogen kontextualisiert.

1   Einleitung

Das umfassende Konzept der Lebensqualität gewinnt im Rahmen gesundheitsbezogener Entscheidungen zunehmend an Bedeutung. Fraglich ist indes die Bedeutsamkeit von Lebensqualität als Kriterium, als Orientierungspunkt im Kontext ethischer Entscheidungsfindungen. Um vornehmlich dieser Frage nachzugehen, wird das Konzept der Lebensqualität in den nachfolgenden Ausführungen in einen exemplarischen Praxisbezug gestellt: die Behandlungsoption der palliativen Sedierung.[1] Dies vor dem Hintergrund, dass palliative

---

[1] Die EAPC-Leitlinie definiert therapeutische (oder palliative) Sedierung im palliativmedizinischen Kontext als den „überwachte(n) Einsatz von Medikamenten mit dem Ziel einer verminderten oder aufgehobenen Bewusstseinslage (Bewusstlosigkeit), um die Symptomlast in anderweitig therapierefraktären Situationen in einer für Patienten, Angehörigen und Mitarbeitern ethisch akzeptablen Weise zu reduzieren" (EAPC/Alt-Epping et al. 2010, S. 112). Zur Indikation beschreibt die Leitlinie: „Palliative Sedierung kann indiziert sein in Situationen unerträglicher

Sedierung sowohl medizinisch-pflegerische wie auch ethische Entscheidungen einfordert und Lebensqualität als Indikator in der Palliative-Care-Versorgung ein zentraler Bezugspunkt ist. Nachfolgend wird palliative Sedierung am Lebensende als eine Behandlungsoption angesehen, die erst dann realisiert wird, wenn andere therapeutische Maßnahmen und Optionen für den Patienten keine Linderung der belastenden Symptome und somit keine Linderung des subjektiv empfundenen Leide(n)s bewirken (Therapierefraktärität). Das heißt, eine palliative Sedierung ist die letzte Option dann, wenn keine anderen Optionen zur Linderung der unerträglichen Symptome und Beschwerden mehr wirksam sind.[2] Es wird im Folgenden davon ausgegangen, dass die Intention, die Motivation und das Ziel der palliativen Sedierung am Lebensende eindeutig und *ausschließlich* der Linderung des Leidens des Patienten gilt. Vor diesen genannten Prämissen wird palliative Sedierung in der letzten Lebensphase eines Menschen als ethisch gerechtfertigte medizinische Behandlungsoption vertreten (Riedel 2014, S. 10; EAPC/Alt-Epping et al. 2010; Bozzaro 2015a, S. 95-96). Palliative Sedierung am Lebensende führt in der Praxis wiederholt zu moralischen Verunsicherungen. Die komplexe Thematik weist neben juristischen Sachverhalten, fachlichen Herausforderungen an die Indikationsstellung sowie an die gewissenhafte Durchführung und Begleitung multiple ethische Implikationen auf (Alt-Epping et al. 2014; Zimmermann-Acklin 2014; Riedel 2014; Maltoni et al. 2013, 2014; Juth et al. 2010; Virt und Hunstorfer 2010; Neitzke et al. 2010). So formulieren Radbruch und Nauck (2012, S. 1001): „Palliative Sedierung ist eine ethische und nicht nur medizinische Entscheidung." In der EAPC-Leitlinie wird postuliert, dass palliative Sedierung eine „ethisch gerechtfertigte Vorgehensweise" verlangt, dies, um als „ethisch legitime" Maßnahme gemäß dem Behandlungsstandard zu gelten (EAPC/Alt-Epping et al. 2010, S. 112, 114). Das heißt, die Komplexität der Situation wie auch die impliziten ethischen Kontroversen fordern nicht nur die Berücksichtigung beruflicher Standards und rechtlicher Normen, sondern auch eine ethisch reflektierte Entscheidung im Rahmen der Indikationsstellung. Die literaturgestützte Analyse nach bedeutsamen Kriterien bezüglich des ethisch verantwortlichen und fundierten Therapieentscheids zeigte, dass Lebensqualität ein zentrales Kriterium darstellt (Riedel 2014).

In der nachfolgenden Reflexion und Analyse wird das Augenmerk insbesondere darauf gelegt, ob und inwieweit Lebensqualität als ethisches Entscheidungskriterium im Rahmen der ethischen Reflexion einer Behandlungsoption opportun ist. Die angestrebte Analyse von Lebensqualität als Bezugspunkt soll demzufolge die Opportunität im Rahmen anstehender Abwägungs- und Entscheidungsprozesse hinterfragen beziehungsweise die Bedeutsamkeit von Lebensqualität als Entscheidungskriterium im Kontext dieser Prozesse analysieren und reflektieren. Im Sinne der notwendigen Konkretion der Dimensionen und der Konzeptualisierung von Lebensqualität erfolgt eine praxisbezogene Kontextualisierung, hier konsequent der Bezug auf die palliative Sedierung im Palliative Care Setting.

Belastung durch physische Symptome, wenn keine andere Methode der Palliation innerhalb eines akzeptablen Zeitrahmens und ohne unzumutbare Nebenwirkungen zur Verfügung steht (Therapierefraktärität)" (EAPC/Alt-Epping et al. 2010, S. 115)

2 Die Häufigkeiten der palliativen Sedierung schwankt in der Literatur zwischen 2 und 60 %, bei psycho-existenzieller Not zwischen 1-5,3 % (Weichselbaumer und Weixler 2014, S. 172).

Die in der Literatur erfasste Bedeutung von Lebensqualität im Kontext von Palliative Care, der Behandlungsoption palliative Sedierung (Riedel 2014, S. 40f.) und der Indikationsstellung (Neitzke 2014, S. 8)[3] stützt folgende *Ausgangshypothese* für die intendierte Analyse und Reflexion: Lebensqualität stellt im Palliative Care Setting ein zentrales Entscheidungskriterium dar. Infolgedessen sollte Lebensqualität neben der Bedeutsamkeit für die Therapieentscheidung/-begründung zugleich Gegenstand ethischer Reflexion und Entscheidungsfindung sein. Die nachfolgenden Ausführungen verfolgen das Ziel, Lebensqualität als *potenziellen* normativen Orientierungspunkt – im Kontext ethischer Reflexion bei einer gewünschten palliativen Sedierung – zu beleuchten.[4] Exemplarisch soll die Bedeutsamkeit anhand folgender Frage analysiert werden:

Kann Lebensqualität im Rahmen eines systematisierenden Verfahrens der ethischen Entscheidungsfindung einen angemessenen Wert für die Wertereflexion darstellen? Übergreifender gefragt: Ist Lebensqualität ein tauglicher Wert im Kontext ethischer Reflexion und Entscheidungsfindung?[5]

Wenn ja, was ist in Bezug auf die ethische Reflexion und Entscheidungsfindung grundlegend und wie kann der Bedeutsamkeit des Wertes in ethischen Reflexions- und Entscheidungsfindungsprozessen Rechnung getragen werden? Diesbezüglich sind insbesondere die Dimensionen sowie der spezifische Gegenstandsbereich von Lebensqualität von Interesse. Zunächst werden zentrale Bezugspunkte der Lebensqualität im Kontext von Palliative Care und palliativer Sedierung aufgezeigt (Punkt 2). In einem weiteren Schritt erfolgt sodann die Analyse und Reflexion in Bezug auf die Frage, ob sich Lebensqualität aufgrund ihrer subjektiven „Qualitäten" und der Multidimensionalität als Gegenstand ethischer Reflexion und Abwägungsprozesse eignet (Punkt 3 und 4) und wenn ja, welche Gesichtspunkte sodann evident und beachtenswert sind (Punkt 5). Die Darlegung erfolgt konsequent exemplarisch (Palliative Care Setting, palliative Sedierung). Das unterstreicht den eingangs beschriebenen und intendierten Praxisbezug. Den Abschluss bilden zusammenfassende Standpunkte, deren Bezugspunkt die formulierte Ausgangshypothese ist (Punkt 6).

---

3 Indikationsstellung verstanden als „dialogischer Prozess mit normativem Gehalt (…), in dem eine auf das Wohl des Patienten gerichtete Fürsorge als auch dessen individuelle Therapieziele eine wichtige Rolle spielen" (Alt-Epping und Nauck 2012, S. 20).

4 Die Überprüfung dieser Hypothese ist meinem Erachten nach insbesondere dann von Interesse, wenn bei wiederkehrenden ethischen Fragestellungen die Entwicklung einer Ethik-Leitlinie intendiert ist (Winkler et al. 2012; Riedel 2014), die eine Wertorientierung einfordert.

5 Zum Beispiel im Rahmen ethischer Fallbesprechungen, im Rahmen einer Ethikvisite oder bei der Entwicklung einer Ethik-Leitlinie.

2 Lebensqualität – Prämisse und Entscheidungsgrundlage in der Palliative Care

Die Gewichtigkeit der Lebensqualität in der Palliative Care repräsentiert sowohl die WHO Definition zu Palliative Care (WHO 2002) als auch die nationale Charta zur Betreuung schwerstkranker und sterbender Menschen in Deutschland (Deutsche Gesellschaft für Palliativmedizin e.V. et al. 2010). Lebensqualität ist im Palliative Care Setting ein zentrales (Ziel-)Kriterium (Bobbert 2012a), hat „höchste Priorität" (Randall und Downie 2014, S. 35), ist „Maßstab des medizinischen Vorgehens" (Aulbert et al. 2012, S. 144). Borasio spricht von einem „Haupt-Outcome-Kriterium" (2013, S. 9). Insbesondere als Therapieziel beziehungsweise in der Therapiezielabwägung (Eychmüller 2014; SAMW 2013; Prönneke 2013) wie auch im Kontext einer Therapiezieländerung oder einer Behandlungsbegrenzung wird die Lebensqualität als Kriterium herangezogen, dies vornehmlich mit der Perspektive auf die „Qualität des Weiterlebens" (Bobbert 2012a, S. 326). Im Fokus steht hierbei die Abwägung der potenziellen Auswirkungen der beabsichtigten Intervention auf die Lebensqualität des Patienten. Für Aulbert (2012) berücksichtigt Lebensqualität die „Relation zwischen Behandlungsgewinn und Behandlungslast" (S. 19).[6]

Im Kontext der Schmerztherapie stellen die Dimensionen der Lebensqualität und deren Verbesserung zentrale Parameter der Therapie dar, ergänzend zu dem eigentlichen Therapieziel der Schmerzfreiheit (Gruber 2014; Aulbert 2012; Zenz und Rissing-van Saan 2011). Die Perspektive auf die Lebensqualität unterstreicht die qualitative Dimension von Schmerz und akzentuiert darüber hinaus die Subjektivität des Phänomens. Die Darlegung der Bedeutsamkeit der Lebensqualität als Kriterium medizinischer Therapieabwägungen, Entscheidungsfindung und -begründung verweist bereits an dieser Stelle auf die ethischen Implikationen des Kriteriums. Bereits an dieser Stelle können aufgrund der vielfältigen Dimensionen und Perspektiven der Lebensqualität im Palliative Care Setting ethische Fragestellungen antizipiert werden.

Im Sinne einer Präzisierung und Praxisorientierung wird der Blick nachfolgend auf die palliative Sedierung bei einwilligungsfähigen/entscheidungsfähigen Patienten gelenkt. Diese Präzisierung der Behandlungsoption und der Zielgruppe soll eine differenzierte Analyse eröffnen. Studiert man mit dieser Perspektive in einem ersten Schritt aktuelle Publikationen (SAMW 2013; Radbruch und Nauck 2012), Leitlinien (EAPC/Alt-Epping et al. 2010) und Empfehlungen (Neitzke et al. 2010) zum Thema palliative Sedierung, wird erkenntlich: Lebensqualität als Argumentationsform, als Entscheidungsgrundlage ist diesen nicht durchgängig immanent. So steht bei der EAPC-Leitlinie die Leidenslinderung (EAPC/Alt-Epping 2010) im Fokus. Auf die Lebensqualität wird kein Bezug genommen. Radbruch und Nauck (2012) nehmen vornehmlich in Abgrenzung zur palliativen Sedierung

---

6 Mit folgenden exemplarischen Fragestellungen: „Wie einschneidend darf eine Therapie sein, um was zu erreichen? Um welchen Preis kann eine Lebensverlängerung erreicht werden? Wie kann ich möglichst effektiv Schmerzen und Beschwerden lindern? Muss ich überhaupt therapieren?" (Aulbert 2012, S. 19).

Bezug auf die Lebensqualität.[7] Die Richtlinie der SAMW nimmt im Kontext der palliativen Sedierung ebenfalls keinen Bezug auf Lebensqualität. Im Rahmen der Entscheidung die Therapieoption betreffend, formulieren Neitzke et al. (2010): „Die Aufklärung umfasst eine Darstellung des Nutzens der Sedierungsmaßnahme und der zu erwartenden Risiken und Belastungen (Symptomlinderung vs. Kommunikationsverlust). Zu klären ist, was für die Lebensqualität des konkreten Patienten wichtiger ist" (S. 146). Deutlich wird: in der Empfehlung spielt die subjektive Lebensqualität in der Entscheidungsfindung eine Rolle. Aulbert (2012) folgend ist hier die Abwägung bezüglich der „Relation zwischen Behandlungsgewinn und Behandlungslast" (S. 19) angesprochen.

Zurückkommend auf die vorausgehenden Ausführungen und die erfasste Relevanz der Lebensqualität im Kontext von Palliative Care und Therapieentscheidungen verwundert die Zurückhaltung des Lebensqualitätsbezuges, die Behandlungsoption der palliativen Sedierung betreffend. Zugleich kann dies ein erster Indikator für die Grenzen der Lebensqualität als (ethisches) Bewertungskriterium und Entscheidungsurteil bezüglich der spezifischen Behandlungsoption und deren inhärenter Konsequenzen sein.

In der Medizin und in medizinischen Leitlinien steht die „gesundheitsbezogene" Lebensqualität des Patienten im Vordergrund (Kramer et al. 2014; Fischer et al. 2014; Bobbert 2012a).[8] Die gesundheitsbezogene Lebensqualität erfasst insbesondere den Einfluss der Krankheit bzw. der Abwesenheit von Gesundheit und der damit einhergehenden Symptome wie Einschränkungen auf die Lebensqualität in Bezug auf den funktionellen – wenngleich auch ganzheitlichen – Gesundheitszustand (Borasio 2013, S. 3, 5).[9] Fraglich ist indessen, ob im Kontext der Behandlungsentscheidung hinsichtlich einer palliativen Sedierung diese gesundheitsbezogene und auf die Funktionsfähigkeit und das Wohlbefinden fokussierte Operationalisierung von Lebensqualität adäquat und umfassend genug ist. Studien zufolge spielen bei Palliativpatienten hingegen vornehmlich anderweitige Determinanten der Lebensqualität eine Rolle, wie die „persönliche Wertvorstellung, subjektiv empfundener Lebenssinn oder Spiritualität" (Borasio 2013, S. 3; vgl. Schulz-Kindermann 2013). So weist z. B. die „Quality of life scale" von Ferell und Grant (o. J.) vier Dimensionen der Lebens-

---

7   Unter dem Kapitel „Wer wünscht Sedierung?" formulieren die Autoren: „Viele Patienten wollen lieber möglichst lange und möglichst vollständig bei Bewusstsein bleiben und bewerten ihre Lebensqualität selbst bei starker Belastung durch Symptome und psychosoziale Probleme als ausreichend hoch." (Radbruch und Nauck 2012, S. 1001)

8   Heute versteht man unter gesundheitsbezogener Lebensqualität ein „multidimensionales Konstrukt", das „körperliche emotionale, mentale, soziale und verhaltensbezogene Komponenten des Wohlbefindens und der Funktionsfähigkeit aus subjektiver Sicht" umfasst (Ellert et al. 2014, S. 798; Ellert und Kurth 2013, S. 643). Die gesundheitsbezogene Lebensqualität ist demzufolge ein Konzept, das von einem „ganzheitlichen Verständnis von Gesundheit" ausgeht (Ellert und Kurth 2013, S. 643).

9   Zur Erfassung und Objektivierung der Lebensqualität werden Selbst- und Fremdbeurteilungsinstrumente eingesetzt. Bei der Erhebung der gesundheitsbezogenen Lebensqualität unterscheidet man zwischen krankheitsspezifischen und krankheitsübergreifenden Ansätzen (Aulbert 2012; Ellert und Kurth 2013; Ellert et al. 2014). Zur Lebensqualitätserfassung und exemplarischen Messverfahren vgl. Bullinger et al. 2015, S. 285f.

qualität onkologischer Patienten aus, die über die Perspektive der gesundheitsbezogenen Lebensqualität hinausgehen: die physische, die psychische, die soziale und die spirituelle Dimension.[10] Spannt man hier den Bogen zur palliativen Sedierung und den Grad des subjektiven Leide(n)s[11] und des Schmerzes als Ausgangspunkt der Therapieoption, lassen sich bezüglich der vier Dimensionen der Lebensqualität wiederum Parallelen zum Konzept des Total Pain (physisch, psychisch, sozial, spirituell) als mehrdimensionaler Ansatz von Schmerz (Ostgathe et al. 2013) generieren, dessen Belang insbesondere im Kontext der palliative Sedierung zu akzentuieren ist. Vor dem Hintergrund dieser Betrachtung scheint die „gesundheitsbezogene Lebensqualität" im vorliegenden Kontext nicht als adäquater – im Sinne von einem umfassenden – Bezugspunkt, vielmehr gilt es ein Konzept bzw. Verständnis von individueller, subjektiv empfundener situativer Lebensqualität – bezogen auf die „Realsituation" (Aulbert et al. 2012, S. 140) – zu favorisieren[12], das insbesondere auch existenzielle und spirituelle Dimensionen impliziert. *In der Folge wird Lebensqualität nachstehend als ein hochgradig subjektives Konzept verstanden, dem subjektive Bewertungen – insbesondere zu individuellem Lebenssinn und Spiritualität – und persönliche Wertvorstellungen – angesichts der begrenzten Lebenszeit – inhärent sind.* Evident ist ferner: Lebensqualität stellt in diesem Kontext keinen Messgegenstand bzw. kein Item eines Messverfahrens dar. Nachfolgend wird die Bedeutung der Lebensqualität als Entscheidungskriterium, als möglicher Gegenstand ethischer Wertreflexion und Entscheidung ergründet.

3   Lebensqualität – Wertebezug und Bewertungsgrundlagen

Die Bedeutsamkeit von Lebensqualität – als eines von vier Kriterien[13] der ethischen Fallanalyse und Entscheidungsfindung – in der klinischen Ethik beschreiben Jonsen et al. (2006) in ihrem Standardwerk „Klinische Ethik". Dem Kriterium „Lebensqualität" werden als ethische Prinzipien „Nutzen und Schadensvermeidung" wie auch Achtung „der Pati-

---

10 Die Dimensionen decken sich mit den Problemdimensionen in der WHO Definition zu Palliative Care: physisch, psychosozial und spirituell (WHO 2002).

11 Definitionen zu Leiden betonen insbesondere den subjektiven Charakter des Phänomens: „Jedes Leiden hängt primär von der individuellen Empfindsamkeit und von subjektiven Bewertungsmaßstäben ab." (Bozzaro 2015b, S. 132; vgl. 2015a)

12 Zu reflektieren ist, inwieweit hier die WHO-Definition von 1998 grundgelegt werden könnte: "individuals' perceptions of their position in life in the context of the culture and value systems in which they live and in relation to their goals, expectations, standards and concerns." (WHO 1998) – (Lebensqualität ist die subjektive Wahrnehmung einer Person über ihre Stellung im Leben in Relation zur Kultur und den Wertesystemen in denen sie lebt und in Bezug auf ihre Ziele, Erwartungen, Maßstäbe und Anliegen.)

13 Die vier Kriterien sind: die medizinische Indikation, die Patientenpräferenzen, die kontextgebundenen Faktoren und die Lebensqualität (Jonson et al. 2006, S. 15).

entenautonomie" zugeordnet (S. 15).[14] Die Autoren geben zu bedenken, dass hinter dem Begriff der Lebensqualität stets ein „Werturteil" steht und deren Einschätzung Bewertungen unterliegt. Demzufolge sind aus ihrer Sicht drei Fragen zentral:

- „Wer beurteilt, der Betroffene selbst oder ein außenstehender Beobachter?
- Auf welchen Kriterien beruht die Beurteilung? Welche klinische Entscheidung ist unter Berufung auf eine Bewertung der Lebensqualität – wenn überhaupt – zu rechtfertigen?" (S. 125)
- Gibt es seitens der Beteiligten voreingenommene Bewertungen der Lebensqualität? (S. 15).

Obgleich Lebensqualität hier als ein Kriterium zur ethischen Entscheidungsfindung empfohlen wird, ist evident, dass Lebensqualität als Kriterium per se ethisch reflexionswürdige Aspekte enthält, die ein hohes Maß an ethischer Sensibilität und Reflexion einfordern.[15] Bezug nehmend auf die Konkretion stellt sich indes die Frage: Auf welchen ethischen Grundkonzepten basiert die Lebensqualität? Welche Bewertungsstandards werden zugrunde gelegt? Welches Verständnis von Lebensqualität ist Gegenstand ethischer Reflexion bezüglich des geforderten Entscheidens und Handelns? Diesen Aspekten wird im Folgenden nachgegangen. Dies zunächst auf einer höheren Abstraktionsebene – im Kontext der ethischen Reflexion – bezogen auf zwei Grundkonzepte der Ethik (Strebens- und Sollensethik). Es wird zwischen „evaluativer Lebensqualität" und „moralisch-normativer Lebensqualität" differenziert. Dies stellt eine erste Annäherung zwischen der möglichen Verknüpfung von Lebensqualität und Ethik sowie ethischer Reflexion dar. Ein zweiter Schritt nimmt sich des Wertebezugs an.

Bezug nehmend auf Bobbert (2012a) beruht die „empirische Erforschung und Erhebung von Lebensqualität" auf zwei – zumeist impliziten – ethischen Grundkonzepten beziehungsweise auf zwei Ebenen der ethischen Reflexion. Da im Rahmen einer ethischen Entscheidungsfindung die ethische Reflexion den zentralen Gegenstand bildet, lohnt die Erläuterung der Grundkonzepte. Es geht dabei, wie gesagt, um

a. die Strebensethik beziehungsweise die evaluative Ebene, die Ethik des guten, des gelingenden Lebens. „Die evaluative Lebensqualität fragt, welche (…) Eigenschaften oder Faktoren wünschenswert oder wertvoll für die Betroffenen und das Gelingen ihres Lebens sind" (Bobbert 2012a, S. 348). Der Gegenstand dieser Ethik ist demnach das Leben des Einzelnen, das Ziel ist das Gelingen des Lebens und die gute Lebensführung.
b. die Sollensethik beziehungsweise die moralisch-normative Ethik. „Die moralisch-normative Lebensqualität fragt nach Eigenschaften oder Faktoren, die für jedes menschliche Leben unabdingbar sind und zwar für alle Menschen in gleicher Weise." (Bobbert

---

14 Den anderen drei Kriterien (Indikation, Patientenpräferenzen, kontextgebundene Faktoren) werden ebenfalls ethische Prinzipien zugewiesen (Jonson et al. 2006, S. 15).

15 Dies wird in den weiteren Ausführungen und den Fallbeispielen seitens der Autoren problematisiert.

2012a, S. 349) Der Gegenstand dieser Ethik ist das Handeln des Einzelnen, das Ziel ist das normativ/moralisch richtige Handeln.

Vor dem Hintergrund dieser beiden Ebenen gilt es situativ abzuwägen, welche Handlungskonsequenzen sich aus den jeweiligen Perspektiven ergeben und welche Perspektive situativ angemessen ist. So kann bei der Strebensethik die Schmerzfreiheit beziehungsweise die Linderung des Leide(n)s oder belastender Symptome zentraler Gegenstand der Lebensqualität sein mit dem Ziel eines guten, möglichst schmerzfreien Lebens. Steht das gute, möglichst schmerzfreie Leben im Fokus, gilt es die Symptome zu lindern. Dies lässt jedoch nicht – in Bezug auf die Sollensethik – darauf schließen, dass ein Anspruch auf palliative Sedierung besteht. Das Verständnis der moralisch-normativen Lebensqualität würde sich sodann in Schmerz- und Symptomfreiheit durch palliative Sedierung für alle Menschen in gleicher Weise repräsentieren. Dies wiederum geht nicht mit den Prämissen der aktuellen Leitlinien konform (EAPC/Alt-Epping et al. 2010; Neitzke et al. 2010).

Ethische Reflexion und Entscheidungsfindung geht stets mit der Abwägung situativ leitender Werte und Wertevorstellungen einher. Demzufolge stellt sich die Frage: Repräsentiert Lebensqualität einen Wert an sich oder basiert die Einschätzung der Lebensqualität ausschließlich auf einem Werturteil? Für Krijnen (2011) bilden Werte „grundlegende Orientierungsdeterminanten". Er formuliert: „Ganz allgemein lassen sich Werte als bewusste oder unbewusste Orientierungsdirektiven für das menschliche Leisten bestimmen" und ergänzt: „Werte (sind) Geltungsprinzipien" (S. 549). Als Orientierungsdirektiven für das menschliche Handeln ist davon auszugehen, dass subjektiv geltende Werte auch Orientierung gebend sind für vorausgehende Entscheidungen. So gesehen kann Lebensqualität im Kontext der Behandlungsoption nicht nur objektiv leitend sein, das heißt, die Bewertung der Lebensqualität basiert auf einem externen Werturteil (Fremdbewertung), dessen Grundlage z. B. das Verständnis gesundheitsbezogener Lebensqualität sein kann. Vielmehr ist die Lebensqualität als subjektives Werturteil zu stärken, das seinerseits leitend ist für die individuelle, situative Entscheidung dahingehend, eine Behandlungsoption (palliative Sedierung) einzufordern, dieser zuzustimmen oder diese abzulehnen. Leitend ist hier ein subjektives Konzept von Lebensqualität, dem subjektive Bewertungen – insbesondere zu individuellem Lebenssinn und Spiritualität – und persönliche Wertvorstellungen – angesichts der begrenzten Lebenszeit – inhärent sind.

4 Lebensqualität – ein Entscheidungskriterium im Kontext einer exemplarischen, ethisch reflexionswürdigen Situation

Wie bereits in Punkt 2 ausgeführt, stellt Lebensqualität in der medizinischen (und auch pflegerischen) Entscheidungsfindung und -begründung ein zentrales Kriterium dar. Deutlich wird ferner, dass die Konkretion dessen, was den situativen Lebensqualitätsbezug darstellt, Gegenstand komplexer Bezüge und Diskurse ist. Die Vieldimensionalität und die Dynamik des individuellen Konstrukts von Lebensqualität[16] als einer individuellen Qualität, deren vielfältige Einflussfaktoren in der Palliative Care zum Tragen kommen, beanspruchen indes sukzessive eine differenzierte Betrachtung (Eychmüller 2014; Randall und Downie 2014). Bedeutsam im Rahmen der situationsbezogenen Analyse und ethischen Reflexion ist stets der Fokus auf die subjektive Perspektive von Lebensqualität (siehe Punkt 2). Oder anders formuliert, als Korrektiv ist die Frage zu stellen: Wessen Maxime, Erwartungen und welche Prioritäten von Lebensqualität leiten den Entscheidungsfindungsprozess – bei bestehender Indikation – für oder gegen eine palliative Sedierung? Das heißt auch die Frage danach: Wie sind die in der Entscheidungssituation beteiligten Werturteile zur Lebensqualität zu beurteilen und zu bewerten? Dies, um die in Punkt 2 konkretisierte Darlegung eines subjektiven Verständnisses von Lebensqualität im Palliative Care Setting abzusichern.

Weiter gilt es zu sondieren, wie der Wert der Lebensqualität – als Orientierungsdirektive – in der spezifischen Entscheidungssituation operationalisiert werden kann. Das heißt zu fragen: Welche „Qualitäten" spielen eine Rolle? Dies im Verständnis dessen, dass Lebensqualität kein objektives Kriterium ist, sondern gebunden an die situativen und subjektiven Bewertungen und Erwartungen der Person selbst, an das individuelle Erleben der Qualität des Lebens, des Daseins, des Leide(n)s und der damit verbundenen Bedürfnisse, Ziele und (Wert-)Vorstellungen angesichts der Zerbrechlichkeit und Endlichkeit desselben (siehe Punkt 2). Aufgrund der in Punkt 3 ausgeführten ethischen Bezugspunkte gilt es nachfolgend die Wirkung, die Chancen und die Grenzen der subjektiven Lebensqualität als Entscheidungskriterium – im Sinne einer Orientierungsdirektive – im Kontext situationsbezogener moralischer Dilemmata[17] und im Rahmen ethischer Reflexion abzuwägen.

Die Bedeutsamkeit der ethischen Reflexion im Kontext der Behandlungsoption palliative Sedierung selbst, im Rahmen der Indikationsstellung[18] sowie im Prozess der Abwägung und

---

16 Den Veränderungen in Bezug auf das Konstrukt Lebensqualität können zwei Fragen hinterlegt werden: (1) „Verändern die Betroffenen ihren Standard (persönlicher Maßstab, Eichung) der Lebensqualität im Laufe einer Erkrankung und wenn ja, wie?" (…) (2) „Verändert sich für die Betroffenen die relative Bedeutung der verschiedenen Bereiche der Lebensqualität im Verlaufe der Krankheit und wenn ja, wie?" (Bernhard und Ribi 2013, S. 7).

17 Als moralisches Dilemma wird hier eine Konstellation verstanden, in der es keine klare Handlungsregelung gibt (Löffler 2014, S. 269ff.). Auch bei bestehender medizinischer Indikation kann die ergänzende ethische Abwägung im Kontext der palliativen Sedierung zu moralischer Unsicherheit führen und demzufolge eine ethische Herausforderung darstellen, da möglicherweise gleichermaßen plausible moralische Forderungen sich konfligierend gegenüberstehen, wie zum Beispiel: der Wunsch nach Linderung des Leide(n)s seitens des Patienten und der Wunsch nach Kommunikation und gelebtem Abschied seitens der Angehörigen.

18 Bobbert (2012a) spannt den Bogen zu den ethischen Implikationen im Rahmen der Indikationsstellung, wenn sie schreibt: „Die ‚medizinische Indikation' für eine diagnostische oder therapeutische Maßnahme und das damit verfolgte Interventionsziel stellen immer ein so genanntes ‚gemischtes' Urteil dar, welches sowohl in fachlich- medizinischer als auch in ethischer Hinsicht geklärt werden muss" (S. 193). Auch Neitzke hebt die normativen Anteile der Indikationsstellung hervor und nimmt hierbei Bezug auf die Lebensqualität: die Indikation kann „einzelne Bewertungsaspekte enthalten, die einen ethischen Diskurs, z. B. über die Bedeutung von Lebensqualität oder dem Sinn von Leid, zugänglich sind" (2014, S. 8).

Realisierung palliativer Sedierung wird in der Literatur vielfach beschrieben (Alt-Epping et al. 2014; Zimmermann-Acklin 2014; Maltoni et al. 2013, 2014; Juth et al. 2010; Virt und Hunstorfer 2010; Neitzke et al. 2010; EAPC/Alt-Epping et al. 2010). Radbruch und Nauck (2012) plädieren für ausführliche Diskussionen mit allen Beteiligten, um die Möglichkeit sicherzustellen, dass „unethische Gründe", die zu einem Missbrauch der palliativen Sedierung führen können, antizipiert und reflektiert werden und die Verantwortlichen so dem Anspruch an eine ethisch reflektierte Entscheidung gerecht zu werden vermögen. Zugleich konstatieren sie, dass bei Berücksichtigung aller relevanten Grundsätze und Perspektiven dennoch möglicherweise „bei einigen Patienten ein ethischer Konflikt" bestehen bleibt (S. 1002, 1003). Hinsichtlich der Bedeutsamkeit der ethischen Reflexion und ethisch begründeten Entscheidung formulieren Müller-Busch und Aulbert (2012, S. 42): „Es müssen nicht nur die fachlichen Möglichkeiten des Handelns sowie deren Ziele und Werte abgewogen, sondern auch Handlungsorientierungen gefunden werden, die unterschiedlichen und ggf. kollidierenden Wertvorstellungen sowie allgemeinen ethischen Prinzipien gerecht werden." Die zwischenzeitlich vielerorts anerkannte und etablierte „Charta zur Betreuung schwerstkranker und sterbender Menschen in Deutschland" (Stand 2010) verweist darauf, dass bei jedem Menschen in der letzten Lebensphase individuelle Wünsche, Werteorientierungen und Vorstellungen in Entscheidungen einbezogen und respektiert werden sollen. Als übergreifende Werte benennt die Charta Würde, Fürsorge, Lebensqualität, Autonomie und Selbstbestimmung, Vertrauen und Teilhabe (Deutsche Gesellschaft für Palliativmedizin e.V. et al. 2010). Deutlich wird: Lebensqualität wird im Kontext von Palliative Care auch hier explizit als Bezugspunkt benannt, wenngleich in ihrer Dimension und ihrem Konzeptbezug nicht konkretisiert. Inwieweit Lebensqualität explizit im Kontext der palliativen Sedierung – und den inhärenten moralischen Verunsicherungen – als Kriterium der Entscheidungsfindung essentiell ist, klärt ein Blick in publizierte Fallanalysen. Mit Blick auf die Bedeutung der Lebensqualität im Kontext ethischer Abwägungsprozesse werden nachfolgend Fallbeschreibungen aus Fachartikeln (Schippinger et al. 2010; Hörfarter und Weixler 2006; Joppich et al. 2006), Fallanalysen aus Fachzeitschriften (Ethik in der Medizin 2013, 2008) sowie aus dem „Inter-KEK"-Projekt (Peintinger 2011) analysiert. Das heißt, im Vordergrund der Durchsicht der recherchierten Kasuistiken steht nicht die jeweilige Argumentation beziehungsweise Entscheidung an sich, von Interesse ist vielmehr, ob das Kriterium der Lebensqualität im Rahmen der Entscheidungsfindung in den jeweiligen Diskurs einfließt beziehungsweise daran beteiligt ist. Im Rahmen der Analyse konnte in den Fallanalysen von Peintinger (2011), Schippinger et al. (2010) sowie bei Hörfarter und Weixler (2006) Lebensqualität als argumentative Grundlegung/Werteorientierung – neben anderen genannten Werten – erfasst werden. In den anderen genannten Fallbeschreibungen/-diskussionen wurde Lebensqualität als Entscheidungs- bzw. als Bewertungsgrundlage nicht explizit ausgeführt.

Ergänzend lohnt die Perspektive auf zugängliche Ethik-Leitlinien/-Empfehlung, ebenfalls mit der Fragestellung, ob diesen Lebensqualität als Entscheidungskriterium inhärent ist (Riedel 2014, S. 38f.). Lebensqualität findet sich z. B. in der „Ethische(n) Orientierungshilfe zum Umgang mit der palliativen Sedierung" (Ethikkomitee der Kath. St.-Johannes-Gesellschaft Dortmund gGmbH 2007, S. 3). In Kapitel 6 benennt die „Ethische Orientierungshilfe" explizit ein ethisches Konfliktfeld: „Lebensqualität versus Lebensquantität" (S. 7). Die Leitlinie nennt ferner zentrale Prämissen (z. B.: „Oberstes Prinzip der Behandlung muss die willensgemäße Symptomlinderung sein") und fordert explizit die ethische „Abwägung der beiden Güter Lebensqualität und Lebensquantität" (S. 7).

Deutlich wird in dieser sehr begrenzten Analyse: Lebensqualität wird in ethischen Abwägungs- und Entscheidungsprozessen im Kontext palliativer Sedierung als Bezugspunkt, als argumentative Grundlegung im Rahmen ethischer Abwägungen benannt. Allerdings fehlt die Operationalisierung dessen, wie Lebensqualität verstanden, situativ konkretisiert und kontextualisiert wird. Dieser Mangel ist vor dem Hintergrund der zuvor benannten Vieldimensionalität von Lebensqualität und der variierenden theoretischen Bezugspunkte als kritisch zu bewerten.

5 Lebensqualität – Bedarf der Konkretion und Facetten der exemplarischen Konkretion

Bezüglich des geforderten Behandlungsentscheids für eine palliative Sedierung ist die subjektive Interpretation und Bewertung der persönlich situativ empfundenen Lebensqualität (vgl. Punkt 2) eine bedeutsame Perspektive. Zu ermitteln ist die subjektive „Idealvorstellung" (Neudert und Fegg 2012, S. 40), die die Lebensqualität für den Patienten in der Situation repräsentiert. Diese subjektive Qualitätszuschreibung kann sodann die Bewertungsgrundlage für eine derart einschneidende und folgenreiche Entscheidung bilden, insbesondere bei einer tiefen, dauerhaften palliativen Sedierung. Leitend als persönliche Bewertungsgrundlage der Lebensqualität ist möglicherweise das subjektiv empfundene Leid(en) mit den ihm inhärenten physischen, psychischen, psychosozialen und spirituellen Faktoren. Das heißt, die Systematisierung und Konkretion von Lebensqualität im Kontext der palliativen Sedierung umfasst das Phänomen des Leide(n)s ergänzt um die in Punkt 2 ausgeführten Dimensionen der subjektiven Lebensqualität im Palliative Care Setting. Ein Konzept der Lebensqualität, das auf den Gesundheitszustand und auf Funktionsfähigkeit reduziert ist beziehungsweise die objektivierbaren gesundheitsbezogenen Faktoren in den Vordergrund rückt („gesundheitsbezogene" Lebensqualität), greift hier zu kurz. Deutlich wird ferner: die Gegenstandbereiche in der jeweiligen Entscheidungssituation variieren. So geht es im Rahmen der palliativen Sedierung vornehmlich um das Ziel der Leidenslinderung, welches neben dem übergreifenden Therapieziel der Symptomlinderung die (einzige) Legitimation der Therapieoption darstellt (EAPC/Alt-Epping et al. 2010; Radbruch und Nauck 2012; Zenz und Rissing-van Saan 2011) (aber es geht nicht um die Gesundheit). Der Lebensqualitätsbezug stellt sich demnach her insbesondere mit der Perspektive auf den individuellen Anspruch und die individuelle Erwartung der Leidenslinderung.[19] Im

---

19 Zu Schmerzerfahrungen und Leiden vgl. Reed 2013, 155ff.; zu Formen des Leidens und zur Leidenslinderung im Kontext der palliativen Sedierung vgl. Bozzaro 2013, S. 295ff.; vgl. Bozzaro

Fokus steht nicht das „gelingende Leben" (Bobbert 2012a, S. 345) und die Verbesserung beziehungsweise der Erhalt der Lebensqualität, sondern die Reduktion des subjektiven intolerablen Leide(n)s – welches die aktuelle Qualität des Lebens tangiert – und die „Qualität des Weiterlebens" (Bobbert 2012a, S. 326)[20]. Welche Faktoren des Leide(n)s, welche Einflussfaktoren und Belastungen wiederum für die subjektive Bewertung der Lebensqualität – als „Idealvorstellung" eines angestrebten Zustandes (Neudert & Fegg 2012, S. 40) – individuell bedeutsam sind, gilt es situativ zu präzisieren. Dies, um eine differenzierte und fundierte Abwägung im Hinblick auf die Therapieoption selbst beziehungsweise im Hinblick auf die Erwägung möglicher alternativer therapeutischer Maßnahmen der Leidenslinderung. Die vielfältigen subjektiven Merkmale und Dimensionen des Konstrukts der Lebensqualität und des Leid(en)s stellen hier eine besondere (ethische) Herausforderung dar. Denn das Leiden selbst führt zu der Einschränkung der Lebensqualität und provoziert zugleich die Frage, inwieweit bei therapierefraktären Symptomen beziehungsweise im Rahmen einer palliativen Sedierung subjektive Lebensqualität überhaupt realisierbar ist. Inwieweit dieser Zusammenhang zu einer kontextbezogenen Konkretion oder aber auch zur Negation des Lebensqualitätsbezugs beitragen kann, gilt es situativ zu analysieren. Die Verständigung auf die situativ leitenden Ziele, individuellen Erwartungen und Werte sowie auf die ethische Perspektive ist indessen eklatant: Was leitet die individuelle Bewertung der Lebensqualität in der palliativen Phase? Welche Werteentscheidungen spielen eine Rolle? Welche Lebensziele spielen eine Rolle? Welche Dimensionen der subjektiv erlebten Lebensqualität werden durch die Sedierung positiv beeinflusst? Welche Dimensionen der subjektiv erlebten Lebensqualität werden durch die Sedierung beeinträchtigt oder gar verhindert? Wenn nicht das gelingende Leben die Zielperspektive definiert, welche Zielperspektive ist es dann in Bezug auf die begrenzte Lebenszeit und oder die Lebenserfüllung? Übergreifend stellt sich bezüglich der palliativen Sedierung ergänzend die Frage: Kann die vom Patienten erlebte Lebensqualität „durch eine Verbesserung seiner aktuellen Situation (Symptomkontrolle) oder durch eine realistische Korrektur (Adaption) seiner Erwartungen durch Unterstützung bei der Akzeptanz unabänderlicher Beschwerden und Behinderungen" verbessert werden? (Aulbert 2012, S. 22). Deutlich wird: aufgrund der Vielfältigkeit des Lebensqualitätskonzeptes, der vielfach variierenden Perspektiven und Bezugspunkte, ist eine situations- und kontextbezogene inhaltliche und argumentative Konkretion von subjektiver Lebensqualität / Lebensqualitätsbewertung geboten. Dies insbesondere dann, wenn Lebensqualität in ethisch kontrovers diskutierten Entscheidungsanforderungen argumentativ grundgelegt beziehungsweise zu einer zentralen Prämisse deklariert wird.

2015b, 131ff., vgl. Bozzaro 2015a. Zum subjektiven wie auch zum objektiven Leidensbegriff vgl. Bozzaro 2015a, S. 100-102.

20 Zur argumentativen „Leistungskraft" des Konzepts Lebensqualität im Kontext anstehender Entscheidungssituationen – ergänzend und abgrenzend zu anderen Kriterien der Entscheidung – vgl. Bobbert 2012b, S. 1111f.

6 Bezug zur Ausgangshypothese

Erkennbar ist: Die Elemente der subjektiven Lebensqualität, die potenziell beeinflussenden Werturteile und Bezugspunkte im Kontext ethischer Reflexion und Entscheidungsfindung sind weiter zu sondieren, zu konkretisieren. Die erfolgte exemplarische Darstellung eröffnet erste Bezugspunkte, um sich der eingangs formulierten Fragen anzunähern. Es konnte gezeigt werden, unter welcher Prämisse Lebensqualitätsbezüge – im exemplarischen Kontext der palliativen Sedierung – ethisch vertretbar sind beziehungsweise im Rahmen der ethischen Reflexion „gute" Bezugspunkte repräsentieren und als Kriterium der Entscheidungsfindung hinzugezogen werden können. Zentrale Abgrenzungskriterien und Dimensionen wurden in den vorliegenden Ausführungen dargelegt. Zum einen die Abgrenzung zwischen objektiven und subjektiven Lebensqualitätsurteilen und die formulierte Präferenz für die subjektive Bewertung. Des Weiteren konnten übergreifende Grenzen der gesundheitsbezogenen Lebensqualität als Bezugspunkt dargelegt werden. Die nachfolgenden Standpunkte fassen diese Schlüsse zusammen. Sie beziehen sich hierbei auf die *Ausgangshypothese*: Lebensqualität stellt im Palliative Care Setting ein zentrales Entscheidungskriterium dar. Infolgedessen sollte Lebensqualität neben der Bedeutsamkeit für die Therapieentscheidung/-begründung zugleich Gegenstand ethischer Reflexion und Entscheidungsfindung sein.

Das Verständnis der „gesundheitsbezogenen" Lebensqualität ist als ausschließlicher Bezugspunkt nicht angemessen, da es eine verengte Perspektive auf definierte Phänomene lenkt. Im Palliative Care Setting steht insbesondere die Verbesserung der aktuellen Lebens- und Leidenssituation des Patienten im Fokus und nicht ausschließlich die Frage nach dem Weiterleben. In Bezug auf die spezifische Lebenssituation sind die subjektiven Dimensionen erfahrbarer und erlebter Lebensqualität zu operationalisieren. Lebensqualität ist in diesem Setting als ein hochgradig subjektives Konzept zu verstehen, dem subjektive Bewertungen – insbesondere zu individuellem Lebenssinn und Spiritualität – und persönliche Wertvorstellungen – angesichts der begrenzten Lebenszeit – inhärent sind.

Die sensible, kontextsensitive, reflektierte Berücksichtigung der subjektiven Patientensicht auf die jeweils situativ empfundene und individuell bewertete Lebensqualität (die möglicherweise nicht mit der objektiven Realisierung identisch ist), ist aus ethischer Perspektive konsequent abzusichern.

Grundlegend im Kontext der Therapieoption und in der Bezugnahme auf das Konstrukt der Lebensqualität ist die Sensibilität dafür, dass Lebensqualitätsurteile stets auch (Wert-)Urteile – bis hin zu „Lebenswerturteil(en)" (Bobbert 2012a, S. 378) – darstellen, die erheblichen Einfluss auf Therapieentscheide haben. Vorschnelle Wertungen sind ethisch nicht vertretbar!

Bezüglich der Therapieentscheidung/-begründung ist – aufgrund der mit einer palliativen Sedierung verbundenen Erwartung und der erwartbaren Konsequenzen – die subjektive Lebensqualitätsbewertung seitens des Patienten konstitutiv. Dies auch aufgrund der Diversitäten in der spezifischen Lebenssituation.

Die komplexen, die subjektive Lebensqualität beeinflussenden Faktoren und deren individuelle Bewertung sind situativ zu erfassen und zu berücksichtigen. Die subjektiven Bewertungen haben Gültigkeit für den jeweiligen Augenblick (Milton 2013) und können gerade in der vulnerablen und vielschichtigen Situation in der letzten Lebensphase von Augenblick zu Augenblick stark variieren (Eychmüller 2014, S. 72).

Eine rein objektive – auf alle Patienten in der Situation zugeschnittene, zutreffende – Lebensqualitätsbewertung in Bezug auf die Behandlungsoption palliative Sedierung wird der Vieldimensionalität nicht gerecht und ist ethisch nicht vertretbar. Zu bedenken ist insbesondere die ethische Frage nach den variierenden Vorstellungen eines guten Abschieds.

Allerdings: Die *alleinige* Rekrutierung auf die subjektive Lebensqualitätsbewertung, auf das subjektive Lebensqualitätsurteil des betroffenen Patienten ist als Werturteil und Bewertung in der ethisch komplexen Entscheidungssituation – in Bezug auf die Behandlungsoption der palliativen Sedierung – vielfach nicht ausreichend. Es bedarf in ethischen Konfliktsituationen der ergänzenden systematisierten ethischen Reflexion sowie der verantwortungsvollen Analyse der situativ beteiligten (professionellen und persönlichen) Werte und Wertungen aller Beteiligten (Berufsgruppen, Angehörige und Zugehörige), um situative und ethische Komplexität vollumfänglich erfassen zu können.

Literatur

Alt-Epping B, Nauck F, Jaspers B (2014) Was ist das Problematische an der Palliativen Sedierung? – eine Übersicht. Ethik Med doi:10.1007/s00481-014-0316-6

Aulbert E (2012) Lebensqualität. In: Aulbert E, Nauck F, Radbruch L (Hrsg) Lehrbuch Palliativmedizin. Schattauer, Stuttgart, S 13–32

Aulbert E, Radbruch L, Nauck F (2012) Symptombehandlung in der Palliativmedizin. In: Aulbert E, Nauck F, Radbruch L (Hrsg) Lehrbuch Palliativmedizin. Schattauer, Stuttgart, S 137–145

Bernhard J, Ribi K (2013) Lebensqualität in der Onkologie – Klinik und Forschung. In: Weis J, Brähler E (Hrsg) Psychoonkologie in Forschung und Praxis. Schattauer, Stuttgart, S 3–15

Bobbert M (2012a) Ärztliches Urteilen bei entscheidungsunfähigen Schwerkranken. Geschichte – Theorie – Ethik. Mentis, Münster

Bobbert M (2012b) Ethische Fragen medizinischer Behandlung am Lebensende. In: Anderheiden M, Eckart W U (Hrsg) Handbuch Sterben und Menschenwürde Band 2. De Gruyter, Berlin/Boston, S 1100–1114

Borasio G D (2013) Was ist Lebensqualität in der Palliativmedizin? In: Borasio G D, Niebling W B, Scriba P C (Hrsg) Evidenz und Versorgung in der Palliativmedizin. Deutscher Ärzte-Verlag, S 3–10

Bozzaro C (2013) Terminale Sedierung – Königsweg zum würdigen Sterben? In: Baranzke H, Duttge G (Hrsg) Autonomie und Würde. Leitprinzipien in Bioethik und Medizinrecht. Königshausen & Neumann, Würzburg, S 291–313

Bozzaro C (2015a) Der Leidensbegriff im medizinischen Kontext: Ein Problemaufriss am Beispiel der tiefen palliativen Sedierung am Lebensende. Ethik Med 27: 93–106

Bozzaro C (2015b) Ärztlich assistierter Suizid: Kann „unerträgliches Leiden" ein Kriterium sein?. Dtsch Med Wochenschr 140:131–134

Bullinger M, Blome C, Sommer R, Lohrberg D, Augustin M (2015) Gesundheitsbezogene Lebensqualität - ein zentraler patientenrelevanter Endpunkt in der Nutzenbewertung medizinischer Maßnahmen. Bundesgesundheitsbl 58:283–290

Deutsche Gesellschaft für Palliativmedizin e.V., Deutscher Hospiz- und PalliativVerband e.V., Bundesärztekammer (Hrsg) (2010) Charta zur Betreuung schwerstkranker und sterbender Menschen in Deutschland, Berlin

EAPC/Alt-Epping B, Sitte T, Nauck F, Radbruch L (2010) Sedierung in der Palliativmedizin – Leitlinie für den Einsatz sedierender Maßnahmen in der Palliativversorgung. (Originaltitel der EAPC – European Association for Palliative Care: „EAPC recommended framework for the use of sedation in Palliative Care"). Z Palliativmed 11:112–122

Ellert U/Brettschneider A-K/Ravens-Sieberer U/KIGGS Study Group (2014) Gesundheitsbezogene Lebensqualität bei Kindern und Jugendlichen in Deutschland. Bundesgesundheitsbl 57:798–806

Ellert U/Kurth B M (2013) Gesundheitsbezogene Lebensqualität bei Erwachsenen in Deutschland. Bundesgesundheitsbl 56:643–649

Ethikkomitee der Kath. St.-Johannes-Gesellschaft Dortmund gGmbH (2007) Ethische Orientierungshilfe zum Umgang mit palliativer Sedierung. http://www.st-johannes.de/tl_files/st-johannes-hospital/pdf/PDF_Patienten-Informationen/Ethik%20Palliative%20Sedierung.pdf. Zugegriffen: 15. November 2014

Eychmüller S (2014) Lebensqualität in der letzten Lebensphase. In: Schulte V, Steinebach C (Hrsg) Innovative Palliative Care. Für eine neue Kultur der Pflege, Medizin und Betreuung. Hans Huber, Bern, S 71–79

Ferell B R, Grant M (o. J.) Quality of Life Instrument. Cancer Patient/Cancer Survivor Version. City of Hope, National Medical Center and Beckman Research Institute

Fischer F/Krämer A/Klose K (2014) Bedeutung der Lebensqualitätsentwicklung als Qualitätsindikator in der Leitlinienentwicklung. Gesundheitswesen doi: 10.1055/s-0034-1374623.

Gruber, M. (2014). Tod und Sterben in der Medizin. Eine Untersuchung zur Begriffsgeschichte und aktueller Bedeutung. Frankfurt am Main u. a.: Peter Lang

Hörfarter B, Weixler D (2006) Symptomkontrolle und ethische Aspekte im terminalen Verlauf der COPD. Wien Med Wochenschr 156:275–282

Jonsen A R, Siegler M, Winslade W J (2006) Klinische Ethik. Eine praktische Hilfe zur ethischen Entscheidungsfindung. Deutscher Ärzte-Verlag, Köln.

Joppich R, Elsner F, Radbruch L (2006) Behandlungsabbruch und Behandlungspflicht am Ende des Lebens. Ein erweitertes Modell zur Entscheidungsfindung. Anaesthesist 55:502–514

Juth N, Lindblad A, Lyone N, Sjöstrand M, Helgesson G (2010) European Association for Palliative Care (EAPC) framework for palliative sedation: an ethical discussion. BMC Palliative Care 9:20

Kramer L, Füri J, Stute P (2014) Die gesundheitsbezogene Lebensqualität. Gynäkologische Endokrinologie 12:119–123

Krijnen C (2011) Wert. In: Düwell M, Hübenthal C, Werner M H (Hrsg) Handbuch Ethik. 3. Auflage. J.B. Metzler, Stuttgart/Weimar, S 548–543

Löffler W (2014) Moralische Dilemmata und hard cases. In Bormann F-J, Wetzstein V (Hrsg) Gewissen. Dimensionen eines Grundbegriffs medizinischer Ethik. De Gruyter, Berlin/Boston, S 269–281

Maltoni M, Scarpi E, Nanni O (2013) Palliative sedation in end-of-life care. Curr Opin Oncol 25:360–367

Maltoni M, Scarpi E, Nanni O (2014) Palliative sedation für intolerable suffering. Curr Opin Oncol 26:389–394

Milton C L (2013) The Ethics of Defining Quality of Life. Nursing Science Quarterly 26:121–123

Neitzke G (2014) Indikation: fachliche und ethische Basis ärztlichen Handelns. Med Klin Intensivmed Notfmed 109:8–12

Neitzke G, Oehmchen F, Schliep H J, Wördehoff D (2010) Sedierung am Lebensende. Empfehlungen der AG Ethik am Lebensende in der Akademie für Ethik in der Medizin (AEM). Ethik Med 22:139–147

Neudert C, Fegg M (2012) Evaluation der Lebensqualität. In: Aulbert E, Nauck F, Radbruch L (Hrsg) Lehrbuch Palliativmedizin. Schattauer, Stuttgart, S 33–41

Ostgathe C, Sittl R, Saalfrank-Schardt C, Klein C (2013) Der schwer kranke Patient: Neues aus der Schmerztherapie. In: Borasio G D, Niebling W-B, Scriba P C (Hrsg) Evidenz und Versorgung in der Palliativmedizin. Deutscher Ärzte-Verlag, Köln, S 29–35

Peintinger M (2011) Überlegungen zur Sedierung am Lebensende. In Frewer A, Bruns F, Rascher K (Hrsg) Gesundheit, Empathie und Ökonomie – Kostbare Werte in der Medizin. Königshausen & Neumann, Würzburg, S 249–257

Prönneke R (2013) Palliativmedizin. Primäres Behandlungsziel: Lebensqualität erhalten. Der Allgemeinarzt 11:42–47

Radbruch L, Nauck F (2012) Palliative Sedierung. In: Aulbert E, Nauck F, Radbruch L (Hrsg) Lehrbuch Palliativmedizin. Schattauer, Stuttgart, S 998–1005

Randall F, Downie R S (2014) Philosophie der Palliative Care. Philosophie – Kritik – Rekonstruktion. Hans Huber, Bern

Reed F C (2013) Pflegekonzept Leiden. Leiden erkennen, lindern und verhindern. Hans Huber, Bern

Riedel A (2014) Ethik-Policy Palliative Sedierung. Theoretische Grundlegungen für ethische Abwägungen in der Praxis. Jacobs Verlag, Lage

SAMW (2013) Palliative Care. Medizinisch-ethische Richtlinien und Empfehlungen der SAMW, Basel

Schippinger W, Weixler D, Müller-Busch C (2010) Palliative Sedierung zur Symptomkontrolle massiver Dyspnoe. Wien Med Wochenschr 160:338-342

Virt G, Hunstorfer K (2010) Ethische Überlegungen zur palliativen Sedierung. Wien Med Wochenschr 160:131–137

Weichselbaumer E, Weixler D (2014) Palliative Sedierung bei psycho-existenzieller Not. Wien Med Wochenschr 164:182–178

WHO (2002) National Cancer Control Programmes: policies and managerial guidelines. WHO Definition of Palliative Care. http://www.who.int/cancer/palliative/defnition/en/ (14.11.2014)

WHO (World Health Organization (1998) WHOQOL User Manual

Winkler E C, Hiddemann W, Marckmann G (2012) Evaluating a patient's request for life-prolonging treatment: an ethical framework. J Med Ethics doi: 10.1136/medethics-2011-100333

Zenz M, Rissing-van Saan R (2011) Grenzen der Schmerztherapie. Medizinische und juristische Aspekte. Der Schmerz 25:377–392

Zimmermann-Acklin M (2014) Sterbehilfe und Palliative Care – Überlegungen aus ethischer Sicht. In: Schulte V, Steinebach C (Hrsg) Innovative Palliative Care. Für eine neue Kultur der Pflege, Medizin und Betreuung. Hans Huber, Bern, S 80–92

Autorinnen und Autoren

Sabine Bartholomeyczik, Krankenschwester, Dipl.Soz., Dr.rer.pol., habil. Pflegewissenschaft, Lehrstuhlinhaberin, Department für Pflegewissenschaft, Universität Witten/Herdecke, seit 2013 teilemeritiert. Ehemalige Sprecherin des Deutschen Zentrums für Neurodegenerative Erkrankungen (DZNE), Standort Witten. Mitglied der Sachverständigenkommission für den Vierten Altenbericht, der Enquêtekommission NRW zur Zukunft der Pflege, Mitglied in Beiräten des Bundesgesundheitsministeriums, Mitglied des Lenkungsausschusses des Deutschen Netzwerks für Qualitätsentwicklung in der Pflege (DNQP).
Forschung: Demenz, Pflegediagnostik, Pflege im Akutkrankenhaus, Ernährung in der Pflege.
Kontakt: sbartholo@uni-wh.de

Christine Blome, Dr. phil., studierte Psychologie mit Nebenfach Informatik in Hamburg und Bremen. Seit August 2008 ist sie wissenschaftliche Mitarbeiterin am Institut für Versorgungsforschung in der Dermatologie und bei Pflegeberufen am Universitätsklinikum Hamburg-Eppendorf. Dort leitet sie seit 2012 die Arbeitsgruppe „Lebensqualität und Patientennutzen". Ebenfalls im Jahr 2012 promovierte sie im Fach Psychologie zum Thema der Nutzenbewertung in der Dermatologie.
Forschung: Gesundheitsbezogene Lebensqualität, subjektives Wohlbefinden, positive Psychologie, Patient Reported Outcomes, Fragebogenentwicklung, Response Bias, Nutzenbewertung von Arzneimitteln.
Kontakt: c.blome@uke.de

Regine Bölter, Dr. med., ist Fachärztin für Allgemeinmedizin mit den Zusatzbezeichnungen Geriatrie und Palliativmedizin. Seit 2007 arbeitet sie als wissenschaftliche Mitarbeiterin in der Abteilung Allgemeinmedizin und Versorgungsforschung des Universitätsklinikums Heidelberg. Ihre Promotion erfolgte zur „Implementierung des Chronic Care Modells in die Hausarztpraxis". Sie ist in Forschungsprojekten der BMBF- Förderschwerpunkte „Gesundheit im Alter" sowie „Chronische Krankheiten und Patientenorientierung" eingebunden (ESTHER-net, PalliPA). Parallel zur wissenschaftlichen Arbeit arbeitet sie als Fachärztin, von 2008 bis 2013 war sie als angestellte Fachärztin hausärztlich tätig.
Forschung: Primärversorgung chronisch kranker, multimorbider sowie alter Patienten.
Kontakt: regine.boelter@med.uni-heidelberg.de
Website: www.allgemeinmedizin.uni-hd.de

Monika Bullinger, Prof. Dr. phil. Dipl. Psych., ist seit 1996 Professorin und stellvertretende Direktorin am Institut für Medizinische Psychologie an der Universität Hamburg.
Forschung: Lebensqualität bei Kindern und Jugendlichen, Rehabilitationsforschung, Methodenentwicklung, Umwelt und Gesundheit, Verhaltensmedizin.
Kontakt: bullinger@uke.uni-hamburg.de

Martin Nikolaus Dichter ist Gesundheits- und Krankenpfleger mit einem Master of Science in Nursing Abschluss. Er arbeitet als wissenschaftlicher Mitarbeiter am Deutschen Zentrum für Neuro-degenerative Erkrankungen (DZNE), Standort Witten in der AG Versorgungsinterventionen.
Forschung: Theoretische Grundlagen demenzspezifischer Lebensqualität, testtheoretische Evaluation von Lebensqualitätsinstrumenten, systematische Übersichtsarbeiten und Metasynthesen, Interventionsforschung zur Versorgung von Menschen mit Demenz.
Kontakt: Martin.Dichter@dzne.de
Website: www.dzne.de/index.php?id=1690

Daniel R. Friedrich, Dr. phil., studierte Philosophie und Physik in Leipzig und Kapstadt. Seine Doktorarbeit schrieb er zum Thema „Solidarische Gesundheitsversorgung – ein deliberativer Ansatz ihrer Rechtfertigung" an der Universität Leipzig. Parallel arbeitet er bis heute als wissenschaftlicher Mitarbeiter am Lehrstuhl für Medizinethik bei Professorin Bettina Schöne-Seifert in Münster – erst im Rahmen der DFG-Forschergruppe FOR655 „Priorisierung in der Medizin" und dann als Mitarbeiter am Institut. Er wird zudem durch die DFG-Kolleg-Forschergruppe „Normenbegründung in Medizinethik und Biopolitik" gefördert.
Forschung: Deliberative Ethik, Diskursethik, Medizinethik, Wissenschaftstheorie, Politische Philosophie.
Kontakt: Daniel.Friedrich@ukmuenster.de
Website: http://campus.uni-muenster.de/?id=995

Rebecca Gutwald, Dr. phil., hat Rechtswissenschaften und Philosophie studiert. Sie promovierte bei Prof. Vossenkuhl zum Thema Paternalismus in der interkulturellen Ethik. Sie forscht und lehrt an der LMU zu Ethik, Handlungstheorie und Politische Philosophie. Dabei befasst sie sich sowohl mit metaethischen Fragestellungen als auch mit der Angewandten Ethik, vor allem: Capabilitiy Ansatz, Medizinethik, nachhaltige Entwicklung und Resilienz.
Forschung: Sozialethik, Medizinethik, Ethik von Organisationen, Angewandte Ethik, politische Philosophie.
Kontakt: r.gutwald@lmu.de
Website: www.philosophie.unimuenchen.de/lehreinheiten/philosophie4/personen/gutwald/index.html

Margareta Halek, Dr. , Altenpflegerin, Pflegewissenschaftlerin (BScN und MScN), Leitung der Arbeitsgruppe Versorgungsinterventionen am DZNE in Witten.
Forschung: Evaluation psychosozialer Interventionen, verstehende Diagnostik von herausforderndem Verhalten, Erfassung und Verbesserung von Lebensqualität der Menschen mit Demenz, Integration der Komplexität und Individualität von Versorgung von Menschen mit Demenz in die Forschungsdesigns und Entwicklung geeigneter Ergebnisparameter und ihrer Messinstrumente.
Kontakt: Margareta.Halek@dzne.de
Website: www.dzne.de/standorte/witten/forschergruppen/halek.html

Katja Krug geb. Hermann, Dr. sc. hum. Dipl.-Psych. B.Sc. (Statistik). Seit 2007 arbeitet sie als wissenschaftliche Mitarbeiterin in der Abteilung Allgemeinmedizin und Versorgungsforschung des Universitätsklinikums Heidelberg. Sie promovierte über die hausärztliche Versorgung von Palliativpatienten („Teilnahme von Hausärzten an den Fort- und Weiterbildungskursen der Palliativmedizinischen Initiative Nordbaden – Auswirkungen auf Patienten und deren Angehörige."). Arbeitsschwerpunkt ist unter anderem das Forschungsprojekt des BMBF-Förderschwerpunkts „Chronische Krankheiten und Patientenorientierung" (Verbesserung der häuslichen Versorgung von Palliativpatienten durch Unterstützung pflegender Angehöriger durch die Hausarztpraxis, PalliPA).
Forschung: Versorgung am Lebensende, Angehörigenbelastung, Lebensqualität.
Kontakt: katja.hermann@med.uni-heidelberg.de
Website: www.allgemeinmedizin.uni-hd.de

Claudia Hornberg, Prof. Dr. , Diplom-Biologin, Diplom-Ökologin, Fachärztin für Hygiene und Umweltmedizin, ist C4-Professorin für biologische und ökologische Grundlagen der Gesundheitswissenschaften unter besonderer Berücksichtigung geschlechtsspezifischer Aspekte an der Fakultät für Gesundheitswissenschaften, Universität Bielefeld, und leitet dort die Arbeitsgruppe Umwelt & Gesundheit.
Forschung: Umweltbedingte Krankheitslasten, gesundheitliche Daseinsvorsorge in urbanen und ländlichen Räumen, Environmental Justice, Ethik in den Gesundheitswissenschaften, Transdisziplinäre Forschung, Geschlechterbezogene Gesundheitsforschung.
Kontakt: claudia.hornberg@uni-bielefeld.de
Webseite: www.uni-bielefeld.de/gesundhw/ag7/index.html

Lukas Kaelin, Dr. phil., ist Universitäts-Assistent am Institut für Ethik und Recht in der Medizin an der Universität Wien. Zurzeit Habilitationsprojekt zum Thema „Der Raum der Demokratie – Eine Neubestimmung des Begriffs der politischen Öffentlichkeit."
Forschung: Interkulturelle Medizinethik, politische Philosophie, Öffentlichkeitstheorien.
Kontakt: lukas.kaelin@univie.ac.at
Website: ierm.univie.ac.at/mitarbeiterinnen/dr-lukas-kaelin/

Roland Kipke, Dr. phil., studierte Philosophie, Politikwissenschaft und Geschichte in Göttingen, Siena und an der FU Berlin. Nach dem Studium u. a. wissenschaftlicher Mitarbeiter der Enquete-Kommission „Ethik und Recht der modernen Medizin" des Deutschen Bundestages und wissenschaftlicher Mitarbeiter für Medizinethik an der Charité Berlin. 2010 Promotion mit einer Arbeit zum Thema Neuro-Enhancement und Selbstformung. Seit 2009 wissenschaftlicher Koordinator des Internationalen Zentrums für Ethik in den Wissenschaften (IZEW) der Universität Tübingen.
Forschung: Grundlagen der Allgemeinen und Angewandten Ethik, politische Philosophie, Theorie des guten Lebens, Bio- und Medizinethik (insb. Enhancement, Sterbehilfe), Anthropologie und Ethik der menschlichen Selbstformung.
Kontakt: roland.kipke@uni-tuebingen.de
Website: www.izew.uni-tuebingen.de

Thomas Kohlmann, Prof. Dr. Dipl. Soz., ist seit 2002 Professor für Methoden der Community Medicine am Institut für Community Medicine der Universität Greifswald.
Forschung: u. a. Epidemiologie, Erhebungsinstrumente zur Messung der subjektiven Gesundheit (u. a. gesundheitsbezogene Lebensqualität), Funktionseinschränkungen im Alltag.
Kontakt: thomas.kohlmann@uni-greifswald.de

László Kovács, Dr. phil., MPH, M.A. ist wissenschaftlicher Mitarbeiter am Lehrstuhl für Ethik in den Biowissenschaften der Universität Tübingen und auswertiges Mitglied der öffentlichen Körperschaft der Ungarischen Akademie der Wissenschaften.
Forschung: Ethik in den Biowissenschaften und Biotechnologien, ethische Fragen am Beginn des menschlichen Lebens, klinische Ethik, Ethik in Public Health, Lebensqualität in der Medizin.
Kontakt: laszlo.kovacs@uni-tuebingen.de
Webseite: www.uni-tuebingen.de/de/8863

Ralf Lutz, Dr. theol., Dipl. Psych., Dipl. Theol. Studium der katholischen Theologie und Psychologie in Tübingen; Promotionsstipendiat des Cusanuswerks, seit 2008 wissenschaftlicher Assistent am Lehrstuhl für Moraltheologie an der Katholisch-Theologischen Fakultät der Eberhard-Karls-Universität Tübingen, von 2009 bis 2013 wissenschaftlicher Koordinator des Graduiertenkollegs „Bioethik – Zur Selbstgestaltung des Menschen durch Biotechniken" am Internationalen Zentrum für Ethik in den Wissenschaften (IZEW).
Forschung: Grundlegungsfragen der theologischen und philosophischen Ethik und das Verhältnis der Ethik zu den Humanwissenschaften. Angewandte Forschungsthemen: Medizinethik, Bioethik, Ethik der Sinnfrage, Ethik des Alterns, moralische Motivation, (Theologische) Ethik und Anthropologie, Ethik und Spiritualität.
Kontakt: ralf.lutz@uni-tuebingen.de
Webseite: www.uni-tuebingen.de/fakultaeten/katholisch-theologische-fakultaet/lehrstuehle/31741/mitarbeiterinnen/dr-theol-ralf-lutz-dipltheol-diplpsych.html

Timothy McCall, MSc., ist wissenschaftlicher Mitarbeiter in der Arbeitsgruppe „Umwelt und Gesundheit" an der Fakultät für Gesundheitswissenschaften der Universität Bielefeld. Er promoviert an der Fakultät für Gesundheitswissenschaften der Universität Bielefeld.
Forschung: Klimawandel und Gesundheit, Stadtentwicklung und Gesundheit, Ethik in den Gesundheitswissenschaften, transdisziplinäre Forschung.
Kontakt: timothy.mc_call@uni-bielefeld.de
Website: ekvv.uni-bielefeld.de/pers_publ/publ/PersonDetail.jsp?personId=41052674

Gabriele Meyer, Prof. Dr., ist Professorin und Direktorin des Instituts für Gesundheits- und Pflegewissenschaft der Medizinischen Fakultät an der Martin-Luther-Universität Halle-Wittenberg.
Forschung: Klinische und epidemiologische Forschung zu Fragestellungen des höheren Lebensalters, v. a. Versorgung und Pflege bei Demenz in der Häuslichkeit und im Pflegeheim, Mobilität und Gelenkkontrakturen, freiheitsentziehende Maßnahmen und ruhigstellende Medikamente in Alten- und Pflegeheimen; Methoden und Vermittlungsprozesse der Evidenz-basierten Pflege/Medizin/Gesundheitsversorgung.
Kontakt: Gabriele.Meyer@medizin.uni-halle.de
Website: www.medizin.uni-halle.de/index.php?id=3666&L=1%27%20and

Antje Miksch, PD Dr. med., Studium der Humanmedizin und angewandte Gesundheitswissenschaften, Habilitation im Fach Versorgungsforschung. 2003 bis 2014 arbeitete sie als wissenschaftliche Mitarbeiterin in der Abteilung Allgemeinmedizin und Versorgungsforschung des Universitätsklinikums Heidelberg. Seit 2014 ist sie akademische Mitarbeiterin im Bachelorstudiengang Gesundheitsförderung der Pädagogischen Hochschule Heidelberg. Im Jahr 2003 promovierte Antje Miksch in der Medizinischen Psychologie zum Thema: „Familiendiagnostik bei kindlichen Kopfschmerzen" und habilitierte im Jahr 2013 zum Thema „Die Herausforderung einer optimalen Versorgung chronisch Kranker zwischen Strukturierung und Individualität".
Forschung: Lebensqualität, Salutogenese, Prävention und Gesundheitsförderung.
Kontakt: miksch@ph-heidelberg.de
Webseite: www.ph-heidelberg.de/gefoe.html

Lennart Nordenfelt, Prof. Dr. phil., war seit 1987 Professor für Philosophie der Medizin und Gesundheitsversorgung an der Universität in Linköping. Er ist Senior Professor an der Ersta Sköndal Universität in Stockholm.
Forschung: Theorie der Medizin, Theorie der Gesundheit und des guten Lebens, philosophische Handlungstheorie, Medizinethik (insb. Menschenwürde).
Kontakt: lennart.nordenfelt@liu.se
Website: www.esh.se/in-english/ersta-skondal-hogskola---english/about-us/contact-staff/staff/2015-03-03-lennart-nordenfelt.html

Alexa Nossek ist seit April 2015 wissenschaftliche Mitarbeiterin am Institut für Medizinische Ethik und Geschichte der Medizin der Ruhr-Universität Bochum. Davor war sie als wissenschaftliche Mitarbeiterin am Centrum für Bioethik in Münster tätig. Sie promoviert im Fach Philosophie an der Westfälischen Wilhelms Universität Münster. Die Dissertation hat das Autonomie-Modell von Harry G. Frankfurt zum Thema und ist ein assoziiertes Projekt der Kolleg-Forschergruppe „Theoretische Grundfragen der Normenbegründung in Medizinethik und Biopolitik".
Forschung: Philosophie der Person (insbes. Autonomie, Authentizität, Personalität und personale Identität), Medizinethik (insbes. Ethik in der Psychiatrie, Patientenautonomie, Ethikberatung).
Kontakt: alexa.nossek@rub.de

Rebecca Palm ist Gesundheits- und Krankenpflegerin und hat für das Studium der Pflegewissenschaft die Abschlüsse der Diplom-Pflegewirtin (FH) und des Master of Science (Univ.) erlangt. Sie ist als wissenschaftliche Mitarbeiterin am Deutschen Zentrum für Neurodegenerative Erkrankungen (DZNE), Standort Witten, in der AG Versorgungsstrukturen, tätig.
Forschung: Beschreibung demenzspezifischer Versorgungsstrukturen in Einrichtungen der stationären Altenhilfe; Exploration von Zusammenhängen zu demenzspezifischen Bewohnerergebnissen (Verhalten, Lebensqualität). Ihr methodischer Schwerpunkt liegt in der Entwicklung von Surveys zu Struktur- und Prozessmerkmalen der stationären Altenhilfe, Durchführung von systematischen Literaturarbeiten, Entwicklung von Mehrebenen-Modellen zur Exploration komplexer Zusammenhänge.
Kontakt: Rebecca.Palm@dzne.de
Website: www.dzne.de/standorte/witten/projekte/demenzmonitor/team/rebecca-palm.html

Jan-Ole Reichardt, Dr., ist derzeit wissenschaftlicher Mitarbeiter am Institut für Ethik, Geschichte und Theorie der Medizin der Universität Münster am Lehrstuhl für Medizinethik (Geschäftsführende Direktorin: Prof. Dr. Bettina Schöne-Seifert).
Kontakt Jan-Ole.Reichardt@uni-muenster.de

Annette Riedel, Prof. Dr. phil., studierte nach der Ausbildung zur Altenpflegerin (Tübingen) Sozialpädagogik (Freiburg). Im Anschluss leitete sie mehrere Jahre eine Altenpflegeschule (Heilbronn). Parallel zu der Stelle an der Schule und später im Diakonischen Werk Württemberg studierte sie Gerontologie und promovierte in Heidelberg. Seit dem Sommersemester 2008 ist sie als Professorin an der Hochschule Esslingen. Lehrschwerpunkte: Pflegewissenschaft und Ethik.
Forschung: Evaluationsforschung (Altenhilfe, Palliative Care und Ethikberatung in unterschiedlichen Settings), Implementierung von Ethikberatung, Konzept und Instrumentenentwicklung.
Kontakt: annette.riedel@hs-esslingen.de
Website: www.hs-esslingen.de/de/mitarbeiter/annette-riedel.html

Peter G. Robinson, Prof. Dr., ist Professor für Dental Public Health und Direktor des Research for the School of Clinical Dentistry an der Universität Sheffield. Er ist auch als ehrenamtlicher Berater des Public Health England und des Sheffield Teaching Hospitals Trust tätig.
Forschung: Subjektive Mundgesundheit, Evaluation der Krankenversorgung.
Kontakt: peter.g.robinson@sheffield.ac.uk

Markus Rüther, Dr. phil., ist wissenschaftlicher Mitarbeiter am Forschungszentrum Jülich, Institutsbereich Ethik in den Neurowissenschaften (INM 8), und assoziiertes Mitglied der Kolleg-Forschergruppe „Normenbegründung in Bioethik und Biopolitik" in Münster. Er studierte Philosophie, Medizin, Germanistik, Kunstgeschichte und allgemeine Geschichte an den Universitäten Münster und Wien. Sein Studium hat er 2011 mit der Promotion im Fach Philosophie (Betreuer: Ludwig Siep) abgeschlossen.
Forschung: Grundlagenfragen der Moral (Objektivität, gutes Leben), Angewandte Ethik (etwa Probleme am Lebensanfang), Philosophische Anthropologie und Metaphysik.
Kontakt: m.ruether@fz-juelich.de
Website: www.fz-juelich.de/inm/inm-8/DE/UeberUns/Mitarbeiter/ Profile/Ruether/ Kurzprofil.html?nn=367040

Jan Schildmann, PD Dr. med., M.A., ist wissenschaftlicher Mitarbeiter am Institut für Medizinische Ethik und Geschichte der Medizin der Ruhr-Universität Bochum und Facharzt für Innere Medizin.
Forschung: Ethik und Empirie in der Medizinethik, klinische Medizinethik, ethische Aspekte medizinischer Forschung, Aus- und Weiterbildung professioneller Kompetenzen in der Medizin.
Kontakt: jan.schildmann@rub.de

Martina Schmidhuber, Dr. phil., studierte an der Universität Salzburg Philosophie (Promotion: 2010) und war ebenda als Universitätsassistentin tätig. Anschließend arbeitete sie an der Medizinischen Hochschule Hannover (MHH), an der Universität Bielefeld und am Internationalen Forschungszentrum (ifz) in Salzburg. Seit August 2013 ist sie am Institut für Geschichte und Ethik der Medizin an der Universität Erlangen-Nürnberg.
Forschung: Ethische Aspekte der Alzheimer-Demenz, Philosophie der Medizin, personale Identitätsbildung, Bildungskonzepte.
Kontakt: martina.schmidhuber@fau.de
Website: www.igem.med.uni-erlangen.de/mitarbeiterinnen/martina-schmidhuber.shtml

Heike Schmidt, Dr. med., arbeitete nach Medizinstudium und Ausbildung in Einzel- und Gruppenpsychotherapie zunächst in eigener Praxis psychotherapeutisch. Nach Erziehungszeit und Promotion zum Thema „Belastungen und Bewältigung bei Immobilisation wegen drohender Frühgeburt" arbeitet sie seit 2010 als wissenschaftliche Mitarbeiterin im Institut für Gesundheits- und Pflegewissenschaft der Universität Halle.
Forschung: Supportive Onkologie, Symptomassessment, interdisziplinäre Zusammenarbeit, sektorenübergreifende Behandlungsplanung unter Einbeziehung der Lebensqualität, Krankheitsbewältigung.
Kontakt: heike.schmidt@medizin.uni-halle.de
Website: www.medizin.uni-halle.de/index.php?id=1585

Nadine Steckling, MSc., EMPH, ist wissenschaftliche Mitarbeiterin in der Arbeitsgruppe Pädiatrische Umweltepidemiologie am Klinikum der Universität München, Institut für Arbeits-, Sozial- und Umweltmedizin. Sie hat einen Master of Science und European Master in Public Health und promoviert an der Fakultät für Gesundheitswissenschaften der Universität Bielefeld.
Forschung: Umweltbedingte Krankheitslasten, gesundheitliche Auswirkungen von Umwelt-Kontaminanten und beruflichen Belastungen, Quecksilberexposition von Goldminenarbeitern/innen.
Kontakt: nadine.steckling@med.uni-muenchen.de
Webseite: www.klinikum.uni-muenchen.de/Institut-und-Poliklinik-fuer-Arbeits-Sozial-und-Umweltmedizin/de

Claudia Terschüren, Dr. P.H., Dipl.-Biol., ist Leiterin der AG Betriebliche Epidemiologie am Zentralinstitut für Arbeitsmedizin und Maritime Medizin (ZfAM). Bis Mitte 2013 war sie am Landeszentrum Gesundheit des Landes Nordrhein-Westfalen (LZG.NRW) als Epidemiologin in der Fachgruppe „Gesundheitsanalysen und -prognosen" beschäftigt. Sie arbeitete an den Themenbereichen: Auswirkungen des demografischen Wandels, Krankheitslast und Prognose zukünftiger Versorgungsbedarfe. Als Fachkoordinatorin war sie für das Thema Versorgungsepidemiologie / Health Needs Assessment zuständig. Bis 2007 war sie Dezernentin für Umweltepidemiologie in der Vorläuferinstitution Landesinstitut für den Öffentlichen Gesundheitsdienst (lögd). Zuvor war sie am Universitätsklinikum Greifswald im Institut für Community Medicine (ICM) sowie am Bremer Institut für Präventionsforschung und Sozialmedizin (BIPS) tätig.
Forschung: Burden of Disease, Krebs- und Umweltepidemiologie, Versorgungsepidemiologie.
Kontakt: c.terschueren@uke.de
Website: www.uke.de/institute/arbeitsmedizin/

Myriam Tobollik studierte an der Fakultät für Gesundheitswissenschaften der Universität Bielefeld den Bachelorstudiengang Health Communication sowie den Masterstudiengang Public Health. Zudem absolvierte sie Auslandssemester in den Niederlanden, Polen und Indien. Derzeit promoviert sie zu dem Thema wissenschaftliche Politikberatung im Themenfeld Umwelt und Gesundheit. Sie war in der Arbeitsgruppe „Umwelt und Gesundheit", Fakultät für Gesundheitswissenschaften, Universität Bielefeld, in verschiedenen Environmental Burden of Disease-Projekten tätig. Zusätzlich arbeitete sie in einem europäischen Projekt zur Berechnung von Krankheitslasten der Weltgesundheitsorganisation. Zurzeit ist sie in dem Fachgebiet Expositionsschätzung, gesundheitsbezogene Indikatoren des Umweltbundesamtes tätig.
Forschung: Environmental Burden of Disease, Disability Adjusted Life Year (DALY)-Konzept, ethische Aspekte des DALY-Konzeptes, wissenschaftliche Politikberatung im Themenfeld Umwelt und Gesundheit.
Kontakt: mtobollik@uni-bielefeld.de / myriam.tobollik@uba.de

Tatjana Višak, Dr. phil., hat an der Universität Leiden in den Niederlanden Politikwissenschaft studiert und wurde 2011 an der Universität Utrecht in den Niederlanden in Ethik promoviert. In den letzten 14 Jahren war sie an verschiedenen Universitäten in den Niederlanden sowie in Melbourne, Australien, in Forschung und Lehre im Bereich der Praktischen Philosophie tätig. Seit dem Sommer 2013 ist sie wissenschaftliche Mitarbeiterin am Lehrstuhl für Praktische Philosophie an der Universität des Saarlandes und am Lehrstuhl für Philosophie und Wirtschaftsethik an der Universität Mannheim.
Forschung: Moraltheorie, Angewandte Ethik, Axiologie.
Kontakt: tatjana.visak@gmail.com
Website: www.tatjanavisak.com

Jochen Vollmann, Prof. Dr. med. Dr. phil., ist Direktor des Instituts für Medizinische Ethik und Geschichte der Medizin der Ruhr-Universität Bochum. Facharzt für Psychiatrie und Psychotherapie. Zahlreiche akademische Preise und internationale Gastprofessuren. Koordinator des BMBF-Forschungsverbunds Personalisierte Medizin (2011-2014).
Forschung: Ethische Probleme in der Psychiatrie, Aufklärung und Einwilligung, Professionsethik, ethische Fragen am Lebensende, Klinische Ethikberatung.
Kontakt: Jochen.Vollmann@rub.de
Website: www.ruhr-uni-bochum.de/malakow/

Sebastian Wäscher hat Kommunikationswissenschaft, Philosophie und Soziologie studiert. Derzeit ist er wissenschaftlicher Mitarbeiter am Institut für Medizinische Ethik und Geschichte der Medizin der Ruhr-Universität Bochum.
Forschung: Personalisierte Medizin, medizinethische Fragen am Lebensende, qualitative Wissenssoziologie, Ludwig Wittgenstein, Systemtheorie.
Kontakt: sebastian.waescher@rub.de
Website: www.ruhr-uni-bochum.de/malakow/personal/visitenkarten/ waescher_s.html

The manufacturer's authorised representative in the EU is Springer Nature Customer Service Centre GmbH, Europaplatz 3, 69115 Heidelberg, Germany. If you have any concerns regarding our products, please contact ProductSafety@springernature.com

Printed and bound by CPI Group (UK) Ltd, Croydon, CR0 4YY

25/03/2026

02078186-0018